体のすごい原理をまるごとイラスト図解

そもそも人体

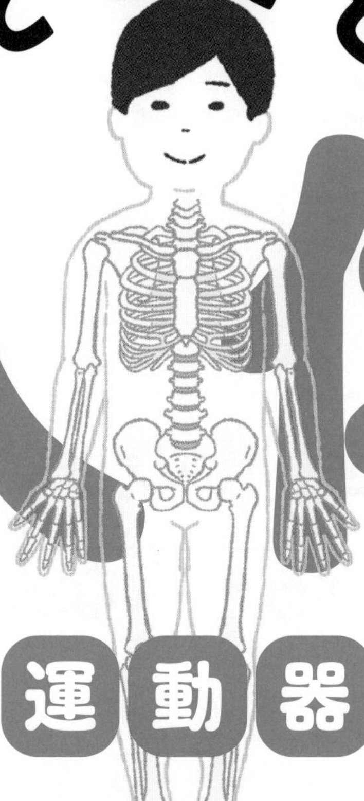

運動器

菅本一臣

永岡書店

そもそも人体《じんたい》はどんなしくみになっているのだろう？

なぜ、そのしくみになっているべきなんだろう？

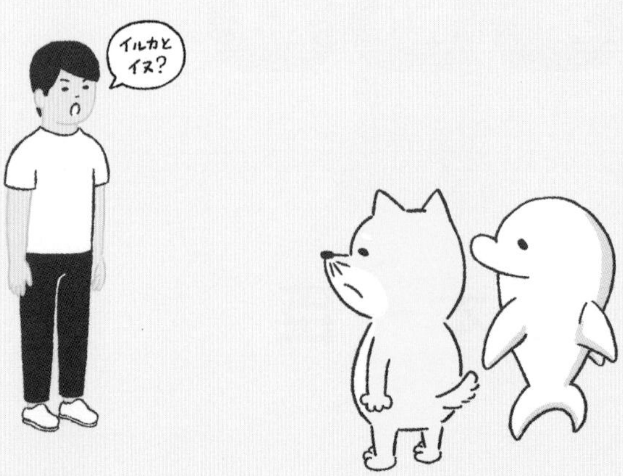

外から見てみる

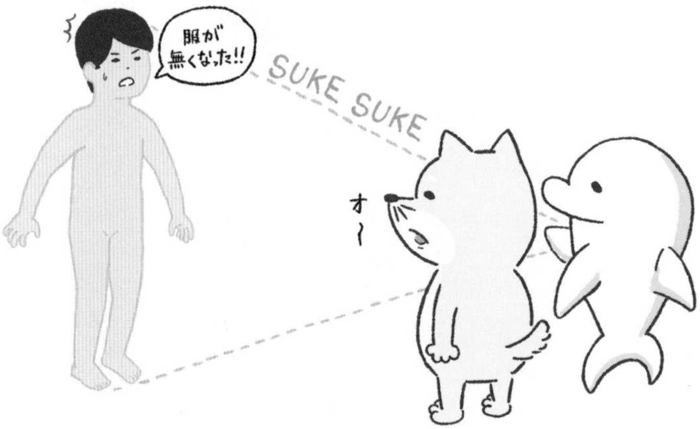
服が無くなった!!
SUKE SUKE
オ〜

内から見てみる

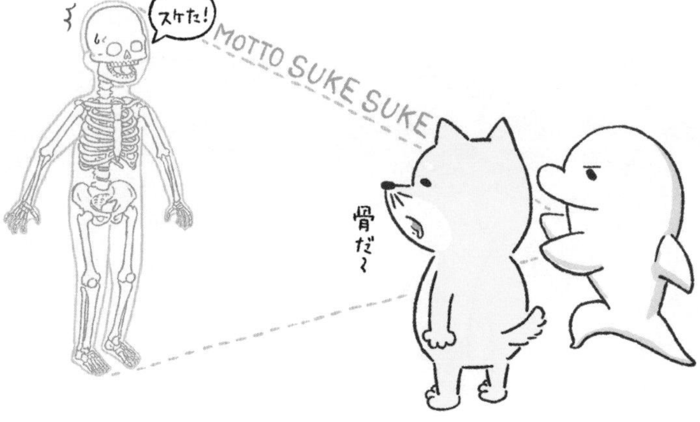
スケた!
MOTTO SUKE SUKE
骨だ〜

構造を見てみる

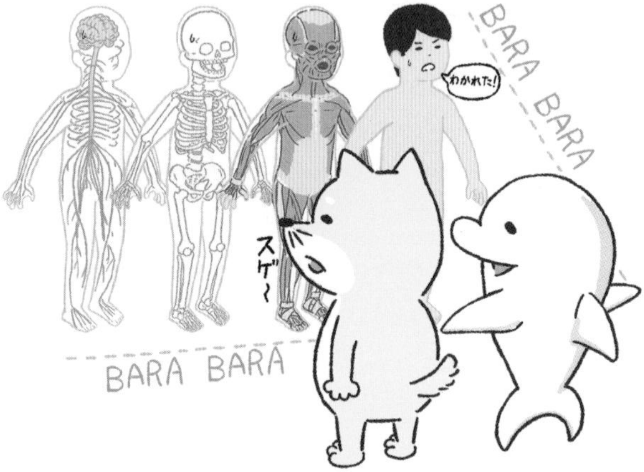
BARA BARA
わかれた!
スゲ～
BARA BARA

神さまの視点で見てみる

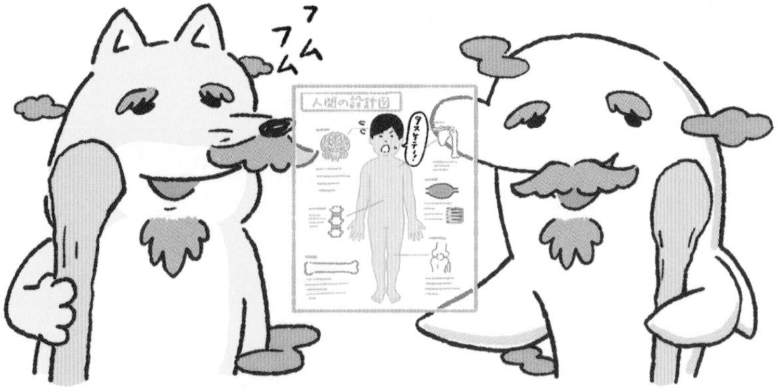
フムフム
人間の設計図
タスケテ～!

ミクロで見てみる

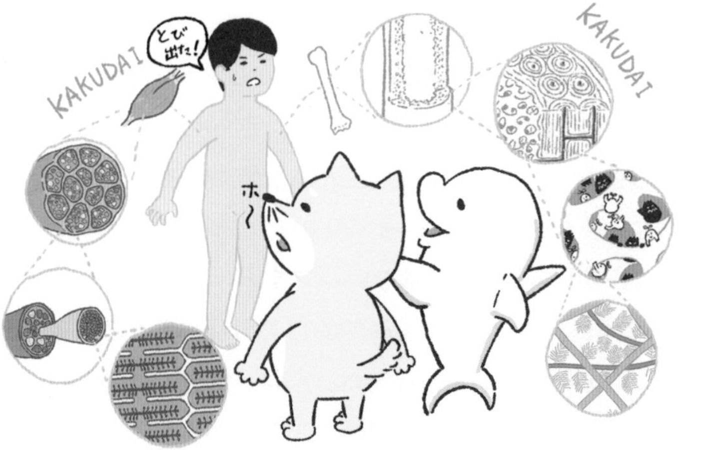
とび出た！
KAKUDAI
KAKUDAI
ホ〜

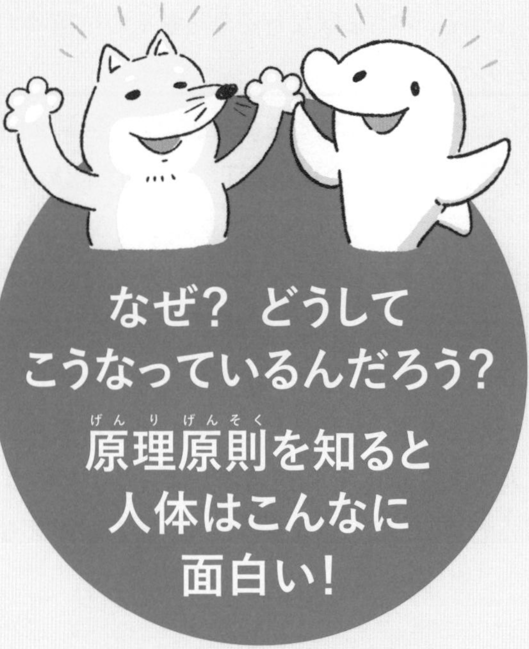

なぜ？ どうして
こうなっているんだろう？
原理《げんり》原則《げんそく》を知ると
人体はこんなに
面白い！

はじめに

車のボンネットを開けると、ネジとかピストンとかいろいろなものがありますね。車を安全に走らせるには何一つ不必要なものはありません。人体も骨や筋肉などいろいろなものがありますが、それぞれに役割を持っていて一つとして不必要なものはないんです。

手の指はどのようなしくみで曲げたり伸ばしたりできるのでしょうか？　骨や筋肉は、実は、滑膜《かつまく》、腱鞘《けんしょう》、靭《じん》帯《たい》、神経、血管があってはじめてできているんです。ではそれぞれはどんなことに役立っているのでしょうか？　もっというと、神さまはなぜそれらをその位置にお作りになったのでしょうか？

みなさんは「多様性《たようせい》と普遍性《ふへんせい》」という言葉を聞いたことがありますか？　今はLGBT※の権利も認めようということで多様性社会でその言葉を知ったかもしれません。普遍性はそれとは逆でどこでも同じという意味で用いられています。

骨や筋肉、滑膜、腱鞘、靭帯などは人体のいろいろな場所にあります（多様性）が、その働きは案外同じなんですね（普遍性）。それが場所によって少しずつ形が変わるのですが、同じ働きをして腕や膝などがスムーズに

※LGBT…セクシュアルマイノリティの総称

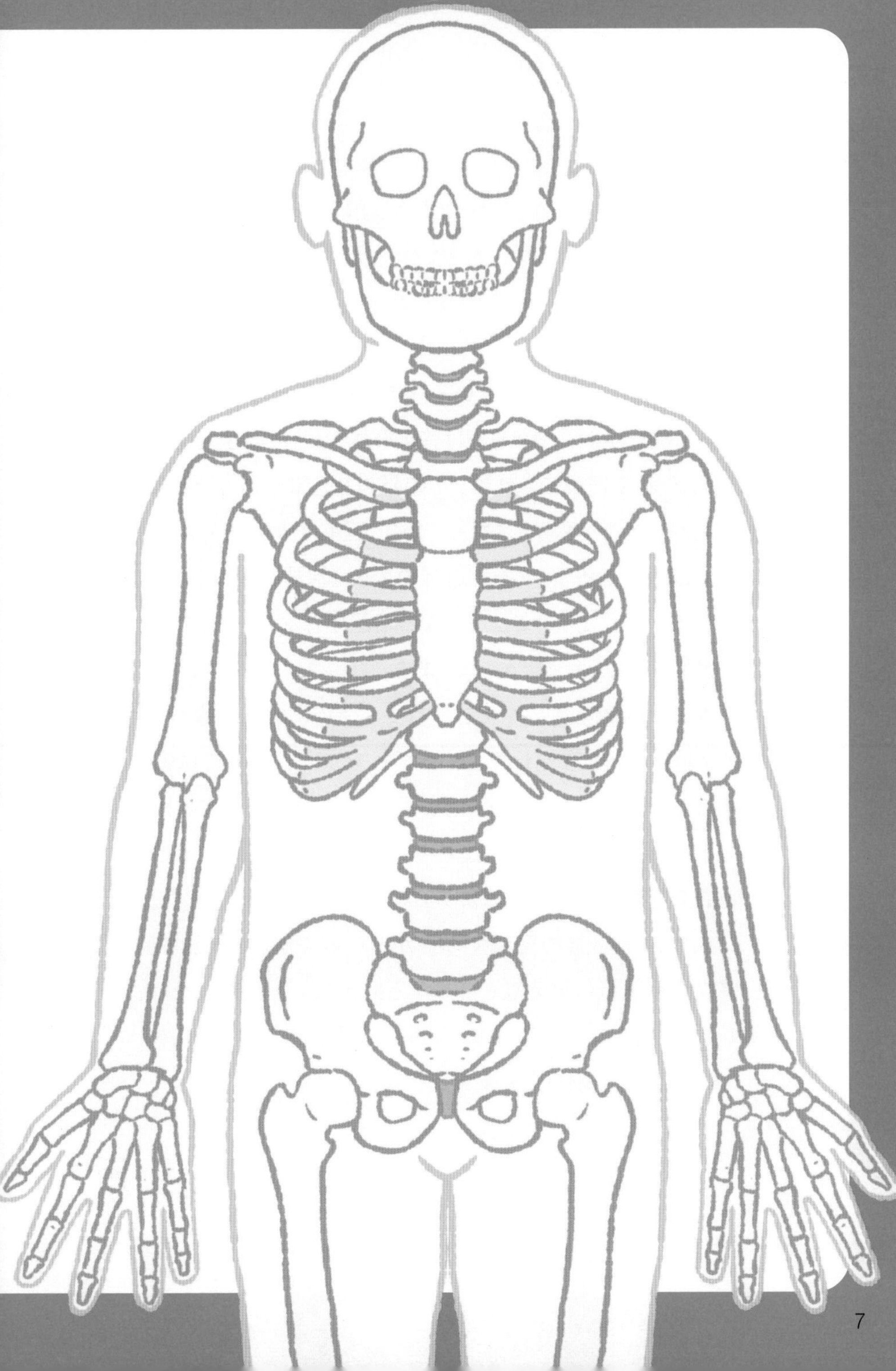

動くしくみです。それらを一つずつ謎解きをしていくことで、「だれが人体をこんなにもうまく設計したのだろう」と感動してもらえることを、この本はめざしています。

そもそも人体は、どんなしくみになっているんだろう? なぜ、そのしくみになっているべきなんだろう? 本書は、この単純な疑問にできるだけ答えられるように書かれています。それを理解できれば、その延長線上に、いろいろな病気ではどこがおかしくなっていて、そのためにどんな症状が出るんだろう? それをどのように治療していくべきなんだろう? ということが単なる暗記ではなく、自分で考えながら答えられるようになります。

人体は複雑な動きができるので、精巧《せいこう》にできた超ハイテクロボットを想像してしまいがちですが、一方では90年近く故障なく動く機械です。超複雑な構造をしていそうですが、案外単純な構造の耐久車《たいきゅうしゃ》ともいえます。その両面の特徴を持った夢のようなマシーンが人体なのです。

人体は不思議の宝庫です。かといってかしこまらず、寝ながら気楽に好きなところから好きなように読んでみてください。いつかはみなさんも“人体構造マニア”になっていることを願っています。

菅本一臣

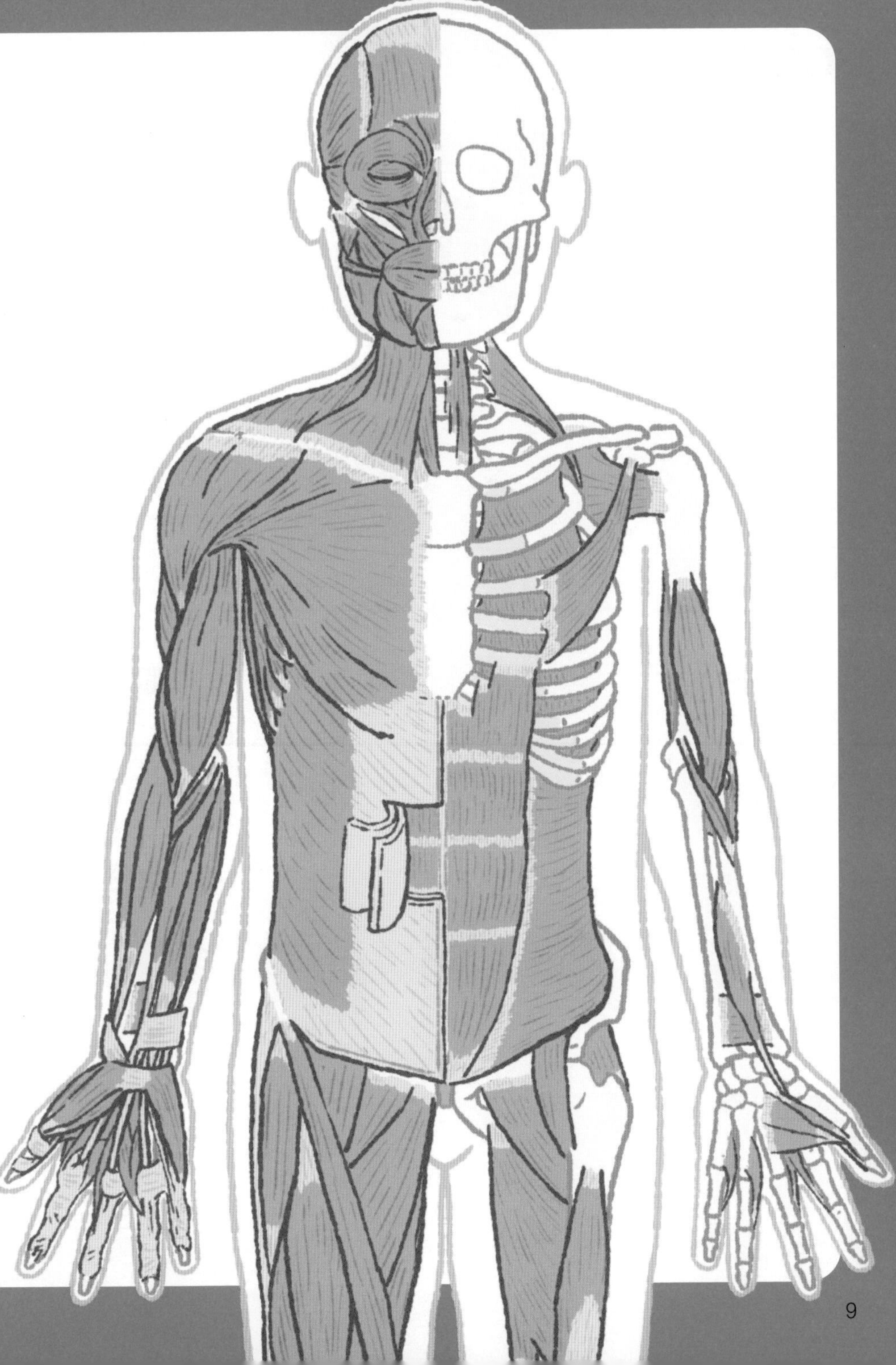

CONTENTS

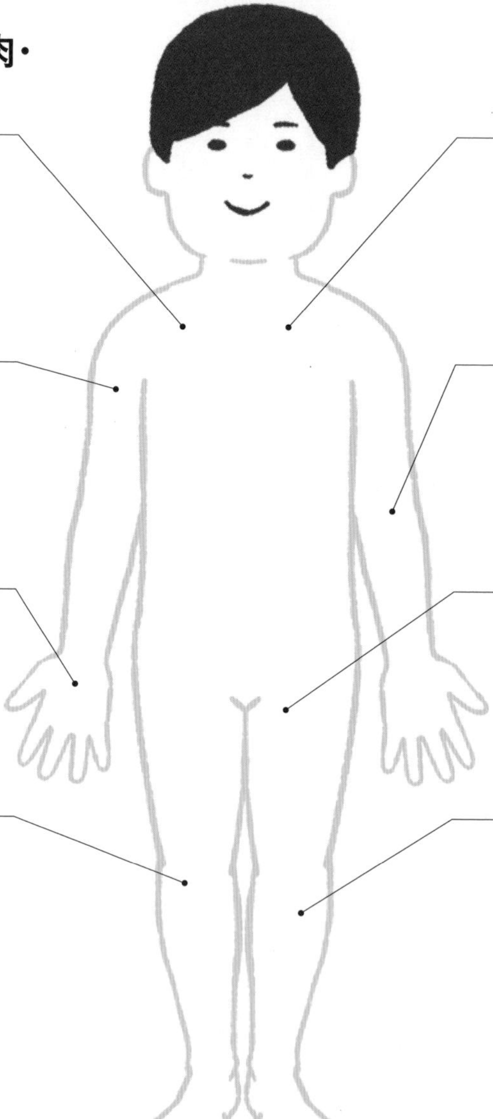

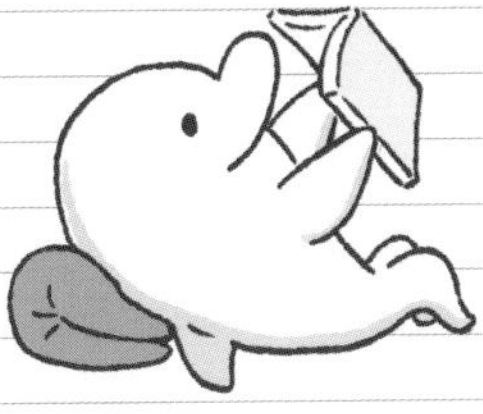

CONTENTS

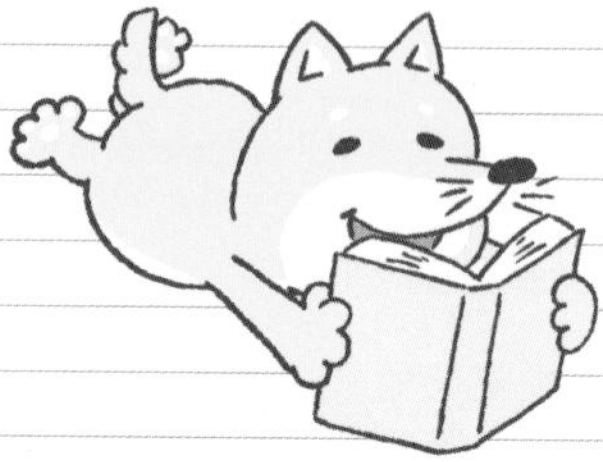

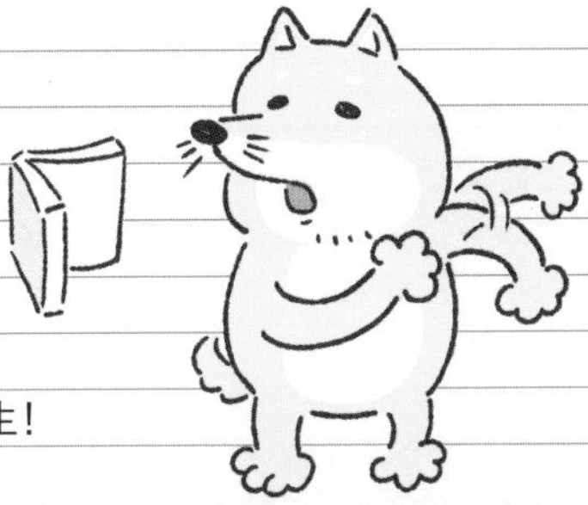

CONTENTS

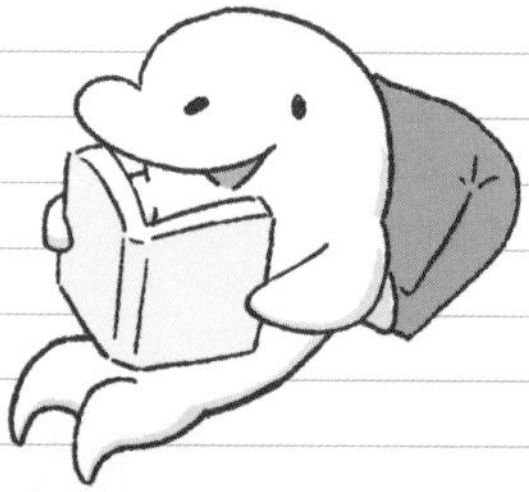

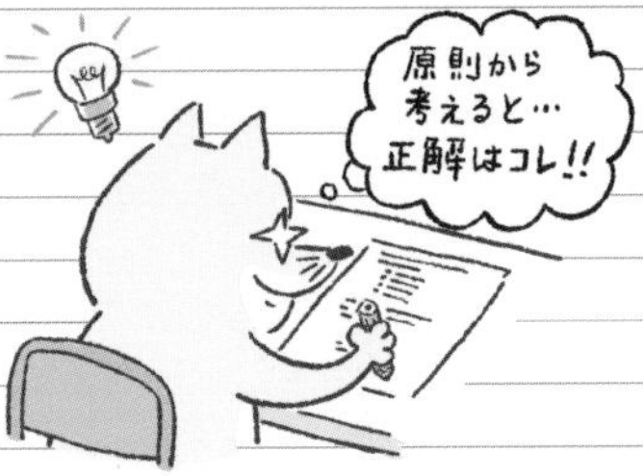

原則から
考えると…
正解はコレ!!

CONTENTS

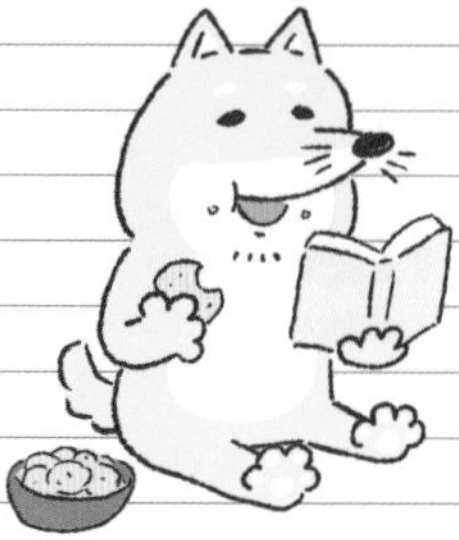

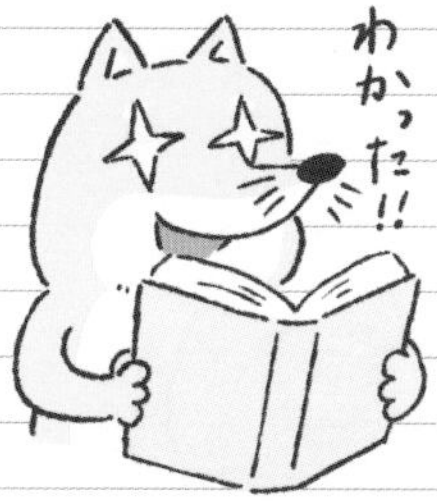
わかった!!

本書のここがすごい！

本書は医学の勉強に苦手意識がある人でも読みやすいように様々な工夫をしています。

すごい1 人体の構造にはすべて理由がある！

なんとなく知ったつもりになっていた知識も、知識の「裏側」を知ることで驚くほど理解が深まります。勉強の基盤となる原理原則を知ることは、判断ミスを防ぐことにもつながります。

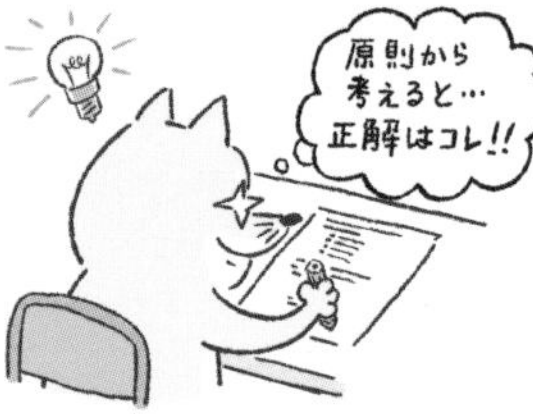

原則から
考えると…
正解はコレ!!

体のしくみページ

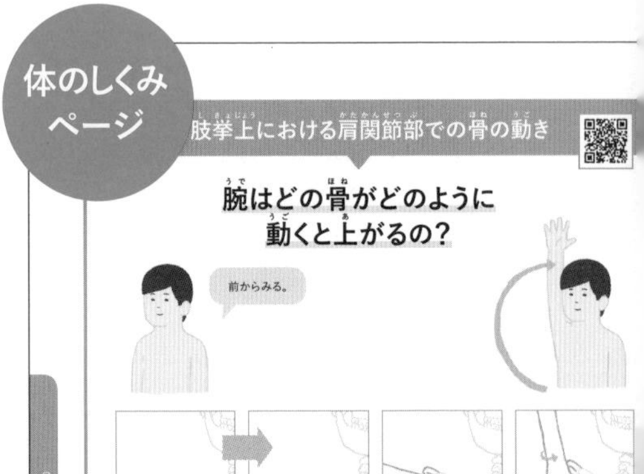
肢《し》挙《きょ》上《じょう》における肩関節部《かたかんせつぶ》での骨《ほね》の動《うご》き

腕《うで》はどの骨《ほね》がどのように
動《うご》くと上《あ》がるの？

前からみる。
CHAPTER 3
肩

「肩が動く」ときの
それぞれの骨の役割

肩甲骨
肋骨に対して動く。
肋骨
肩甲骨の土台のような役割。
上腕骨
肩甲骨に対して動く。
鎖骨
動く肩甲骨を支えて肩を安定させる役割。
肩関節は4つの骨のコンビネーションで動く。

CHECK

■肩は、次のように肩甲骨と上腕骨の両方が連動することで動く。

肩の動き1 ⇒ 肩甲骨が肋骨に対して動く。

肩の動き2 ⇒ 上腕骨が肩甲骨に対して動く。

肩甲上腕リズム ⇒ 上腕骨と肩甲骨の挙上角度比率は常に一定で2：1である。

192

すごい2 人体の内部の動きを動画で学べる！

紙面に掲載されている二次元コードを読み取れば、菅本一臣先生がチームラボボディ社と開発した、人体の内部の動きの動画を見ることができます。

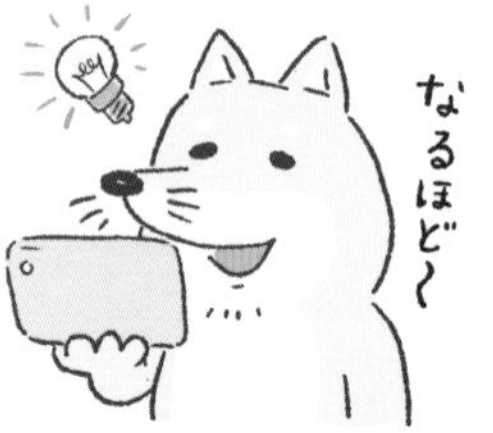

なるほど〜

すごい5 すべての教科書がよみがえる！

今まで読んでもわからなかった教科書や教材の情報が本書の原理原則を知ることで、知識としてつながり、すっきり解消できます。

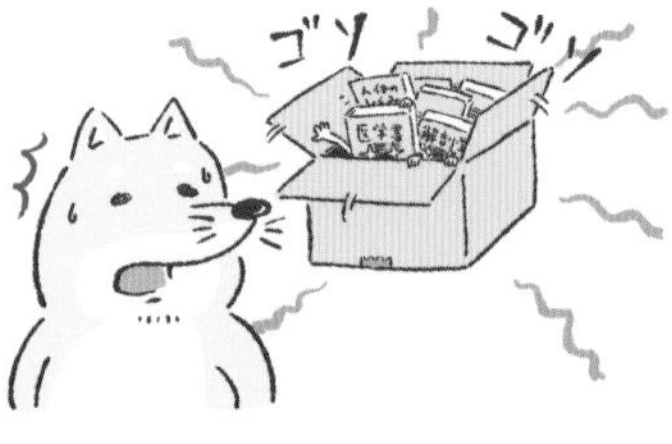

ゴソ
ゴソ

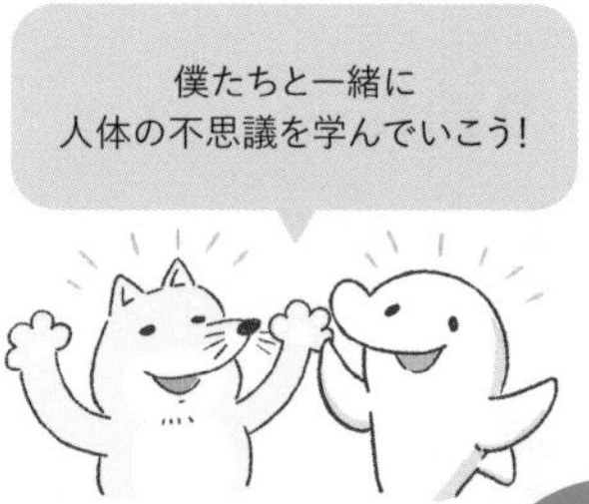

僕たちと一緒に
人体の不思議を学んでいこう!

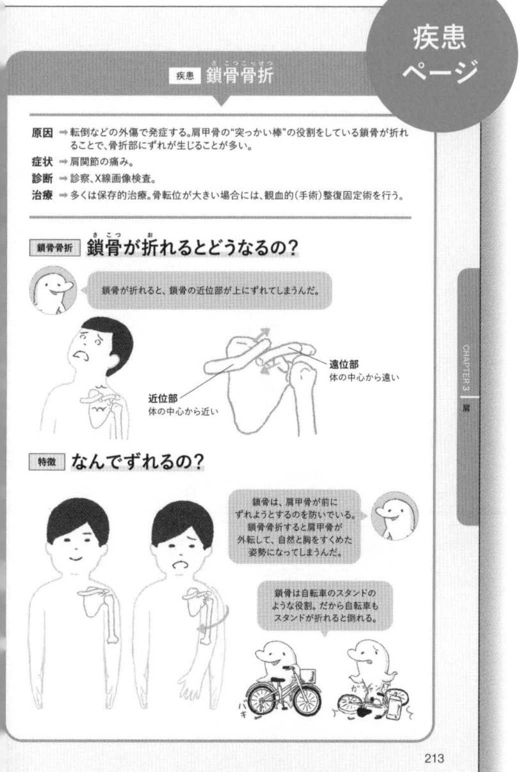

疾患ページ

疾患 鎖骨骨折

原因 ⇒ 転倒などの外傷で発症する。肩甲骨の"突っかい棒"の役割をしている鎖骨が折れることで、骨折部にずれが生じることが多い。

症状 ⇒ 肩関節の痛み。

診断 ⇒ 診察、X線画像検査。

治療 ⇒ 多くは保存的治療。骨転位が大きい場合には、観血的(手術)整復固定術を行う。

鎖骨骨折 鎖骨《さこつ》が折《お》れるとどうなるの?

鎖骨が折れると、鎖骨の近位部が上にずれてしまうんだ。

遠位部
体の中心から遠い

近位部
体の中心から近い

特徴 なんでずれるの?

鎖骨は、肩甲骨が前に
ずれようとするのを防いでいる。
鎖骨骨折すると肩甲骨が
外転して、自然と胸をすくめた
姿勢になってしまうんだ。

鎖骨は自転車のスタンドの
ような役割。だから自転車も
スタンドが折れると倒れる。

CHAPTER 3 肩

213

すごい3 シンプルなイラストで難解な言葉を「見える化」!

要点が覚えやすいようにリアルなメディカルイラストではなく、あえて印象的なデフォルメをして、一目で記憶に残りやすいように工夫をしています。

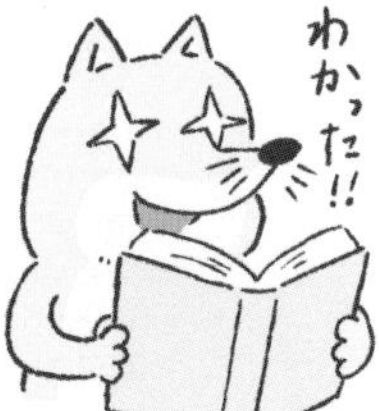

わかった!!

すごい4 解説は友達に説明できるレベルに変換!

勉強は自分がわかる言葉でイメージしながら覚えることが大切です。イメージしやすい比喩も紹介しているので楽しみながら読んで知識を身につけましょう。

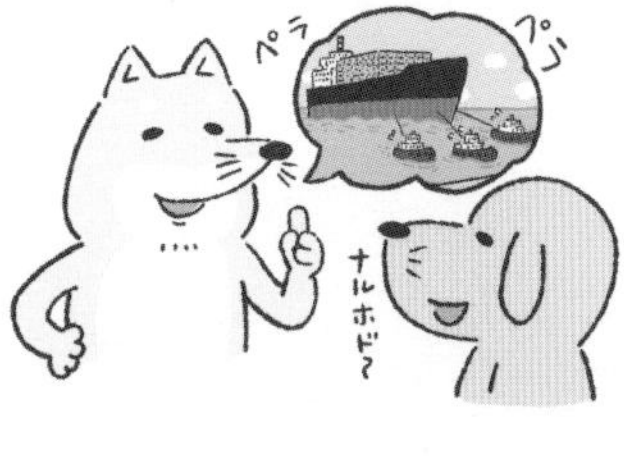

ペラ
ペラ
ナルホド〜

※本書では各部位ごとに、筋肉の場所と機能を説明していますがイラストの見やすさを優先して一部引き出し線を入れておりません。ご了承ください。

アイコンの説明

- そもそもQ&A 素朴な疑問
- Memo 関連情報
- イメージしよう! 想像してほしいところ
- おさらい 前出している内容
- クローズアップ 深掘りしたいテーマの解説

CHAPTER1に入るその前に…

そもそも 運動器《うんどうき》ってなに？

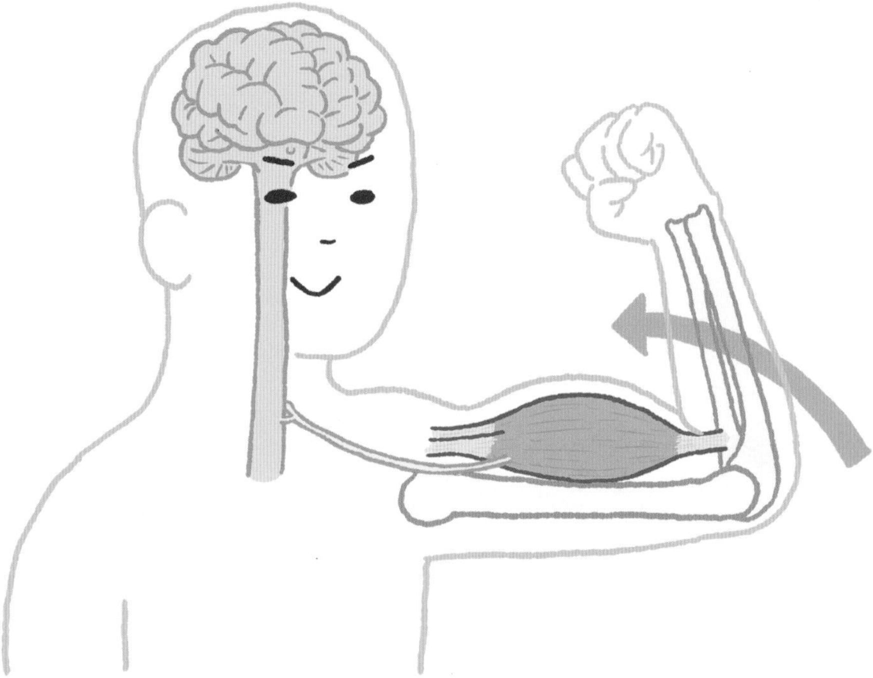

運動器とは、頭蓋骨《ずがいこつ》と内臓を除く
体のすべてを指すよ。
体が動くために必要な骨、筋肉、
関節、神経などの器官の総称で、
それぞれが連携して動いているんだ。

覚えておくと便利！ 人体区分《じんたいくぶん》

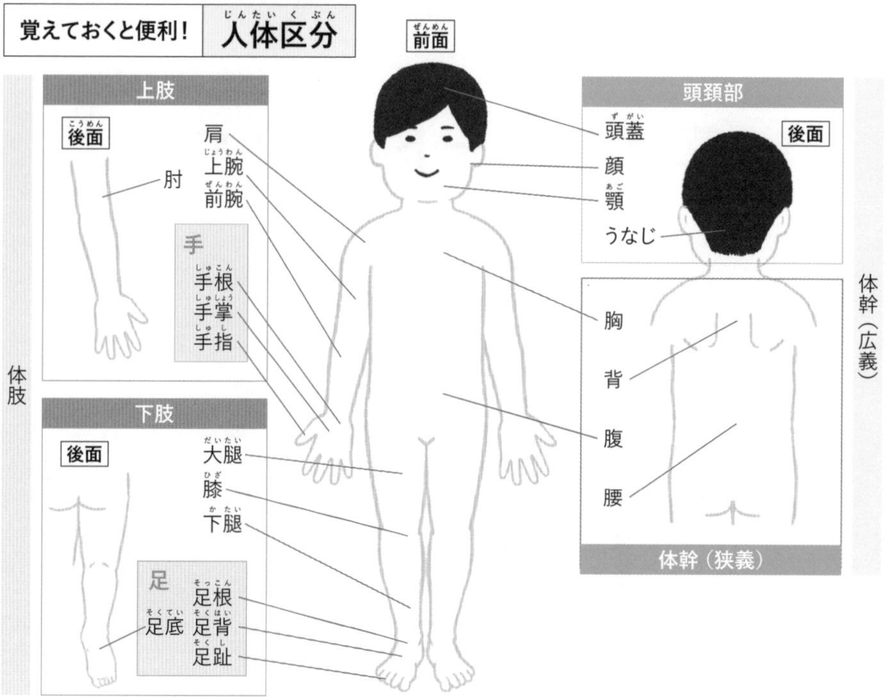

覚えておくと便利！ 人体表現

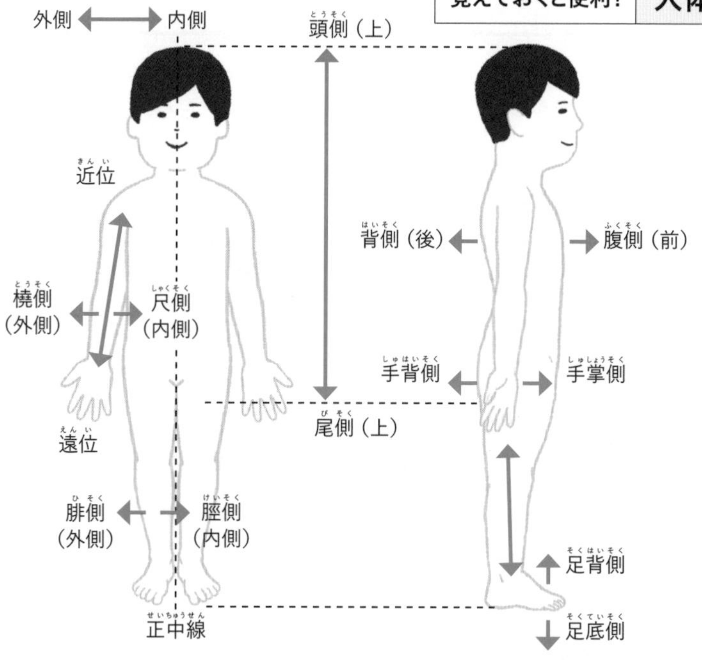

二次元コードについて

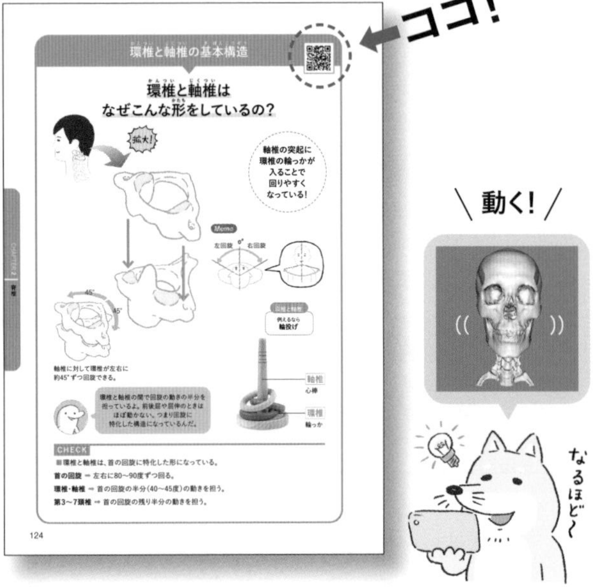
環椎と軸椎の基本構造
環椎《かんつい》と軸椎《じくつい》は
なぜこんな形《かたち》をしているの?
拡大!
軸椎の突起に
環椎の輪っかが
入ることで
回りやすく
なっている!
Memo
左回旋 0° 右回旋
45°
45°
例えるなら
輪投げ
軸椎に対して環椎が左右に
約45°ずつ回旋できる。
軸椎
心棒
環椎
輪っか
環椎と軸椎の間で回旋の動きの半分を
担っているよ。前後屈や屈伸のときは
ほぼ動かない。つまり回旋に
特化した構造になっているんだ。
CHECK
■環椎と軸椎は、首の回旋に特化した形になっている。
首の回旋 ⇒ 左右に80〜90度ずつ回る。
環椎・軸椎 ⇒ 首の回旋の半分(40〜45度)の動きを担う。
第3〜7頸椎 ⇒ 首の回旋の残り半分の動きを担う。
124
ココ!
動く!
なるほど〜

本書では、菅本一臣先生がチームラボボディ社と開発した人体解剖動画の中から、人体の一部の動きを無料でご覧いただけるようにしております。紙面の二次元コードを、専用リーダーや携帯電話のカメラなどにかざして読み込んで、ぜひ人体の神秘をお楽しみください。

携帯電話での二次元コードの読み取りはカメラの性能に左右されることが多いため、読み取れない場合は、各キャリアまたは携帯電話メーカーにご確認くださいますようお願いします。

動画閲覧にかかる通信料につきましてはお客様のご負担になります。
ご使用の機種によっては、閲覧できない場合がございます。ご了承ください。

本書は体の部位ごとに可動域を示したイラストが掲載しております。「関節可動域表示ならびに測定法」につきまして、右記の二次元コードから書類をダウンロードして合わせてご覧いただくことを推奨します。

▼関節可動域表示ならびに測定法の一覧表はこちら

CHAPTER 1

骨・筋肉・神経

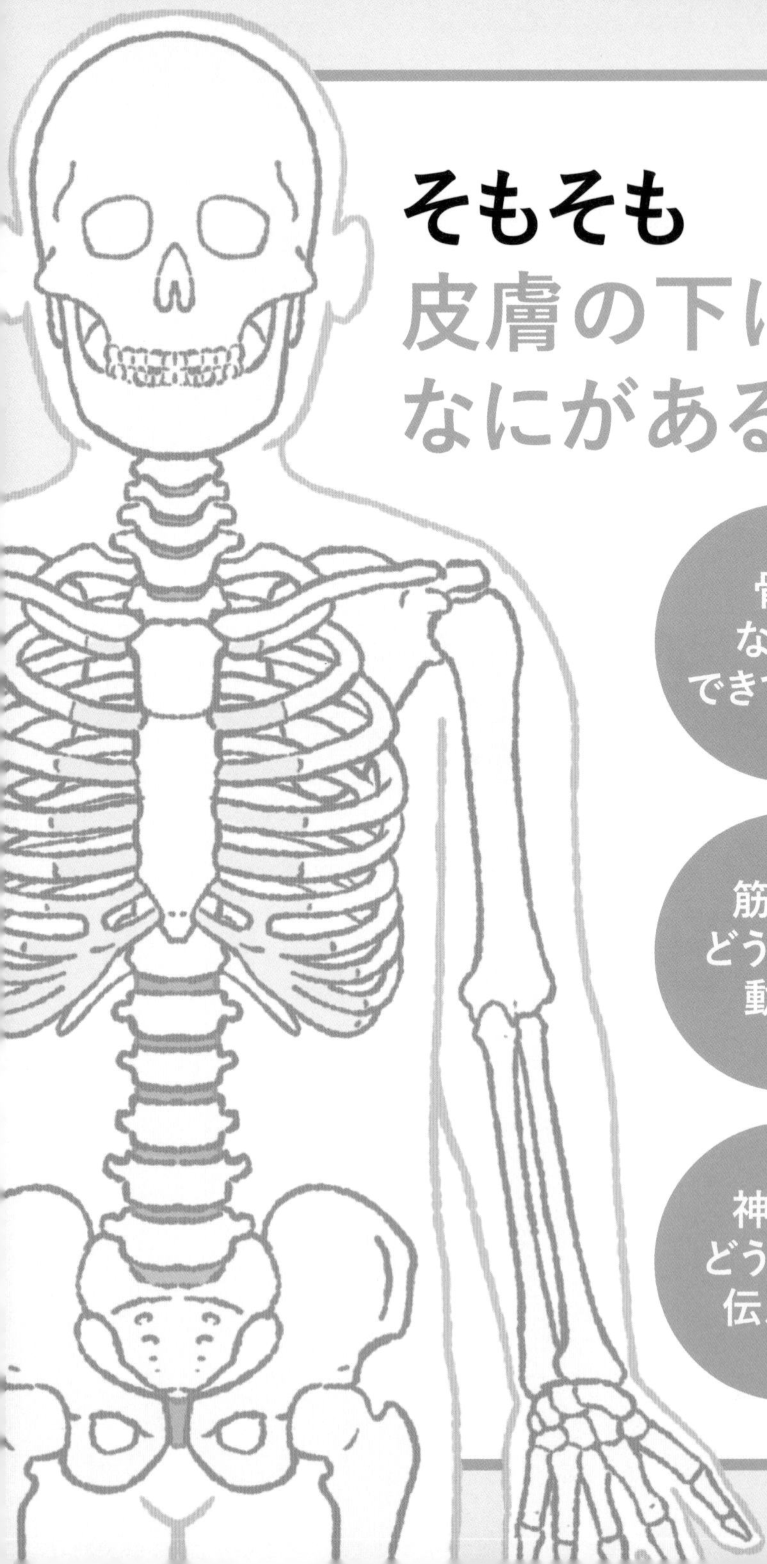

そもそも
皮膚の下には
なにがあるの?

骨は
なにで
できている?

筋肉は
どうやって
動く?

神経は
どうやって
伝える?

骨

骨は体の中でどんな役割をしているんだろう。
その役割を果たすために
どんな形である必要があり、
どんな成分で作られて、
どんな構造になっているんだろう。

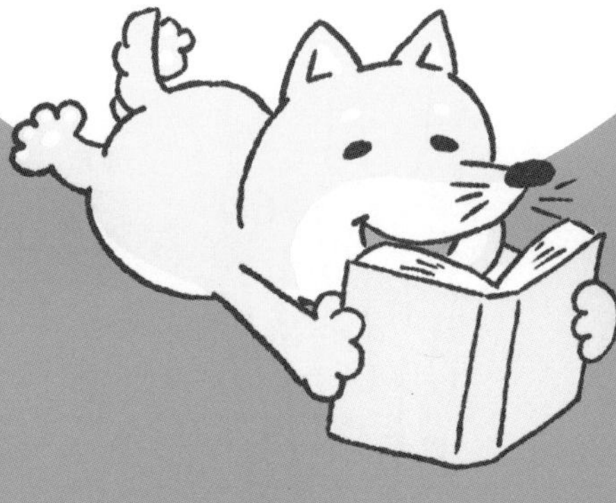

そもそも体の中にはどんな骨があるの?

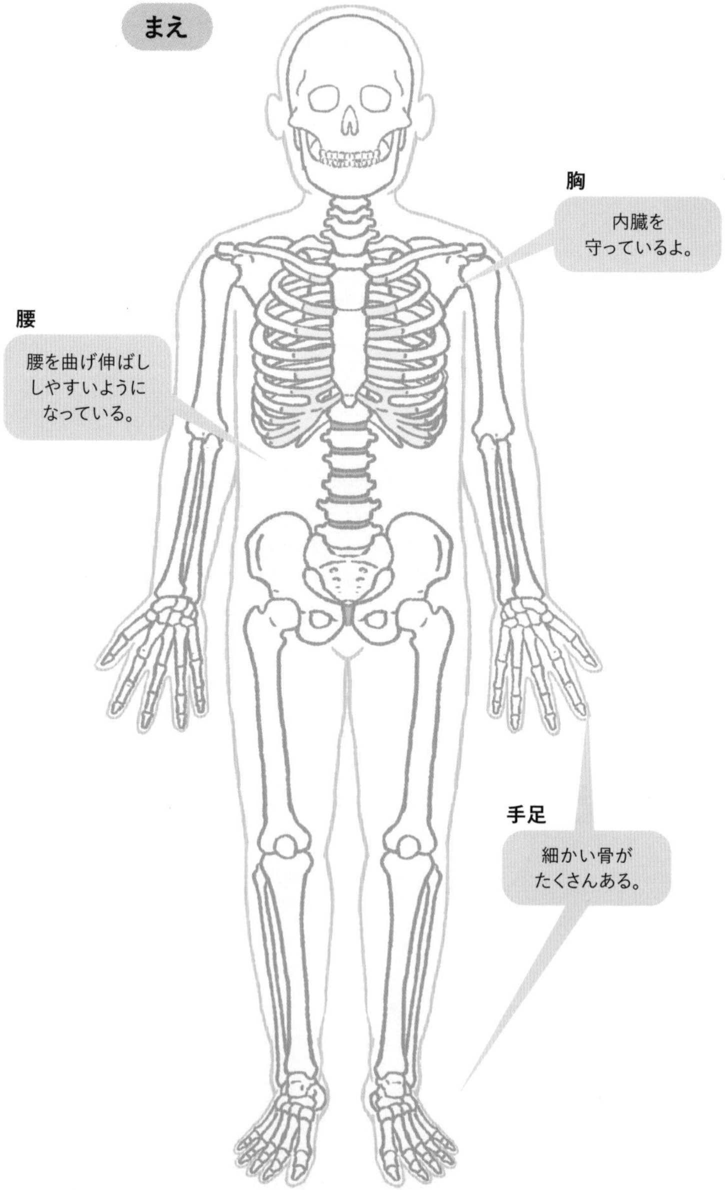
まえ
胸
内臓を
守っているよ。
腰
腰を曲げ伸ばし
しやすいように
なっている。
手足
細かい骨が
たくさんある。

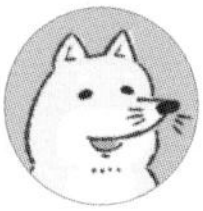

体の中に骨って
何個くらいあるの？

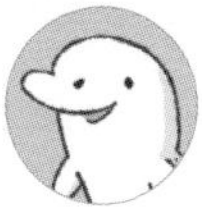

約200個もの骨があって、一つ一つに
役割があるんだよ。そして骨はその
役割をしやすい形をしているんだ！

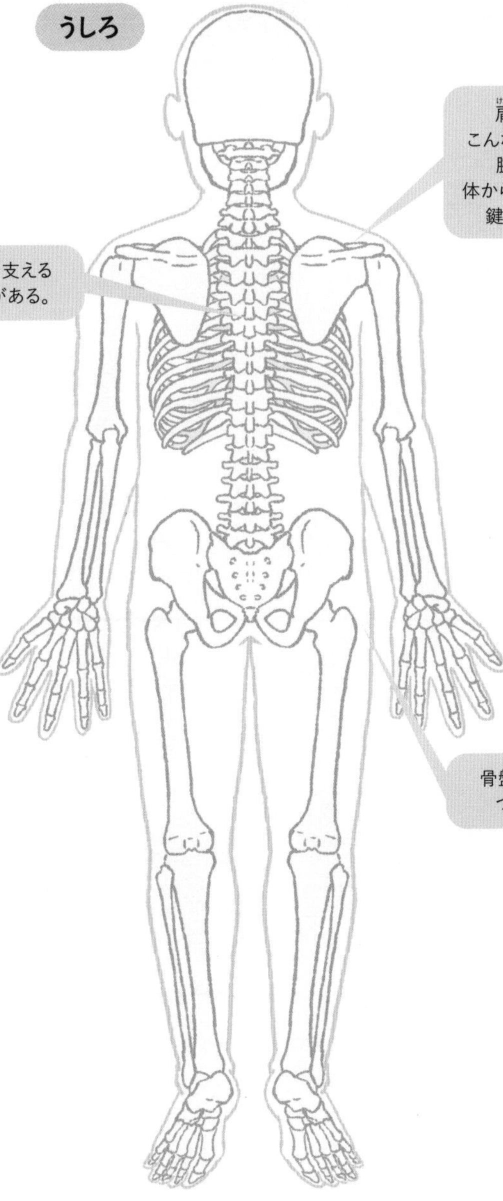

うしろ
肩甲骨《けんこうこつ》は
こんなに大きい！
腕の骨を
体からぶら下げる
鍵となる骨。
骨格を支える
背骨がある。
骨盤で下肢《かし》に
つながる。

骨《ほね》の構成成分《こうせいせいぶん》

骨《ほね》はどんな成分《せいぶん》でできているの？

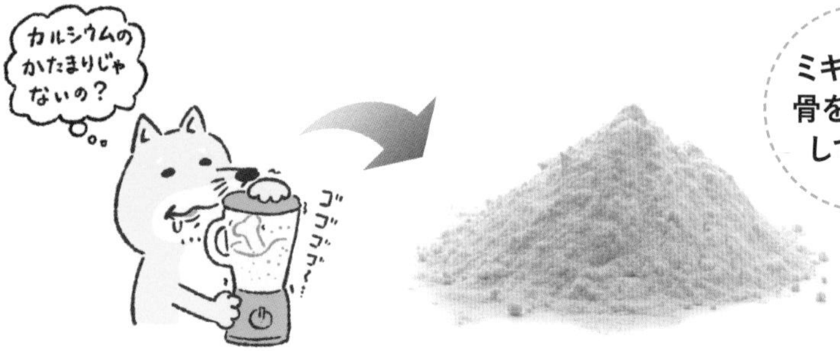
カルシウムのかたまりじゃないの？
ゴゴゴゴ～…

ミキサーで骨を粉々にしてみた

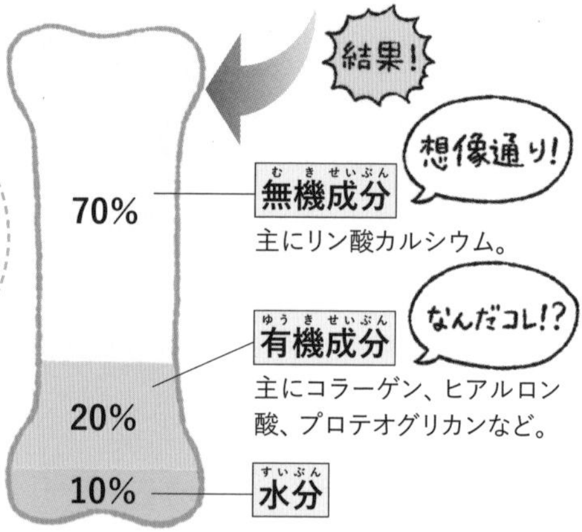
結果！
70%
無機成分《むきせいぶん》
想像通り！
主にリン酸カルシウム。
20%
有機成分《ゆうきせいぶん》
なんだコレ!?
主にコラーゲン、ヒアルロン酸、プロテオグリカンなど。
10%
水分《すいぶん》

骨は3つの成分が混ざり合ってできている！

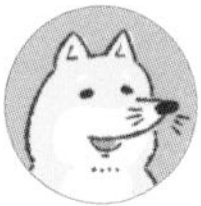

なぜ骨は粉ではなく、しっかり固まっているの？

それは有機成分と水分のおかげだよ。無機成分を有機成分が固めているんだ。

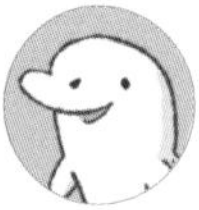

CHECK

■骨は無機成分、有機成分、水分でできている。

無機成分 ➡ 骨の70%を占めていて主にリン酸カルシウム。

有機成分 ➡ 骨の20%を占める。コラーゲン、ヒアルロン酸、プロテオグリカンなど。

水分 ➡ 骨の10%を占める。

骨中《こっちゅう》の有機成分《ゆうきせいぶん》とその役目《やくめ》

有機成分《ゆうきせいぶん》はそれぞれ 骨《ほね》の中《なか》でなにをしているの？

有機成分に注目！

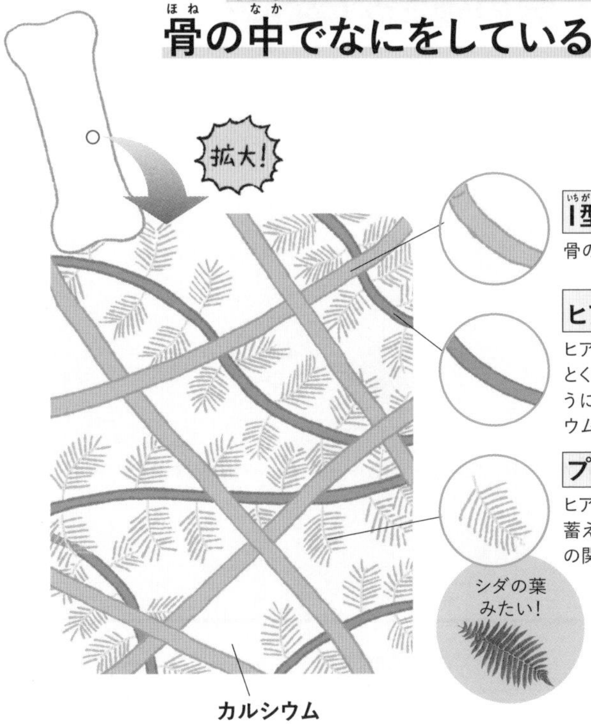

拡大！
カルシウム
シダの葉
みたい！

Ⅰ型《いちがた》コラーゲン

骨の弾力性を決めている。

ヒアルロン酸《さん》

ヒアルロン酸は水分とくっついてノリのようになって、カルシウムを固めている。

協力して水分をつなぎとめている！

プロテオグリカン

ヒアルロン酸と協力して水分を蓄える。ヒアルロン酸とは枝葉の関係。

有機成分があると、骨に強度（折れにくさ）が出る！

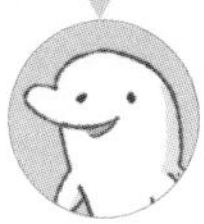

そもそもQ&A

有機成分《ゆうきせいぶん》と無機成分《むきせいぶん》ってなに？

有機成分とは炭水化物、タンパク質、脂肪などのように、生物の体内で作り出される物質。無機成分とはいろいろな元素で構成される化合物で、有機成分以外のものを総称しているんだよ。

CHECK

■有機成分は骨の組み立て（土台）にかかわる重要な役目をしている。

Ⅰ型コラーゲン ➡ 骨のフレーム（骨格）を作っていて、弾力性と関係している。

ヒアルロン酸とプロテオグリカン ➡ 水分をためておく貯水の役目。そのためられた水でリン酸カルシウムは粉ではなく固められている。

骨強度《こつきょうど》を決《き》める要素《ようそ》

骨《ほね》の強《つよ》さってなに？

骨の強さとは折れにくさのこと。カルシウムの量（骨密度《こつみつど》）とコラーゲンの量や質（骨質《こつしつ》）で強さが決まるよ。

骨を
超ミクロ目線で
みてみよう！

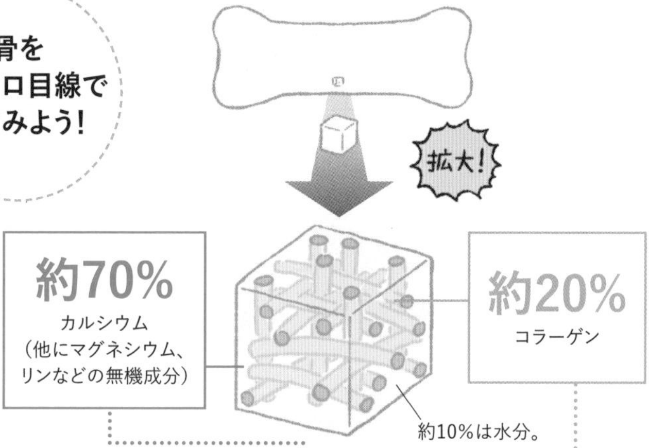

骨の折れにくさ

骨強度 ＝ 骨密度《こつみつど》 ＋ 骨質《こつしつ》

- 骨強度：その骨がどれくらい丈夫か？
- 骨密度：
  - カルシウムが何%あるか？
  - 骨がどれだけ硬いか？
- 骨質：
  - コラーゲンが何%あるか？
  - 骨にどれくらい弾力性があるか？

こどもの骨はコラーゲンが多く、弾力性があってしなりやすい。
でも繰り返しのしなりで骨が折れることもあるよ。

CHECK

■ 骨の強さは骨密度と骨質で決まる。

骨強度の計算式 ➡ 骨強度＝骨密度＋骨質

骨密度 ➡ 骨の硬さのこと。骨の中の（リン酸）カルシウム量で決まる。

骨質 ➡ 骨の弾力性のこと。コラーゲンなど有機成分が関係する。

骨強度《こつきょうど》

例えるなら
鉄筋コンクリートの建物

骨

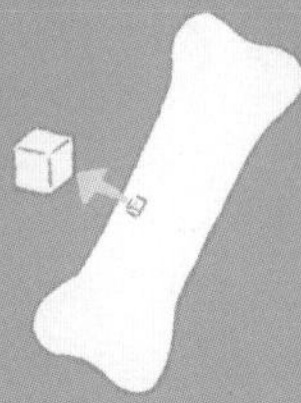

比較!

鉄筋コンクリート

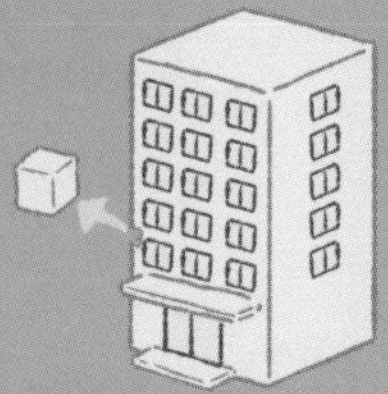

●カルシウムは水分を含んだヒアルロン酸やプロテオグリカンと混ざって固まる。

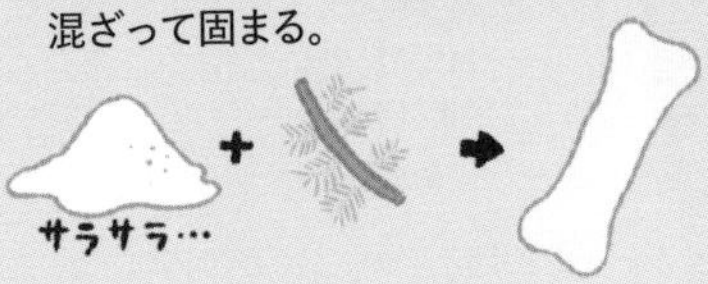

●コンクリートは水と混ざって固まる。

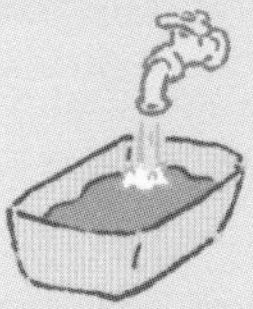

水が多すぎると
固まらない…
適量が大事!

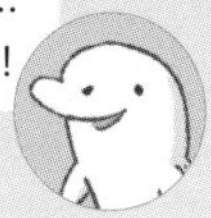

●コラーゲンが芯になってカルシウムだけの骨に弾力性が加わる。

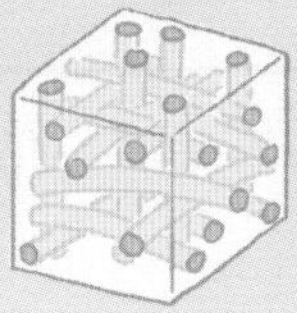

コラーゲンがメッシュ状に絡まるからさらに強度アップ!

●鉄筋が芯になって建物が固定される。

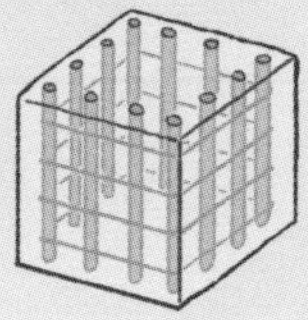

芯がないと
強度不足で
違法建築!?

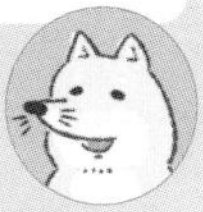

イメージしよう　カルシウムだけだとしなりがなくバキッと折れる!

骨　　チョーク

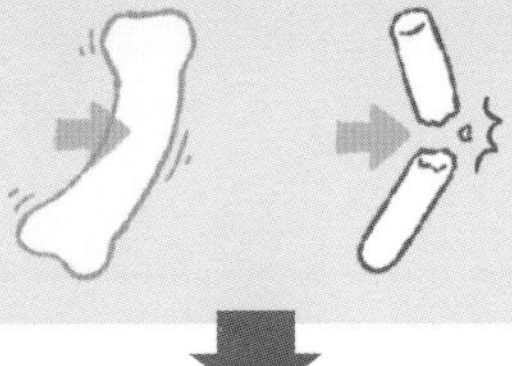

イメージしよう　鉄筋がなくてコンクリートだけだとバキッと壊れる!

ビル　　ブロック

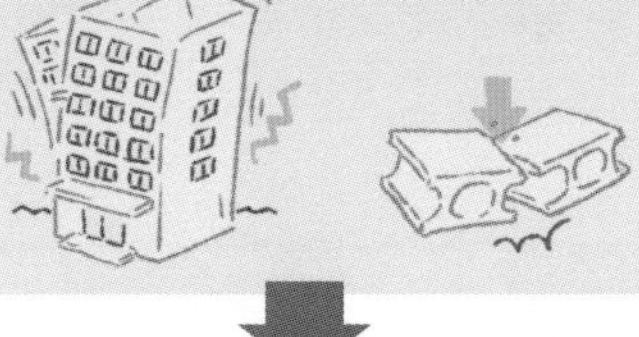

結論

骨の強さは、カルシウムの量とコラーゲンの量と質で決まる!

建物の強さは、コンクリートの量と鉄筋の量と質で決まる!

長管骨《ちょうかんこつ》と骨膜《こつまく》

骨《ほね》はそもそもどんな形《かたち》をしているの？

カップラーメンの薄いフィルムのようなイメージ。

膜をとると…

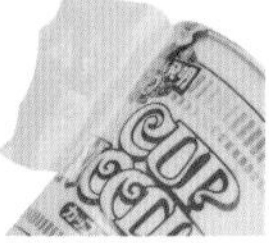

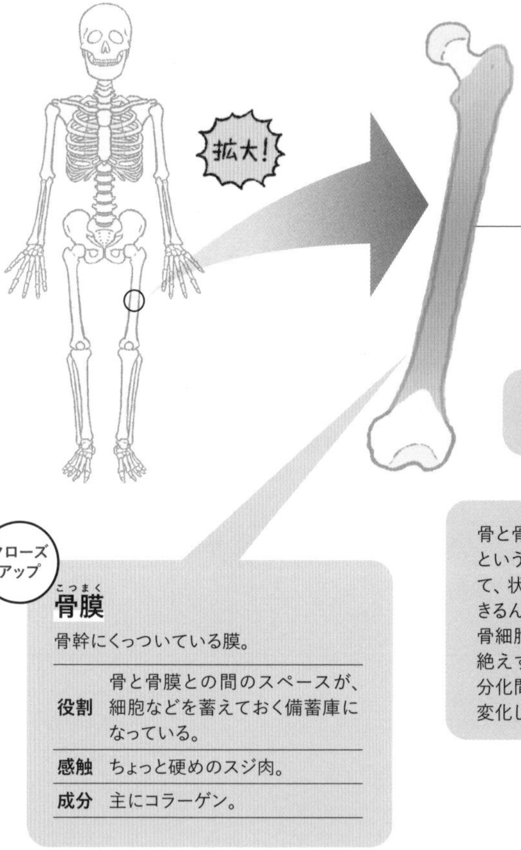

骨膜《こつまく》

骨は薄い膜に包まれている。

骨端《こったん》に向かうほど、骨膜は薄くなるね。

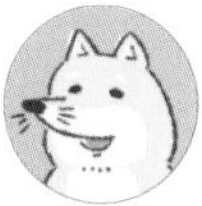

クローズアップ

骨膜《こつまく》

骨幹にくっついている膜。

役割	骨と骨膜との間のスペースが、細胞などを蓄えておく備蓄庫になっている。
感触	ちょっと硬めのスジ肉。
成分	主にコラーゲン。

骨と骨膜の間には未分化間葉系細胞《みぶんかかんようけいさいぼう》という、細胞の始祖のような細胞もいて、状況によって様々な細胞に変身できるんだ。
骨細胞は増えたり減ったりすることが絶えず求められるんだけど、この未分化間葉系細胞が変身して骨細胞に変化しているよ。

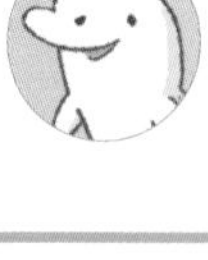

CHECK

■骨を形によって分けると、長骨《ちょうこつ》、短骨《たんこつ》、扁平骨《へんぺいこつ》などがある。

長(管)骨 ➡ 両端を骨端部、中央を骨幹部という。長い骨で、下肢や上肢の骨がそれにあたる。

短骨 ➡ 小さい骨で手根骨や足根骨などがある。

扁平骨 ➡ 頭蓋骨、胸郭、骨盤の骨で形からさまざまに分類される。

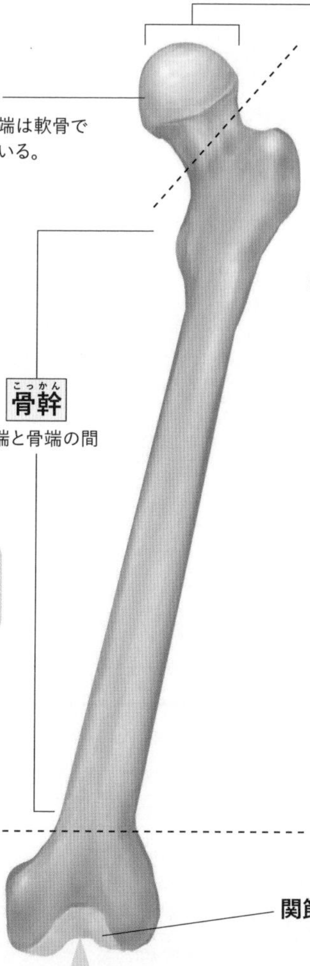

骨端《こったん》
骨の端の部分。
関節軟骨《かんせつなんこつ》
必ず骨の両端は軟骨でおおわれている。
骨幹《こっかん》
骨端と骨端の間
骨端《こったん》
関節軟骨

これが骨そのものだ!

骨端には次の骨との接合部《せつごうぶ》（関節）があって、骨端の表面は軟骨《なんこつ》でおおわれているよ。

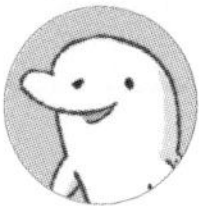

関節軟骨はフィギュアスケートの氷よりよく滑るんだって!

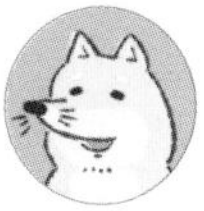

クローズアップ

関節軟骨《かんせつなんこつ》

骨端は5mmくらいの軟骨の帽子《ぼうし》をかぶっている。軟骨の帽子がツルツルしているから関節部分がスムーズに動く。

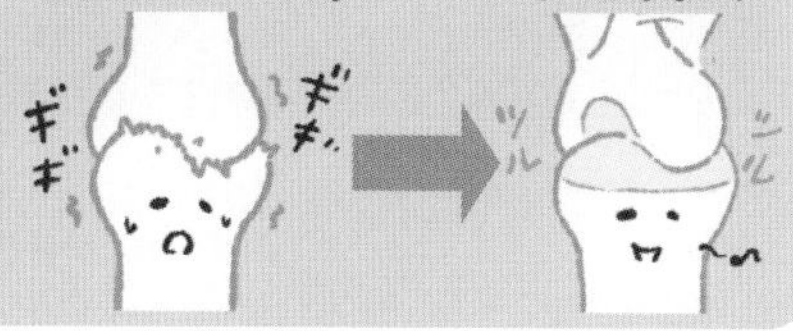

軟骨がないと骨同士がぶつかる。
ギギ
ギギ
骨同士が直接ぶつからない!
ツル
ツル

関節《かんせつ》の基本構造《きほんこうぞう》

骨《ほね》と骨《ほね》のつなぎ目《め》は どうなっているの？

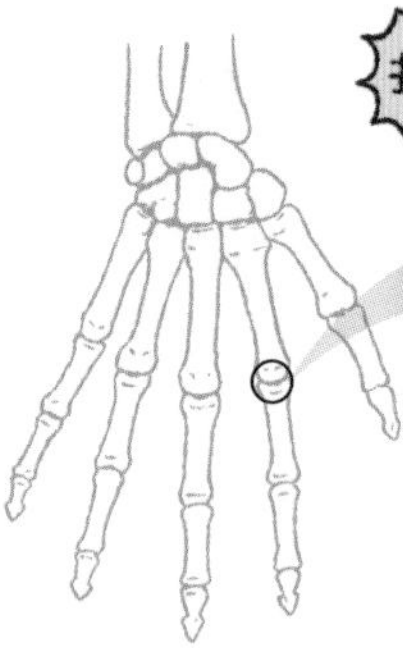

拡大！

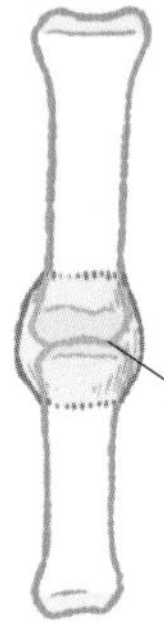

関節包をむくと…

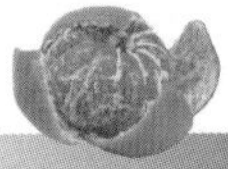

関節包《かんせつほう》

骨のつなぎ目は、袋に包まれている！

これが関節 そのものだ！

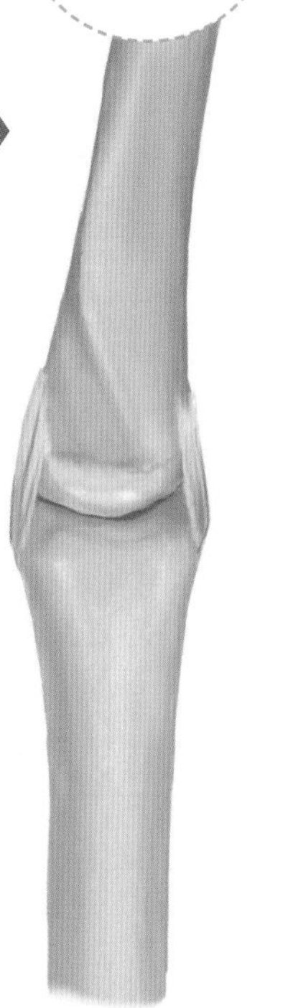

クローズアップ

関節の構造

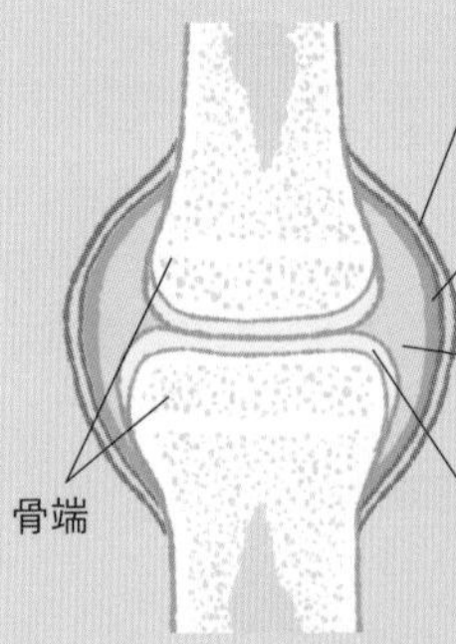

関節包《かんせつほう》

骨と骨のつなぎ目（関節）の周りを包む袋。

滑膜《かつまく》

関節包の内側にある薄い膜。関節液を作っている。

関節液《かんせつえき》

関節包の内側にある透明で粘り気のある液体。

関節軟骨《かんせつなんこつ》

骨端をおおう軟骨。

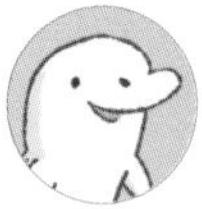

関節液は透明で粘り気があって、ヒアルロン酸などがたっぷり含まれている。関節がスムーズに動かせるのは関節液が潤滑油《じゅんかつゆ》の役割をするからなんだよ。

だから関節軟骨が傷みにくいんだね！

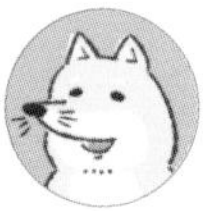

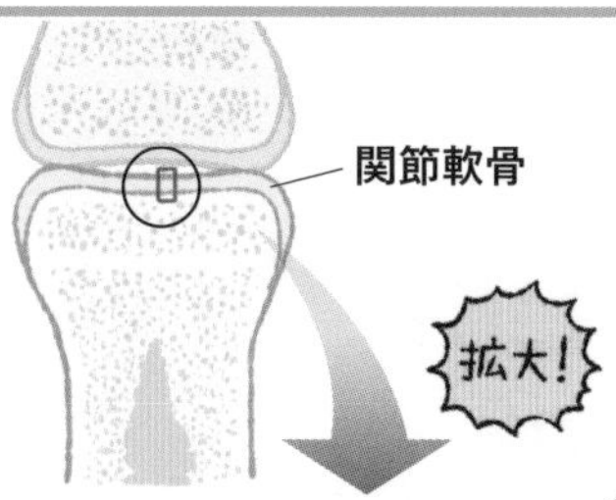

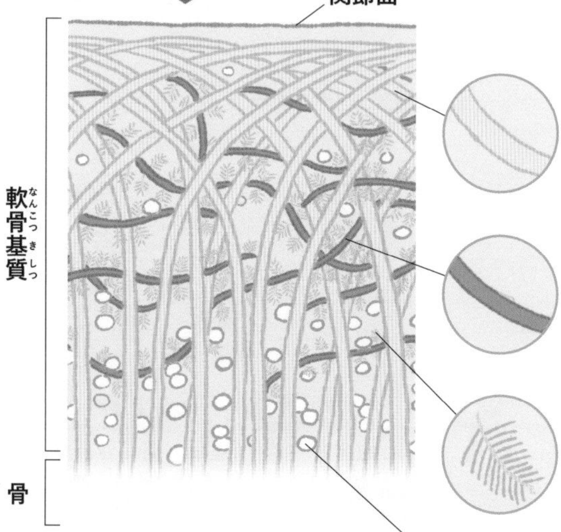

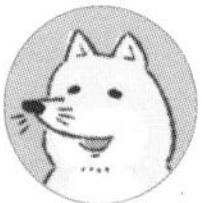

関節軟骨の中にはなにがあるの?

関節軟骨の成分をピックアップ!

水分《すいぶん》 全体の80%を占める。

Ⅱ型《にがた》コラーゲン

全体の12%くらい。軟骨の弾力性や強度を保っている。

ヒアルロン酸《さん》

全体の1%くらい。コラーゲンが崩れないように支える働きがある。保水力バツグン。

協力して水分をつなぎとめている!

プロテオグリカン

全体の2%くらい。ヒアルロン酸にくっついている。保湿力バツグン。

その他 全体の5%くらい。

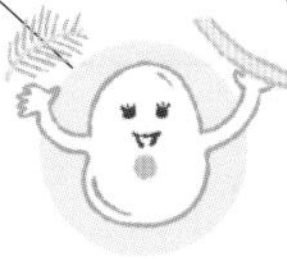

軟骨細胞

軟骨細胞が住んでいて、コラーゲンやプロテオグリカンを作っているよ。

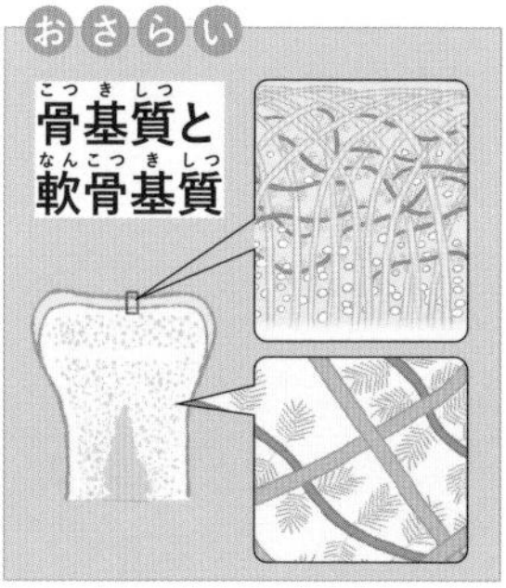

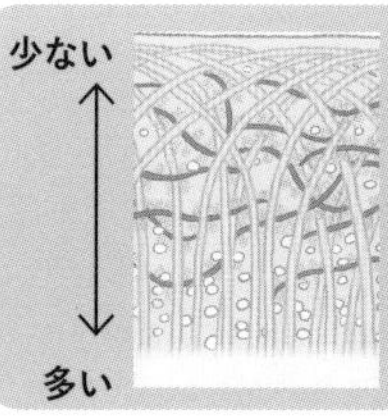

軟骨細胞は関節表面より少し離れたところに住んでいる。関節表面の近くにはあまりいないので、軟骨が損傷してもほとんど修復しない。

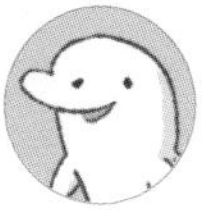

CHECK

■骨のつなぎ目を関節といい、関節は骨端と関節軟骨、関節包から成り立っている。

関節包の内側 ➡ 滑膜でコーティングされていて、そこで関節液が作られている。

関節液 ➡ 関節軟骨を栄養している。

軟骨基質 ➡ 骨基質と対比されて使われるが、主に水分でできている。
軟骨基質とは軟骨を作っている成分のこと。

骨《ほね》の成長《せいちょう》（長径成長《ちょうけいせいちょう》）

骨《ほね》はどこがどのようにして大《おお》きくなっていくの？

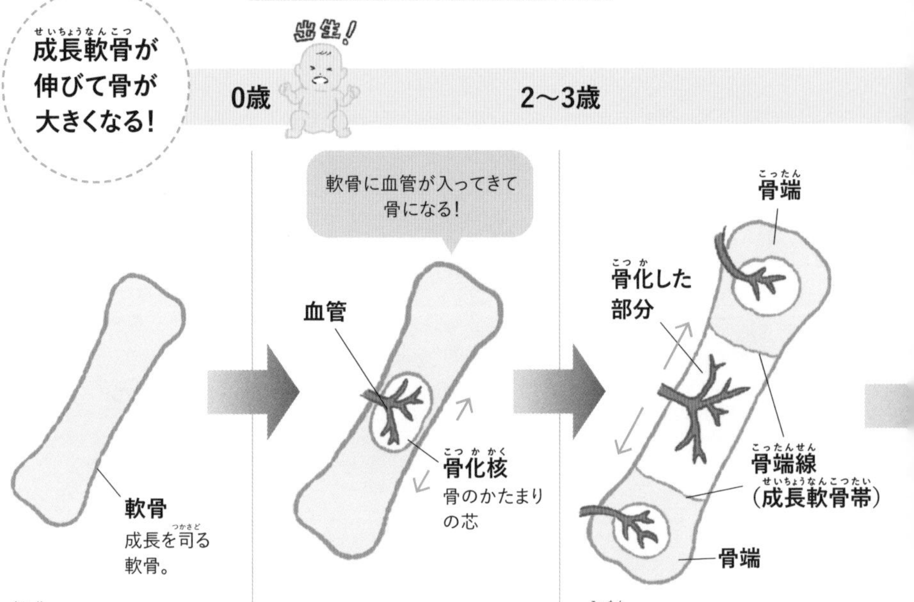

胎児《たいじ》の骨は主に軟骨でできている。

軟骨に血管が入ってきて、軟骨が伸びながら骨に変わっていく（骨化）。

骨端《こったん》にも血管が入ってきて、骨化していく。

「骨を太くしよう」とか聞くけど、骨のどこが太くなっていくの？

骨の一番外側にある骨膜《こつまく》と骨の間の細胞が骨をより外側に作って太くしていくよ。骨の成長とは、骨が長くなること（成長軟骨帯が働きの中心）、骨が太くなること（骨膜が働きの中心）をいうんだ。

CHECK

■ 骨は、長さが長く（長軸成長）、太さが太く（横径成長）なり成長していく。

長径成長《ちょうけいせいちょう》 ➡ 成長軟骨帯で軟骨の幅が広がり、それに骨化が追いつくことで骨が長くなる。

横径成長《おうけいせいちょう》 ➡ 骨膜で骨芽細胞が増え、骨基質が増えることで骨が太くなる。

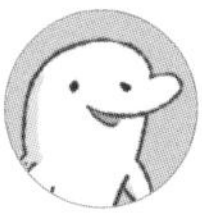

中学生・高校生時代の急激な骨の成長は
成長軟骨が伸びて起こる！

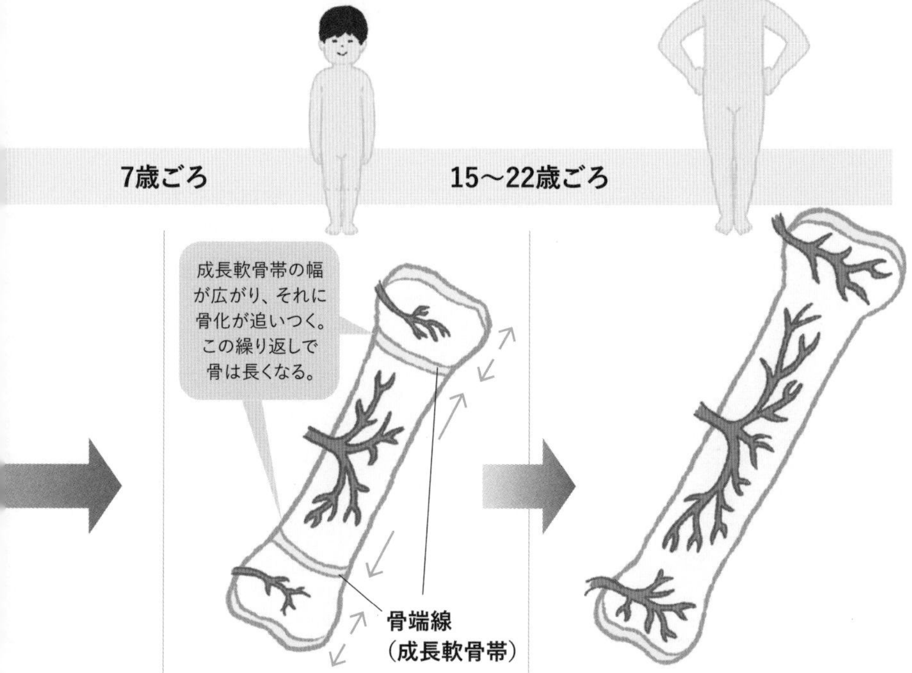

7歳ごろ
15〜22歳ごろ
成長軟骨帯の幅が広がり、それに骨化が追いつく。この繰り返しで骨は長くなる。
骨端線（成長軟骨帯）

骨化した部分の間に軟骨が残る。
これを成長軟骨帯という。

成長軟骨帯も骨化して、骨の成長が止まり、大人の骨になる。

クローズアップ

こどもの骨《ほね》の特徴《とくちょう》

①損傷しやすい

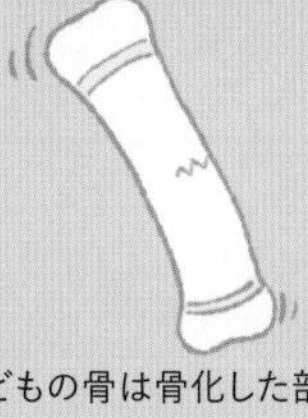

子どもの骨は骨化した部分も大人の骨ほど硬くないので損傷しやすい。

②軟骨がレントゲンには映らない

赤ちゃんの股関節《こかんせつ》　　レントゲン

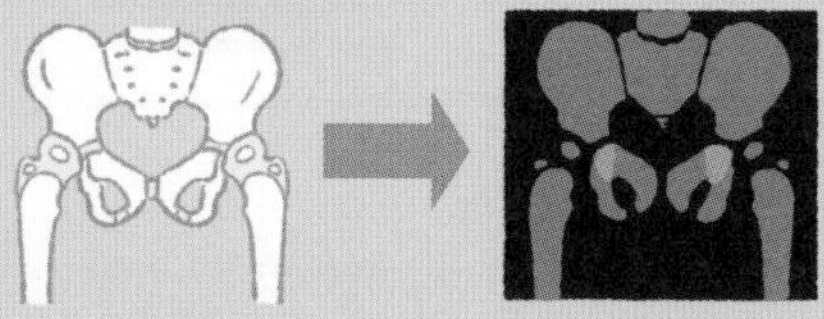

軟骨がたくさんあるが、軟骨はレントゲンには映らない。そのため損傷がわかりにくい。

長管骨《ちょうかんこつ》の基本構造《きほんこうぞう》

骨《ほね》はカルシウムが固《かた》まっているだけじゃないの？

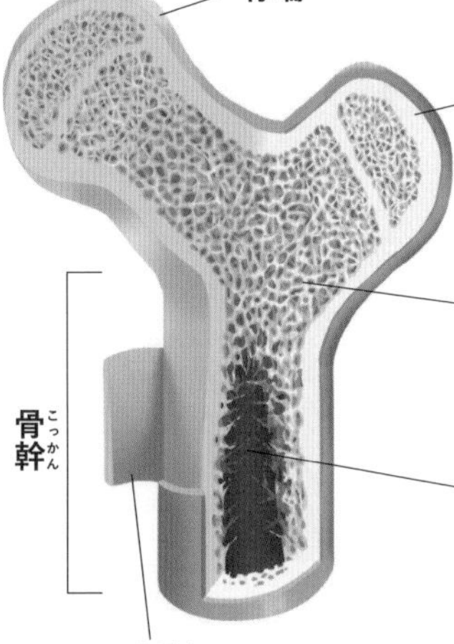

骨端《こったん》

骨皮質《こつひしつ》

骨の一番外側。カルシウムがカチカチに固まった硬い殻。

海綿骨《かいめんこつ》

スポンジ構造で骨を軽くしている。

骨髄《こつずい》

海綿骨のさらに内側。血液を作っている。

骨《こっ》幹《かん》

骨膜《こつまく》

骨は境界があいまいな3層構造！

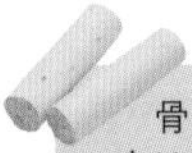

骨はチョークと違って、中はスポンジみたいにスカスカだけどやわらかいわけじゃないよ。

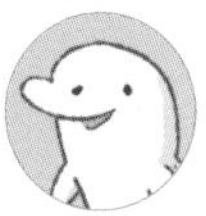

骨《ほね》の構造《こうぞう》

例えるなら**ゆでタマゴ！**

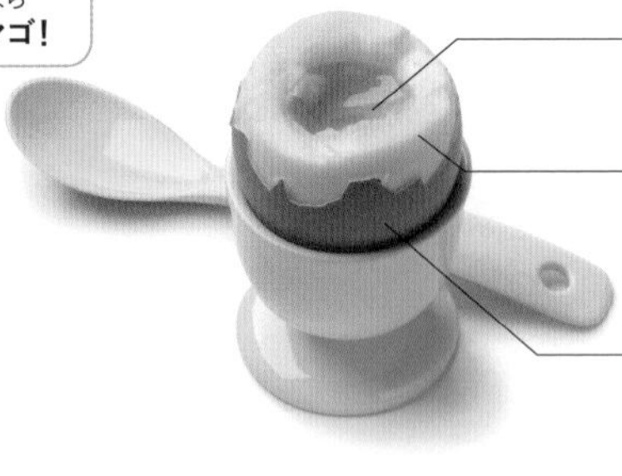

外側は圧力を一番受けるから硬いんだね。

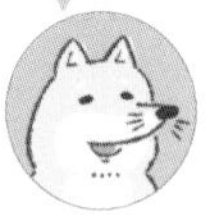

CHECK

■ 骨は3層構造をしている。

骨皮質 ➡ （リン酸）カルシウムが硬く固まって（緻密骨ともいう）体を支える。

海綿骨 ➡ （リン酸）カルシウムがスポンジの網目のような構造（骨梁）をしている。その隙間は骨髄液で満たされていて、骨細胞や血管や神経がある。

骨髄 ➡ 海綿骨よりさらにまばらな編み目構造をしている。主に血液が作られる。

骨《ほね》の微細構造《びさいこうぞう》（骨皮質《こつひしつ》）

骨皮質《こつひしつ》はカルシウムがどんなふうに固《かた》まってできているの？

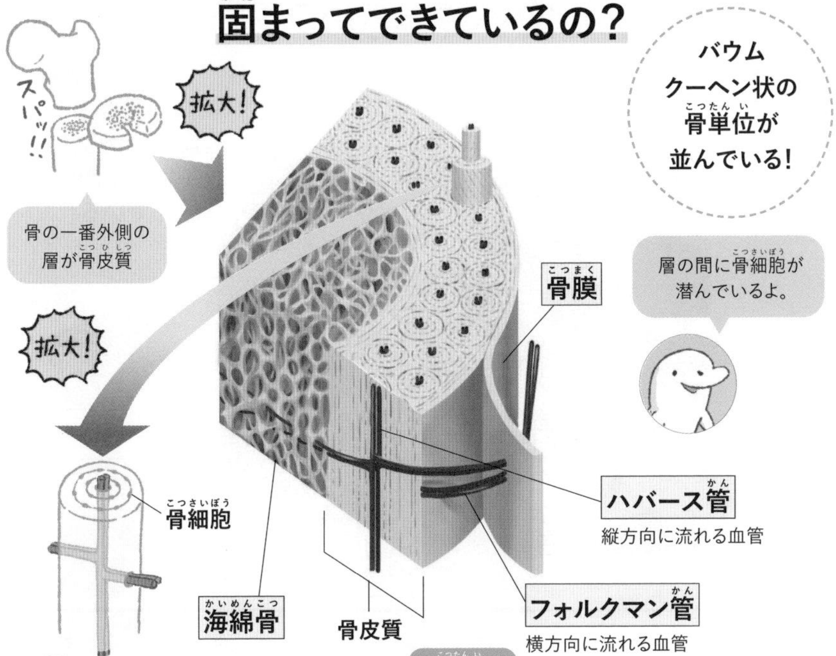

バウムクーヘン状の骨単位《こつたんい》が並んでいる！
スパッ!!
拡大！
骨の一番外側の層が骨皮質《こつひしつ》
拡大！
骨膜《こつまく》
層の間に骨細胞《こつさいぼう》が潜んでいるよ。
骨細胞《こつさいぼう》
ハバース管《かん》
縦方向に流れる血管
海綿骨《かいめんこつ》
骨皮質
フォルクマン管《かん》
横方向に流れる血管

クローズアップ

骨単位《こつたんい》

このバウムクーヘンみたいなものは骨単位という。中央の穴には、骨の中の様々な細胞を生かすための血管が通っている。縦穴（ハバース管）と横穴（フォルクマン管）が空いている。

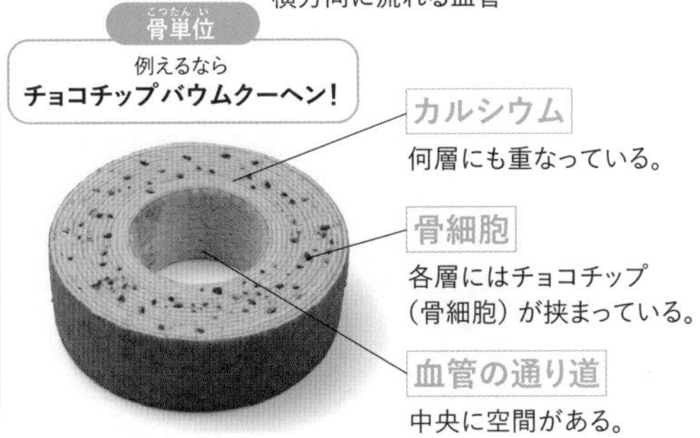

骨単位《こつたんい》
例えるなら
チョコチップバウムクーヘン！
カルシウム
何層にも重なっている。
骨細胞
各層にはチョコチップ（骨細胞）が挟まっている。
血管の通り道
中央に空間がある。

CHECK

■骨皮質は骨単位（オステオン）の緻密な配列で強固な構造となっている。

骨単位 ➡ バウムクーヘンのような何層にも重なる（リン酸）カルシウムからなる。
この層間には骨細胞が住んでいる。

骨単位の中心の空間 ➡ ハバース管とフォルクマン管という血管が走る。

骨《ほね》の微細構造《びさいこうぞう》（海綿骨《かいめんこつ》）

海綿骨《かいめんこつ》はなぜ細《こま》かい穴《あな》が空《あ》いているの？

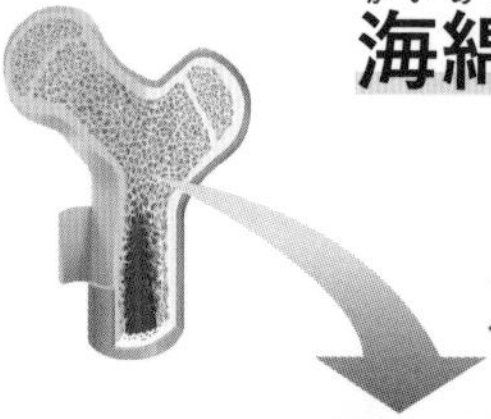

拡大！

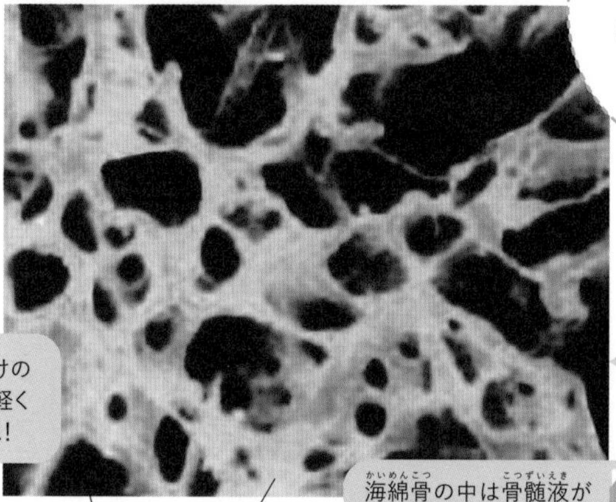

穴の隙間を
血管が通り、
様々な細胞が
住んでいる！

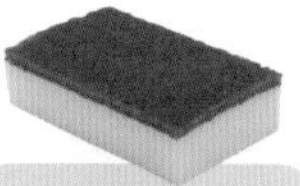

スポンジ状の穴が空いていて全体がつながっている。これを骨梁《こつりょう》というよ。

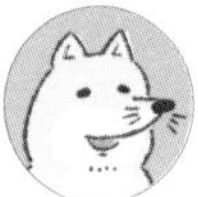

空洞だらけの方が骨も軽くなるよね！

海綿骨《かいめんこつ》の中は骨髄液《こつずいえき》が充満している！ 細胞たちはこの中で血液や骨髄液から栄養をとって生きているよ。

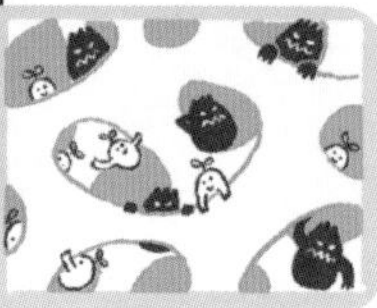

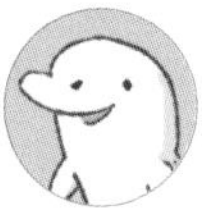

骨梁《こつりょう》の内空《ないくう》

例えるなら
ありの巣！

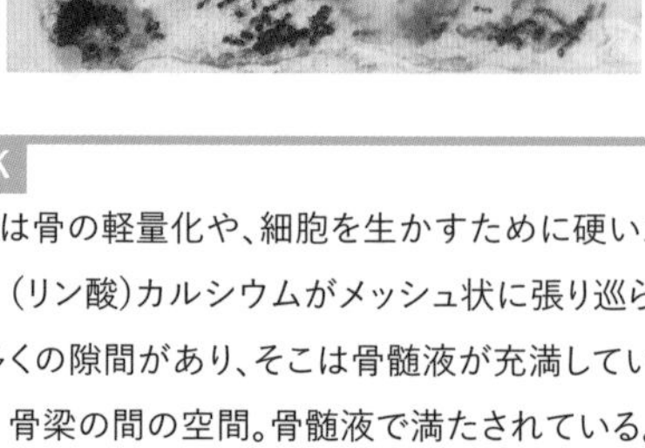

CHECK

■海綿骨は骨の軽量化や、細胞を生かすために硬いスポンジ構造になっている。

海綿骨 ➡ （リン酸）カルシウムがメッシュ状に張り巡らされた骨梁構造をもつ場所。

骨梁 ➡ 多くの隙間があり、そこは骨髄液が充満している。骨細胞などの住処《すみか》。

骨髄腔 ➡ 骨梁の間の空間。骨髄液で満たされている。

骨梁《こつりょう》を制御《せいぎょ》する骨関連《ほねかんれん》の2種類《しゅるい》の細胞群《さいぼうぐん》

なぜ骨梁《こつりょう》は太《ふと》くなったり 細《ほそ》くなったりするの？

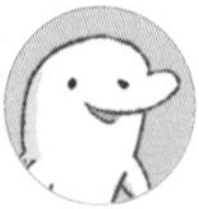

骨梁《こつりょう》は太くなったり細くなったりするんだけど、このとき2種類の細胞が活躍している。

骨を作る細胞で、骨梁をカルシウムで太くする。

骨芽細胞《こつがさいぼう》

破骨細胞《はこつさいぼう》

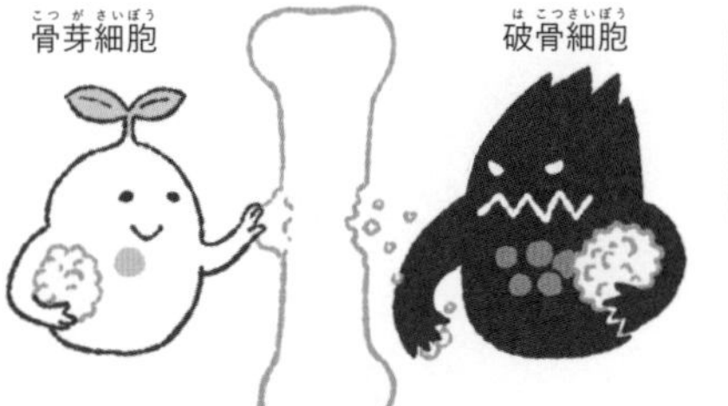

骨を溶かす細胞で骨梁からカルシウムを削り取る。そのカルシウムは血中へと流れる。

骨を削る破骨細胞はいらないのでは？

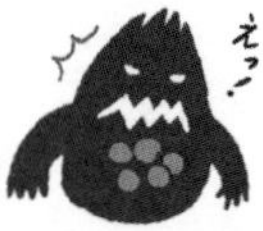
えっ！

なぜ2種類の細胞が必要なの？

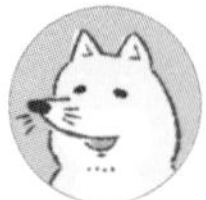

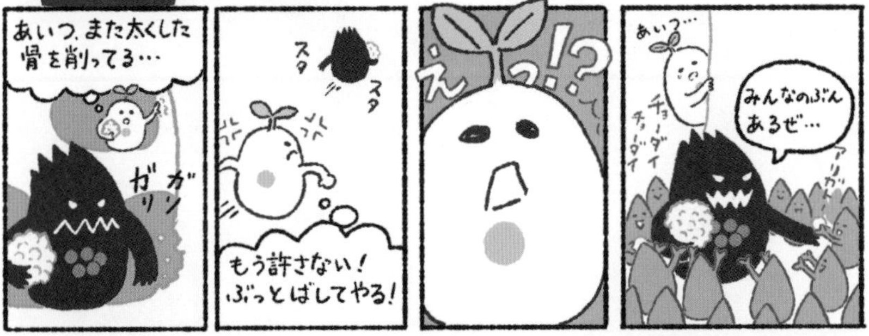
あいつ、また太くした骨を削ってる…
ガリ
ガリ
スタ
スタ
もう許さない！ぶっとばしてやる！
えっ!?
あいつ…
チョーダイ
チョーダイ
みんなのぶんあるぜ…
アリガトー

カルシウムは体にとって大切な養分で、血中に一定のカルシウムの量を保つことで、細胞の活動を支えているよ。また骨を再構築しながら大きく成長させているんだ。

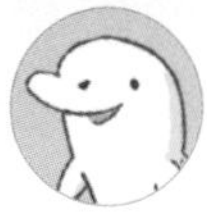

CHECK

■ 骨梁はカルシウムの貯蔵庫。体重を支える役目もある。

体がカルシウムを欲しがったとき ➡ 骨梁から全身にカルシウムを供給。

体がカルシウムを余らせたとき ➡ 骨梁にカルシウムを保管する。

体重を受ける必要があるとき ➡ 骨梁は太くなる。

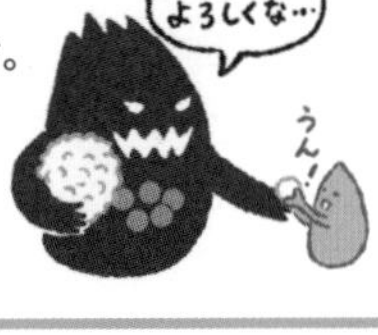
みんなによろしくな…
うん！

骨《ほね》の造血機能《ぞうけつきのう》

血液《けつえき》はどこで作《つく》られて どうやって体中《からだじゅう》に運《はこ》ばれているんだろう？

骨髄《こつずい》で
作られた血液が
骨の中の血管を
通って全身に
運ばれる

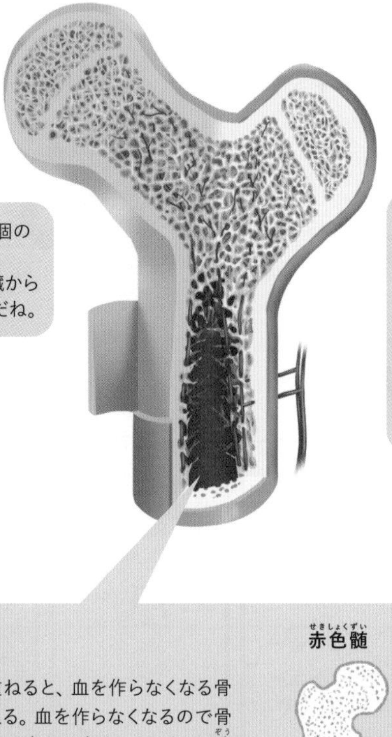

体中にある一個一個の
骨の中心部で
血液が作られて心臓から
全身に運ばれるんだね。

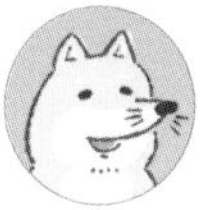

骨髄の中には血液細胞の
基になる造血幹細胞《ぞうけつかんさいぼう》が
住んでいるよ。

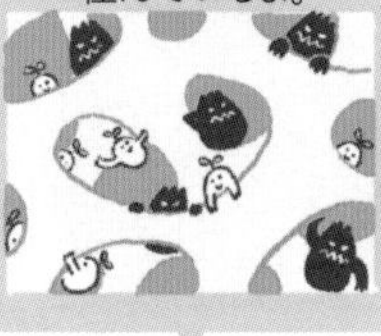

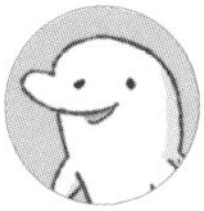

クローズ
アップ

骨髄《こつずい》

年齢を重ねると、血を作らなくなる骨髄が増える。血を作らなくなるので骨髄が脂肪に変わり白くなる。そして造《ぞう》血幹細胞《けつかんさいぼう》もいなくなる。
血を作る骨髄は赤色、血を作らない骨髄は白色をしている。

赤色髄《せきしょくずい》　白色髄《はくしょくずい》

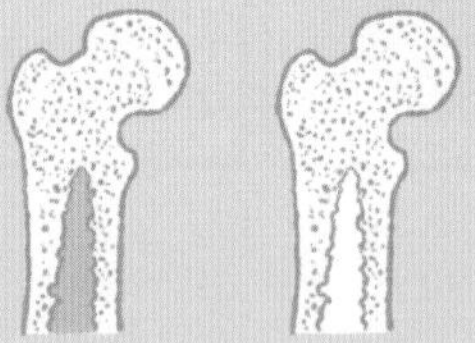

CHECK

■血液は骨髄で作られる。

造血幹細胞 ➡ 骨髄にあり、血液を作っている。

血液の流れ ➡ 骨髄で作られた血液は骨の中を走る血管から骨の外へ、さらには心臓から全身に流れていく。

カルシウムの役割《やくわり》

カルシウムがないと なぜ人間《にんげん》は生《い》きられないの？

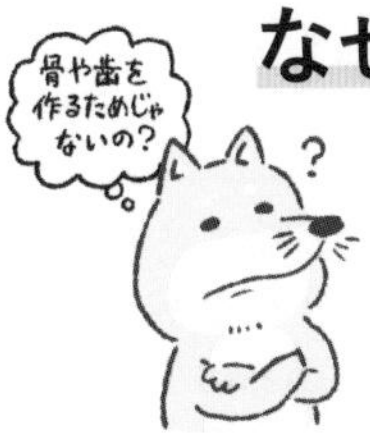
骨や歯を作るためじゃないの？
？

そもそもカルシウムって
体の中でなにをしているの？

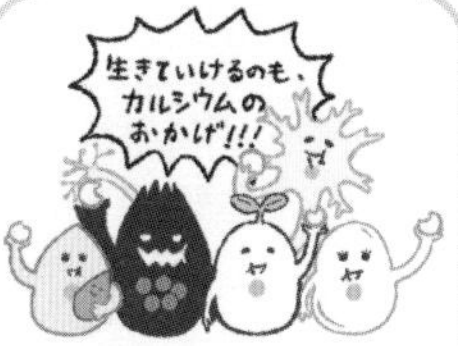
生きていけるのも、カルシウムのおかげ!!!

全細胞を生かしている

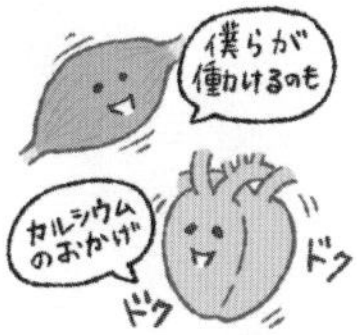
僕らが働けるのも
カルシウムのおかげ
ドク
ドク

筋肉を正常に動かす

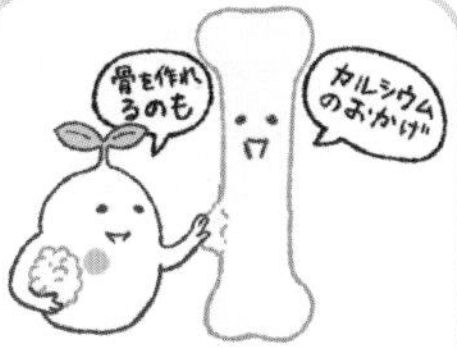
骨を作れるのも
カルシウムのおかげ

骨を作っている

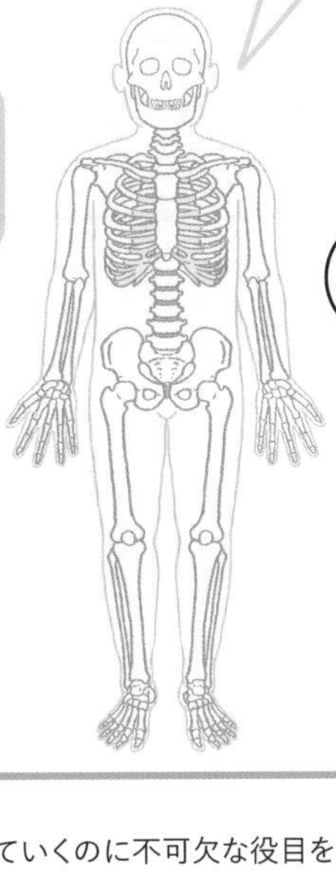

カルシウムの役割は
たくさんあって、必要なときに
血液を通して必要な場所に
運ばれていくよ。

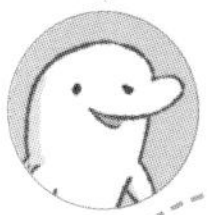

**カルシウムは
ほとんどが骨に
保管されている！**

そもそも Q&A

骨《ほね》の役割《やくわり》はなに？

主にカルシウムを体に蓄える倉庫の役割と、体を骨で支える役割の2つがある。

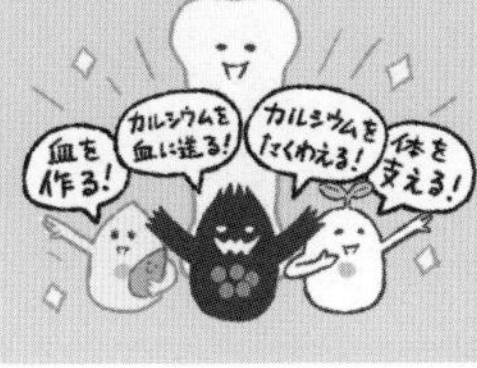
血を作る！
カルシウムを血に送る！
カルシウムをたくわえる！
体を支える！

CHECK

■カルシウムは人間が生きていくのに不可欠な役目を担っている。

カルシウムの役目 ➡ 細胞の分裂、筋肉収縮、神経興奮の抑制、血液凝固作用の促進など。

骨のカルシウム ➡ カルシウムのほとんどは骨で保管され、体を支えるのに役立っている。

カルシウムを調節《ちょうせつ》しているホルモン

血液中《けつえきちゅう》のカルシウムは どうやって調節《ちょうせつ》されているの？

そもそも Q&A

カルシウムの量は多ければ多いほどいい？

血中のカルシウムは多すぎても少なすぎてもいけない。同じ環境であることが大事。空気中の酸素が多すぎても少なすぎても、人間が生きていけないのと同じ。

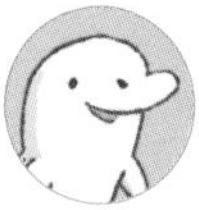

血中のカルシウム量を安定させるために様々なホルモンが働いていて、臓器や細胞の働きを積極的にしたり消極的にしたりしてるんだ。

そもそも Q&A

ホルモンってなに？

タンパク質でできている。細胞がホルモンを食べると行動にいろいろな変化が起こる。

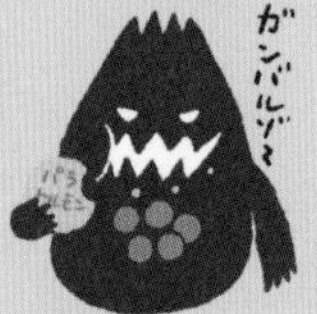

カルシウムを調節するためにどの臓器からどんなホルモンが出ているの？

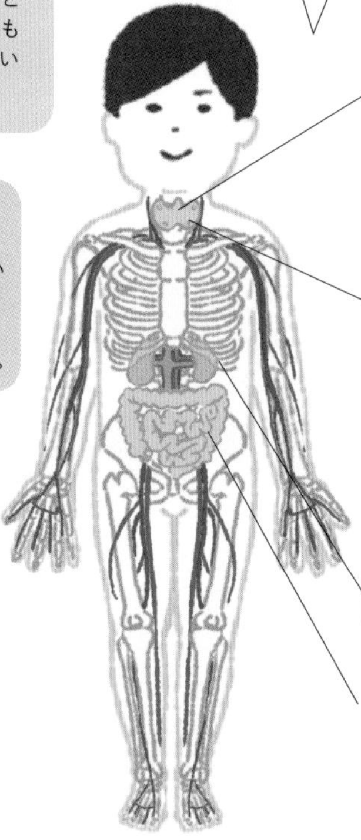

甲状腺《こうじょうせん》

ホルモン カルシトニン

破骨細胞《はこつさいぼう》の働きを抑制する。腎臓に対してカルシウムの排出を促す。

副甲状腺《ふくこうじょうせん》

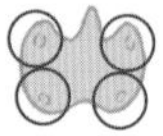

ホルモン パラトルモン

骨、腸、腎臓に働きかけて血中のカルシウムの量を増やす。

腎臓《じんぞう》

ホルモン 活性型ビタミンD

腸

→ビタミンDがあると腸のカルシウム吸収が促進する。

CHECK

■様々なホルモンによって、血中のカルシウム量が一定になるように調節されている。

調整が必要な理由 ➡ カルシウムは細胞の分裂・分化、筋肉収縮など人間が生きていくのに不可欠な役目を担っているから。

カルシウム調整ホルモン ➡ 主に3種類（カルシトニン、パラトルモン、ビタミンD）。

カルシウム調整ホルモンの役割 ➡ 骨や腎臓、腸などに働いてその吸収や抑制などを調節する。

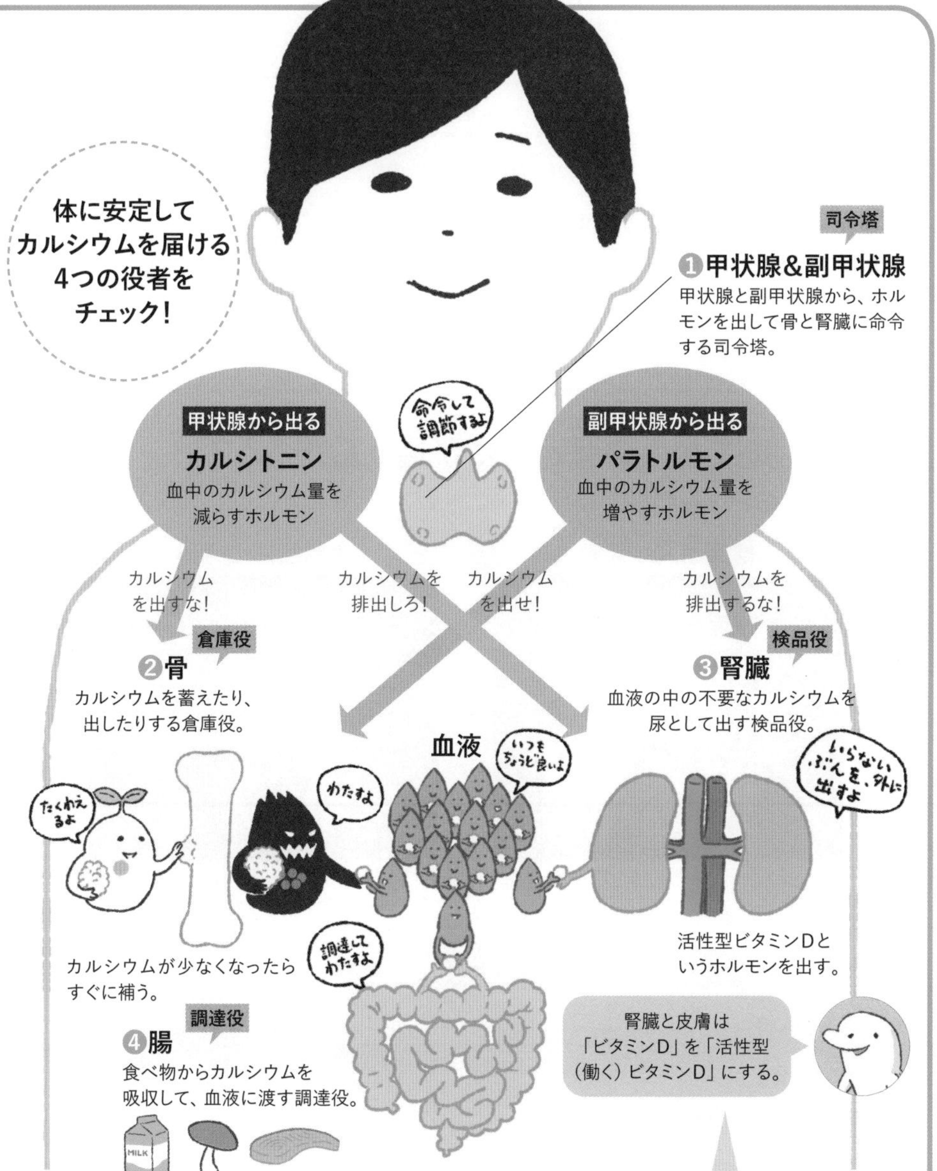
体に安定して
カルシウムを届ける
4つの役者を
チェック！
司令塔
❶甲状腺&副甲状腺
甲状腺と副甲状腺から、ホルモンを出して骨と腎臓に命令する司令塔。
命令して調節するよ
甲状腺から出る
カルシトニン
血中のカルシウム量を減らすホルモン
副甲状腺から出る
パラトルモン
血中のカルシウム量を増やすホルモン
カルシウムを出すな！
カルシウムを排出しろ！
カルシウムを出せ！
カルシウムを排出するな！
倉庫役
❷骨
カルシウムを蓄えたり、出したりする倉庫役。
検品役
❸腎臓
血液の中の不要なカルシウムを尿として出す検品役。
血液
いつもちょうど良いよ
わたすよ
たくわえるよ
いらないぶんを、外に出すよ
カルシウムが少なくなったらすぐに補う。
活性型ビタミンDというホルモンを出す。
調達してわたすよ
調達役
❹腸
食べ物からカルシウムを吸収して、血液に渡す調達役。
MILK
腎臓と皮膚は「ビタミンD」を「活性型（働く）ビタミンD」にする。

クローズアップ

ビタミンDが完成するステップ

①皮膚などから作られたビタミンDは腎臓で活性型ビタミンDに変わる。
②活性型ビタミンDは腸からのカルシウムの吸収を促進させる。

次から疾患をみていこう。

疾患 骨粗鬆症《こつそしょうしょう》

原因 ➡女性ホルモン(エストロゲン)の減少が最多、他の病気で起こることもある(女性ホルモンの減少は閉経が原因)。

症状 ➡背が縮む、骨折しやすい、背中が丸くなる。

診断 ➡骨塩定量機器、骨密度計による診断。

治療 ➡様々な骨粗鬆症薬で治療する。

メモ ➡閉経を迎えた女性では骨がもろくなり、(リン酸)カルシウムの量が減少する。
男性でも高齢になると頻度はやや少ないが発症する。

骨梁形態 健康《けんこう》な人《ひと》の骨《ほね》となにが違《ちが》うんだろう?

●骨の中身を比べてみよう

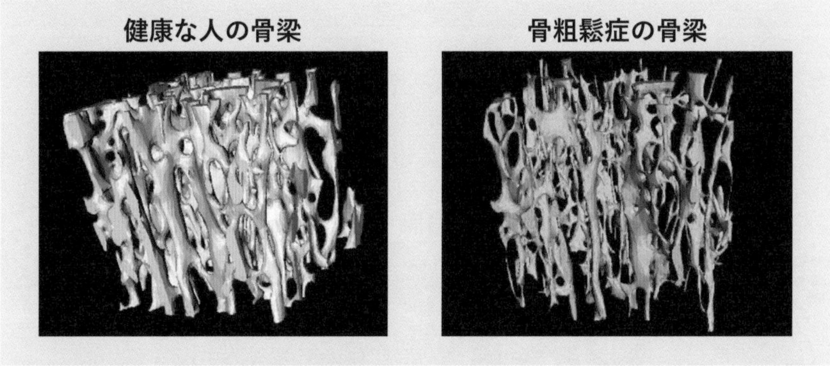

大阪大学　運動器バイオマテリアル学講座資料

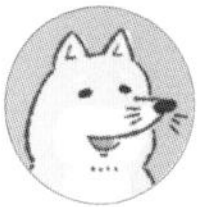

海綿骨《かいめんこつ》にある骨梁そのものが
細くて隙間(空洞)も大きいね。

おさらい

骨《ほね》の構造《こうぞう》

海綿骨および骨髄内にあるスポンジ構造のことを骨梁という。

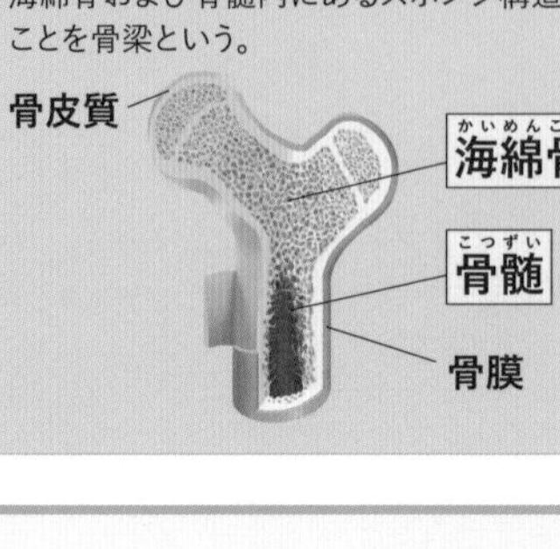

骨皮質も薄くなるよ。
高齢になるほど多くなり、
女性の方がなりやすい。

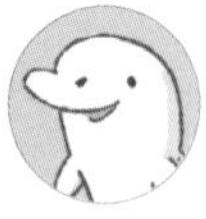

男女別年代別骨粗鬆症有病率 どんな人《ひと》が骨粗鬆症《こつそしょうしょう》になるの？

●年代別の骨粗鬆症有病率をみてみよう

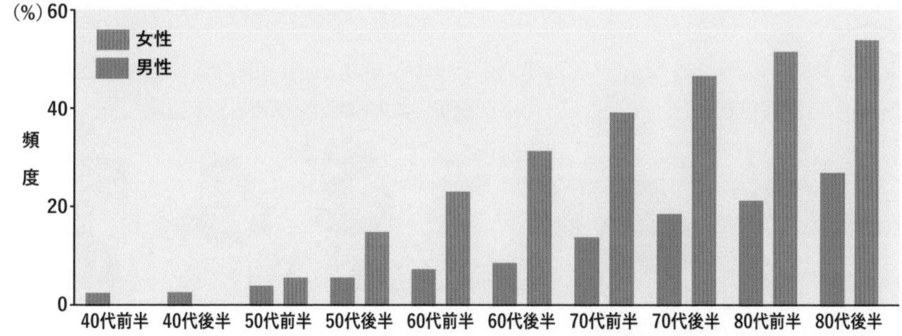

骨粗鬆症の予防と治療ガイドライン2006年版

50代後半から、女性が男性よりも2倍以上なりやすくなり、
80代以上になると、男性でも2割以上が骨粗鬆症になる。

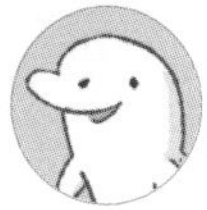

女性の骨密度変化 なんで特《とく》に女性《じょせい》がなりやすいの？

●骨密度《こつみつど》（カルシウムの量）の変化をみてみよう

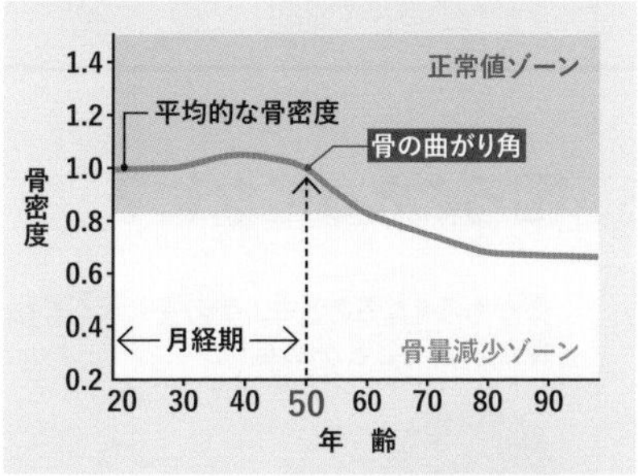

日本人女性の腰椎骨密度（DXA法-QDR）

●エストロゲンの分泌量《ぶんぴつりょう》の変化をみてみよう

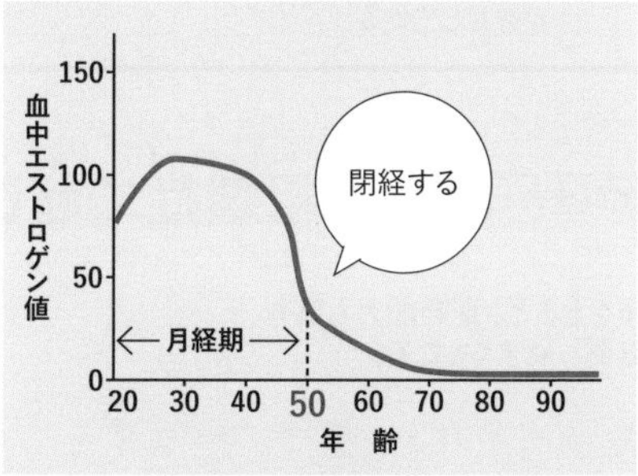

骨粗鬆症の予防と治療ガイドライン2015年版

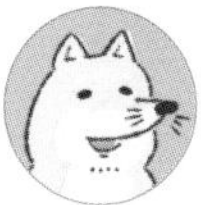

50歳を過ぎると
女性の骨が急にもろくなるのはなぜ？

「骨の曲がり角」は女性の50歳を指す言葉なんだけど女性は生理がなくなる（閉経）
と、エストロゲンというホルモンの分泌が低下し、骨がもろくなっていくんだ。
エストロゲンは卵巣《らんそう》から出される女性ホルモンだよ。

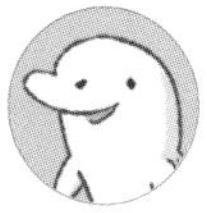

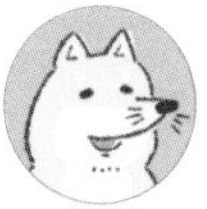

そもそもなんでエストロゲンが減ると
骨がもろくなるの?

イメージしよう!

●閉経前だと…

●閉経後、エストロゲンが減ると…

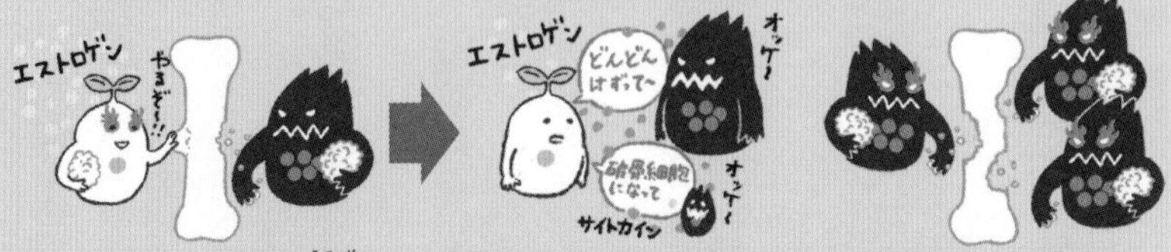

エストロゲンの働きで、骨芽《こつが》細胞が元気に働き、骨が太くなる。

①骨芽細胞が命令（サイトカイン）を出して、破骨《はこつ》細胞と破骨細胞前駆細胞《ぜんくさいぼう》（破骨細胞のこども）が活性化する。

②破骨細胞が増加&元気に働き、骨が削られていく。

Memo

サイトカインとは細胞から作られて放出されるタンパク質でできた物質。細胞同士の情報伝達が主な役割。様々な細胞で、様々なサイトカインが作られており、体の中に約800種類以上のサイトカインが存在している。

P296でくわしく解説しているよ!

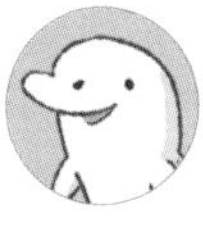

高齢者の4大骨折 骨粗鬆症《こつそしょうしょう》で起《お》こる、困《こま》ることってなに?

年をとると、運動能力も落ち、転倒しやすくもなる。

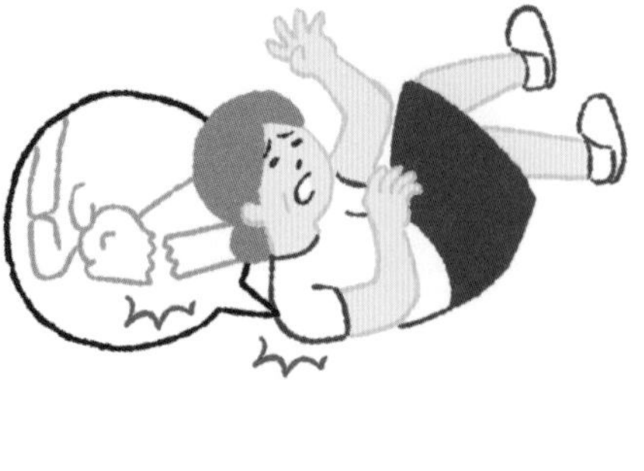

骨がもろくなることで、ケガをしなくても、骨が折れることがある!

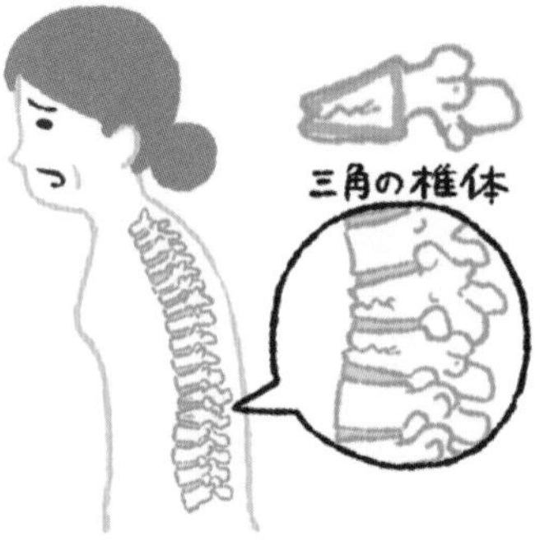

4大骨折の骨折部位

どこがよく折《お》れるの？

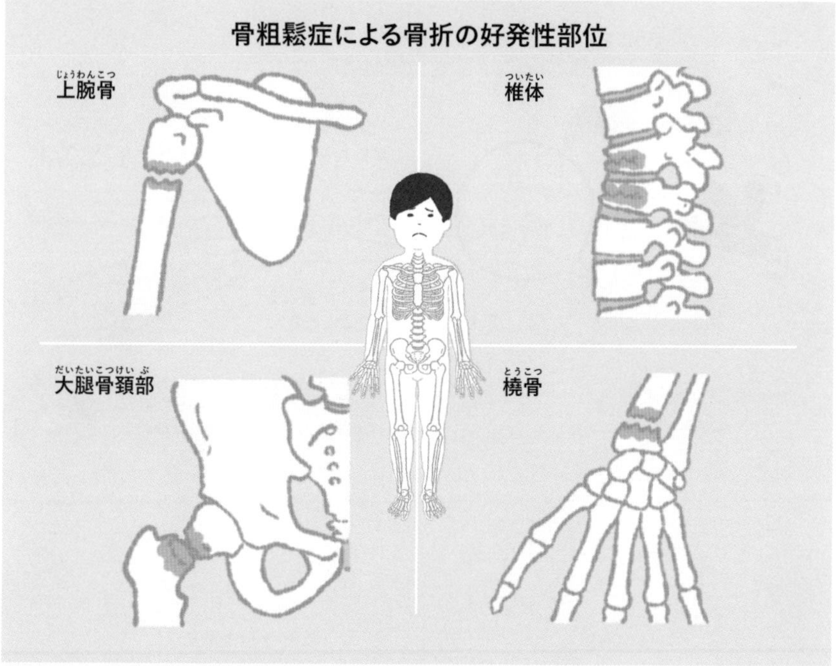

上腕骨近位端骨折

上腕骨《じょうわんこつ》近《きん》位《い》端《たん》骨折《こっせつ》ってなに？

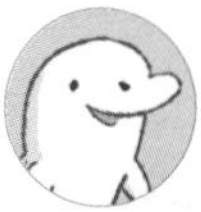

転倒したとき肘から落ちて肩などを強く打ち、
上腕骨が折れる。

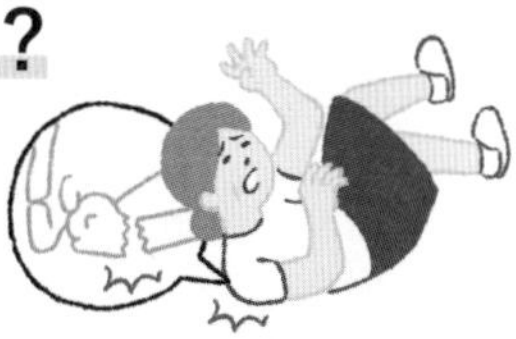

おさらい

上腕骨《じょうわんこつ》

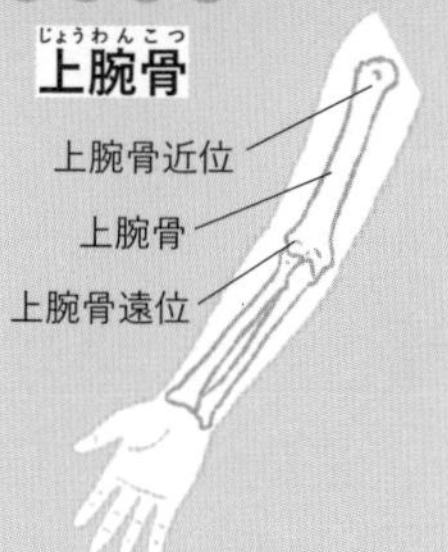

●折れた骨の状態によって様々な手術がある

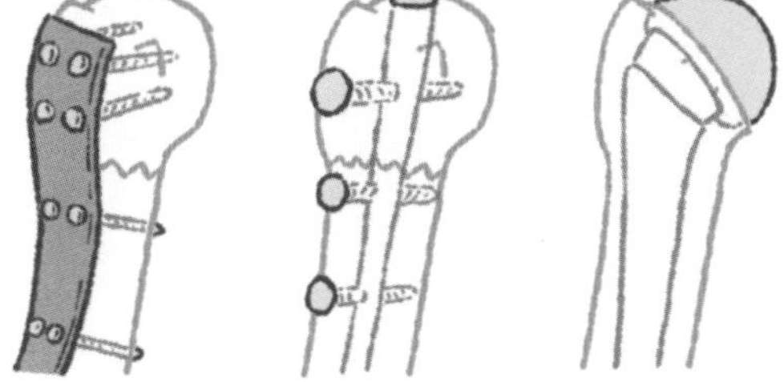

プレート固定術　　髄内釘固定術　　人工骨頭置換術

橈骨遠位端骨折

橈骨遠《とうこつえん》位《い》端骨折《たんこっせつ》ってなに？

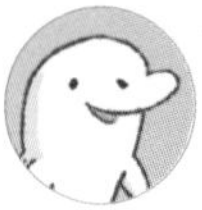

転倒したとき、手をついて、橈骨が折れる。

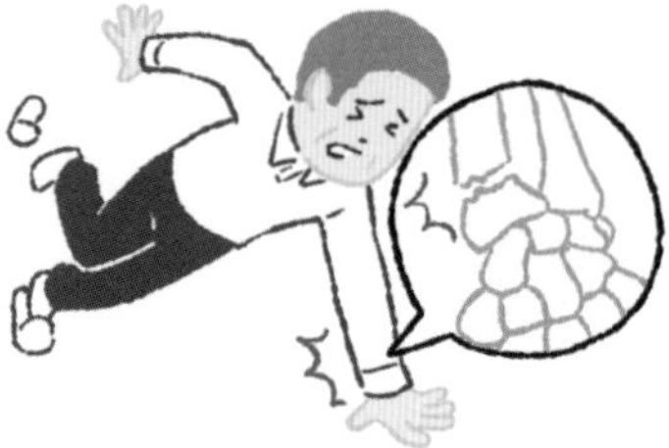

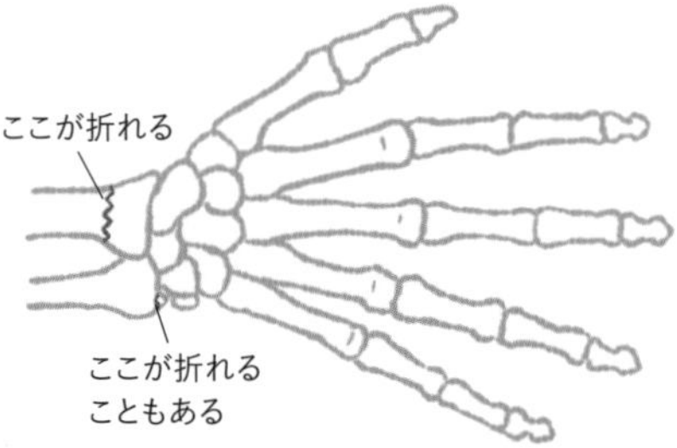

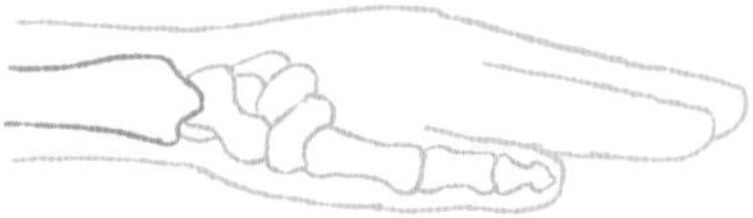

倒れたときの手のつき方で
骨の折れ方が違うんだね。

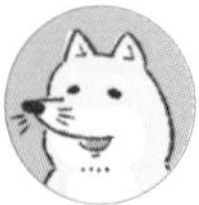

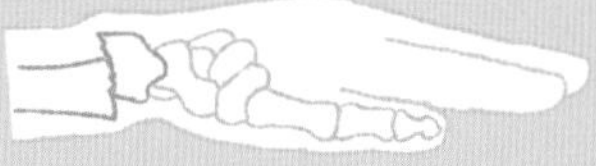

コーレス骨折

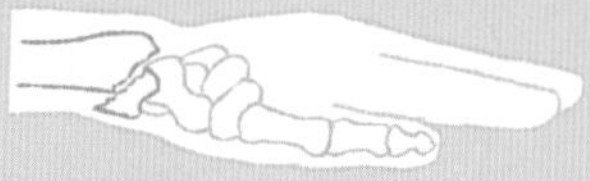

掌側《しょうそく》バートン骨折

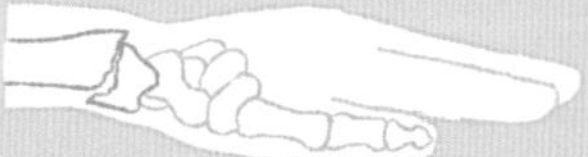

スミス骨折

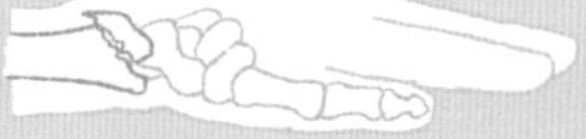

背側《はいそく》バートン骨折

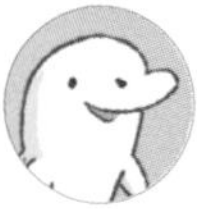

骨折にはいろいろな治療法があるんだけど、
次の2つが代表的なものだよ。

観血的とは
手術の意味。
血を観ているよ。

●ギプス

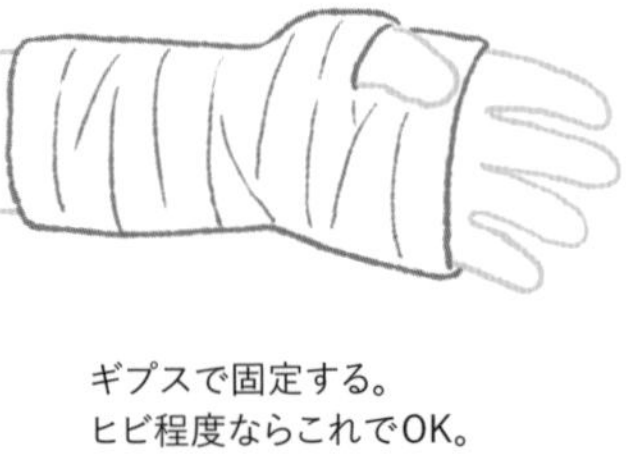

ギプスで固定する。
ヒビ程度ならこれでOK。

●観血的整復固定術《かんけつてきせいふくこていじゅつ》

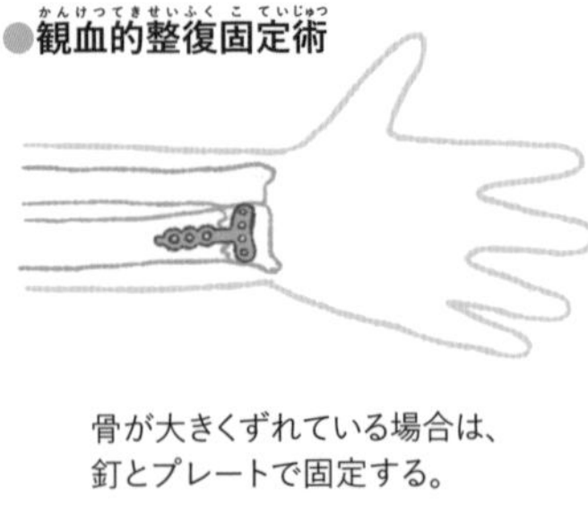

骨が大きくずれている場合は、
釘とプレートで固定する。

4大骨折の発生率　椎体骨折《ついたいこっせつ》はどんな原因《げんいん》でなるの?

●女性の年齢と骨折発生率のグラフを見てみよう

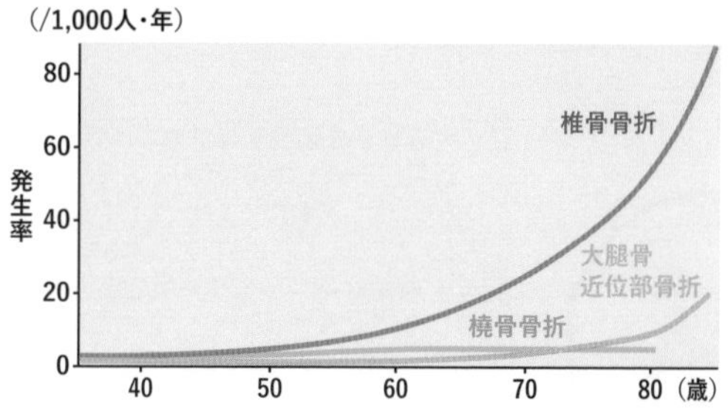

ファイザー製薬より資料提供

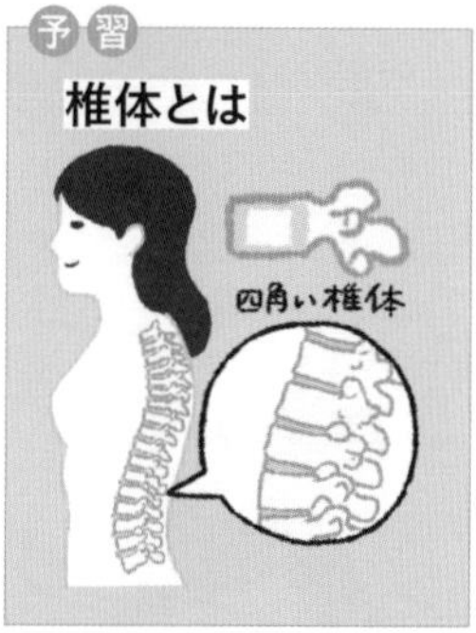

年とともに発生率がどんどん上がる原因は、
実は骨粗鬆症《こつそしょうしょう》による圧迫骨折なんだ。

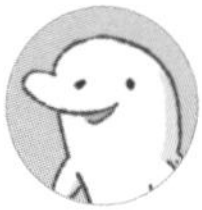

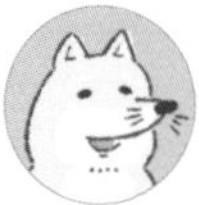

転倒でなるだけでなく、老化で骨がもろくなることで、
椎体が体重を支えきれなくなり、自然と骨がつぶれて骨折してしまうんだね。
年をとると背中が丸くなるのは姿勢のせいだと思ってた!

椎体骨折　健康《けんこう》な人《ひと》の背骨《せぼね》とどう違《ちが》うの?

健康な人の背骨（椎体）

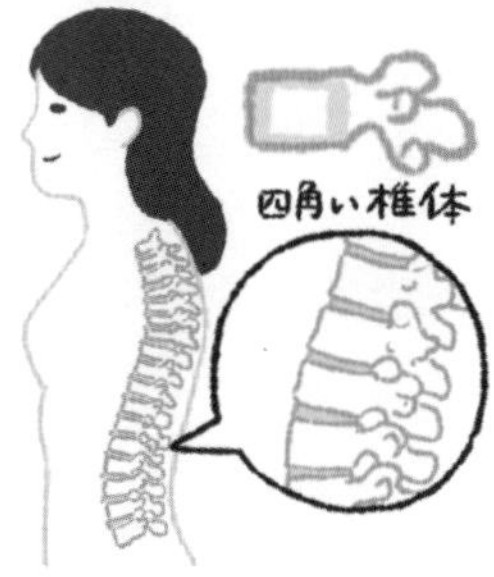

椎体骨折した背骨（椎体）

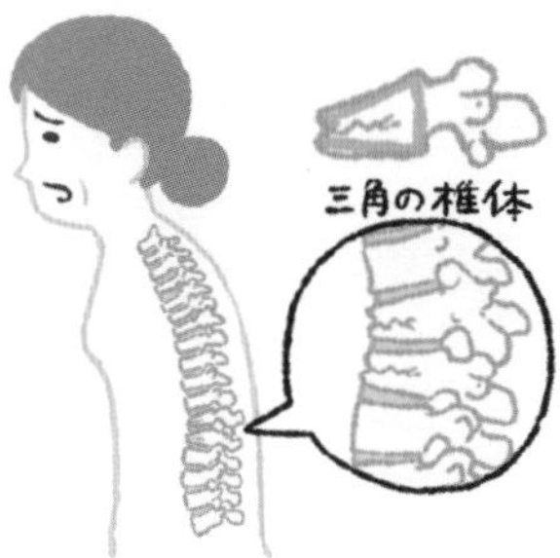

Memo 椎体骨折は第12胸椎《きょうつい》と第1腰椎《ようつい》でよく起こるよ。

骨折で椎体の形が変形してしまい、背中が丸くなる（円背）。
年をとると背が低くなる原因が椎体骨折で身長が2cm 低くなったら要注意!

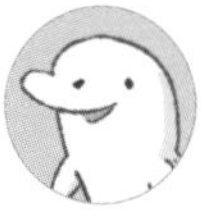

大腿骨近位部骨折

大腿《だいたい》骨《こつ》近《きん》位《い》部《ぶ》骨折《こっせつ》ってなに？

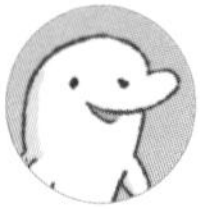

転倒しておしりを強く打ち、大腿骨が折れる。
折れると、自然には骨同士がくっつきにくい。

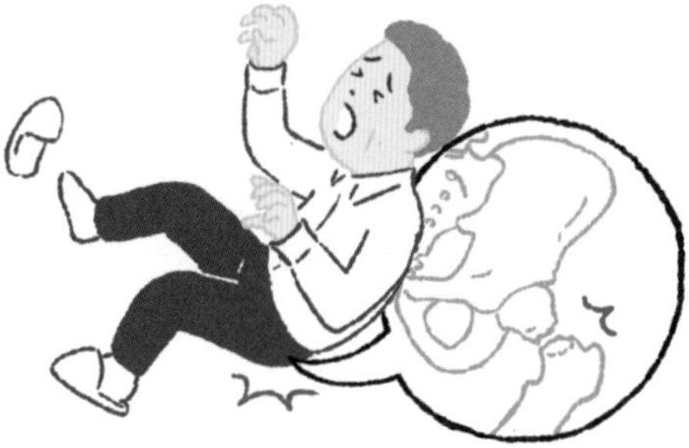

大腿骨近位部骨折は危険な病気で年間19万人もの人がなり、寝たきりになったり、肺炎で亡くなってしまったりする人もいる。さらに5年先に生きている確率は49%〜63.5%なんだ。

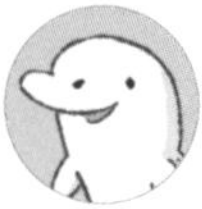

Memo 大腿骨近位部骨折になると、歩けなくなり、リハビリが思うようにできず、体が弱ってしまう。そうなると、ご飯が食べられなくなったり、簡単に肺炎になったりして、亡くなるきっかけになる。

●折れる場所をみてみよう

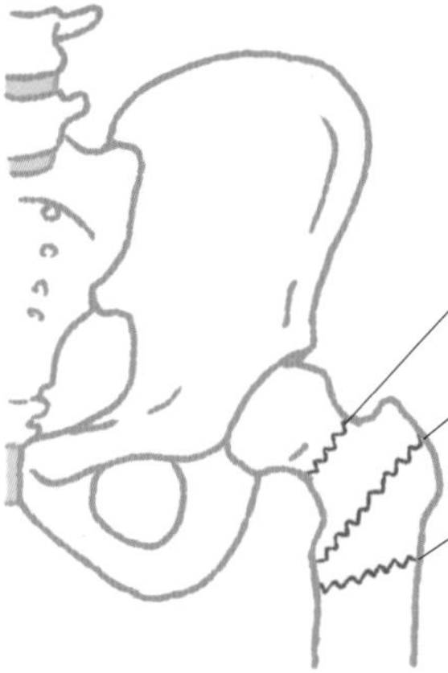
ここが折れると
大腿《だいたい》骨《こつ》頸《けい》部《ぶ》骨折《こっせつ》
ここが折れると
大腿《だいたい》骨《こつ》転子《てんし》部《ぶ》骨折《こっせつ》
まれにここが
折れることもある
大腿《だいたい》骨《こつ》転子《てんし》下《か》骨折《こっせつ》

Memo

癌《がん》の5年先の生存率は？

癌の5年先に生きている確率は58%。大腿骨近位部骨折は、癌と同等かそれ以上の高さの確率だよ。体が動かなくなると、人体が死に向かってしまうんだ。

治療は、釘で骨を固定したり人工関節《じんこうかんせつ》をつけたりするよ。

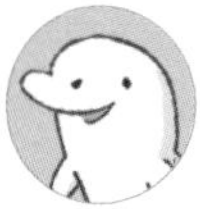

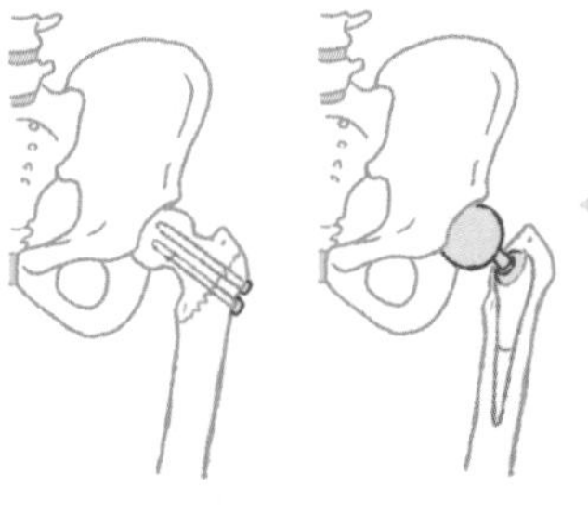

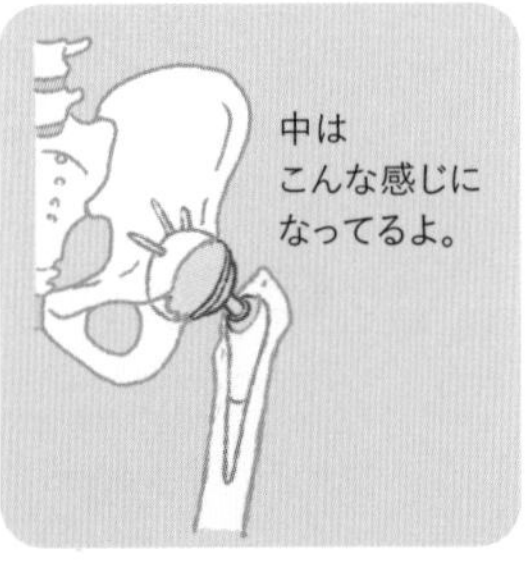
中は
こんな感じに
なってるよ。

骨折の治癒過程　骨折《こっせつ》した骨《ほね》はどうして治るんだろう？

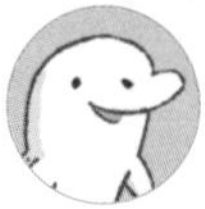

骨が治るためのポイントは3つだよ。
①骨折を治す細胞（骨細胞群）が元気で活躍できること。
②それらの細胞を、生きて活力ある状態で保つための血流があること。
③骨への血流は、様々な方向から骨に入る血管があること。

●まずは骨折が治っていく過程をみてみよう。

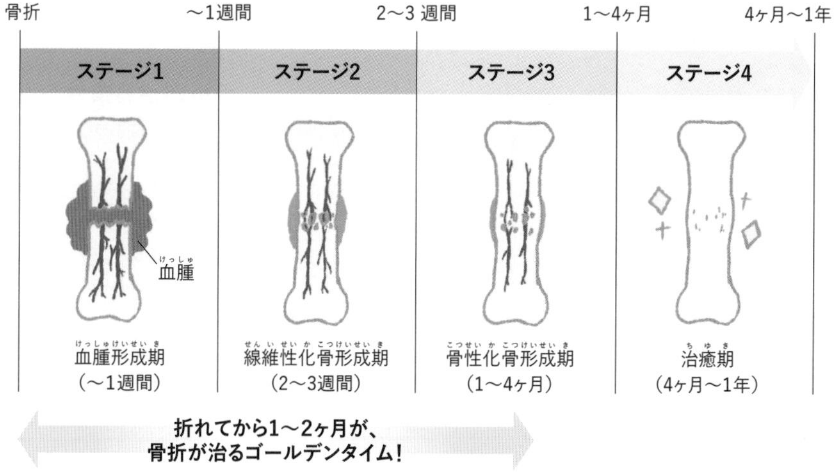

骨折の治癒条件　骨折《こっせつ》が治《なお》る条件《じょうけん》ってあるの？

条件❶ 安静にする！

条件❷ 骨折部は動かさない！

条件❸ 骨に十分な血流がある！

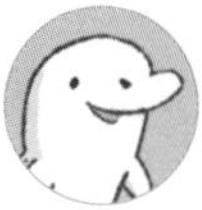

骨折したときには、骨折部の血管は切断されているよ。だけど、
骨折していない側からの血流は保たれているので骨折は治癒できる。
骨折で回復するために安静にするのは、
残り少ない血管からの血流を保つためなんだ。

大腿骨頸部骨折の分類

大腿骨頸《だいたいこつけい》部《ぶ》骨折《こっせつ》は、普通《ふつう》の骨折《こっせつ》とどう違《ちが》うのだろう?

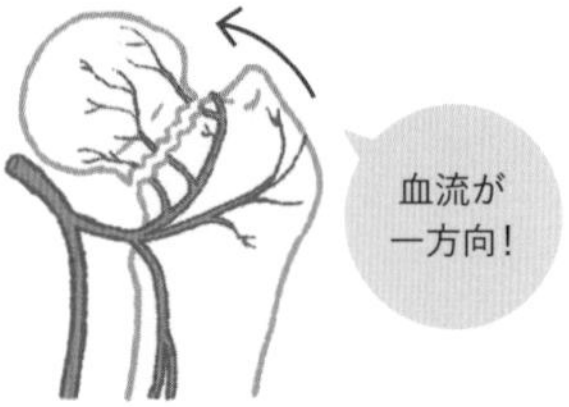
血流が
一方向!

大腿骨頸部や舟状骨《しゅうじょうこつ》は
骨への血流が様々な方向から
送られていないというのが肝中の肝。
骨折部に血管があるので、
そこを遮断《しゃだん》されると一巻の終わりなんだ。

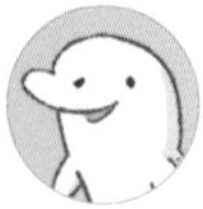

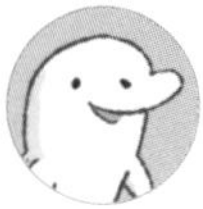

下のイラストはガーデン分類といって、
骨折の分類をすると患部《かんぶ》の血流を予測できるよ。
ステージ4くらい骨がズレてしまうと、
血流が遮断されて骨が壊死《えし》してしまうんだ。

おさらい

骨折が治る条件

骨折から1〜2ヶ月は
これが大事!

条件① この時期の安静
条件② 骨折部の不動
条件③ 骨の十分な血流

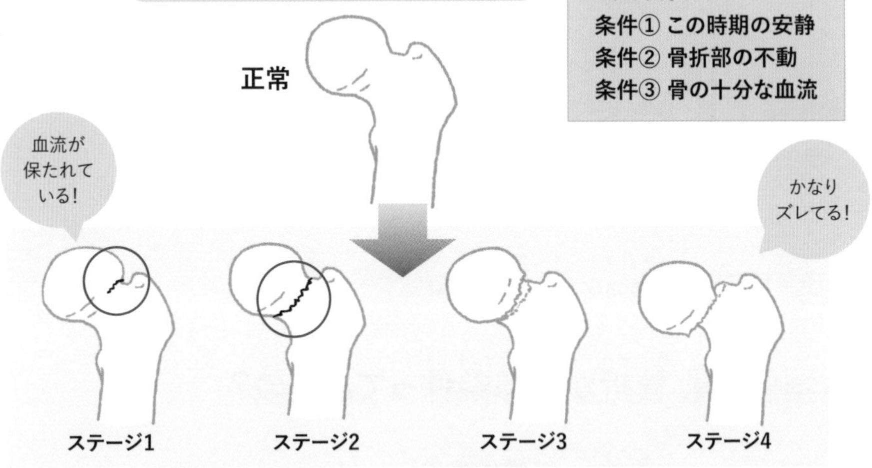
正常
血流が
保たれて
いる!
かなり
ズレてる!
ステージ1
ステージ2
ステージ3
ステージ4

ガーデン分類

クローズアップ

骨折が治る条件が満たされていないとどうなるの?

骨折が治る条件が満たされていないと骨折は治癒しないためにグラつき、まるで関節があるかのように動いてしまう。これを偽関節《ぎかんせつ》、遷延《せんえん》治癒《ちゆ》という。

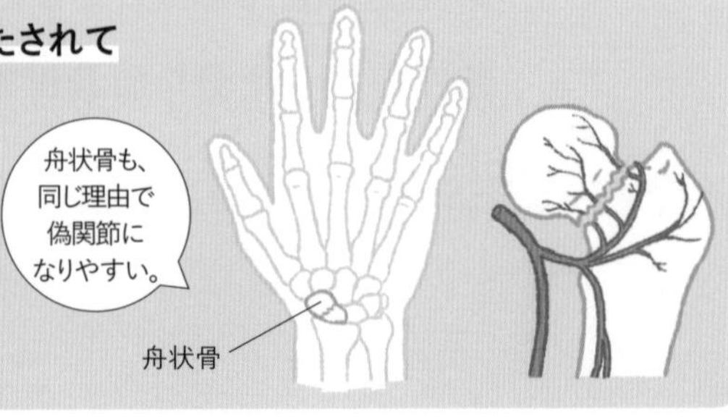
舟状骨も、
同じ理由で
偽関節に
なりやすい。
舟状骨

骨粗鬆症の診断　骨粗鬆症《こつそしょうしょう》だってどうやってわかるの?

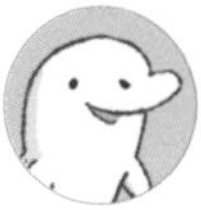

骨密度計（レントゲン）を使って
骨密度（カルシウムの量）を測って診断する。

●手で測るタイプ

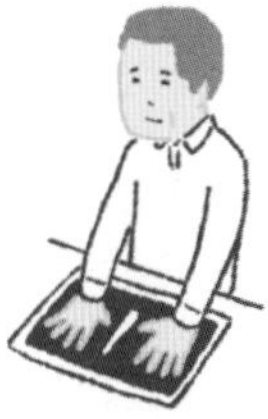

●かかとで測るタイプ

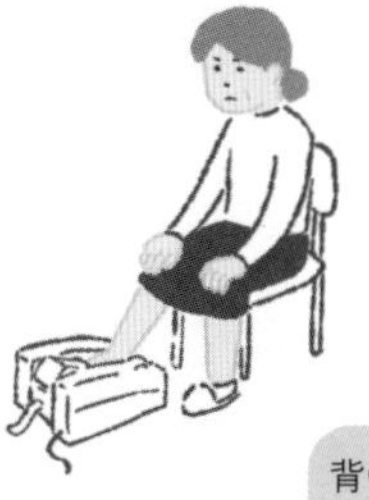

●椎体《ついたい》や大腿骨《だいたいこつ》で測るタイプ

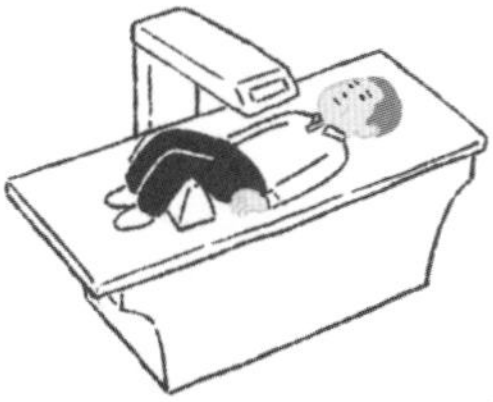

背骨(椎体)、大腿骨、手指、かかと、
第二中手骨《ちゅうしゅこつ》で測定する。

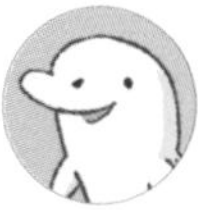

骨粗鬆症の治療　骨粗鬆症《こつそしょうしょう》ってどうやって治《なお》すの?

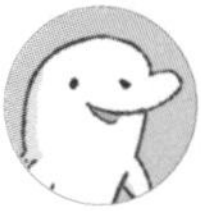

治療の最大の目的は「予防」。
3大療法として、食事療法、運動療法、薬物療法がある。

❶食事療法

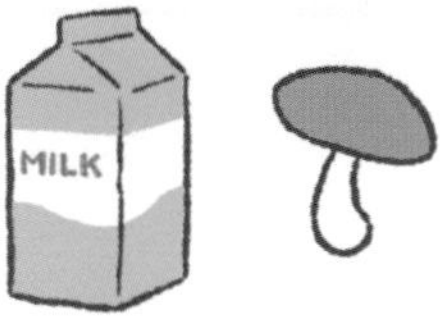
MILK

カルシウムとビタミンDが入っているものを一緒に食べる。

❷運動療法

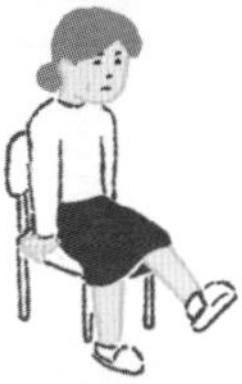

骨を強くしたり、転倒しないように筋力をつける。

❸薬物療法

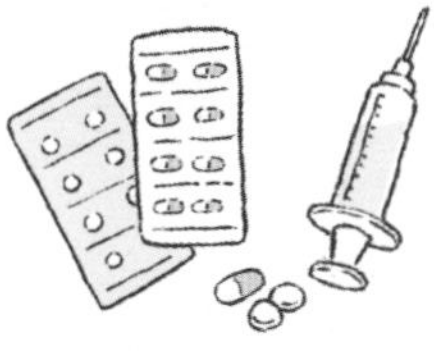

薬で骨のカルシウムの増加を促す。

骨粗鬆症の治療は難しい…。
カルシウムは、体の中の細胞の維持を
優先して使われるため、
骨を太くする直接の効果に乏しく
薬を飲んだからといって、
なかなか骨は太くならないんだ。

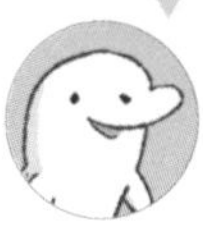

おさらい

カルシウムの使われ方

1位	2位
体の中の細胞の維持	骨を太くする

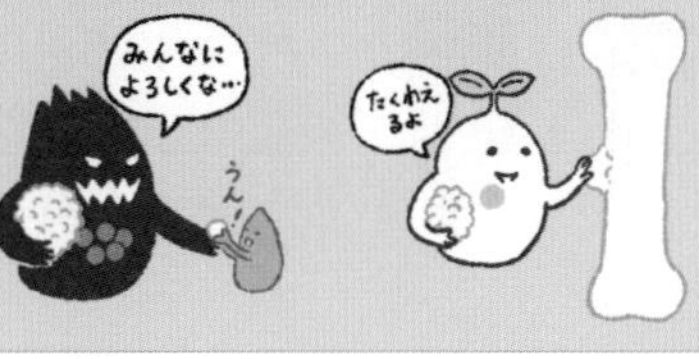
みんなによろしくな…
うん!
たくわえるよ

食事療法　なにを食《た》べれば予防《よぼう》になるの？

●カルシウムの多い食材

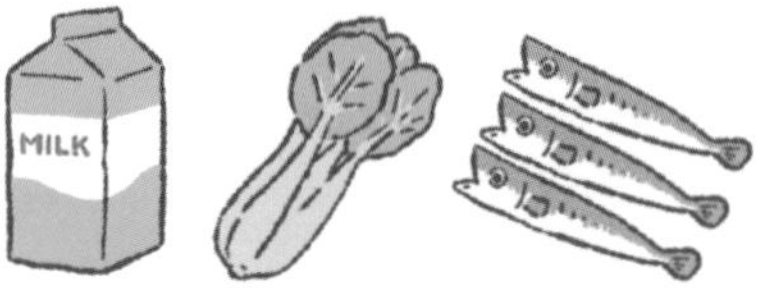
MILK

牛乳・小松菜・ししゃもなど

●ビタミンDの多い食材

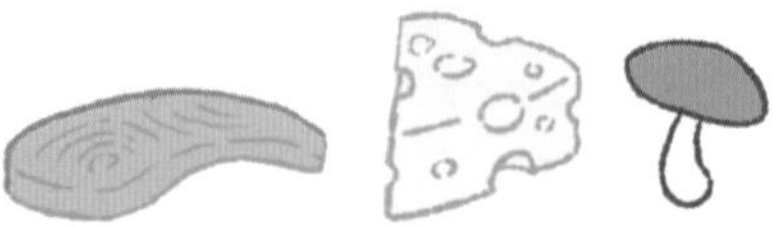

鮭・チーズ・きのこ類など

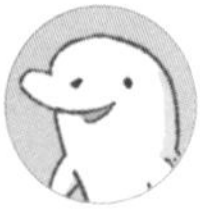

体内にカルシウムがなければ骨は太くできないから、
カルシウムは摂らないといけないよ。

イメージしよう！

●カルシウムとビタミンDを摂れば骨は太くなる？

カルシウムとビタミンDを一緒に摂れば、腸から血液にカルシウムがどんどん送られ骨を強くすることが期待できる。

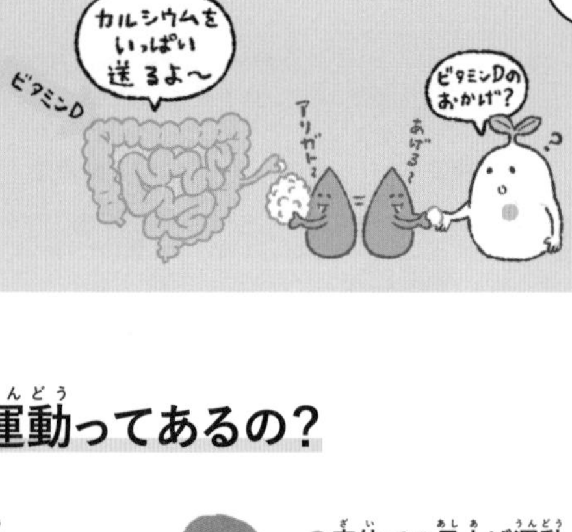
カルシウムを
いっぱい
送るよ〜
ビタミンD
アリガト〜
あげる〜
ビタミンDの
おかげ？

運動療法　骨《ほね》が強《つよ》くなる運動《うんどう》ってあるの？

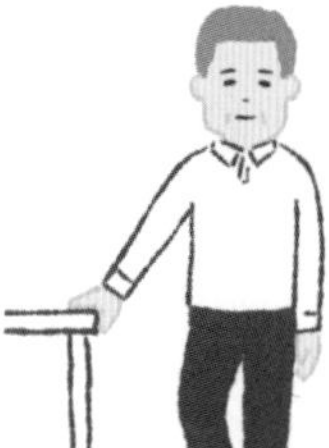

●片足立《かたあしだ》ち運動《うんどう》（1日3回）

①机など安定したものにしっかりつかまる。

②つかまった手と逆の足で1分間片足立ち。

骨に負荷をかけ、骨を強くする運動。

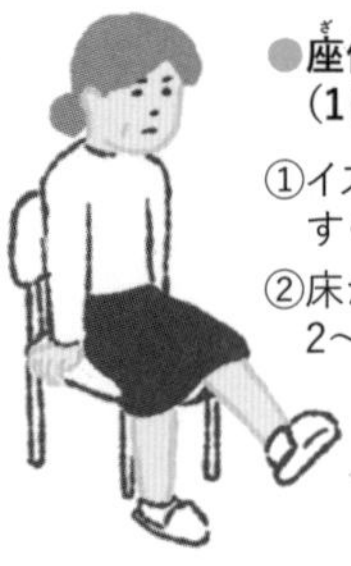

●座位《ざい》での足上《あしあ》げ運動《うんどう》（1日20回1セットを2〜3セット）

①イスに座り、片足をまっすぐ伸ばす。

②床から10cm程度上げ、2〜3秒そのまま。

太ももの筋肉を鍛え、転倒しないようにする運動。

薬物療法　どんな薬《くすり》を使《つか》って治《なお》すの?

SERM《サーム》

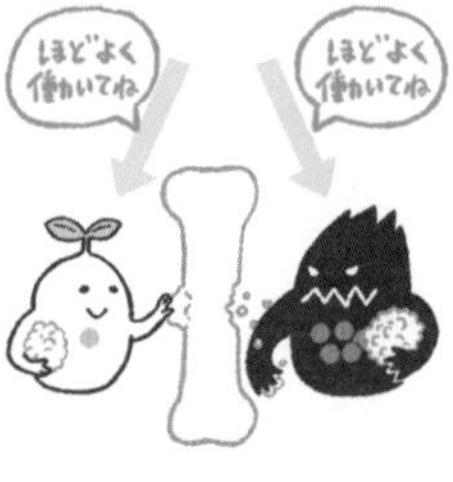
ほどよく働いてね
ほどよく働いてね

■作用
エストロゲンの働きで破《は》骨細胞《こつさいぼう》の働きを抑える。

■効果
骨量増加《こつりょうぞうか》・骨質改善《こつしつかいぜん》

副甲状腺《ふくこうじょうせん》ホルモン製剤《せいざい》

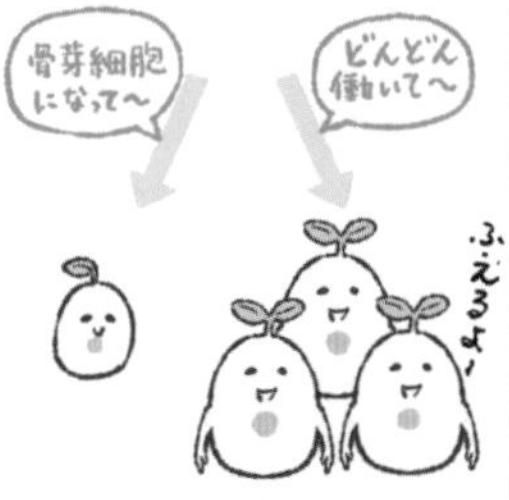
骨芽細胞になって〜
どんどん働いて〜
ふえるよ〜

■作用
副甲状腺《ふくこうじょうせん》ホルモンの働きで骨芽細胞《こつがさいぼう》をさらに増やす。

■効果
骨量増加《こつりょうぞうか》・骨質改善《こつしつかいぜん》

活性型《かっせいがた》ビタミンD_3《ディー》製剤《せいざい》

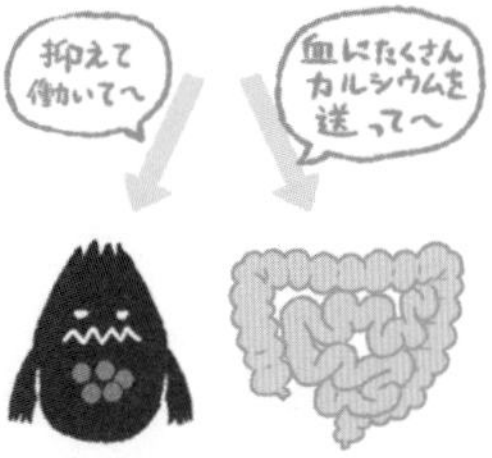
抑えて働いて〜
血にたくさんカルシウムを送って〜

■作用
腸のカルシウム吸収を促進し、破骨細胞《はこつさいぼう》の働きを抑える。

■効果
血中カルシウム濃度維持
破骨細胞の抑制《よくせい》

ビスホスホネート製剤《せいざい》

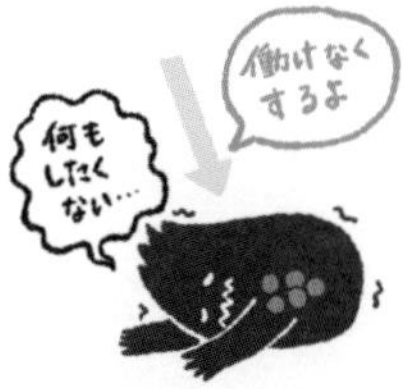
働けなくするよ
何もしたくない…

■作用
破骨細胞を働けなくして死(アポトーシス)を誘い、破骨細胞を減らす。

■効果
骨量増加

抗RANKL《こうランクル》抗体《こうたい》

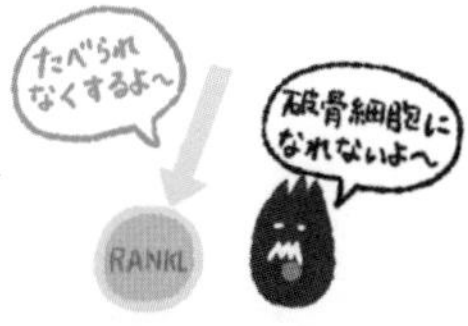
たべられなくするよ〜
RANKL
破骨細胞になれないよ〜

■作用
破骨細胞前駆細胞《はこつさいぼうぜんくさいぼう》が破骨細胞になるための養分(RANKL《ランクル》)をとれなくして、破骨細胞を減らす。

■効果
骨量増加

ビスホスホネート製剤は
とぎれとぎれに投与すると
骨芽細胞がさらに増える。

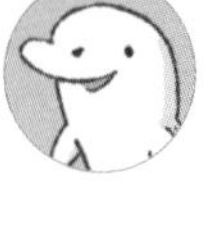

疾患 疲労骨折《ひろうこっせつ》・若木骨折《わかぎこっせつ》

原因 ➡ 骨の強度が十分ではない状態（こどものまだ柔らかい骨で起こりやすい）。骨の同じ場所に折り曲げる力が何度もかかるときに折れてしまう。

症状 ➡ 主に長管骨が骨折するので、その部分の痛みが出る。

診断 ➡ レントゲンで診断する。

治療 ➡ 手術をせず、ギプスなどで治療する場合が多い。

メモ ➡ いつもやっているスポーツで、たいした外傷もなく急に骨が痛くなる。

好発部位 どんな人《ひと》に発症《はっしょう》しやすいの？

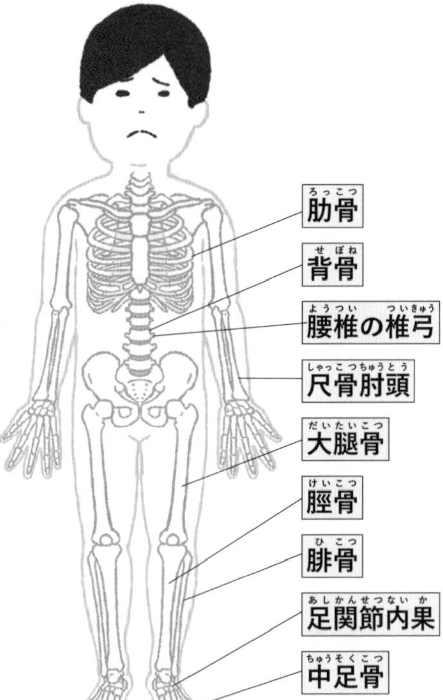

こどもの疲労骨折は若木骨折と呼ばれるよ。骨がまだ柔らかい10代前後の若者に発症しやすいのは、こどもの骨はほとんどが骨ではなく軟骨でできており、骨化した部分も大人の骨ほど硬くないからだね。

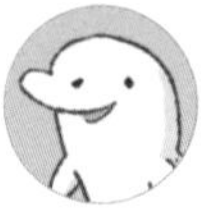

おさらい

骨の成長

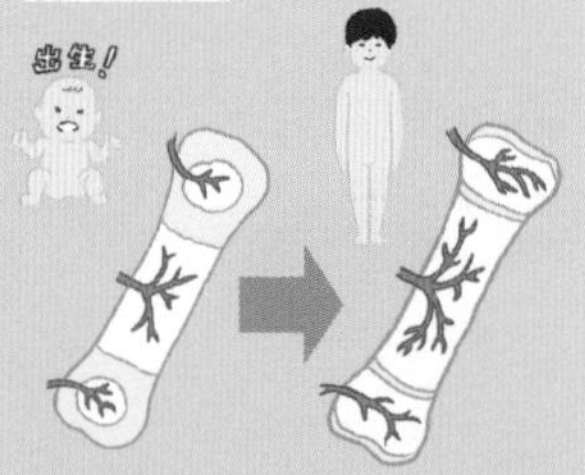

骨にある成長軟骨が徐々に伸びて骨化する。

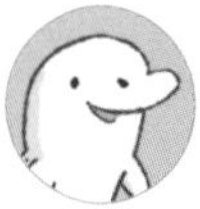

細い竹を何回も曲げ伸ばししているうちに折れてしまうように、骨折が生じないような弱い力が、同じ場所に繰り返し加わることで起こるのが疲労骨折だよ。

若木骨折の例

上腕骨《じょうわんこつ》らせん骨折《こっせつ》ってなに？

上腕骨らせん骨折は
別名を投球骨折とも言うよ。

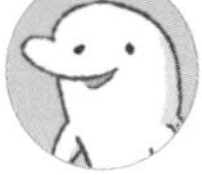

ここに小さな力
が繰り返し加わ
って折れる！

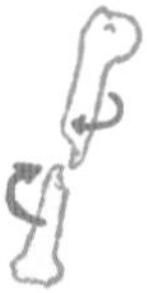

おさらい

骨の位置を確認しよう

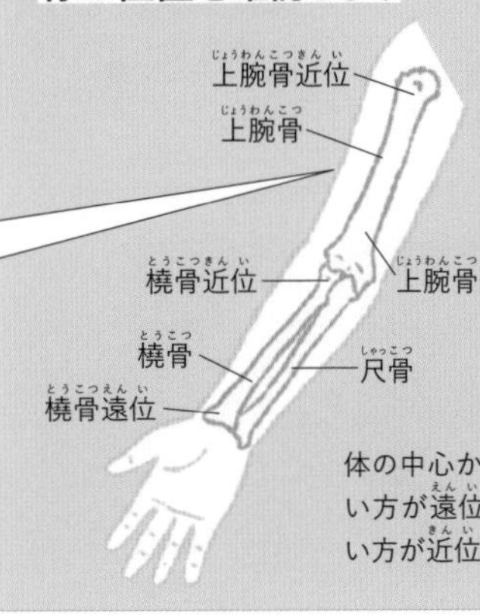

体の中心から遠
い方が遠位《えんい》。近
い方が近位《きんい》。

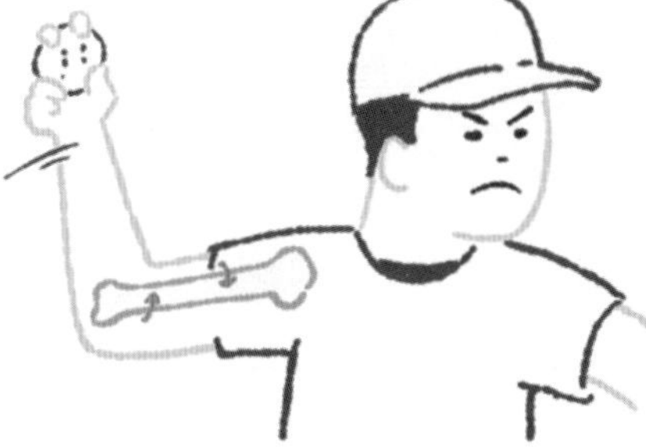

ボールを投げるとき、上腕骨に
小さなひねりの力が加わる。

投げ過ぎると……

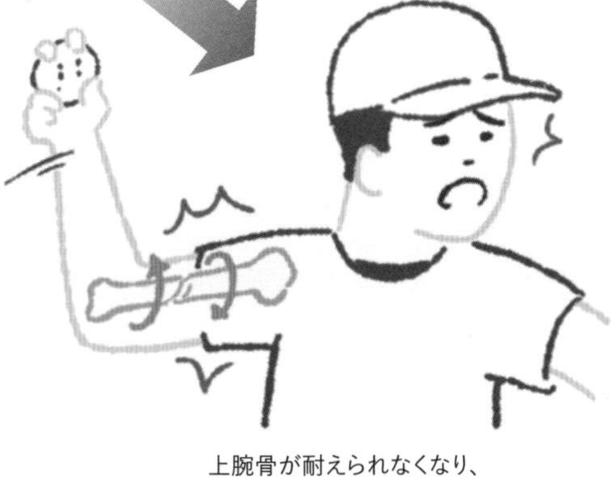

上腕骨が耐えられなくなり、
折れてしまう。

上腕骨骨折ではその横を走る橈骨神経が同時に損傷されて、
その結果手の麻痺が起きることもあるよ。

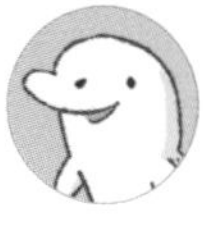

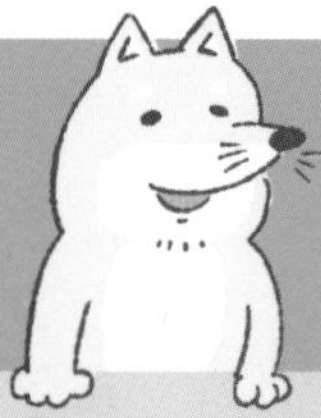

そもそもなんで？

教えて！ 菅本先生！

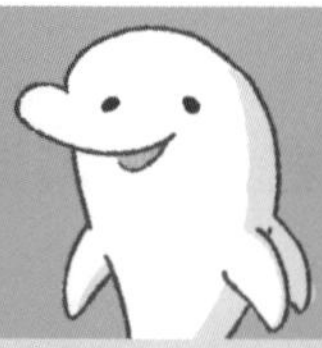

音は空気の中だけでなくて骨の中でも伝わるの？

音の振動を伝える鼓膜の内側の骨

音は空中だけでなく、水中も伝わるのです。それと同じように骨の中も音は伝わるのですが、それを骨伝導といいます。人間の耳の中の鼓膜は膜になっていて、振動します。さらにその振動は、鼓膜の裏にある耳小骨という骨に伝えられて、最終的には脳で音を感じているのです。

骨の形は男と女で違っているの？

骨盤の形の男女差

男と女の体は背の高さや、胸のふくらみなどいろいろな違いがあります。体の表面からわかる違いだけではなく、骨の形も男女に違いはあります。例えば骨盤を例にとってみましょう。骨盤は男性では縦長な形をしているのに、女性では横に広い形をしています。おなかの中に胎児を入れておくのに適した形になっているのです。

カルシウムは歯などに大事だと聞くけど、他にどんな役に立っているの？

カルシウムの重要性

カルシウムは人体の無数の細胞を生かしておくための大事な栄養素です。人体は筋肉が縮む（収縮する）ことで動くのですが、筋肉の収縮はカルシウムがないとできません。他にも傷ができたときは傷口から出てくる血液が固まって、それ以上出血しないようになっていますが、それを血液の凝固といい、それにも大事な役割をしています。

骨という漢字はどのようにできあがってきたの？

骨という漢字の成り立ち

漢字には物の形をイラストのようにあらわした象形文字や、意味を持つパーツを組み合わせて作る会意文字などがあります。関節は骨と骨がはまり込む形をしていることから「冎」や「咼」の象形文字ができあがり、さらに骨は筋肉の横にあるので、筋肉を表す「月」が加えられて、最終的に「骨」という漢字ができあがりました。

筋肉

筋肉は体の中でどんな役割をしているんだろう。
その役割を果たすために
どんな形である必要があり、
どんな成分で作られて、
どんな構造になっているんだろう。

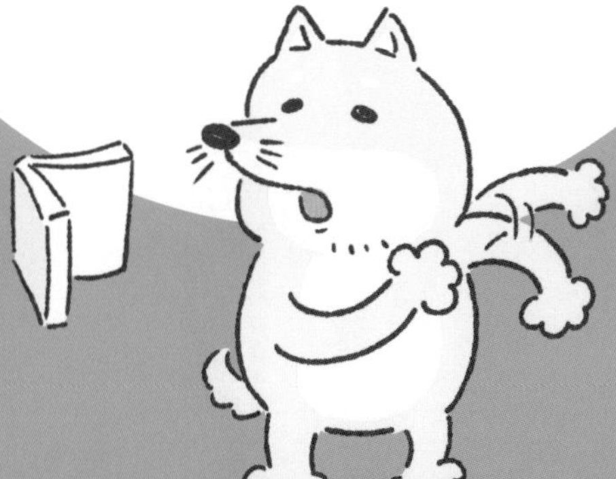

そもそも体の中にはどんな筋肉があるの？

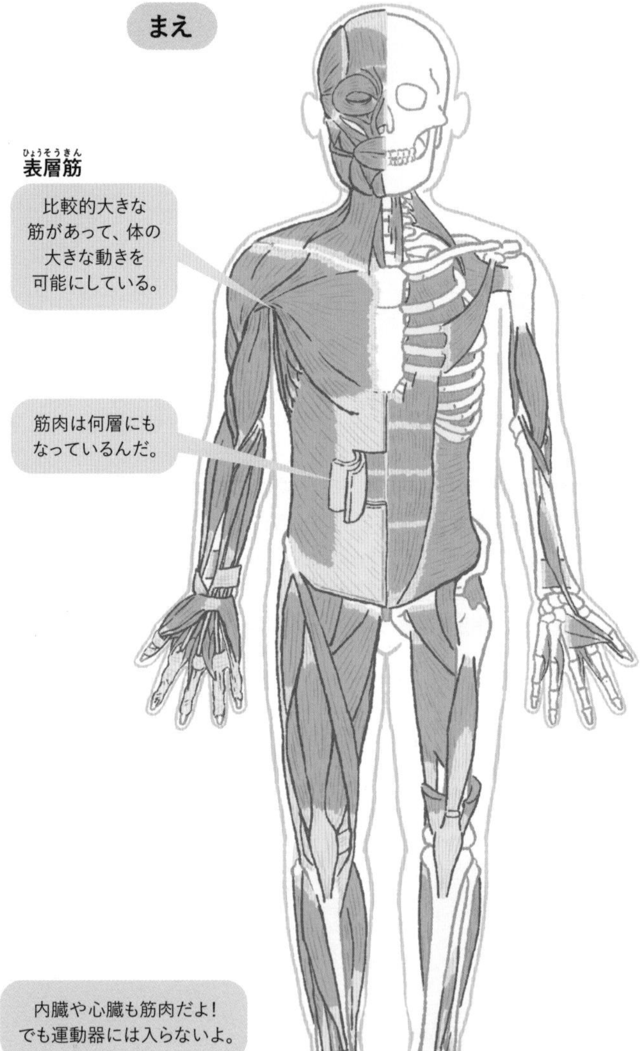
まえ
表層筋《ひょうそうきん》
比較的大きな筋があって、体の大きな動きを可能にしている。
筋肉は何層にもなっているんだ。
内臓や心臓も筋肉だよ！
でも運動器には入らないよ。

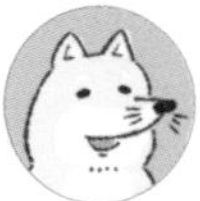

体の中にどれくらいの
筋肉があるの?

全身に約400個の骨格筋がある
と言われているよ。

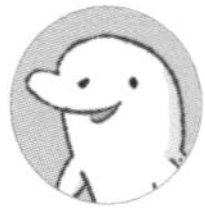

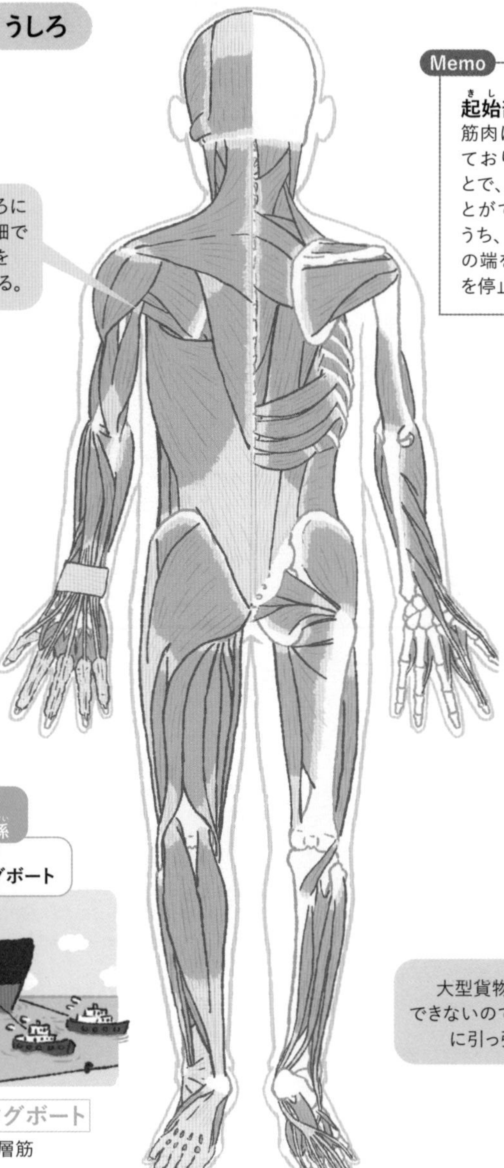
うしろ
深層筋《しんそうきん》
体の深いところに
あって体の微細で
複雑な動きを
可能にしている。

Memo

起《き》始《し》部《ぶ》・停《てい》止《し》部《ぶ》

筋肉は両端が骨にくっついており、筋肉が収縮することで、骨（関節）を曲げることができる。筋肉の両端のうち、体の中心部に近い側の端を起始部、遠い側の端を停止部という。

表層筋《ひょうそうきん》と
深層筋《しんそうきん》の関係《かんけい》

例えるなら
大型貨物船、タグボート

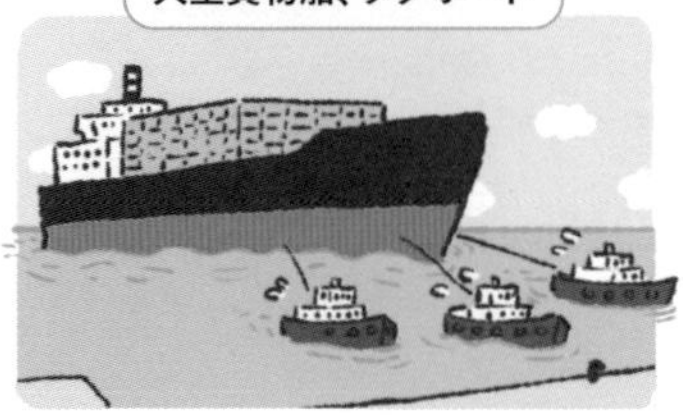

大型貨物船	タグボート
表層筋	深層筋

大型貨物船は細かな動きが
できないので、港近くでタグボート
に引っ張ってもらうんだ。

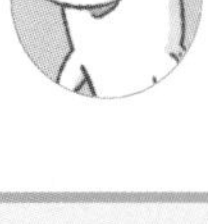

筋肉《きんにく》と腱《けん》と靭帯《じんたい》の役割《やくわり》

筋肉《きんにく》と腱《けん》と靭帯《じんたい》はどう違《ちが》うの？

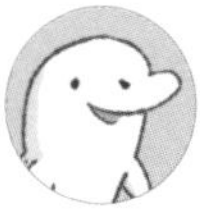
まずはそれぞれが
どこにあるか見てみよう。

それぞれの場所と役割に注目！

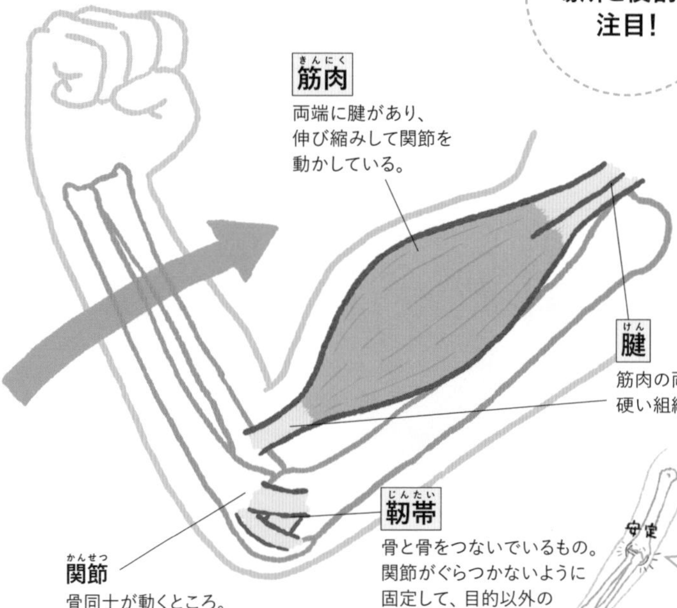
筋肉《きんにく》
両端に腱があり、
伸び縮みして関節を
動かしている。
腱《けん》
筋肉の両端にある
硬い組織。
靭帯《じんたい》
骨と骨をつないでいるもの。
関節がぐらつかないように
固定して、目的以外の
動きを防ぐ。
関節《かんせつ》
骨同士が動くところ。

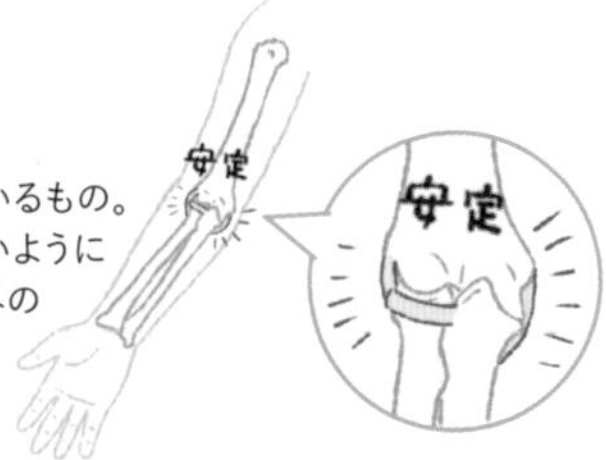
安定
安定

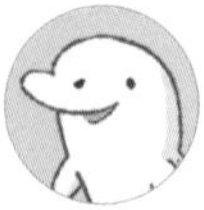
筋肉が正しく動くには腱と靭帯の
サポートが必要なんだね。

CHECK

■筋肉と腱と靭帯は、材質は同じだが、役割が異なる。

筋肉 ➡ 骨を動かす動力。

腱 ➡ 柔らかい筋肉を骨につなぎとめるためのもの。筋肉の両端にある。

靭帯 ➡ 関節の動きを安定させ、ある方向以外の動きを制限するストッパーの役目がある。

筋肉

両端に腱があり、伸び縮みして骨を引っ張ることで関節を動かす。

筋肉がなかったら骨を引っ張れないので関節が動かない。

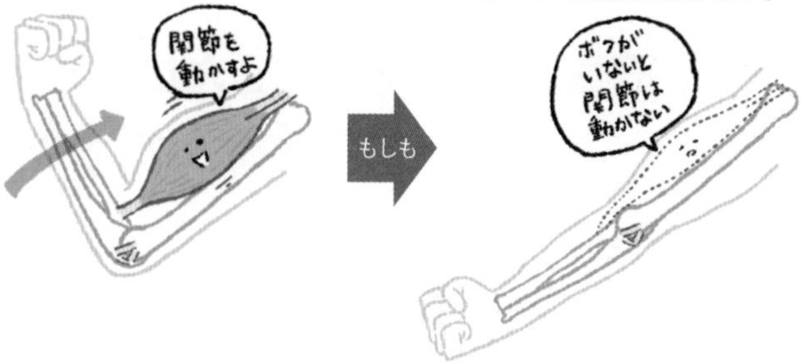

関節を動かすよ
もしも
ボクがいないと関節は動かない

腱

伸び縮みする筋肉を骨から離れないようにする。骨格筋《こっかくきん》の両端（起《き》始部《しぶ》・停止部《ていしぶ》）部分についていて、筋肉の引っ張る力に対して耐久《たいきゅう》性《せい》がある。

腱がないと、筋肉のつなぎ目の部分が筋肉の収縮に耐えられない。

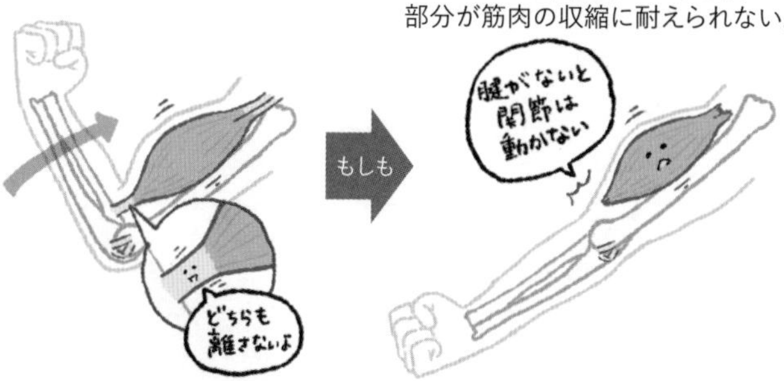

どちらも離さないよ
もしも
腱がないと関節は動かない

靭帯

靭帯は関節をある方向には動かないようにさせるいわばストッパー。しかし、それ以外の方向には制限なく動かせるようになっている。

靭帯がなかったら関節がいろいろな方向に動いてしまい不安定!

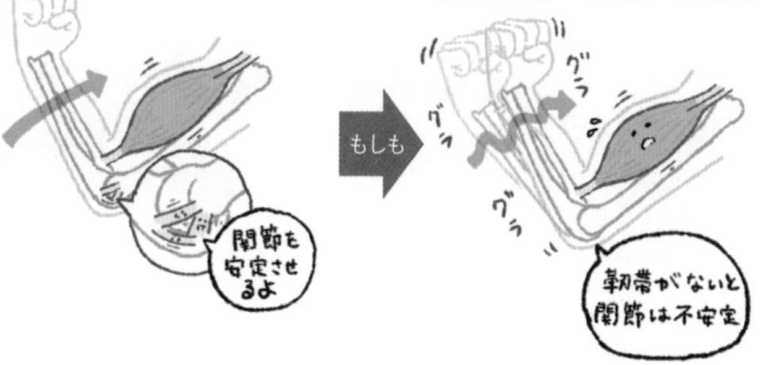

関節を安定させるよ
もしも
グラ
グラ
グラ
靭帯がないと関節は不安定

腱と靭帯は役割は違うけど、
コラーゲン線維《せんい》という同じ材質でできているよ。

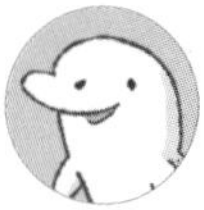

骨格筋《こっかくきん》の基本構造《きほんこうぞう》

筋肉《きんにく》をどんどん拡大《かくだい》してみると なにが見《み》えてくるんだろう？

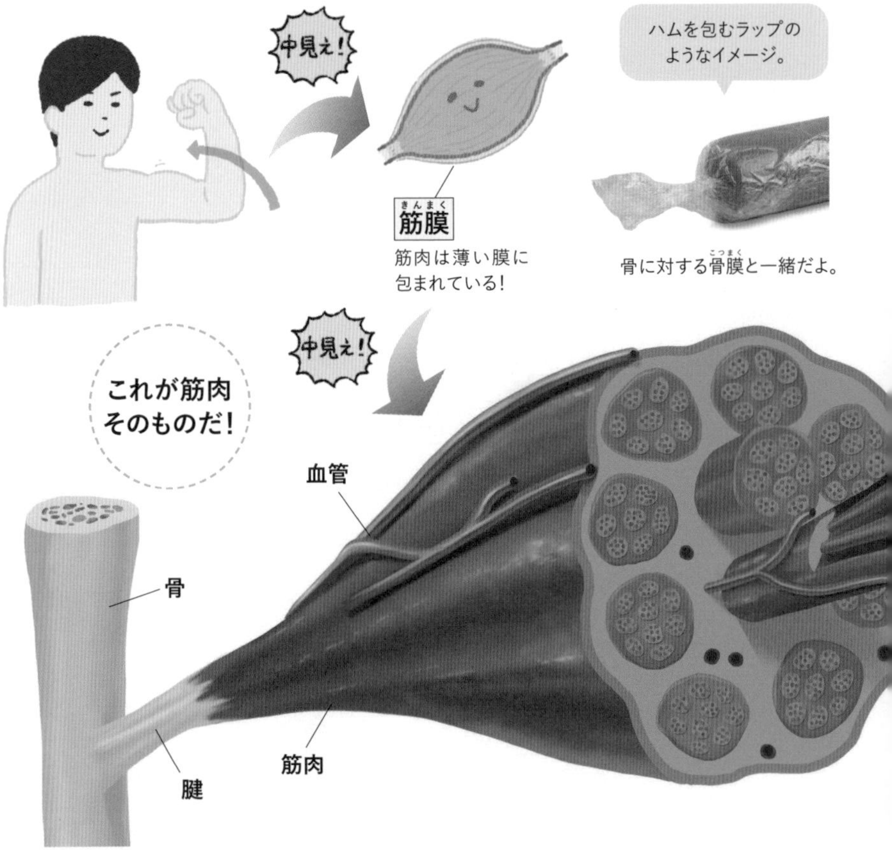

中見え!
ハムを包むラップのようなイメージ。
筋膜《きんまく》
筋肉は薄い膜に包まれている!
骨に対する骨膜《こつまく》と一緒だよ。
中見え!
これが筋肉そのものだ!
血管
骨
筋肉
腱

CHECK

■筋肉は束がさらに束ねられた構造になっている。

筋肉 ➡ 筋膜に覆われていて、筋線維束を束ねたものである。

筋線維束 ➡ 筋線維を束ねたものである。

筋線維 ➡ アクチンとミオシンタンパクを束ねた筋原線維を束ねたものである。

アクチン・ミオシン ➡ これらのタンパクが伸び縮みすることで筋肉は収縮、弛緩ができる。

クローズアップ

筋膜《きんまく》ってなに？

筋肉一つ一つを筋膜で包むことで、隣り合う筋肉同士がくっつかないようにしている。
それにより筋肉の動きが他の筋肉に邪魔されなくなり、効率よく動かせる。

筋膜がないと…

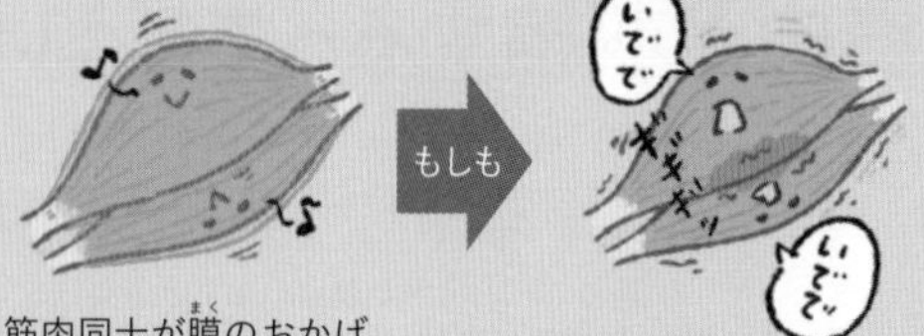
もしも
いでで
ギギギッ
いでで

筋肉同士が膜《まく》のおかげで離れているので微細な動きができる！

筋肉同士がこすれ合って傷ついてしまう！

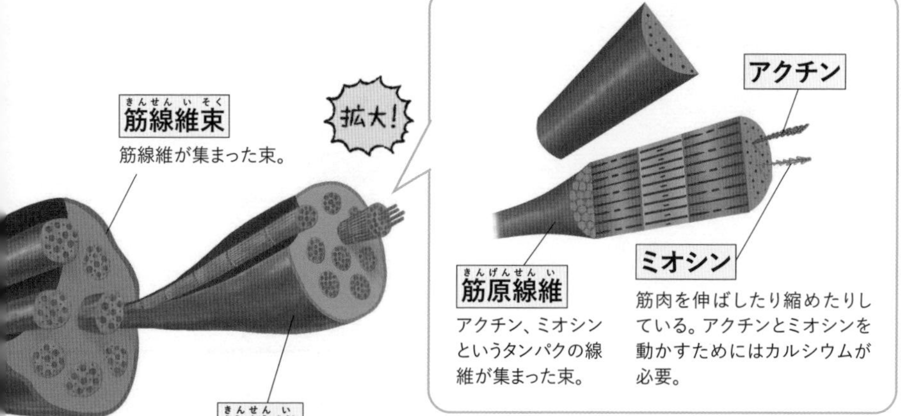
拡大！

筋線維束《きんせんいそく》
筋線維が集まった束。

筋線維《きんせんい》
細い筋原線維が集まった束。

アクチン

筋原線維《きんげんせんい》
アクチン、ミオシンというタンパクの線維が集まった束。

ミオシン
筋肉を伸ばしたり縮めたりしている。アクチンとミオシンを動かすためにはカルシウムが必要。

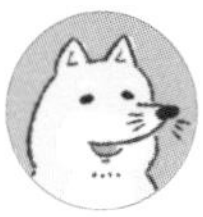

なぜ筋肉の中には束がさらに束ねられているの？

筋線維束同士は、他の筋線維束に影響されずに
それぞれ自由に収縮や弛緩できるように独立して束ねられているんだ。

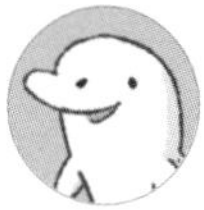

アクチン・ミオシンタンパク

筋肉《きんにく》が収縮《しゅうしゅく》するってどういうこと?

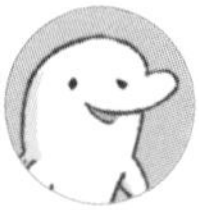

筋肉が縮むと、腱《けん》を介してくっついている2つの骨が近づいて、関節が曲がるんだったね。このとき、体の中ではなにが起きているのかみてみよう。

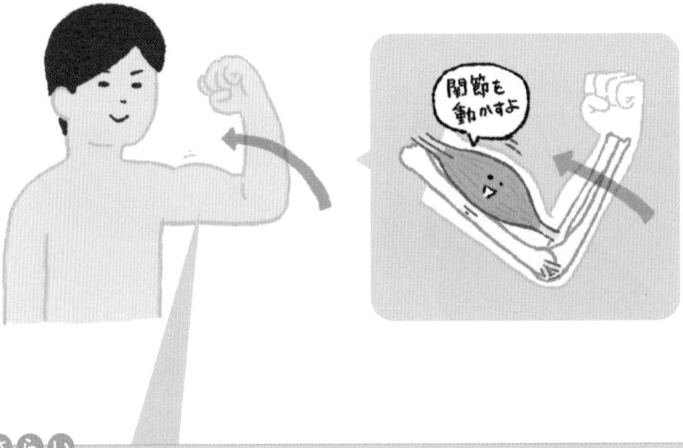

おさらい

アクチン・ミオシン

筋肉は、アクチンとミオシンを束ねたもの(筋原線維)をさらに束ねた束(筋線維)をさらに束ねた束(筋線維束)でできている。

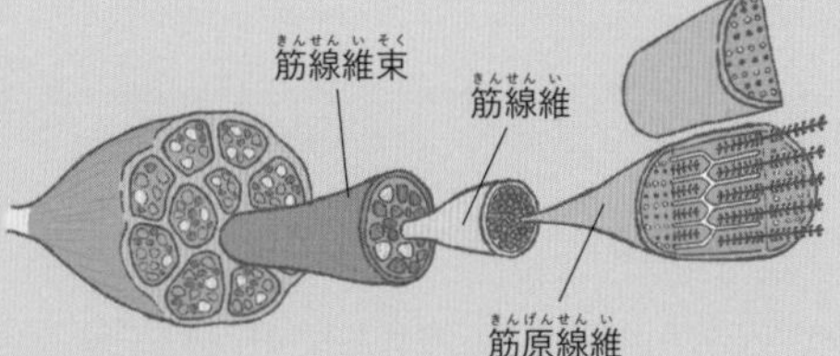

CHECK

■アクチンとミオシンが互いに重なり合い、筋肉全体の収縮と弛緩をもたらしている。

筋原線維 ➡ アクチンとミオシンという線維が集まった束。

アクチン ➡ ミオシンと協力して筋肉を収縮させる。

ミオシン ➡ ミオシンにくっついているトロポニンタンパクが動いて伸び縮みに働く。

伸ばす

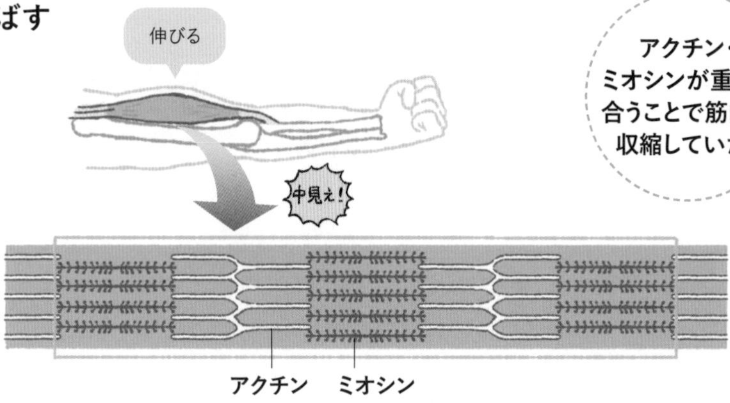

アクチン・ミオシンが重なり合うことで筋肉は収縮していた!

曲げる

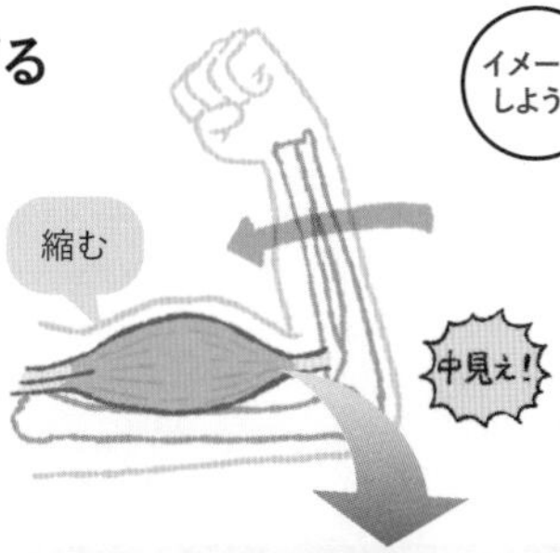

イメージしよう!

ミオシンの動き

ミオシンのトロポニンタンパクはボートの櫂のように動いてアクチンと重なり合う。

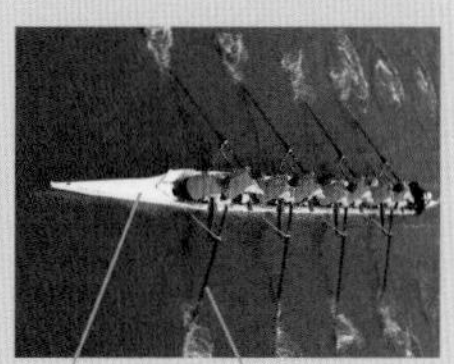

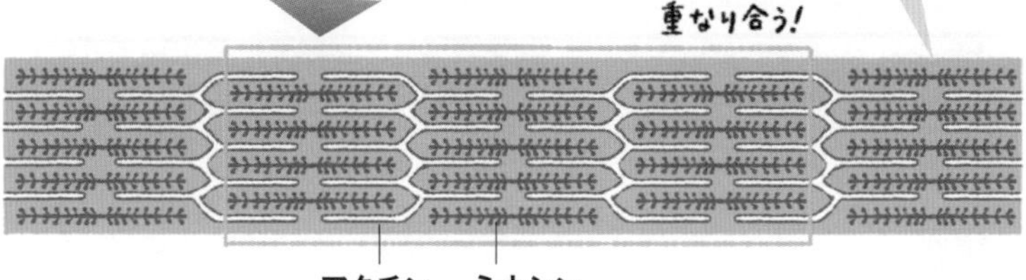

アクチン・ミオシン

例えるなら
指の重なり!

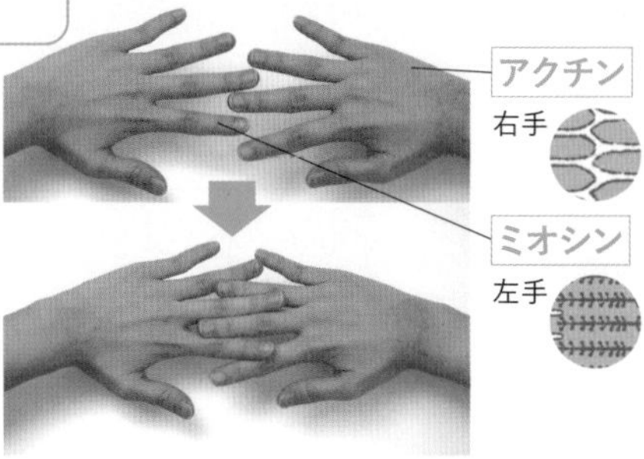

アクチンの間にミオシンが滑り込んで重なるから肘《ひじ》が伸びているときより曲げているときのほうが筋肉が短く太くなるのか〜!

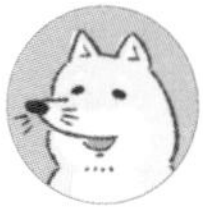

拮抗筋《きっこうきん》

拮抗筋《きっこうきん》は体《からだ》のどこにある筋肉《きんにく》なの？

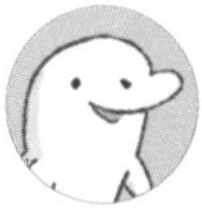

拮抗筋とは、ある筋肉が動くとき、逆の動きをする筋肉のこと！
関節の曲げ伸ばしは一つの筋肉ではできない。
必ず拮抗《きっこう》し合う筋肉がある。肘関節でみてみよう。

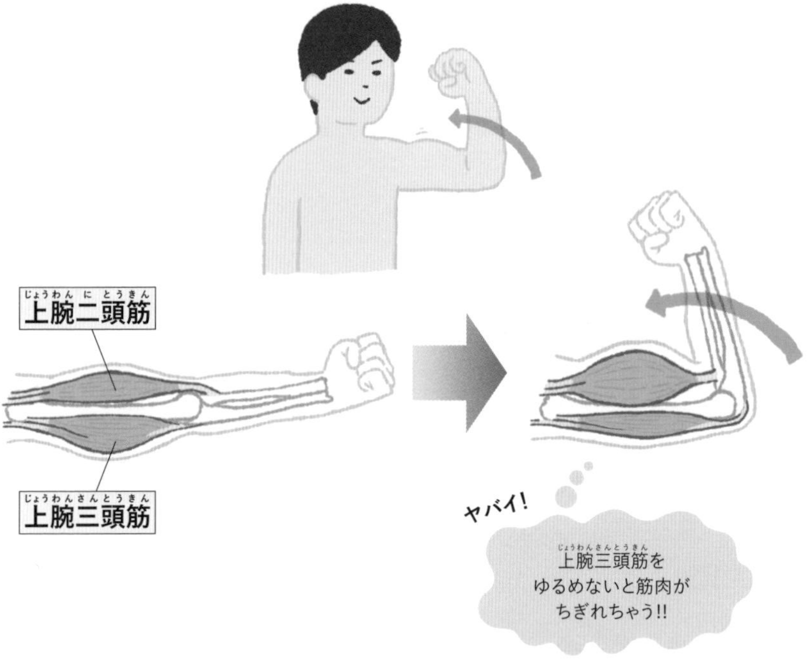
上腕二頭筋《じょうわんにとうきん》
上腕三頭筋《じょうわんさんとうきん》
ヤバイ!
上腕三頭筋《じょうわんさんとうきん》を
ゆるめないと筋肉が
ちぎれちゃう!!

CHECK

■拮抗筋という特定の名前がついた筋肉はない。

拮抗筋 ➡ ある筋肉（主動筋）の逆の役割をする筋肉。

上腕二頭筋の拮抗筋 ➡ 上腕三頭筋。

上腕三頭筋の拮抗筋 ➡ 上腕二頭筋。

関節の曲げ伸ばしをスムーズにするために拮抗筋が必要!

そもそも Q&A

拮抗《きっこう》ってどんな意味?

「互いに競り合っている、互いに張り合っている」という意味。だから本来の拮抗の意味と拮抗筋の働きはちょっと違う。拮抗筋という名前の筋肉はないことに注意!

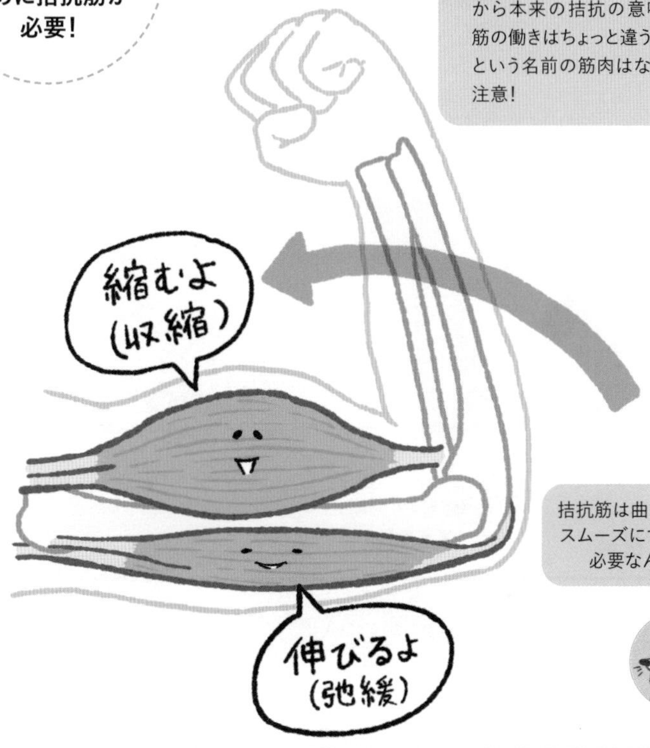

拮抗筋は曲げ伸ばしをスムーズにするために必要なんだね!

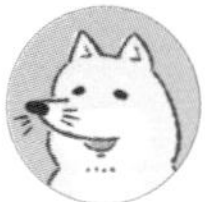

Memo

関節を動かすときに動きの主役となる筋肉を主動筋《しゅどうきん》というよ。関節の動きが逆になると主動筋と拮抗筋《きっこうきん》が入れかわるよ。

肘を曲げる

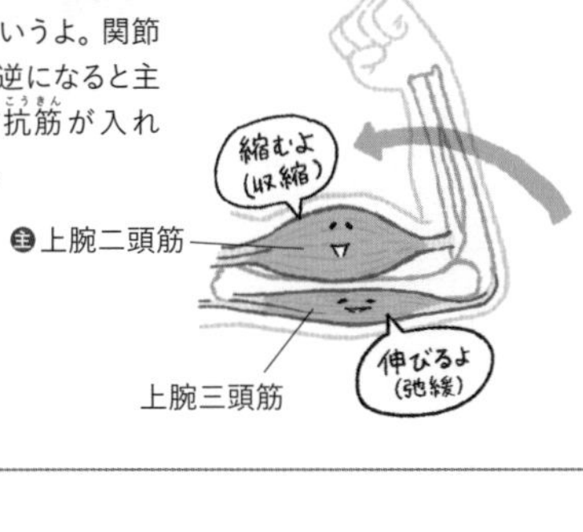

肘を伸ばす

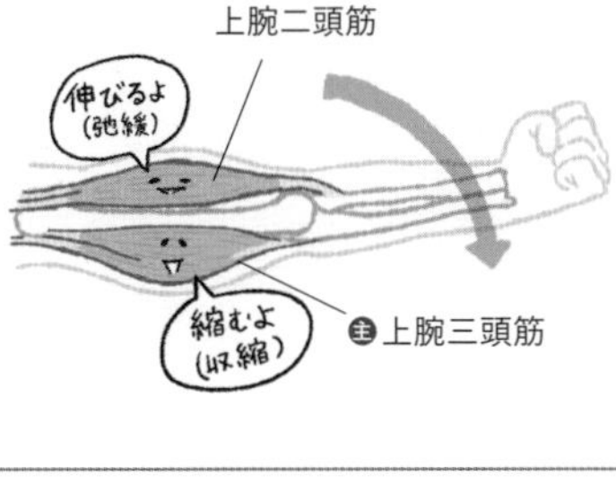

関節《かんせつ》とそれを動《うご》かす筋肉《きんにく》の位置関係《いちかんけい》

関節《かんせつ》を曲《ま》げ伸《の》ばしする筋肉《きんにく》は、どこにあるの？

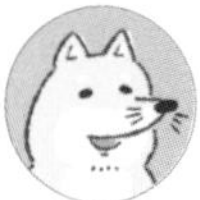

筋肉の種類が多すぎて、どの筋肉がどの関節を動かしているのか全然わからない。

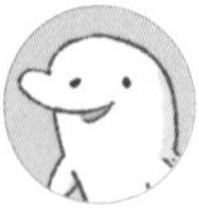

動かす関節よりも、体の中心に近い場所にある筋肉が動くよ。

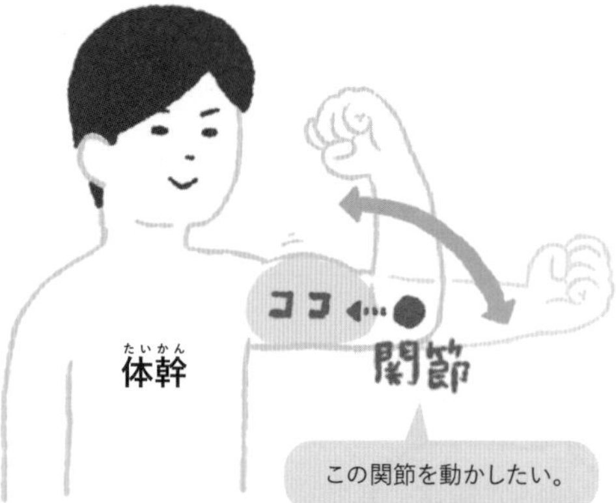

この関節を動かしたい。

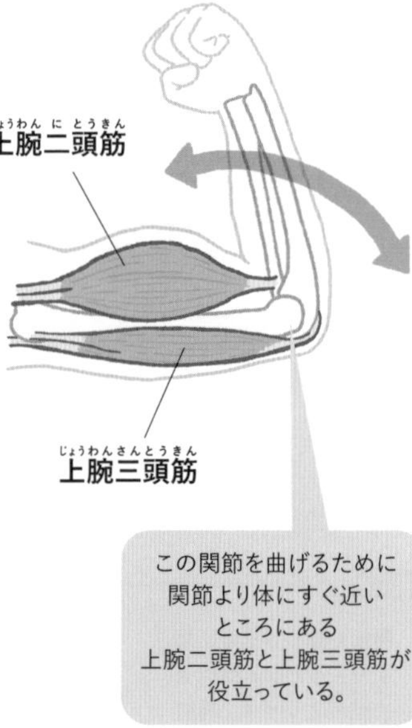

この関節を曲げるために関節より体にすぐ近いところにある上腕二頭筋と上腕三頭筋が役立っている。

そもそもQ&A

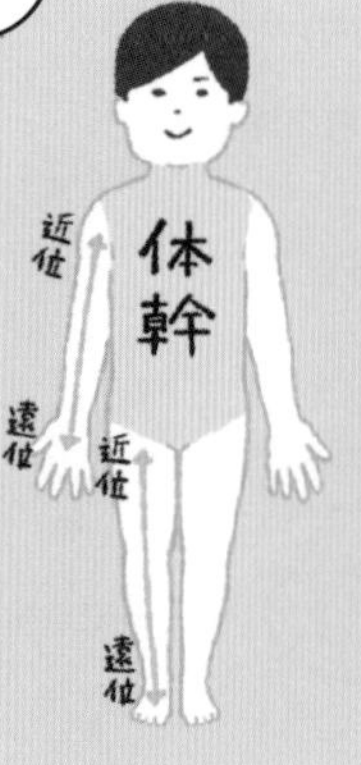

近位《きんい》ってなに？

近位とは、手足において体幹に近い位置のこと。遠位《えんい》は、手足において体幹から遠い位置のこと。

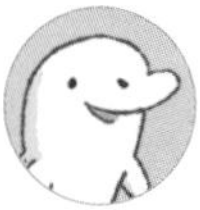

他の体の場所でもみてみよう！

動かす関節
よりも一つ、
体の中心に近い
場所にある！

膝関節《ひざかんせつ》

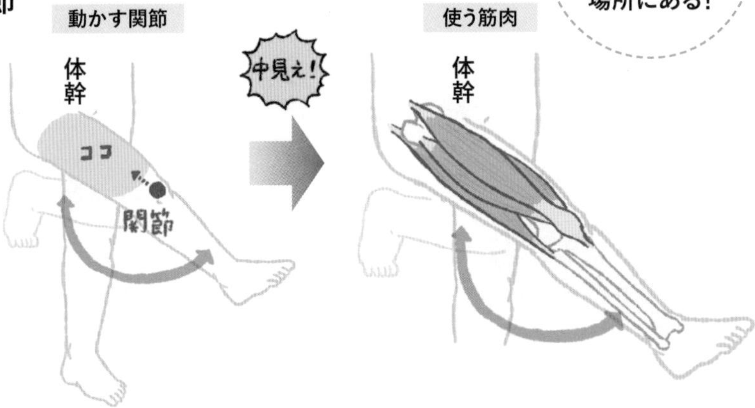

股関節《こかんせつ》

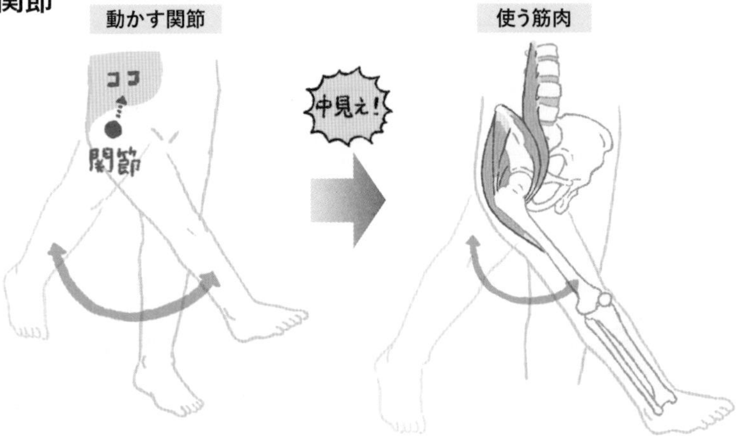

CHECK

■四肢では関節を動かす筋肉はその関節のすぐ近位側にある。

膝関節 ➡ 大腿四頭筋、大腿二頭筋など

足関節 ➡ 前脛骨筋、下腿三頭筋など

股関節 ➡ 腸腰筋、中殿筋、大殿筋など

機能《きのう》の違《ちが》いによる筋線維《きんせんい》の比較《ひかく》

筋肉《きんにく》は赤身《あかみ》のお肉《にく》
1種類《しゅるい》じゃないの?

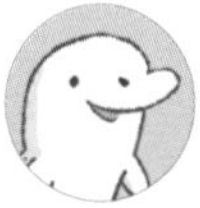

一つの筋肉は数多くの筋線維で作られている。
筋肉がある場所ごとに求められる動きが違うので、
主に3種類の筋線維があるよ。

あるかどうかは
諸説あり!

白筋《はっきん》

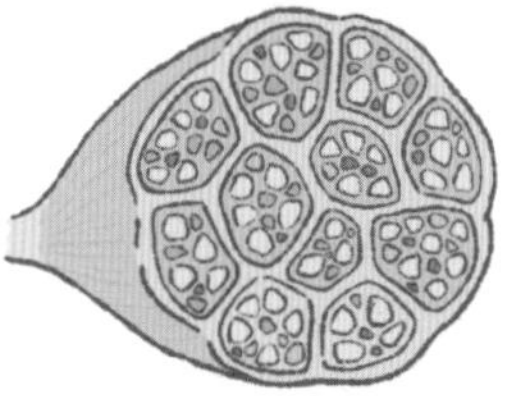

別名	速筋《そっきん》
筋線維	Type1
求められる動き	短距離
特徴	・収縮速度《しゅうしゅくそくど》が速い ・筋線維《きんせんい》が太い ・パワーがある ・持久力がない
白筋の多い筋肉	・ヒラメ ・重量挙げ選手の筋肉

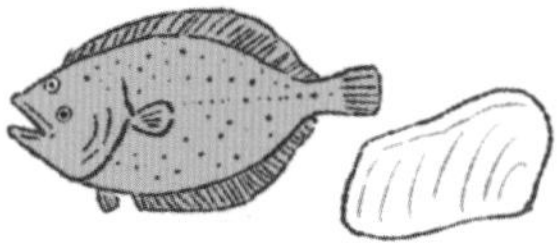

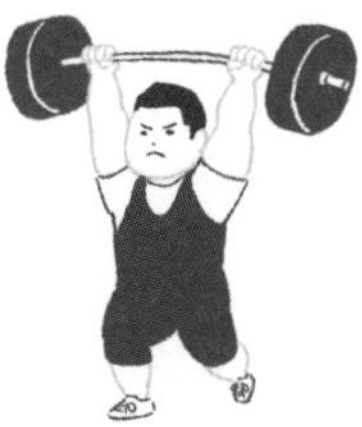

白身の魚は
白筋が多い。

ピンク筋《きん》

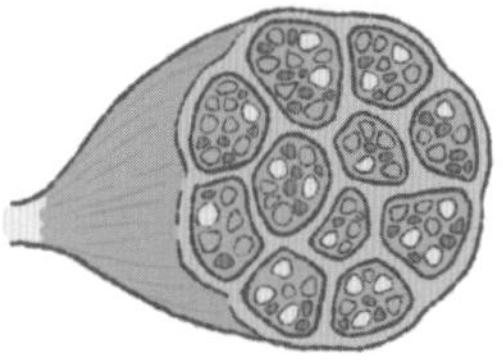

別名	中間筋《ちゅうかんきん》
筋線維	Type2
求められる動き	中距離
特徴	・収縮速度《しゅうしゅくそくど》がやや速い ・筋線維《きんせんい》がやや太い ・パワーがそこそこある ・持久力がそこそこある
ピンク筋の多い筋肉	・天然のブリ ・ボクシング選手の筋肉

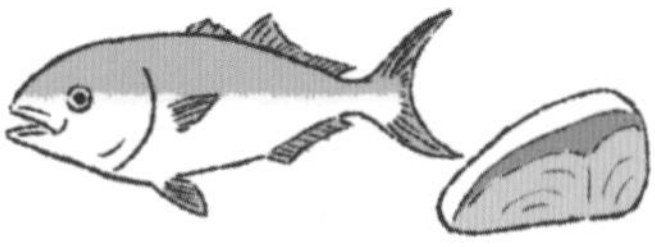

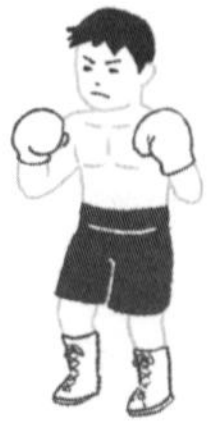

そもそも Q&A

なぜ筋肉の色が違うの？

筋線維《きんせんい》の色（ミオグロビンの量）や太さが違い、得意な働きが違う。しかし、赤身だからといって、全てが赤筋のわけではなく赤8：白2でも赤筋とされる。

おさらい

筋線維《きんせんい》

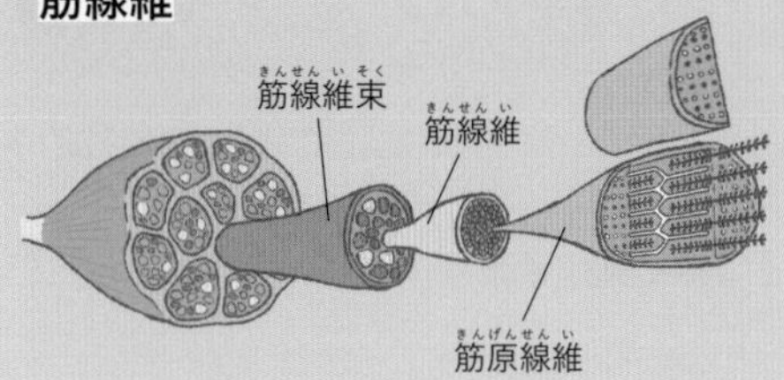

赤筋《せっきん》

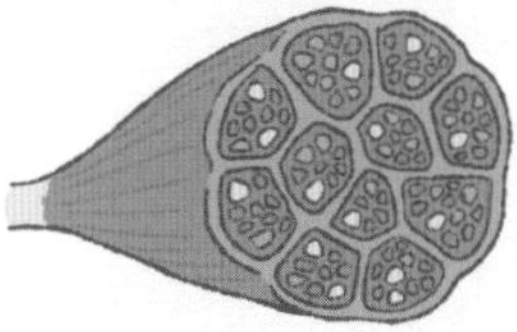

別名	遅筋《ちきん》
筋線維	Type2
求められる動き	長距離
特徴	・収縮速度《しゅうしゅくそくど》が遅い ・筋線維《きんせんい》が細い ・スピード、パワーが弱い ・持久力がある
赤筋の多い筋肉	・マグロ ・マラソン選手の筋肉

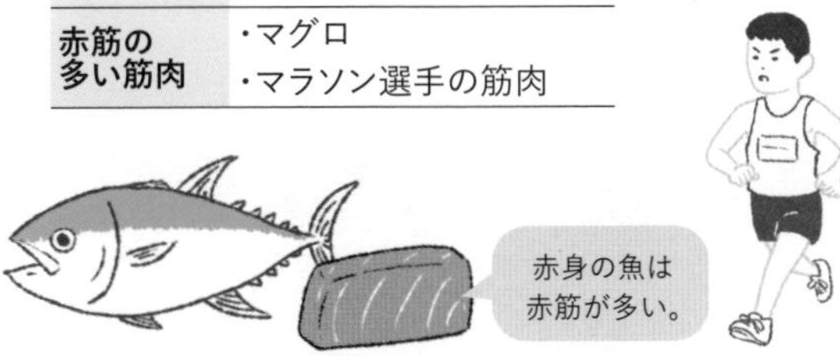

トレーニングなどで赤筋を白筋に変えられたりするの？

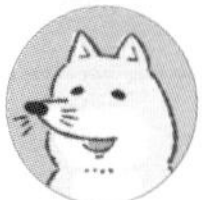

生まれもった比率がすべてで、トレーニングでどうこうできるわけではないんだ。

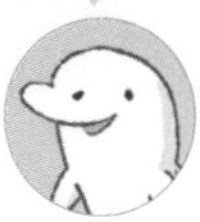

CHECK

■筋肉には、白筋、ピンク筋、赤筋があり、それぞれ得意な動きが違う。

白筋・赤筋の違い ➡ 筋線維の色（ミオグロビンの量）や太さが違う。

白筋 ➡ 速筋。瞬発力に優れた動きが得意。

赤筋 ➡ 遅筋。持久力に優れた動きが得意。

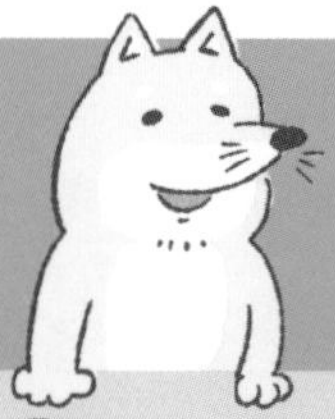

そもそもなんで？

教えて！ 菅本先生！

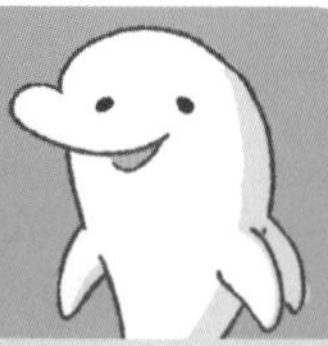

おしっこをするとなぜ体がブルっと震えるの？

熱を産生する生理的反応シバリング

おそらくおしっこをしているときにブルっとしたのは、寒いときではありませんでしたか？　それはシバリングといって、筋肉がふるえているのです。筋肉はふるえる（収縮する）と、運動をしたときのように筋肉からは熱が出ます。温かいおしっこが体から出ていってしまうと急に体から熱が失われますが、それにそなえて筋肉が熱をもって対処しているのです。

筋肉を動かすとなんで熱が出るの？

余ったエネルギーが熱となって出てくる

車を走らせているとエンジンが温まってくるように、筋肉も動かし続けていると熱が出てきます。筋肉は体のエネルギーを使って収縮するのですが、余ったエネルギーが熱となって出てきます。その熱は、筋肉から血液にのって全身にまわるのですが、それを防ぐために皮膚から汗が出て全身の体温が上がりすぎないように調節をしています。

筋トレをすると、筋肉はどうなるの？

筋線維は増えないが、太さが変化する

筋肉は多くの筋線維の束でできています。トレーニングをしても筋線維の数が増えることはありませんが、筋線維の太さが変化します。その結果、筋肉全体でみるとトレーニングで筋肉は大きくなる（肥大する）のです。筋肉には速筋と遅筋（白筋と赤筋）がありますが、とくに速筋は肥大しやすいといわれています。

ふくらはぎや足の裏、太ももなどの筋肉が突然けいれんをおこして痛くなることがあるけど、何が起きているの？

こむら返りの対処法

この現象を“こむら返り”といいます。ミネラルバランスの乱れや運動不足などが原因ともいわれていますが、ほとんどは原因が不明です。しかし、この症状によく効く漢方薬があります。芍薬、甘草という草花を煎じた芍薬甘草湯です。

神経

神経は体の中でどんな役割をしているんだろう。
その役割を果たすために
どんな形である必要があり、
どんな構造になっていて
体のどこになければいけないんだろう。

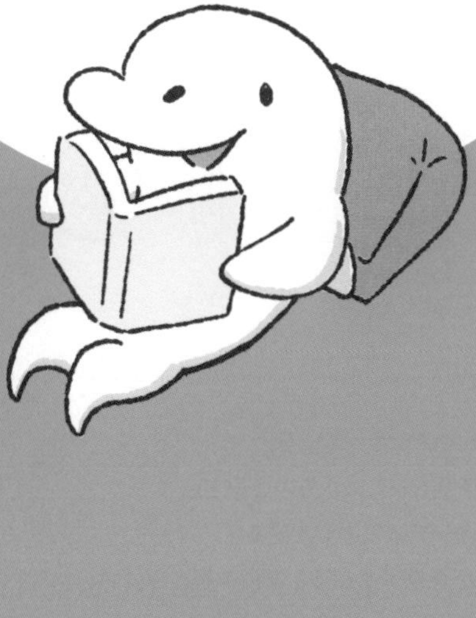

全身《ぜんしん》の神経《しんけい》

神経《しんけい》ってそもそもどこにあるの?

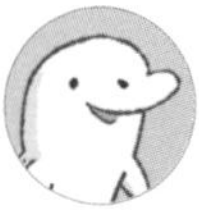
神経には、様々な刺激を感じたり、
体を動かしたりする役割があって全身を走っているよ。

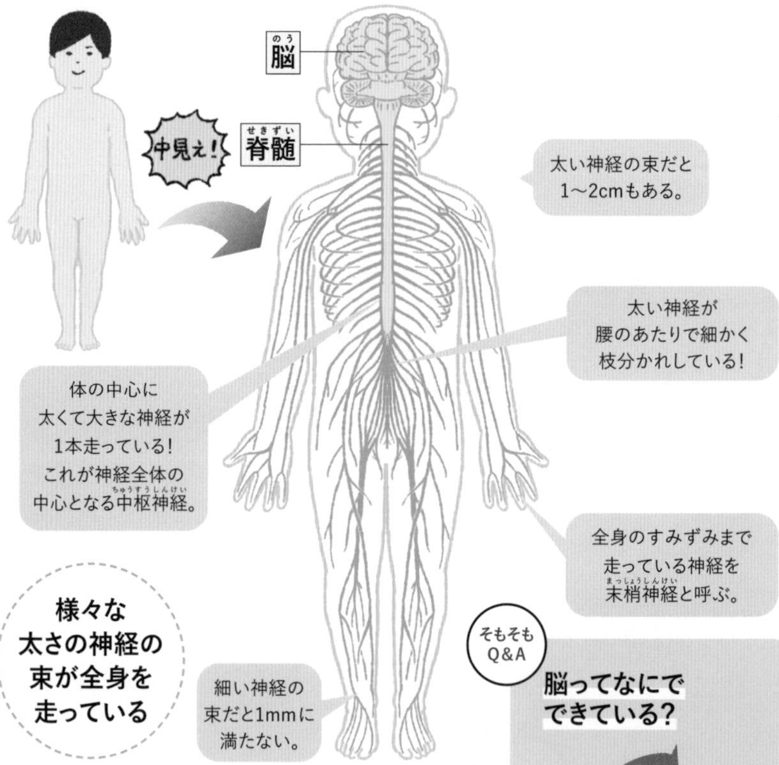
脳《のう》
中見え!
脊髄《せきずい》
太い神経の束だと
1〜2cmもある。
太い神経が
腰のあたりで細かく
枝分かれしている!
体の中心に
太くて大きな神経が
1本走っている!
これが神経全体の
中心となる中枢神経《ちゅうすうしんけい》。
全身のすみずみまで
走っている神経を
末梢神経《まっしょうしんけい》と呼ぶ。
様々な
太さの神経の
束が全身を
走っている
細い神経の
束だと1mmに
満たない。

そもそも Q&A

脳ってなにでできている?

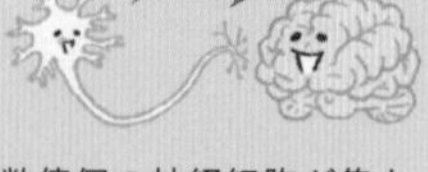

数億個の神経細胞が集まってできたかたまりだよ。

CHECK

■様々な種類の神経が全身を走っている。

中枢神経 ➡ 脳と脊髄神経をまとめたものを指す。

脊髄神経 ➡ 脊椎骨を通って体の中心を走る。

末梢神経 ➡ 脊髄神経が脊椎骨を出ると末梢神経と呼ばれ、体のすみずみに伸びる。

末梢神経《まっしょうしんけい》の基本構造《きほんこうぞう》

神経《しんけい》ってどんな作《つく》りになっているの？

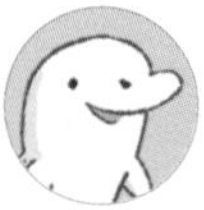

末梢神経は、神経細胞の軸索を束ねた束（神経線維束）を束ねてできている！

神経細胞が束になって重なっている

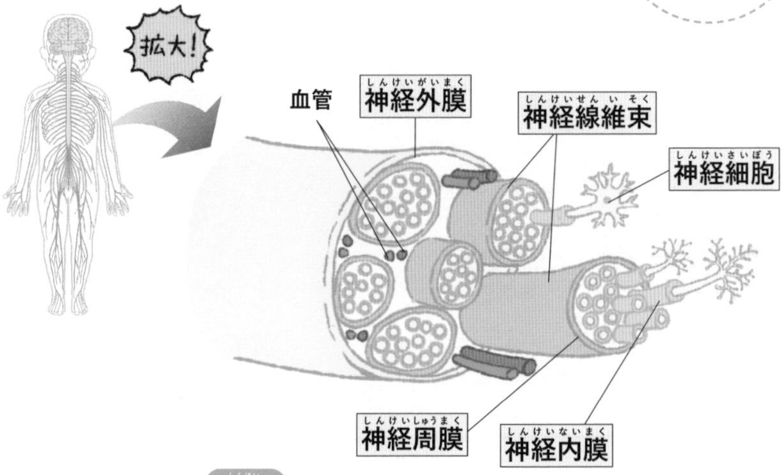

神経《しんけい》
例えるなら ソーメン！

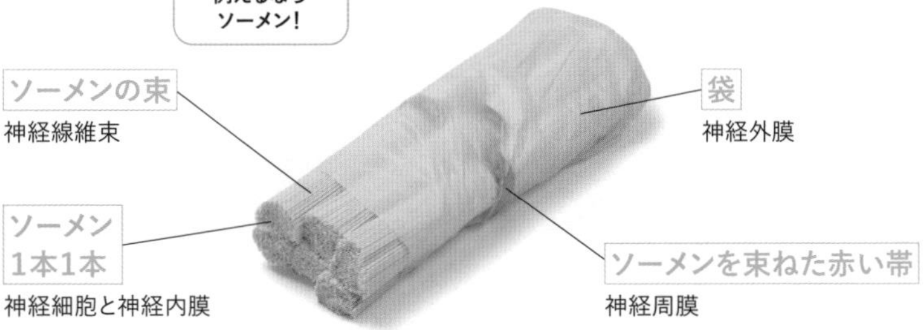

CHECK

■末梢神経は束がさらに束ねられた構造になっている。

神経線維束 ➡ 神経周膜が束になったもの。

神経周膜 ➡ 神経内膜が束になったもの。

神経内膜 ➡ 神経細胞の軸索が入っている。

神経細胞《しんけいさいぼう》の基本構造《きほんこうぞう》

神経細胞《しんけいさいぼう》って
他《ほか》の細胞《さいぼう》とどう違《ちが》うの？

神経細胞の構造は他の細胞と基本的に同じ。
細胞膜が変化して樹状突起《じゅじょうとっき》や軸索ができたよ。

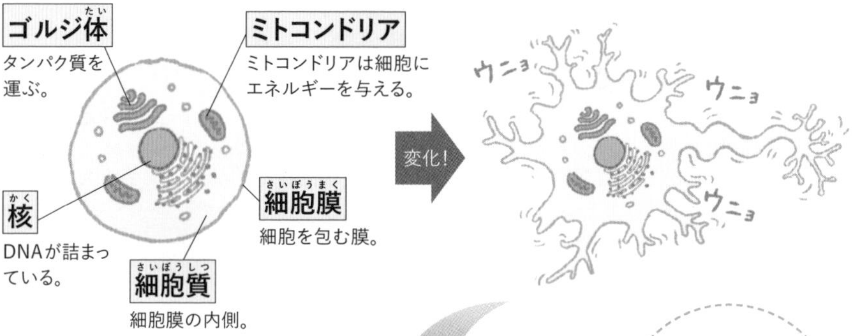
ゴルジ体《たい》
タンパク質を運ぶ。
ミトコンドリア
ミトコンドリアは細胞にエネルギーを与える。
核《かく》
DNAが詰まっている。
細胞質《さいぼうしつ》
細胞膜の内側。
細胞膜《さいぼうまく》
細胞を包む膜。
変化！
ウニョ
ウニョ
ウニョ

神経細胞《しんけいさいぼう》は樹状突起《じゅじょうとっき》と軸索《じくさく》で情報の伝達をする

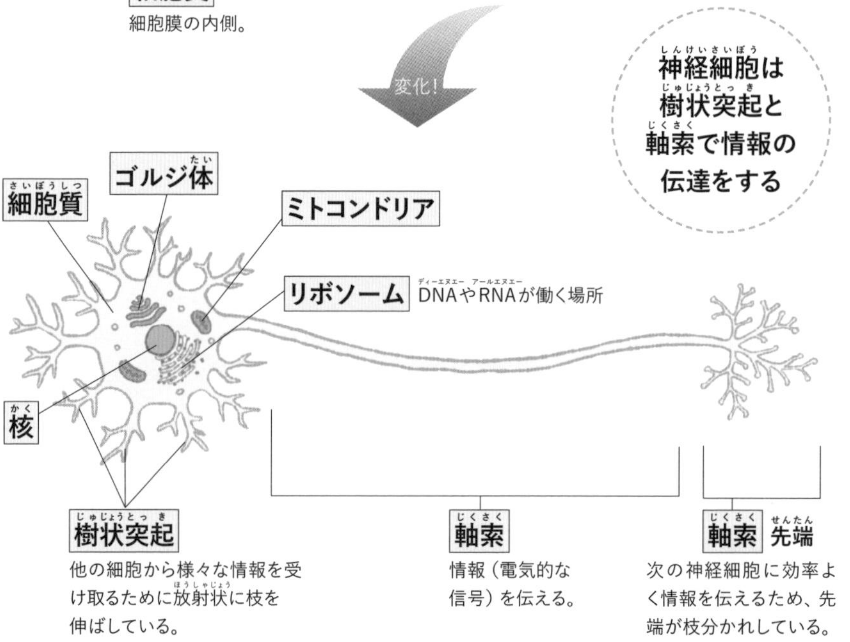
変化！
細胞質《さいぼうしつ》
ゴルジ体《たい》
ミトコンドリア
リボソーム
DNA《ディーエヌエー》やRNA《アールエヌエー》が働く場所
核《かく》
樹状突起《じゅじょうとっき》
他の細胞から様々な情報を受け取るために放射状《ほうしゃじょう》に枝を伸ばしている。
軸索《じくさく》
情報（電気的な信号）を伝える。
軸索《じくさく》 先端《せんたん》
次の神経細胞に効率よく情報を伝えるため、先端が枝分かれしている。

神経細胞は樹状突起と軸索を繋ぎあって
情報をリレーのように伝えているよ。

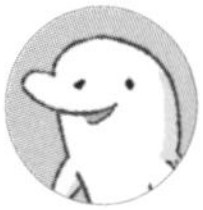

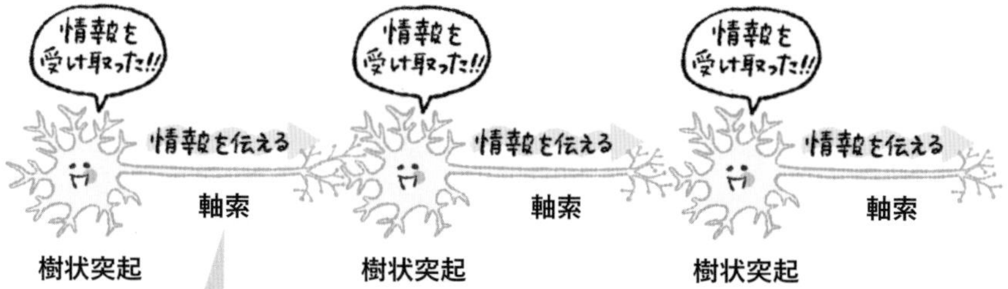

そもそもQ&A

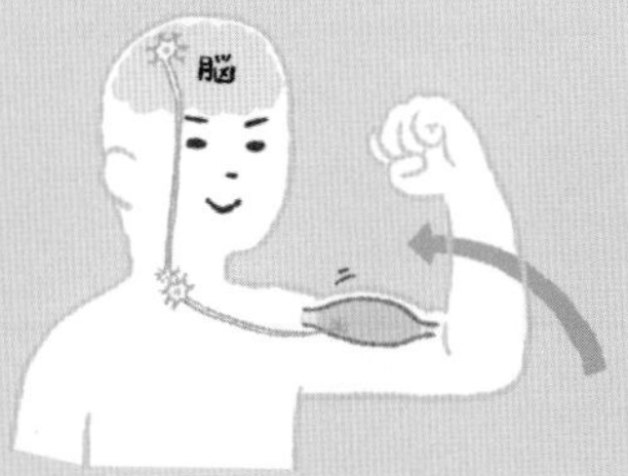

軸索の長さってどれくらい?

体の場所によって長さが異なる。例えば肘を動かす神経は脳から肘まで2本の神経でつながっていて、この神経細胞は軸索が60cmくらいある。

おさらい

全身の神経

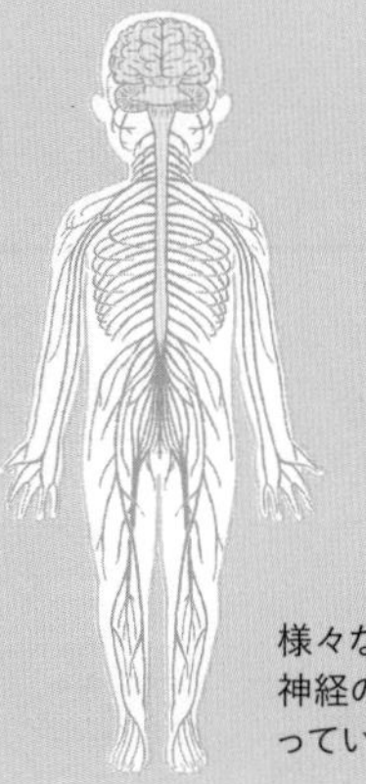

様々な太さや長さの神経の束が全身を走っている。

CHECK

■神経細胞は情報を受ける部分と次に伝える部分がある。

樹状突起 ➡ 情報を受ける部分。

軸索 ➡ 次の細胞に情報を伝える部分。

軸索先端 ➡ 神経伝達物質が放出され、樹状突起に情報が伝えられる。

有髄神経《ゆうずいしんけい》と無髄神経《むずいしんけい》

どうして一瞬《いっしゅん》で情報《じょうほう》が伝《つた》わるの？

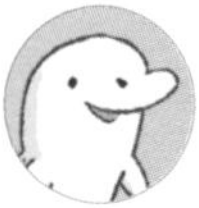

神経細胞にはミエリン鞘（髄鞘）がある有髄神経と、
ミエリン鞘がない無髄神経があるんだよ！
でもなんのために2種類の神経が必要なんだろう？

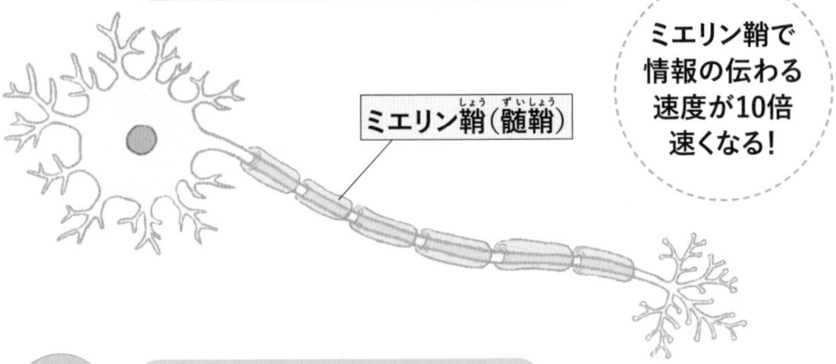
ミエリン鞘《しょう》（髄鞘《ずいしょう》）
ミエリン鞘で情報の伝わる速度が10倍速くなる！

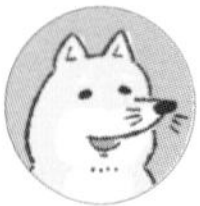

ミエリン鞘のある・なしでなにが変わるの？

無髄神経《むずいしんけい》の場合

情報が軸索を通ってゆっくり伝わる。

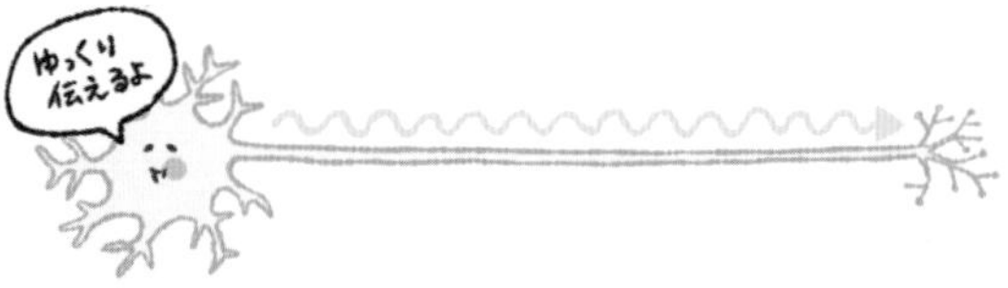
ゆっくり伝えるよ

有髄神経《ゆうずいしんけい》の場合

情報がミエリン鞘の間を飛び移るように伝わる。（跳躍伝導《ちょうやくでんどう》）

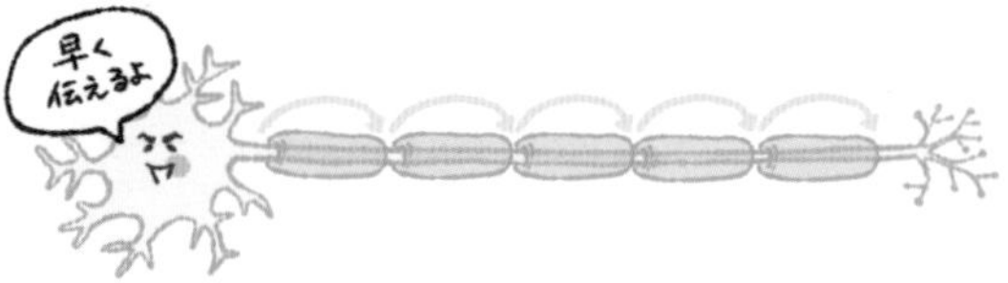
早く伝えるよ

CHECK

■神経は電気が伝わるのと同じ原理で情報を伝えている（電位の変化）。

有髄神経 ➡ ミエリン鞘のあるもの。情報を遠いところに速く伝える。

無髄神経 ➡ ミエリン鞘のないもの。情報を近いところにゆっくり伝える。

跳躍伝導 ➡ ミエリン鞘をジャンプさせながら、ランビエ絞輪を電気信号が伝わる。

ミエリン鞘《しょう》の基本構造《きほんこうぞう》

ミエリン鞘《しょう》って
どんな構造《こうぞう》になっているの？

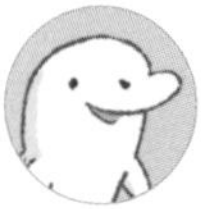

情報の伝達スピードを上げるために、
有髄神経は軸索《じくさく》の周りがミエリン鞘でおおわれているよ。

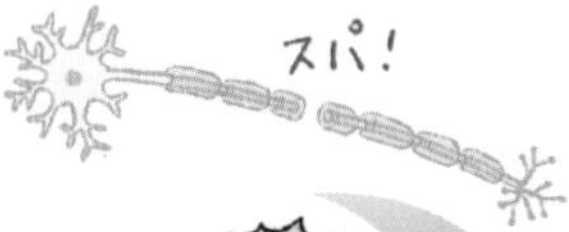

核《かく》がある!…ということは
ミエリン鞘《しょう》も細胞なんだね。

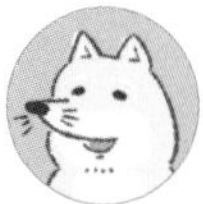

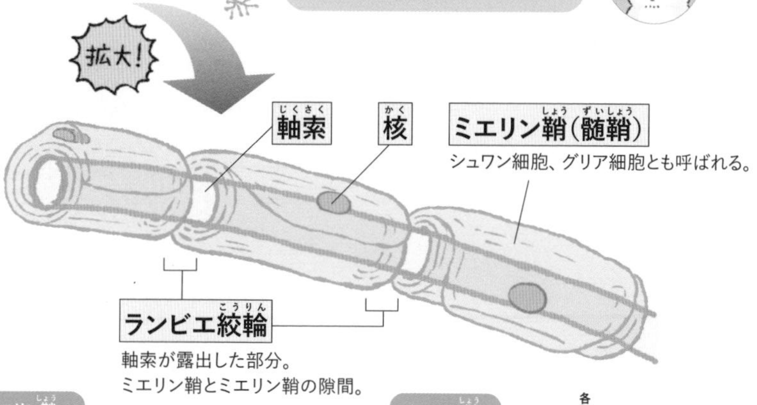

ミエリン鞘《しょう》

例えるなら
うどんの生地

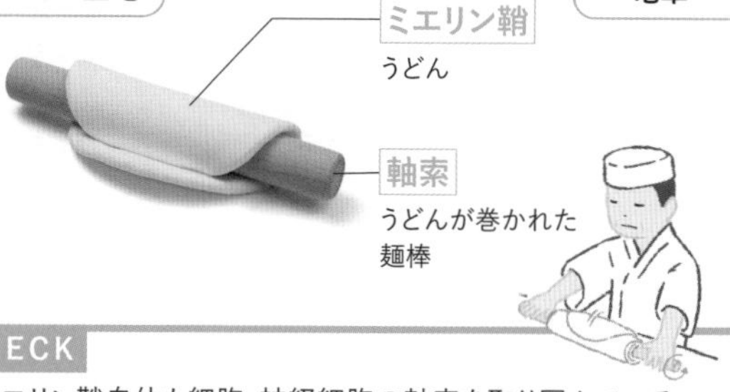

ミエリン鞘《しょう》

例えるなら
電車

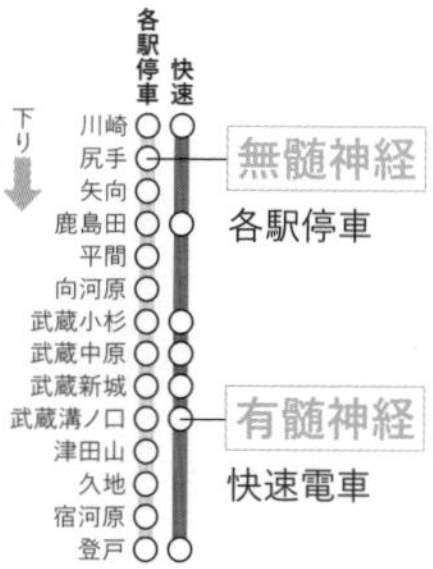

CHECK

■ミエリン鞘自体も細胞。神経細胞の軸索を取り囲んでいる。

ランビエ絞輪 ➡ ミエリン鞘同士の隙間のこと。その部分は軸索が露出している。

ミエリン鞘 ➡ シュワン細胞、グリア細胞とも呼ばれ、絶縁体のような役割をする。

中枢神経《ちゅうすうしんけい》と末梢神経《まっしょうしんけい》

神経《しんけい》って どんな機能《きのう》で分《わ》けられるの？

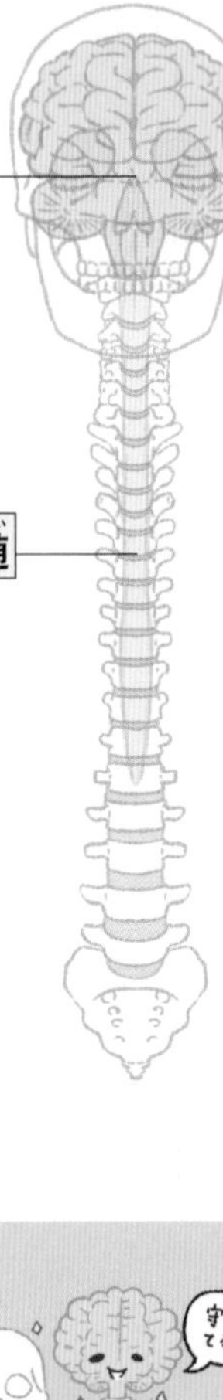

中枢神経《ちゅうすうしんけい》

たくさんの神経細胞が集まって大きくまとまっているところ。

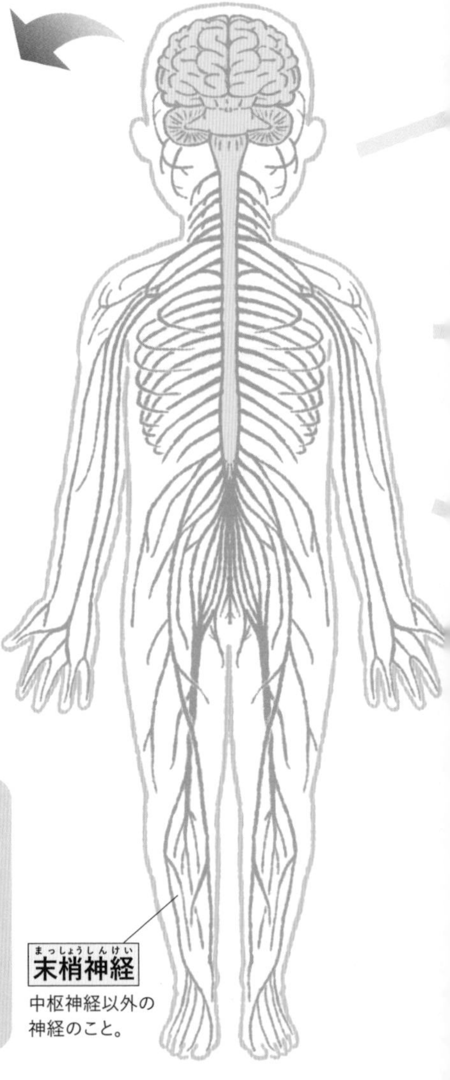

末梢神経《まっしょうしんけい》

中枢神経以外の神経のこと。

クローズアップ

中枢神経《ちゅうすうしんけい》

中枢神経は大切なものなので脳は頭蓋骨、脊髄は脊椎（背骨）に守られているよ。

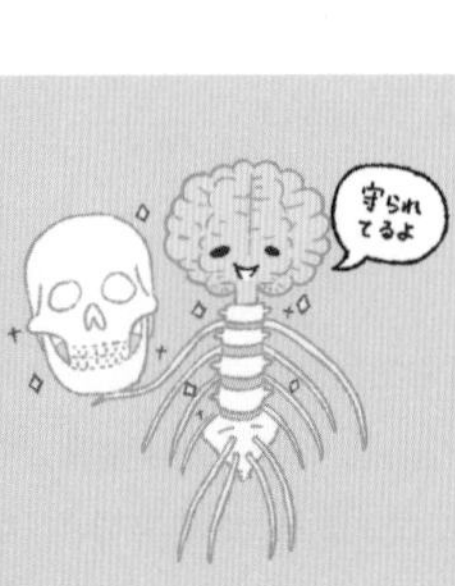

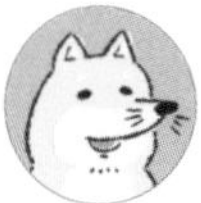

神経はざっくり3種類に分けて考えよう。

1 刺激を感じるための神経

暑い、痛いなどの刺激を受け取って脳に伝える。これを知覚神経（体性神経）という。

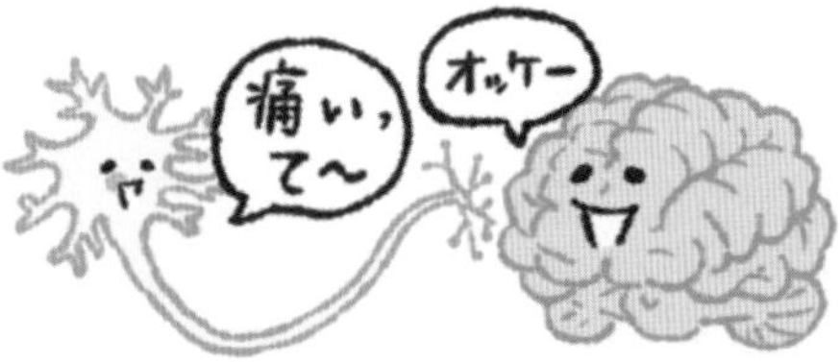

痛いって〜
オッケー

2 筋肉を動かすための神経

脳から筋肉に命令して体を動かしてくれる。これを運動神経（体性神経）という。

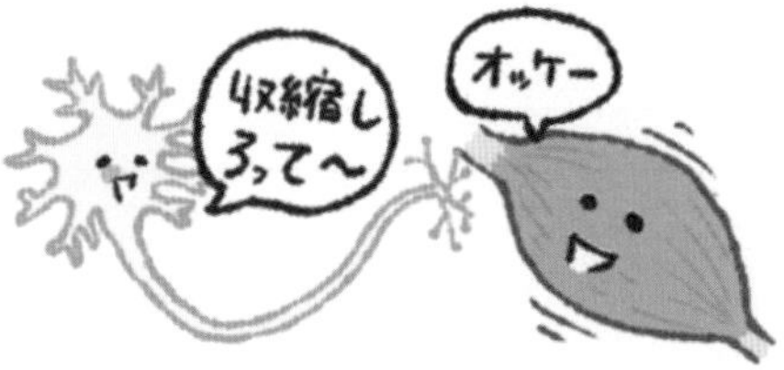

収縮しろって〜
オッケー

3 一生動かす命令を出し続ける神経。

胃や心臓は命令を出さなくても無意識に脳が勝手に命令を出し続けてくれる。これを自律神経という。

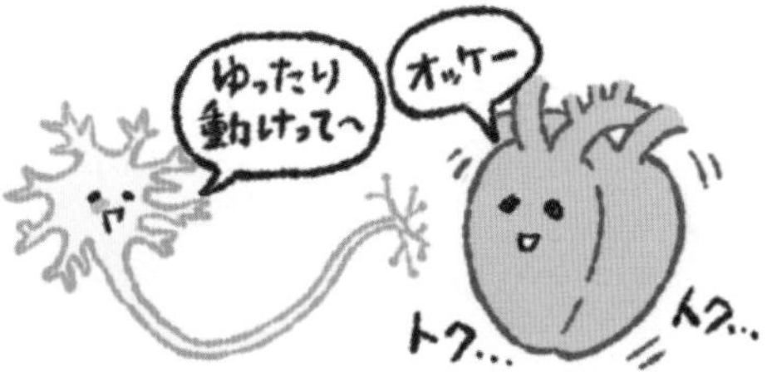

ゆったり動けって〜
オッケー
トク…
トク…

CHECK

■末梢神経はざっくり知覚神経、運動神経、自律神経に分けて考えよう。

体性神経 ➡ 感じるための知覚神経と、筋肉を動かすための運動神経に分けられる。

知覚神経・運動神経 ➡ 知覚神経は指先から脳へ、運動神経は脳から指先へ情報が伝えられる。

自律神経 ➡ 交感神経と副交感神経に分類される。

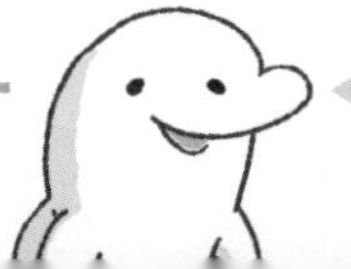

次ページから末梢神経をこまかくみていくよ。

末梢神経《まっしょうしんけい》の全体像《ぜんたいぞう》

末梢神経《まっしょうしんけい》は どんな種類《しゅるい》に分《わ》けられるの？

末梢神経は役割によって細かく分けられている!

末梢神経《まっしょうしんけい》

中枢神経から出て、体のいろいろなところに伸びている。

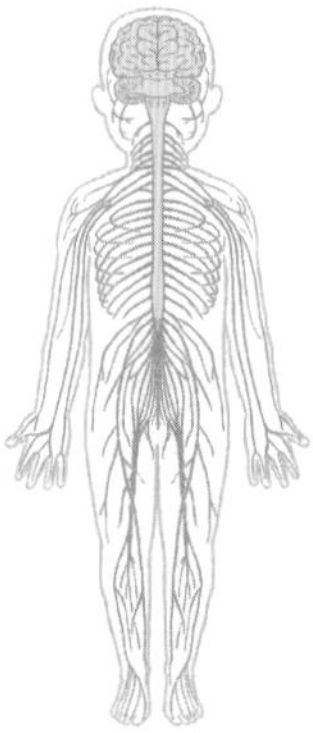

体性神経《たいせいしんけい》

外からの情報を脳に伝えたり、筋肉に脳の命令を伝える。

知覚神経《ちかくしんけい》

皮膚や手などから得た情報を脳に伝える。感覚神経ともいう。

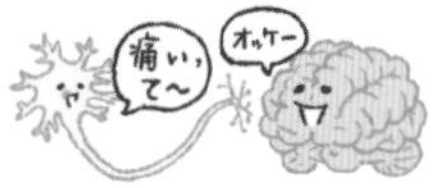
痛いって〜
オッケー

運動神経《うんどうしんけい》

筋肉に脳の命令を伝える。

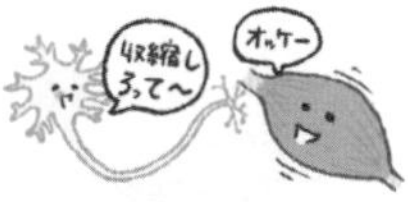
収縮しろって〜
オッケー

自律神経《じりつしんけい》

自動で動いている。内臓や心臓に、脳から命令を出し続けている。

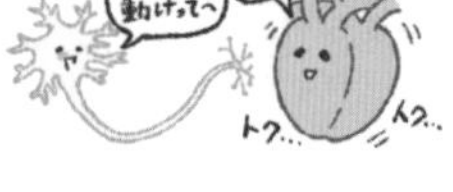
ゆったり動けってへ
オッケー
トク…
トク…

交感神経《こうかんしんけい》

活発に動くように命令を伝える。

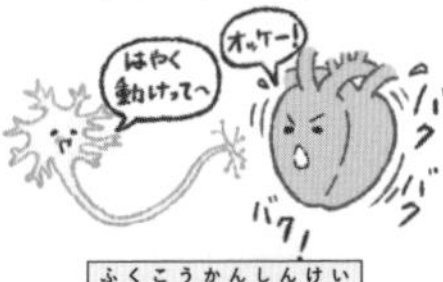
はやく動けってへ
オッケー!
バクバク
バク!

副交感神経《ふくこうかんしんけい》

ゆったり動くように命令を伝える。

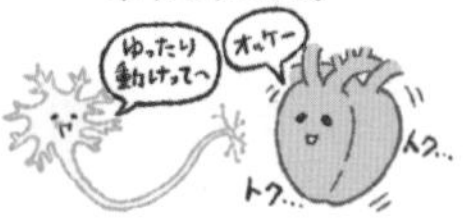
ゆったり動けってへ
オッケー
トク…
トク…

CHECK

■末梢神経は体性神経と自律神経に分けられる。

知覚神経 ➡ それぞれの感覚ごとに別の末梢神経が担っている。

表在感覚 ➡ 触覚、痛覚、温度覚など。

深部感覚 ➡ 位置覚、振動覚など。

複合感覚 ➡ 皮質性感覚、二点識別覚、立体識別覚など。

表在感覚《ひょうざいかんかく》
表面から伝わる感覚。

代表的な3つ

触覚《しょっかく》
触れたかどうか。

痛覚《つうかく》
痛いかどうか。

温度覚《おんどかく》
熱いか冷たいか。

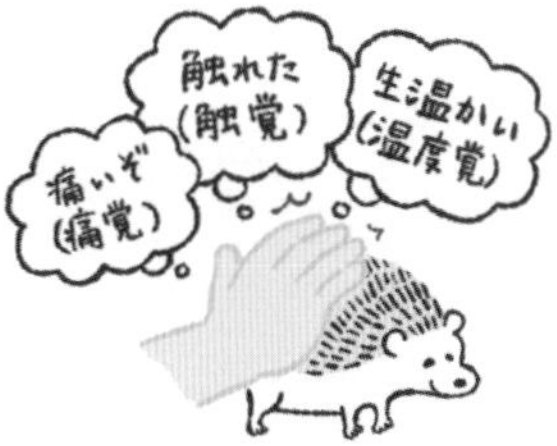
痛いぞ(痛覚)
触れた(触覚)
生温かい(温度覚)

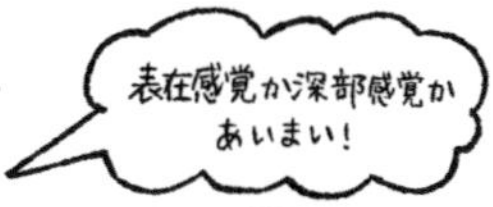
表在感覚か深部感覚かあいまい!

深部感覚《しんぶかんかく》
体の内部から伝わる感覚。

圧覚《あっかく》
押されたかどうか。

代表的な2つ

位置覚《いちかく》
体の各部分がどの位置にあるか。

振動覚《しんどうかく》
振動しているかどうか。

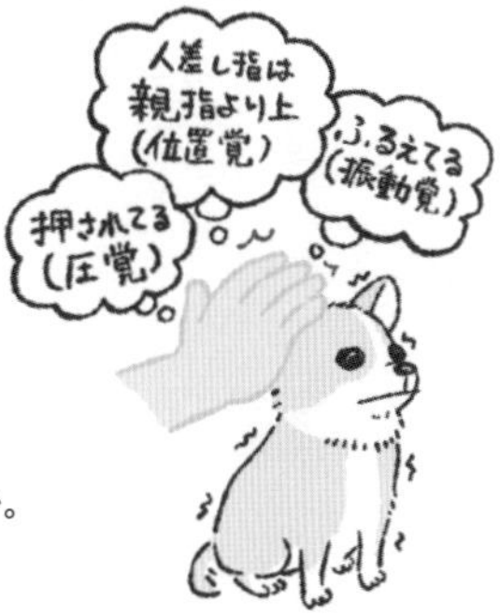
人差し指は親指より上(位置覚)
ふるえてる(振動覚)
押されてる(圧覚)

複合感覚《ふくごうかんかく》
表在感覚と深部感覚が統合されて生じる感覚。

代表的な3つ

皮質性感覚《ひしつせいかんかく》
表在感覚や深部感覚より高度な感覚。

二点識別覚《にてんしきべつかく》
触れているものが2点同時か。

立体識別覚《りったいしきべつかく》
触れているものがどんな形をしているか。

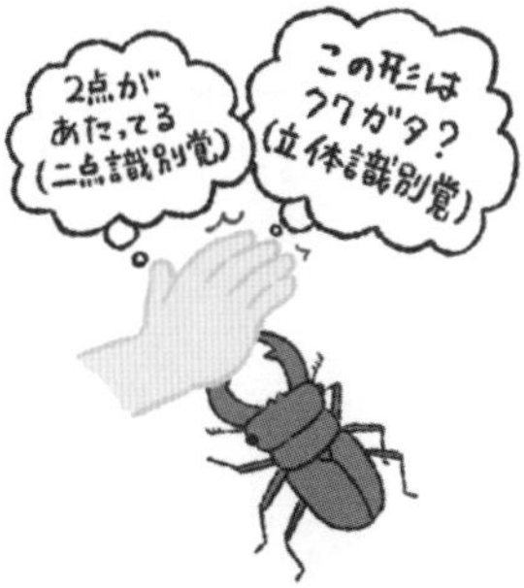
2点があたってる(二点識別覚)
この形はクワガタ?(立体識別覚)

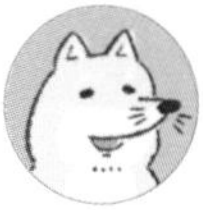

表在感覚や深部感覚、複合感覚はそれぞれ別の神経細胞なの?

その通り。それぞれの感覚ごとに、それぞれ違う神経が情報を伝えているから、何種類もの神経が必要なんだ。知覚神経は、これらの神経細胞の束なんだよ。

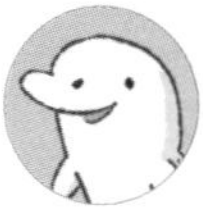

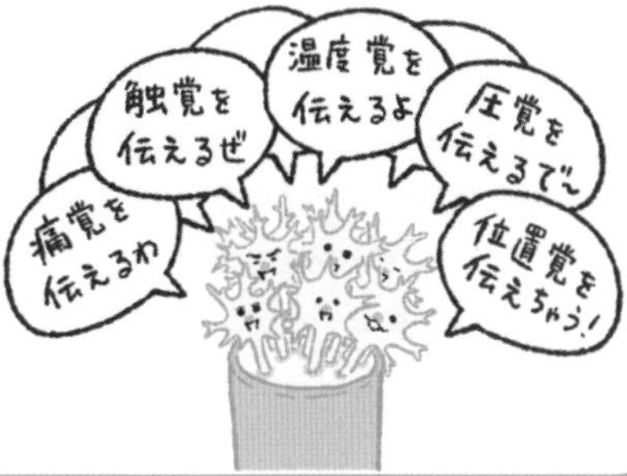
触覚を伝えるぜ
温度覚を伝えるよ
圧覚を伝えるで〜
痛覚を伝えるわ
位置覚を伝えちゃう!

体性神経《たいせいしんけい》の通《とお》り路《みち》

脳《のう》から指先《ゆびさき》までの神経《しんけい》は体《からだ》のどこを通《とお》っているの？

知覚神経《ちかくしんけい》が脳に情報を伝えるとき、または運動神経《うんどうしんけい》が脳の命令を筋肉に伝えるときの神経が通る場所をみていこう。

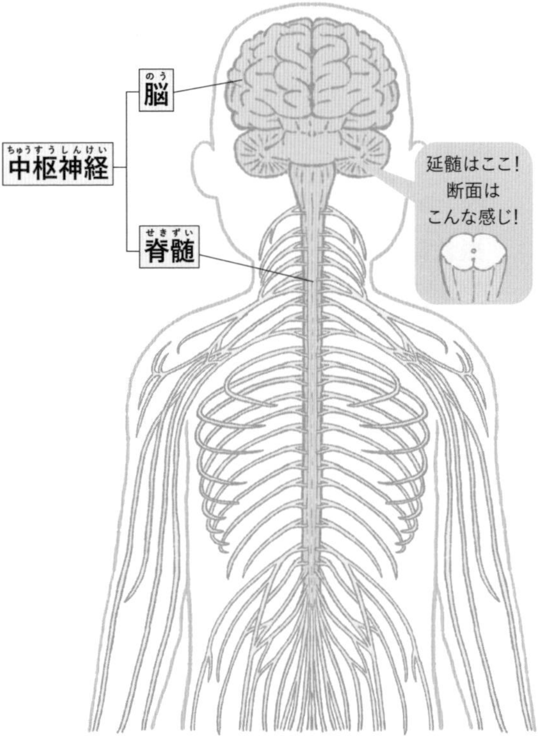

運動野《うんどうや》
体を動かす命令を出す場所。
運動伝達路のスタート地点。

感覚野《かんかくや》
感覚を受け取る場所。
知覚伝達路のゴール地点。

視床《ししょう》
知覚を伝達する路の中継地点。

延髄《えんずい》
運動を伝達する路が交差する場所。

脊髄《せきずい》
後角は知覚神経の通り路、
前角は運動神経の通り路。

末梢神経《まっしょうしんけい》
前根《ぜんこん》と後根《こうこん》が合流して神経根《しんけいこん》になり体のすみずみまで情報が伝達される。

CHECK

■神経根である前根と後根は合体して末梢神経になり、体のすみずみに伸びる。

脊髄神経の前根と後根 ➡ 脊髄から出たところにある。

前根 ➡ 運動神経が通っている。知覚神経と合流して末梢神経になる。

後根 ➡ 知覚神経が通っている。運動神経と合流して末梢神経になる。

脳

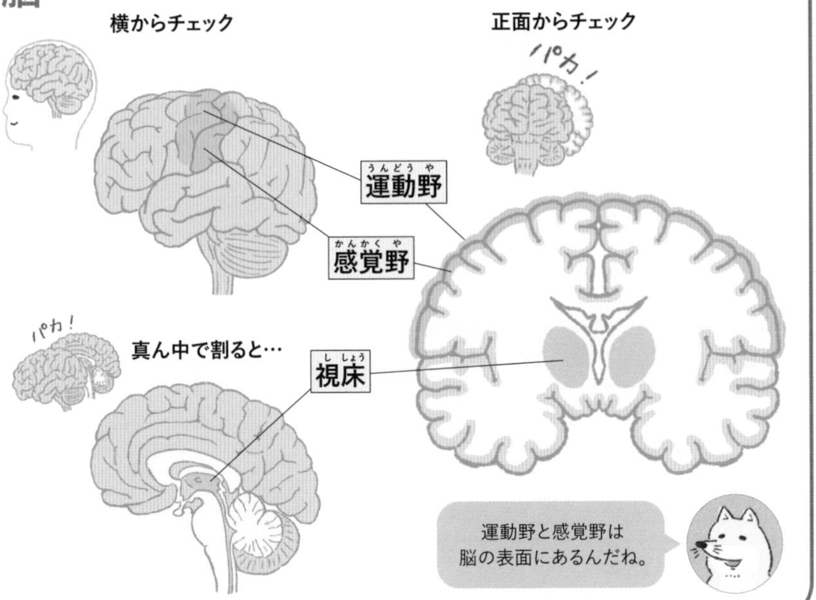
横からチェック
正面からチェック
パカ!
運動野《うんどうや》
感覚野《かんかくや》
パカ!
真ん中で割ると…
視床《ししょう》
運動野と感覚野は
脳の表面にあるんだね。

脊髄

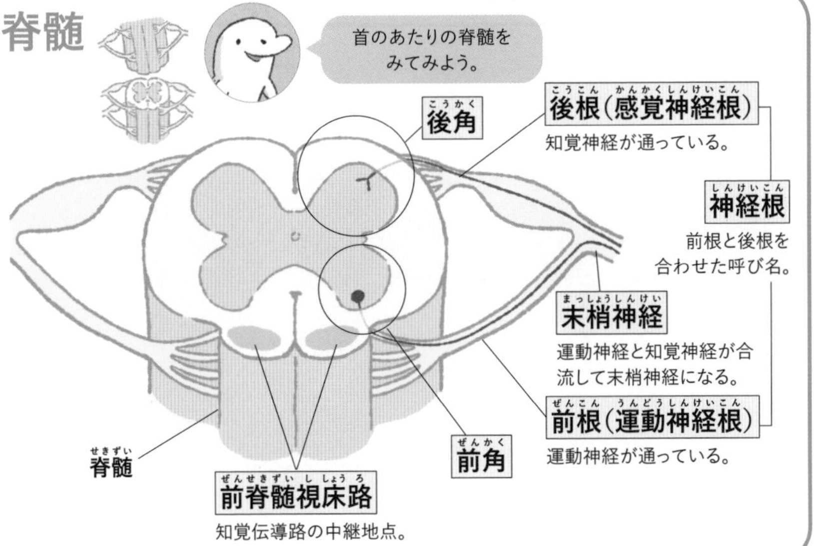
首のあたりの脊髄を
みてみよう。
後角《こうかく》
後根《こうこん》（感覚神経根《かんかくしんけいこん》）
知覚神経が通っている。
神経根《しんけいこん》
前根と後根を
合わせた呼び名。
末梢神経《まっしょうしんけい》
運動神経と知覚神経が合
流して末梢神経になる。
前根《ぜんこん》（運動神経根《うんどうしんけいこん》）
運動神経が通っている。
前角《ぜんかく》
脊髄《せきずい》
前脊髄視床路《ぜんせきずいししょうろ》
知覚伝導路の中継地点。

運動神経《うんどうしんけい》の経路《けいろ》

指《ゆび》を動《うご》かそうとするとき、脳《のう》から指《ゆび》までどう情報《じょうほう》を伝《つた》えるの？

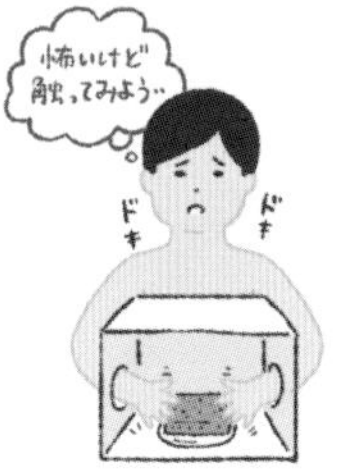
怖いけど
触ってみよう‥
ドキ
ドキ

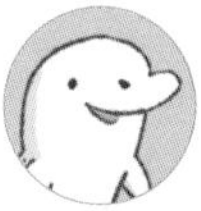

脳から指まで、
運動神経がどこを走るのかみてみよう。

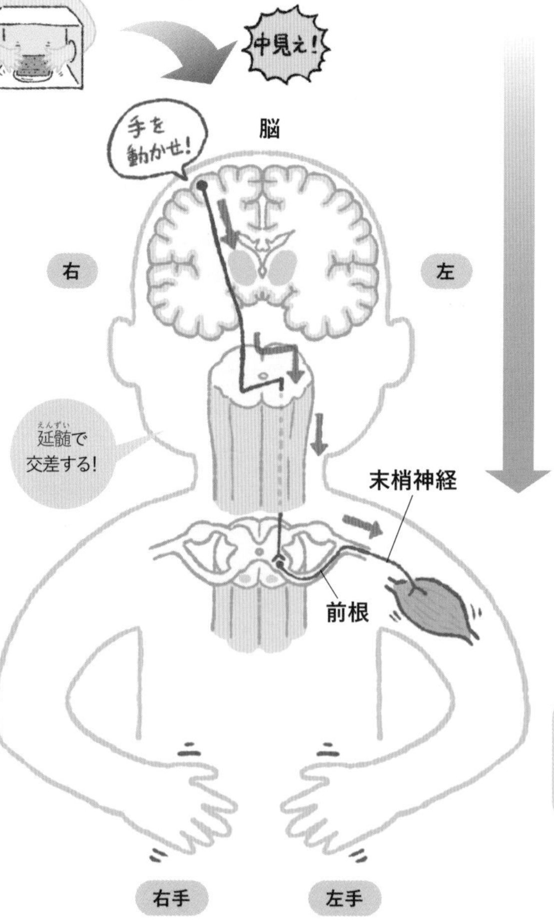
中見え!
手を
動かせ!
脳
右
左
延髄《えんずい》で
交差する!
末梢神経
前根
右手
左手

運動伝導路《うんどうでんどうろ》の流れ

❶脳から運動野《うんどうや》へ
命令を出す

❷延髄《えんずい》で反対側に
移動する

❸脊髄《せきずい》を通って
前根《ぜんこん》へ移動する

❹前根から末梢神経《まっしょうしんけい》を
通って筋肉を動かす

右の脳が
左の指を動かし、
左の脳が
右の指を動かすよ。

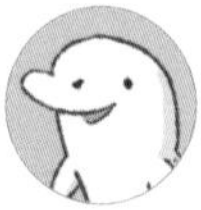

知覚神経《ちかくしんけい》の経路《けいろ》

指《ゆび》の感触《かんかく》は、脳《のう》まで
どういう経路《けいろ》で情報《じょうほう》が伝《つた》わるの？

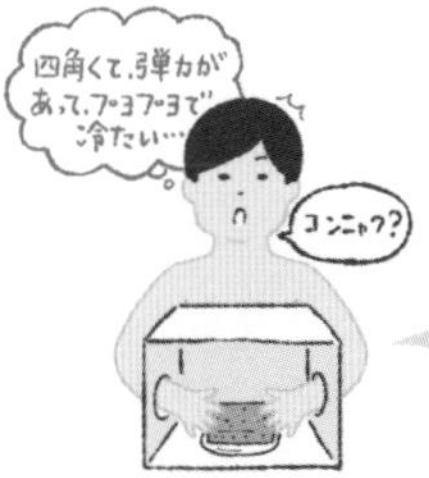

四角くて、弾力が
あって、ブヨブヨで
冷たい…
コンニャク？

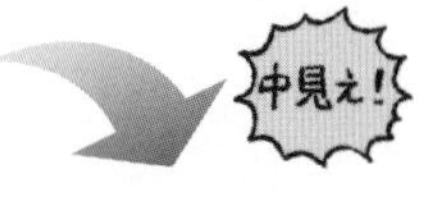

中見え！

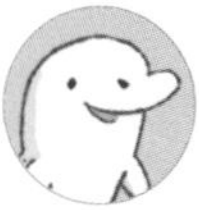

指から脳まで、
知覚神経がどこを走るのかみてみよう。

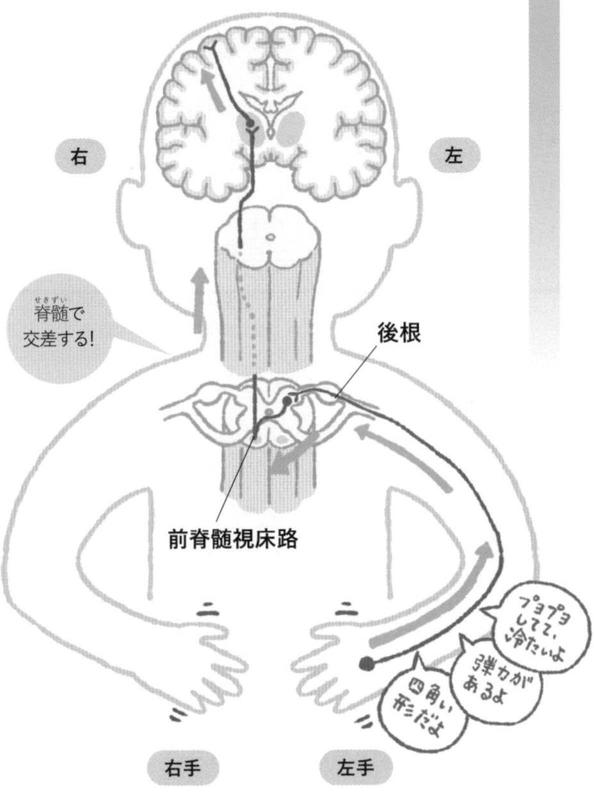

右
左
脊髄《せきずい》で
交差する！
後根
前脊髄視床路
プヨプヨ
してて、
冷たいよ
弾力が
あるよ
四角い
形だよ
右手
左手

知覚伝導路《ちかくでんどうろ》の流れ

❶指から末梢神経《まっしょうしんけい》へ
情報を伝達

❷末梢神経《まっしょうしんけい》から
後根《こうこん》へ移動する

❸後根《こうこん》から
前脊髄視床路《ぜんせきずいししょうろ》へ移動

❹前脊髄視床路《ぜんせきずいししょうろ》から
脳の視床《ししょう》へ移動

❺視床《ししょう》から
脳の感覚野《かんかくや》へ到達

運動と知覚は
神経細胞の向きが
逆だよ！

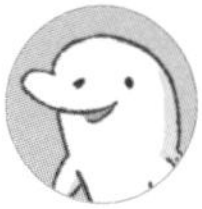

末梢神経《まっしょうしんけい》の直径《ちょっけい》と髄鞘《ずいしょう》の有無《うむ》の一覧《いちらん》

この表《ひょう》はなにを見《み》ればいいの？

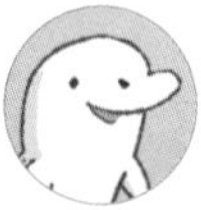

末梢神経の特徴を形から分類した表があるよ。

おさらい

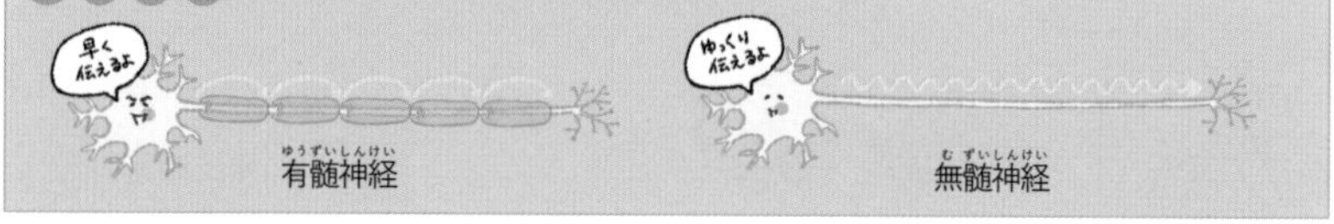

●**末梢神経線維の分類**

分類	種類	直径（μs）	伝導速度（m/s）	機能（例）
Aα	有髄	15（13〜22）	100（70〜120）	求心性（筋・腱）・遠心性（骨格筋）
Aβ	有髄	8（8〜13）	50（40〜70）	求心性（皮膚触圧覚）
Aγ	有髄	8（4〜8）	20（15〜40）	遠心性（錘内筋）
Aδ	有髄	3（1〜4）	15（5〜15）	求心性（皮膚温痛覚→体性痛） （痛みを伝える。一次痛）
B	有髄	3（1〜3）	7（3〜14）	自律性 （交感神経・副交感神経節前線維）
somatic C	無髄	0.5（0.2〜1.0）	1（0.2〜2）	自律性 （交感神経・副交感神経節後線維）
dorsal root C	無髄	0.5（<1）	1（0.5〜2）	求心性（皮膚温痛覚→内臓痛） （痛みや熱、科学的刺激、神経伝達物質などを伝える。二次痛）

有髄神経と無髄神経では伝導速度が違う！

末梢神経の太さの違いで機能している場所も変わる。

Memo

遠心性＝体の中心から末端にかけて感覚（力なども）が伝わること。運動神経
求心性＝体の末端から中心にかけて感覚（力なども）が伝わること。知覚神経
自律性＝自律神経

CHECK

■機能から神経を区別するのに対して、神経の形、すなわち太さや、有髄無髄の区別から神経を分類している。

表を見るポイント1 ➡ 神経の形は大きく7種類に分類される。

表を見るポイント2 ➡ それぞれがどのような形をしているのか。

表を見るポイント3 ➡ どんな機能を持っているのか。

自律神経《じりつしんけい》

自律神経《じりつしんけい》ってなに？

自律神経は主に
脊髄《せきずい》の前（おなか側）
を走っているよ。

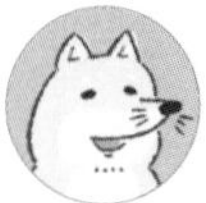

意識とは関係なく内臓や心臓の働きを操作する神経

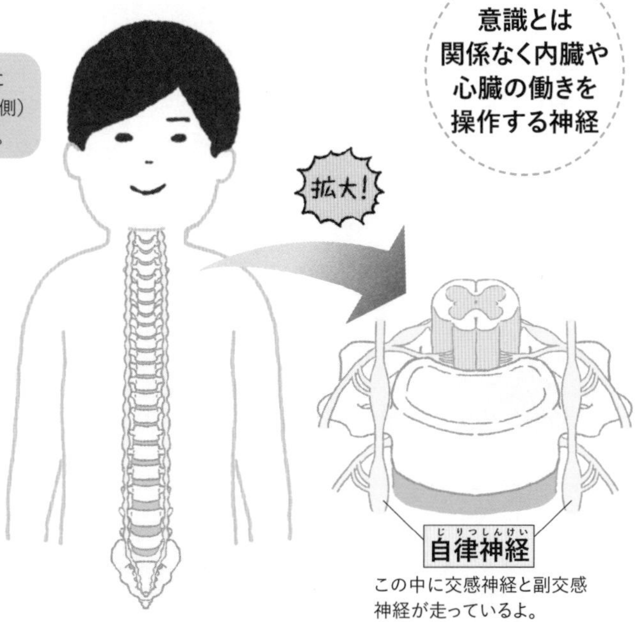
拡大！
自律神経《じりつしんけい》

この中に交感神経と副交感神経が走っているよ。

交感神経《こうかんしんけい》

敵に急に襲われたときに体が反応できるように準備するモード。

心臓がバクバクするときは危機から逃げるスタンバイをしている状態！

自律神経は心臓などの臓器の動きを調整しているので、臓器の近くを走っているのではないかと言われているよ。

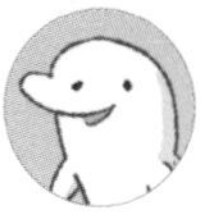

副交感神経《ふくこうかんしんけい》

危険が少なく体がリラックスできるモード。

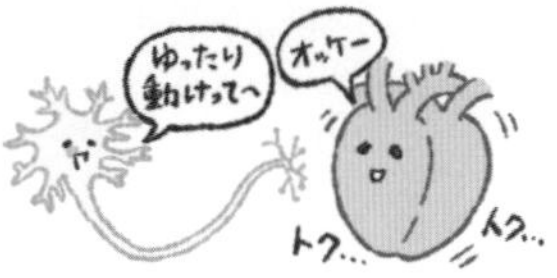
ゆったり動けって〜
オッケー
トク…
トク…

CHECK

■自律神経とは交感神経と副交感神経の総称。

交感神経 ➡ 体に無意識下に危険に対応できるよう準備をする態勢を取らせる。

副交感神経 ➡ 交感神経の真逆で、体に無意識下にリラックスする態勢を取らせる。

脊髄反射《せきずいはんしゃ》

反射《はんしゃ》ってなに?

緊急事態では脳を介さず、脊髄《せきずい》レベルで判断して体を動かす!

熱い!と脳に情報を伝えてから、
脳が指を動かすんだよね?
それだと火傷しちゃうからもっと早く
指を引っ込めないと危ないよ。

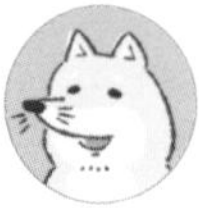

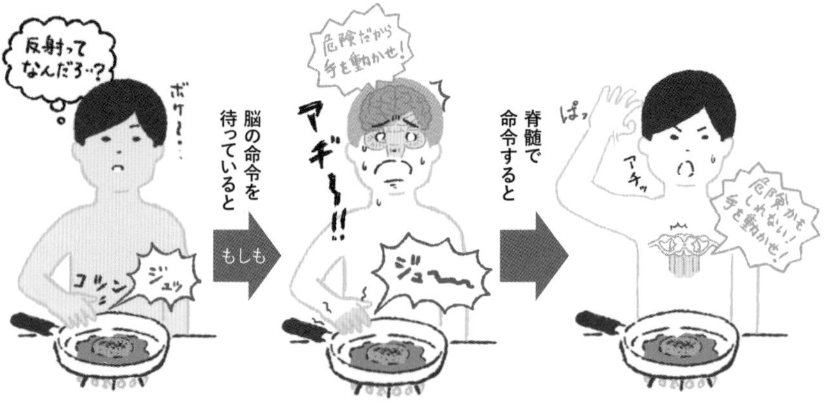
反射ってなんだろ…?
ボケ〜…
コツン
ジュッ
脳の命令を待っていると
もしも
危険だから手を動かせ!
アヂ〜!!
ジュ〜〜
脊髄で命令すると
ぱっ
アチッ
危険かもしれない!手を動かせ!

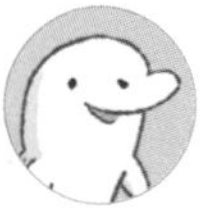

刺激に対する反応で意識されずに
起こるものを反射というよ。
反射にはいろいろな種類があるんだ。

CHECK

■反射とは一瞬で危険を避けるために脳でなく、脊髄レベルで体に反応させる対応のこと。

反射の種類 ➡ 反射中枢がどこにあるかによって大きく3種類に区別できる。

脊髄反射 ➡ 神経経路が脊髄内で完結するもの。伸張反射など。

延髄反射 ➡ 反射中枢として延髄が働く。くしゃみ、拍動など。

中脳反射 ➡ 反射中枢として中脳が関与する反射。姿勢の立ち直り反射など。

腱《けん》の伸張反射《しんちょうはんしゃ》

なんで膝《ひざ》の下《した》を叩《たた》くと、勝手《かって》に膝《ひざ》がぴーんと伸《の》びるの？

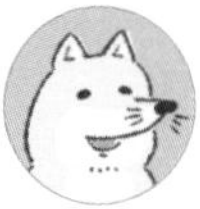

代表的な反射の種類を教えて。

アキレス腱《けん》や膝《ひざ》で起こる反射が有名だね。筋肉が急に引き伸ばされたときに筋肉が縮まることを伸張反射《しんちょうはんしゃ》というよ。その一つ、膝蓋腱反射《しつがいけんはんしゃ》をみてみよう。

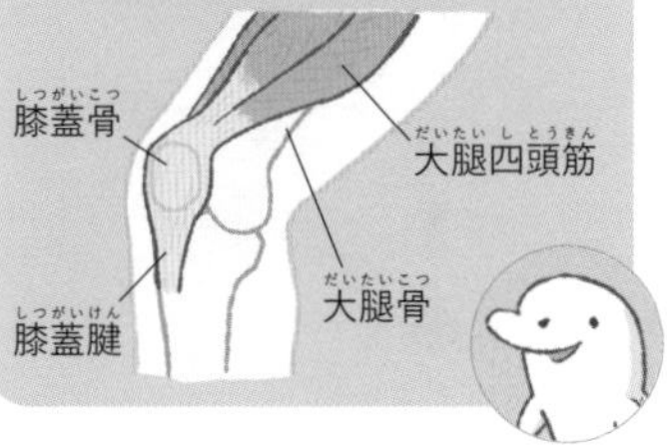

❶膝のお皿の下を叩く。

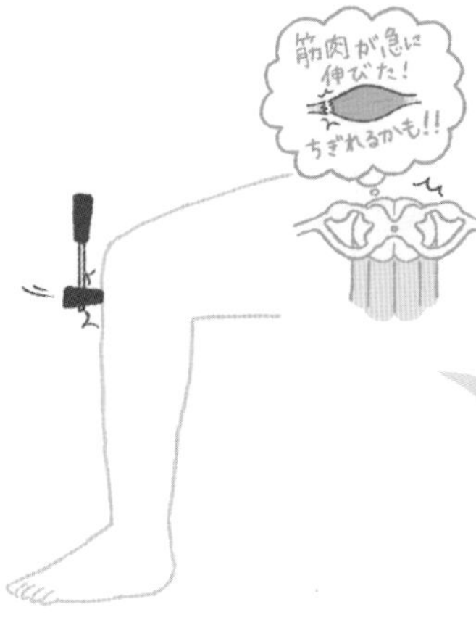

❷下腿《かたい》が跳ね上がる反射が起こる。

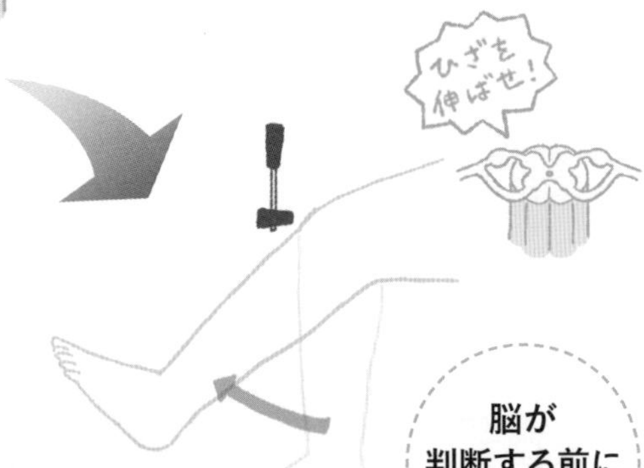

脳が判断する前に筋肉が動く！

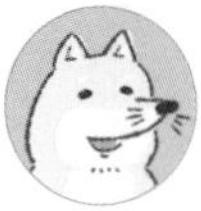

これも脳が判断する前に筋肉が動いているのか〜。

CHECK

■伸張反射は膝蓋腱反射、アキレス腱反射などが有名。

情報の流れ1 ➡ 腱が突然急に伸ばされると筋肉の中にある筋紡錘がそれを感知する。

情報の流れ2 ➡ 筋紡錘が感知した情報を末梢神経が脊髄神経に伝える。

情報の流れ3 ➡ 2の直後、脊髄神経はその対応策を体に発令して筋肉が動く。

伸張反射《しんちょうはんしゃ》と1a抑制《わんえーよくせい》

伸張反射《しんちょうはんしゃ》が起《お》こるとき、体《からだ》の中《なか》はどうなっているの？

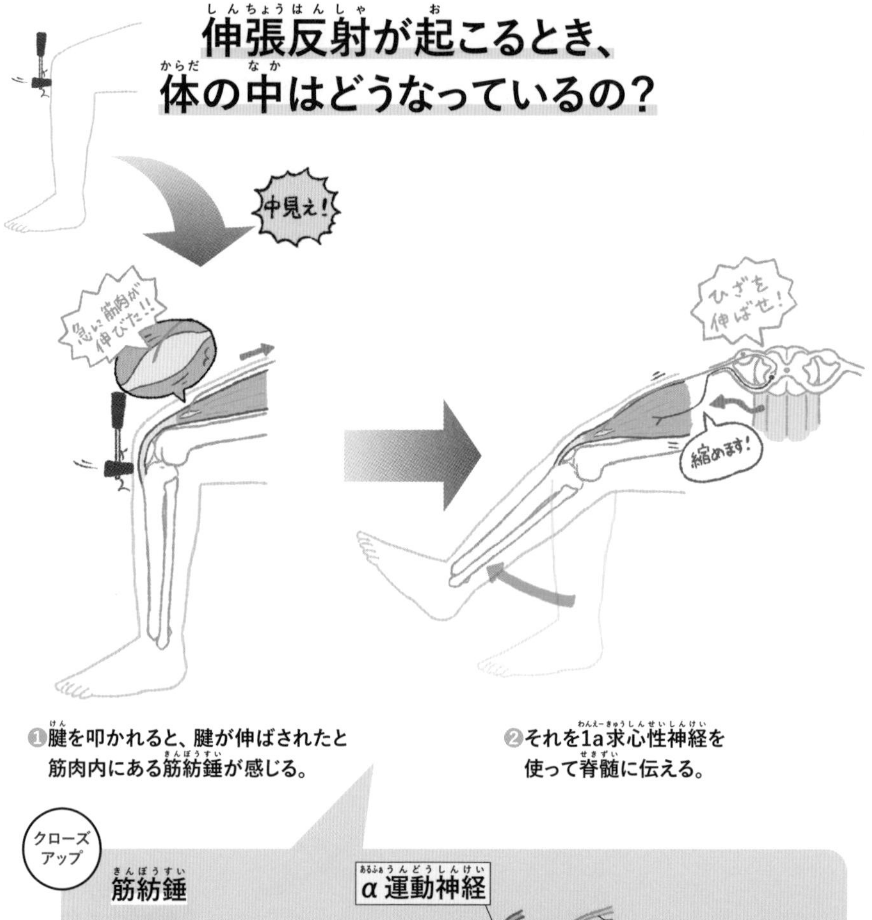
中見え！
急に筋肉が伸びた！！
ひざを伸ばせ！
縮めます！

❶腱《けん》を叩かれると、腱が伸ばされたと筋肉内にある筋紡錘《きんぼうすい》が感じる。

❷それを1a求心性神経《わんえーきゅうしんせいしんけい》を使って脊髄《せきずい》に伝える。

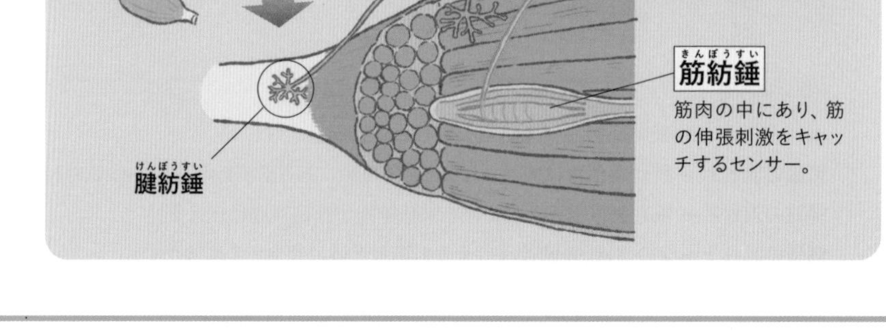
クローズアップ
筋紡錘《きんぼうすい》
α運動神経《あるふぁうんどうしんけい》
1a求心性神経《わんえーきゅうしんせいしんけい》
筋紡錘《きんぼうすい》
筋肉の中にあり、筋の伸張刺激をキャッチするセンサー。
腱紡錘《けんぼうすい》

急な
筋肉の収縮時に
その筋肉の拮抗筋
をゆるめるのが
1a抑制！

おさらい

拮抗筋《きっこうきん》

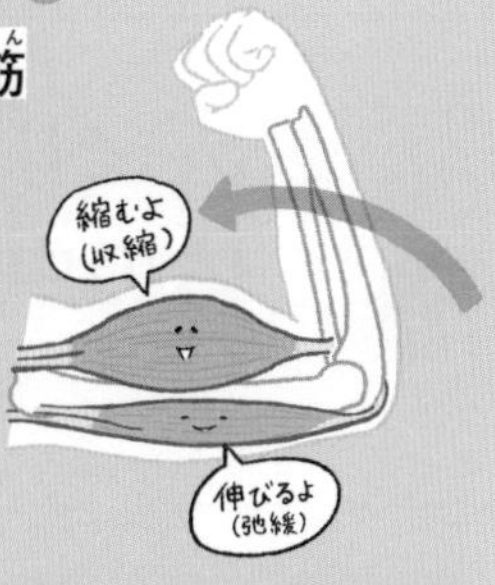

縮むよ（収縮）
伸びるよ（弛緩）

関節の曲げ伸ばしは1つの筋肉ではできない。必ず拮抗し合う筋肉がある。

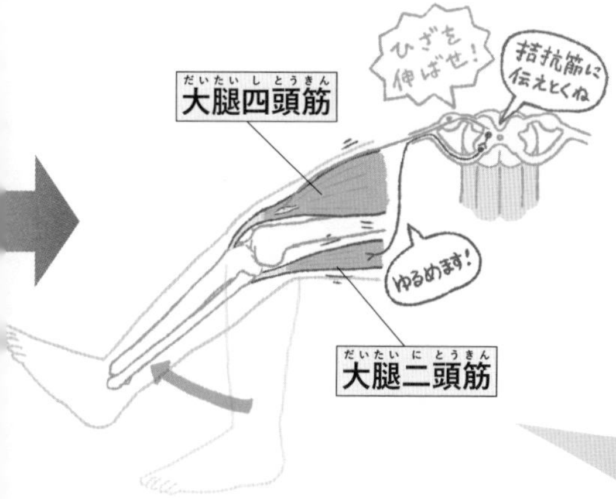

ひざを伸ばせ！
拮抗筋に伝えとくね
大腿四頭筋《だいたいしとうきん》
ゆるめます！
大腿二頭筋《だいたいにとうきん》

❸脊髄はα運動神経《あるふぁうんどうしんけい》を通じて
大腿四頭筋《だいたいしとうきん》を収縮させる。

伸張反射が起きるときに
必ずセットで起こる1a抑制

❶大腿四頭筋が収縮する。

❷それを1a求心性神経を
使って脊髄に知らせる。

❸脊髄からα運動神経を通じて
大腿二頭筋を弛緩させる。

この①〜③の流れを伸張反射というよ。

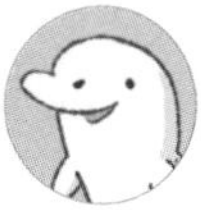

CHECK

■急な腱の伸長では伸張反射、1a抑制反射が起きる。メカニズムは次の通り。

伸張反射のメカニズム1 ➡ 腱が急に伸ばされたことを筋肉内にある筋紡錘が察知する。

伸張反射のメカニズム2 ➡ 筋紡錘の情報を、1a求心性神経を通じて脊髄神経に伝達する。

伸張反射のメカニズム3 ➡ 脊髄神経はα運動神経を通じて大腿四頭筋を収縮させる。

1a抑制 ➡ 脊髄神経は3と同時に、大腿二頭筋（大腿四頭筋の拮抗筋）を弛緩させる。

1b抑制《わんびーよくせい》

ゆっくりと筋肉《きんにく》が伸《の》びるときは体《からだ》の中《なか》はどうなっているの？

1b抑制とはストレッチ体操のように
ゆっくり筋を伸ばす運動で起こるよ。

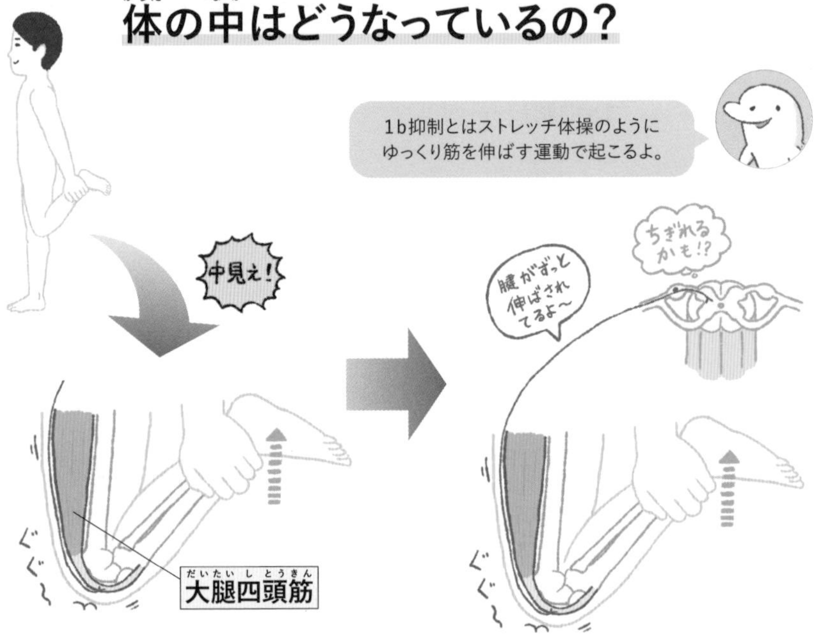

❶腱《けん》が伸ばされたと、腱内にある
ゴルジ腱器官（腱紡錘《けんぼうすい》）が感じる。

❷それを1b求心性神経《わんびーきゅうしんせいしんけい》を
使って脊髄《せきずい》に伝える。

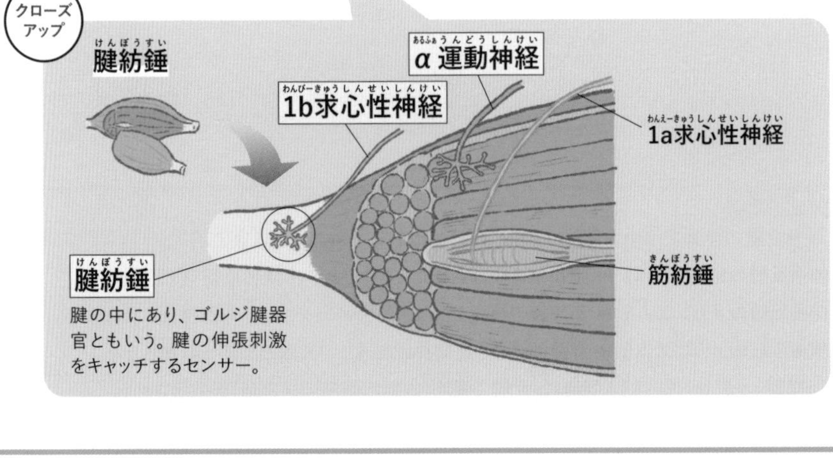

腱の中にあり、ゴルジ腱器官ともいう。腱の伸張刺激をキャッチするセンサー。

筋肉が
伸ばされ続けたとき、
腱紡錘《けんぼうすい》の興奮を伝え、
筋肉をゆるめるのが
1b抑制！

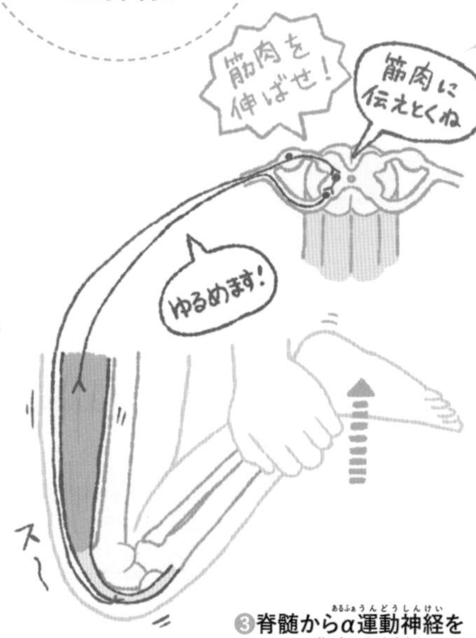
筋肉を伸ばせ！
筋肉に伝えとくね
ゆるめます！
ス〜

1b求心性神経から介在神経を介して、α運動神経に情報を伝える。この神経細胞は脊髄の中にいていろいろな情報伝達に関わっているんだ。

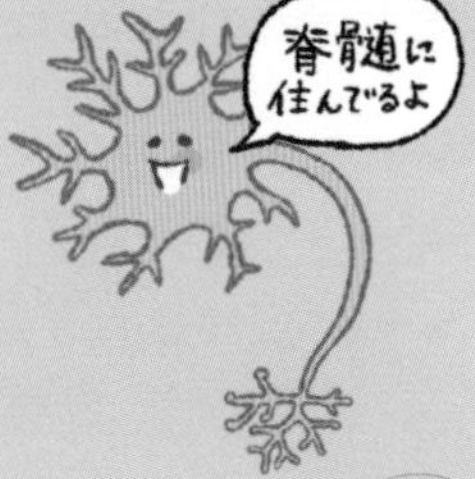
脊髄に住んでるよ

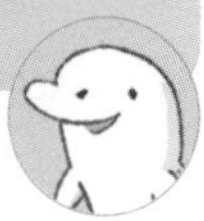

❸脊髄からα運動神経《あるふぁうんどうしんけい》を通じて大腿四頭筋《だいたいしとうきん》を弛緩させる。

運動前野《うんどうぜんや》ストレッチは
急激に筋を伸ばすと
伸張反射《しんちょうはんしゃ》が起こっちゃうから
1b抑制が働くように
ゆっくりを意識してみよう。

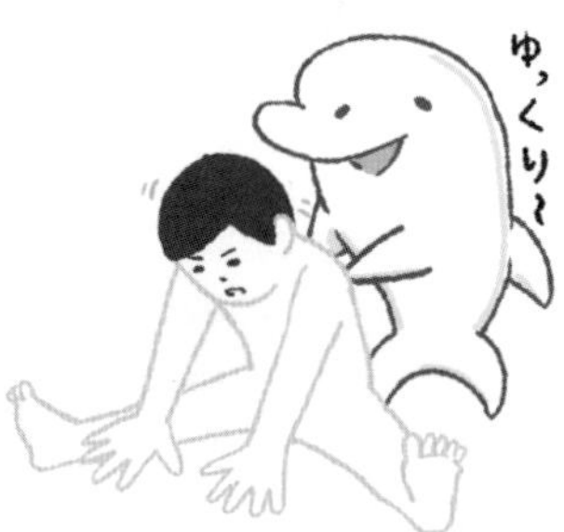
ゆっくり〜

①〜③の流れが
1b抑制というんだね。

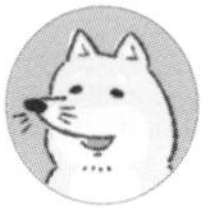

CHECK

■ゆっくりとした腱のストレッチなどでは1b抑制が起こる。メカニズムは次の通り。

1b抑制のメカニズム1 ➡ 腱がゆっくり伸ばされることを腱内の腱紡錘が察知する。

1b抑制のメカニズム2 ➡ 腱紡錘の情報を1b求心性神経を通じて脊髄神経に伝達する。

1b抑制のメカニズム3 ➡ 脊髄神経はα運動神経を通じて大腿四頭筋を弛緩させる。

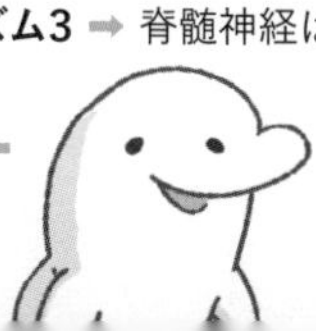

次から疾患をみていこう。

疾患 神経障害《しんけいしょうがい》

■末梢神経《まっしょうしんけい》は押しつぶされたり切れたりと様々に損傷される。その損傷を重症度で分類したのが、セドンの分類とサンダーランドの分類である。それぞれ3段階と5段階に分類している。軸索《じくさく》の損傷の有無がポイントで、軽症ではその周囲の髄鞘《ずいしょう》(ミエリン鞘《しょう》)のみが損傷される。重度では軸索も損傷される。さらに重症では神経内膜《しんけいないまく》、神経周膜《しんけいしゅうまく》、神経外膜《しんけいがいまく》が順に損傷される。

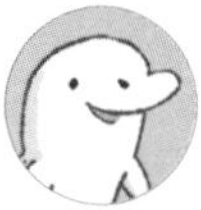

ケガなどをしたとき、神経が障害を受けると情報伝達に支障が出る。
神経が切れた場合は、回復するときとしない時があり、ダメージの
度合いで回復の仕方は様々。ここでは2つの重症度分類をみてみよう。

セドンの分類 セドンの分類《ぶんるい》ってなに?

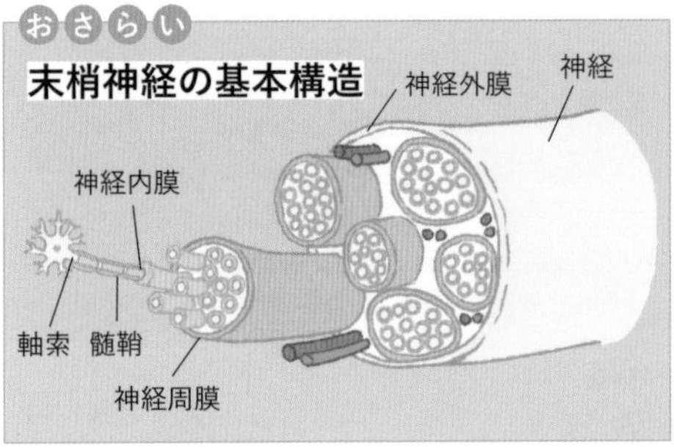

●神経を簡単に表した図

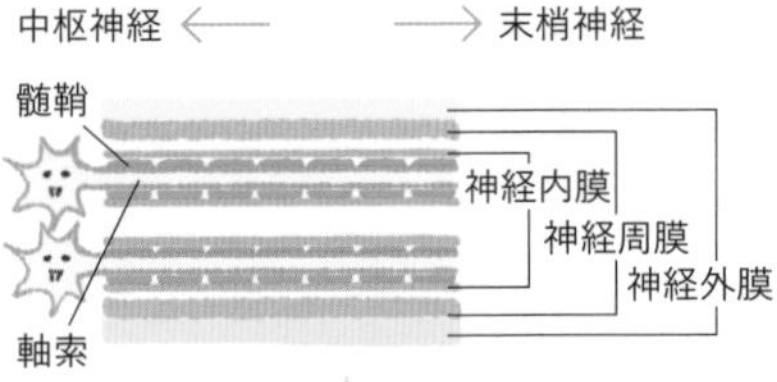

神経の中央にいくほど
損傷を受けやすい!

●ニューラプラクシア
(自然回復)

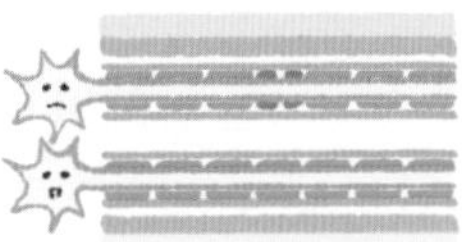

髄鞘の損傷。
一時的な神経伝導障害。
Waller (ワーラー) 変性なし

●アクソノトメーシス
(一部自然回復)

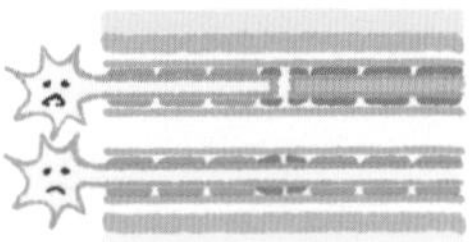

軸索と髄鞘の断裂。
Waller (ワーラー) 変性あり

●ニューロトメーシス
(自然回復なし)

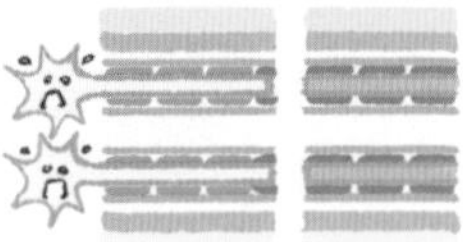

神経全体の断裂。
Waller (ワーラー) 変性あり

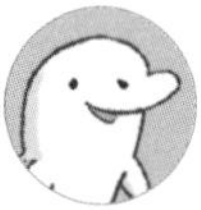

Waller (ワーラー) 変性とは、損傷した軸索などの
損傷部分が変性して (腐って) しまうことだよ。

サンダーランドの分類

サンダーランドの分類《ぶんるい》ってなに?

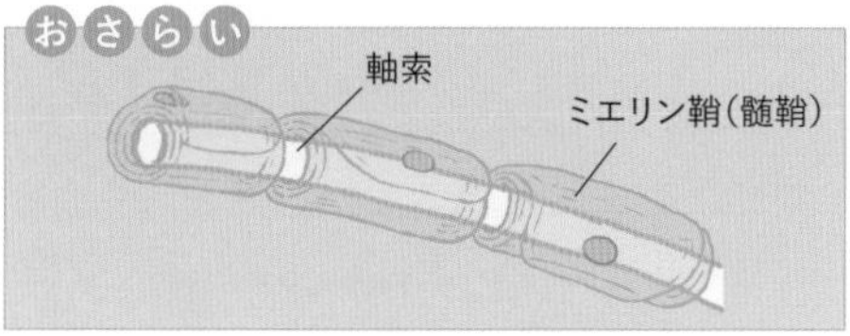

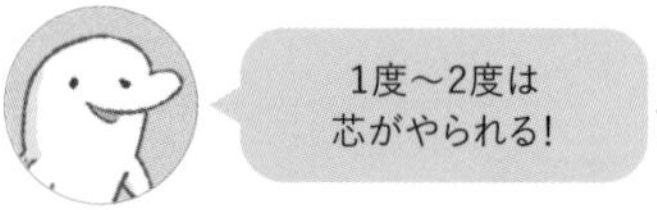

●1度(セドンの分類:ニューラプラクシア)

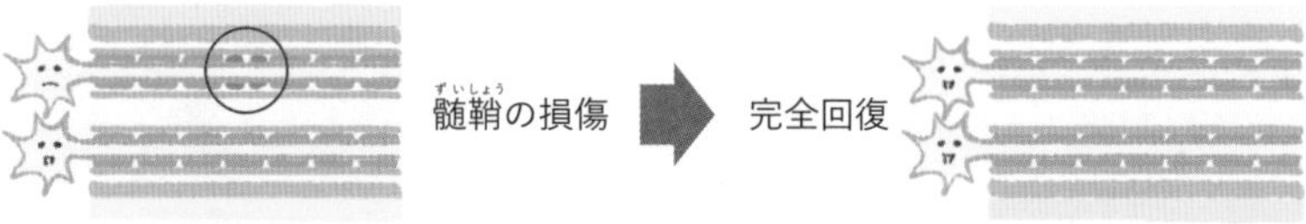

●2度(セドンの分類:アクソノトメーシス)

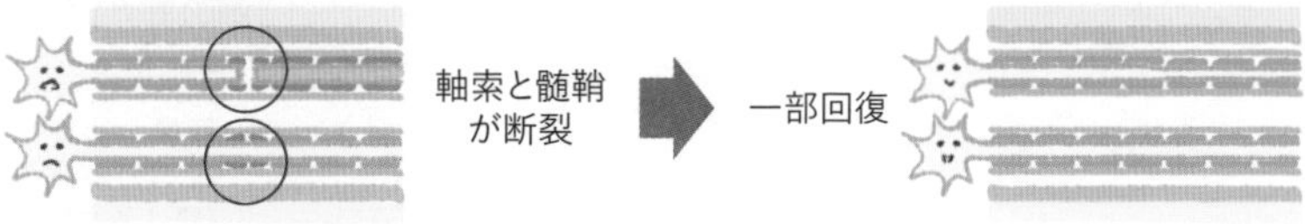

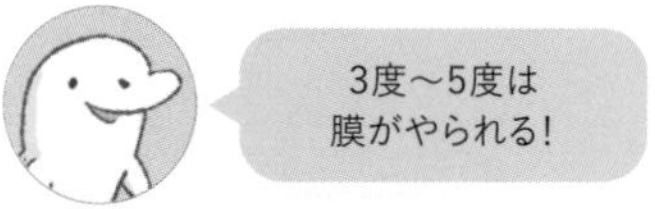

●3度

●4度

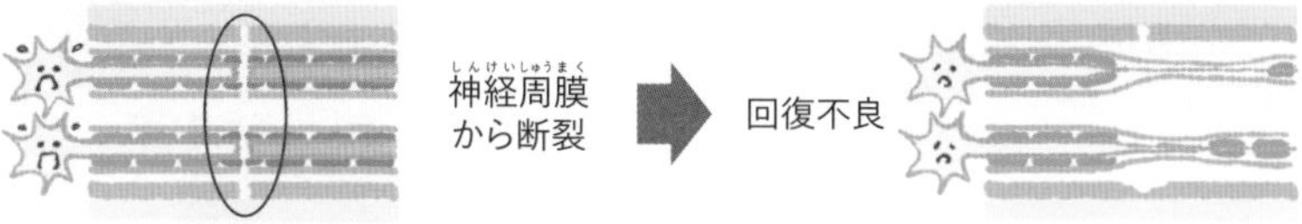

●5度(セドンの分類:ニューロトメーシス)

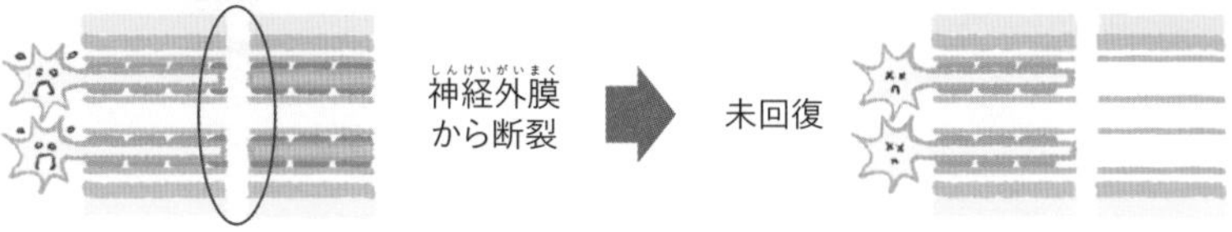

骨折や脱臼のときに起こる神経損傷

どんなときにどこの神経《しんけい》が傷《きず》つくの?

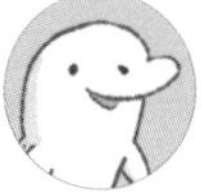

骨折や脱臼をしたとき、折れたり外れたりした骨が
神経を損傷する場合がある。生じやすい場所をみてみよう。

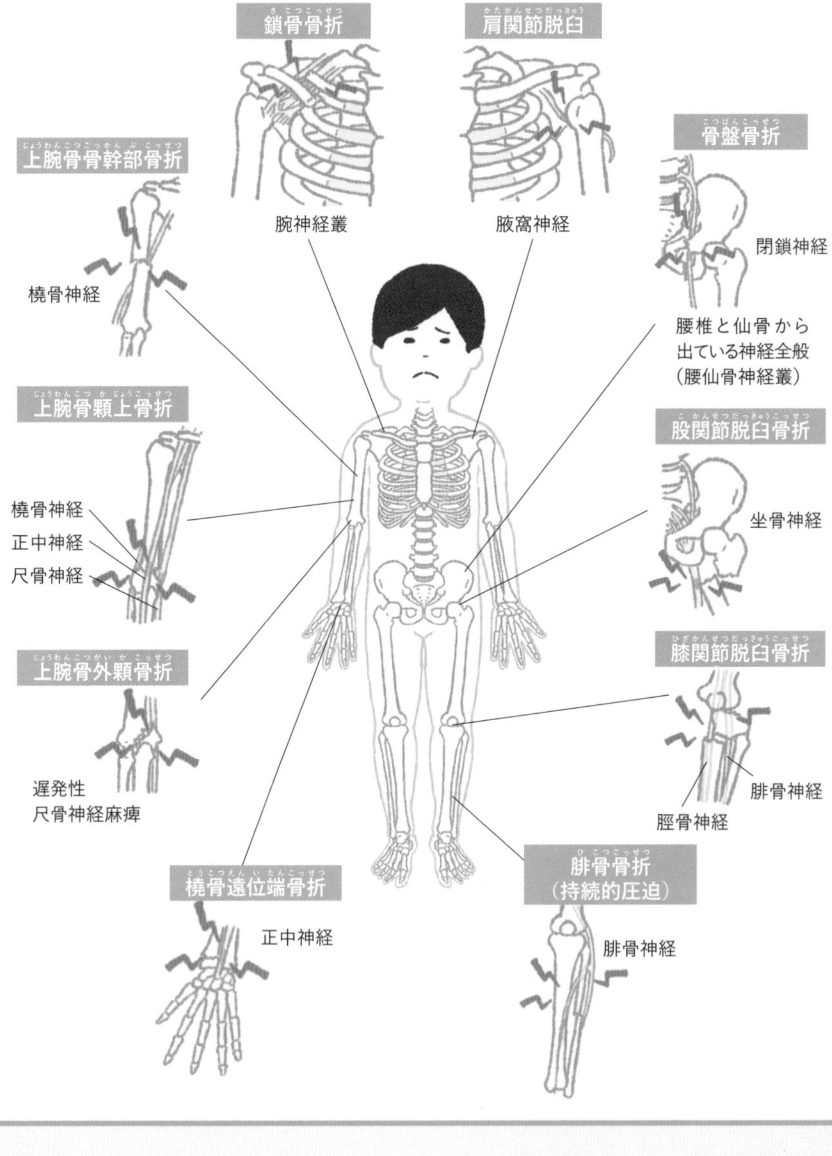

神経の絞扼性障害

ケガをしなくても神経《しんけい》は障害《しょうがい》されるの？

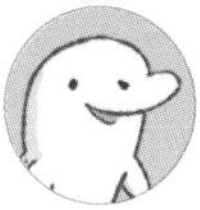

骨の角や、厚くなった靭帯などで神経が絞めつけられて
障害が起きる場合がある。生じやすい場所をみてみよう。

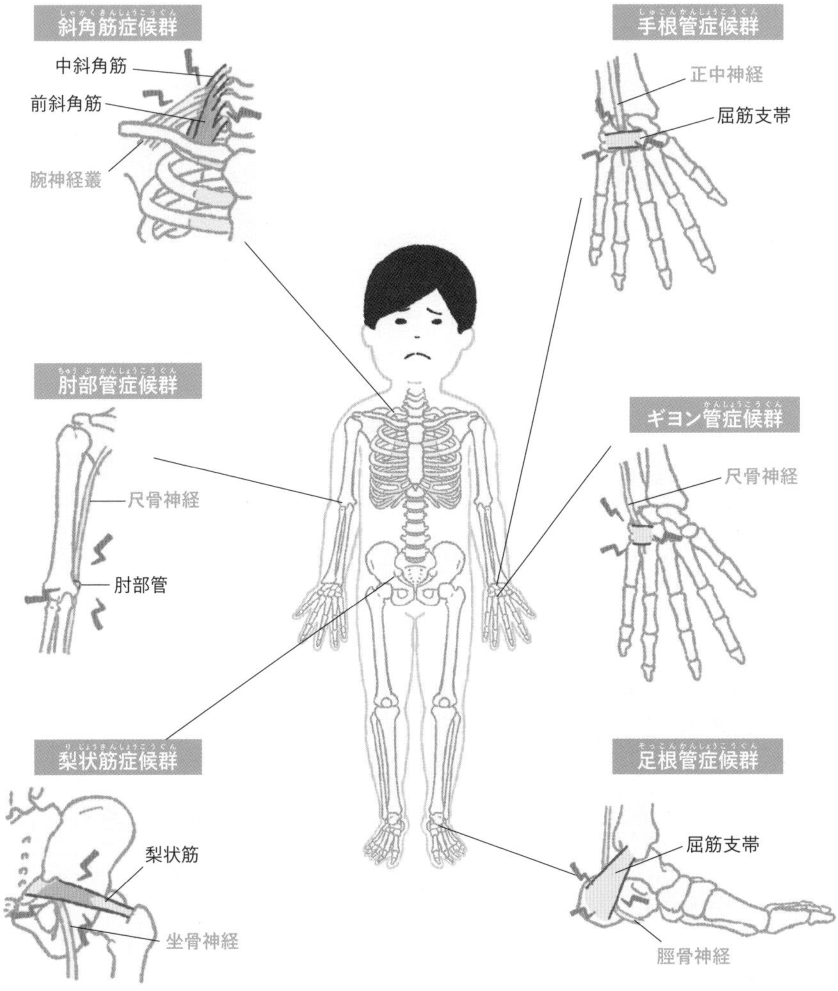

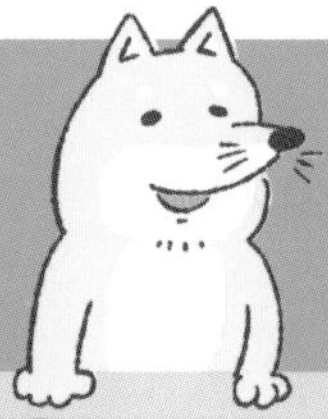

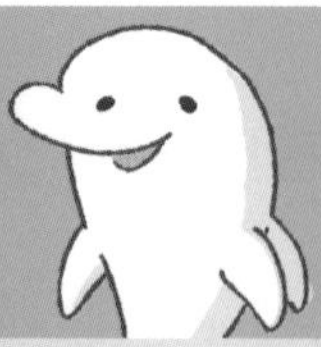

そもそもなんで？

教えて！ 菅本先生！

指の二点識別覚とはどういうもの？　指以外にもあるの？

二点識別覚とは

体の一部を2か所同時に触れられたときに、それが2点であるということを感じる感覚のことをいいます。人間の指では最小で2～3㎜の幅まで感じることができるのですが、背中では2～3㎝の幅がないと2点ということが感じられません。

人はたくさん記憶ができるし、物忘れもする。脳はどうやって記憶をしているの？

記憶のメカニズムの謎

脳全体には1000億個の神経細胞があるといわれています。各神経細胞には樹状突起や軸索があり、お互いが複雑なニューロンネットワークを作ってつながりあっています。このネットワークにため込んでいるのが記憶だといわれています。

運動神経がいいとか悪いとかいうけど、どこがどう違うの？

運動神経に個人差はない

運動神経とは、脳と筋肉をつなぐ神経そのもののこと。神経そのものに個人差はありません。運動能力を表す意味での運動神経とは瞬発力、持久力、リズム感、動作を学習する能力、バランス感覚などを指していて、その中心的役割を果たしているのは脳ということになります。ですので、「運動神経がいい」とは、脳の司令で迅速に筋肉を動かせる状態のことをいいます。

病院で手足のしびれに対して処方されるビタミンB_{12}にはどういう効果があるの？

神経のダメージを修復

しびれは神経がダメージを受けて起きると考えられています。活性型ビタミンB_{12}にはダメージを受けてしまった末梢神経を修復する働きがあります。末梢神経はタンパク質とリン脂質でできていて、活性型ビタミンB_{12}はそれらの合成を促進し、ダメージを修復します。

CHAPTER 2 脊椎

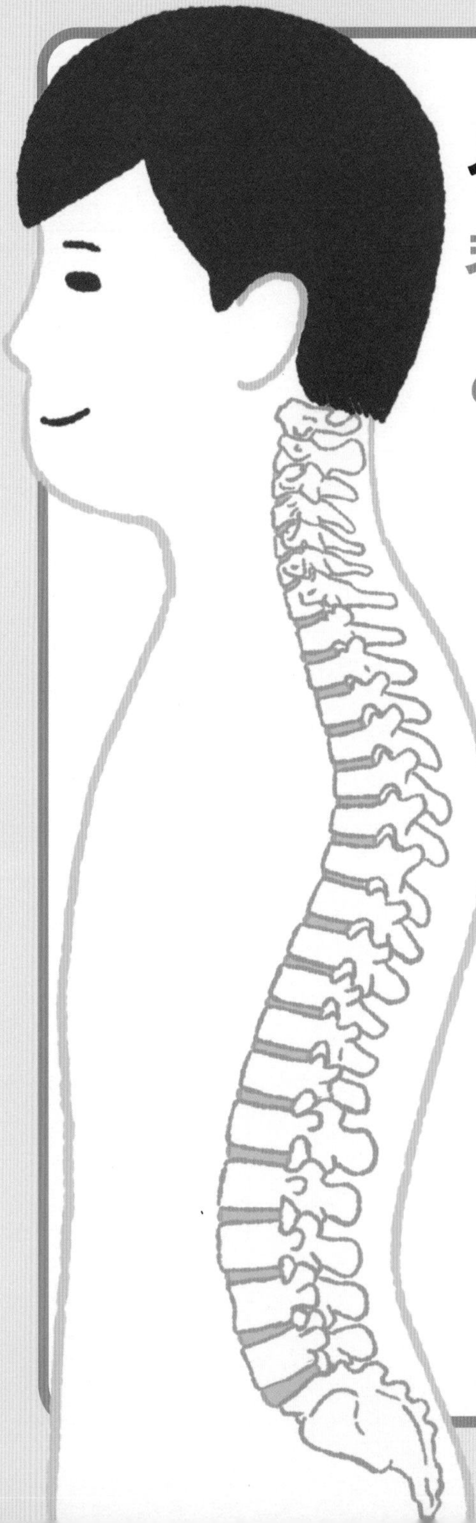

そもそも
脊椎って
どんなもの？

なぜ胴体
はこんなに
曲げ伸ばし
できるの？

どうやって
重い体重を
支えて
いるの？

神経は
どこを通って
いるの？

脊椎総論

脊椎は場所によって役割が違う。
その役割を果たすために
どんな形である必要があり、
どんな構造になっているのか
脊椎に共通する点をみていこう。

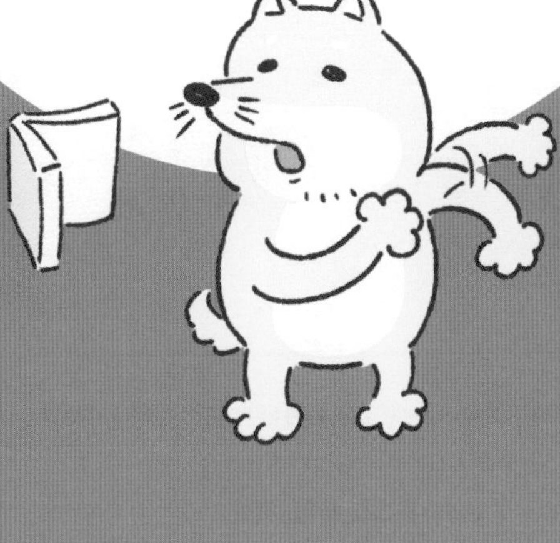

脊椎骨《せきついこつ》

脊椎骨《せきついこつ》はどのように分類《ぶんるい》されている?

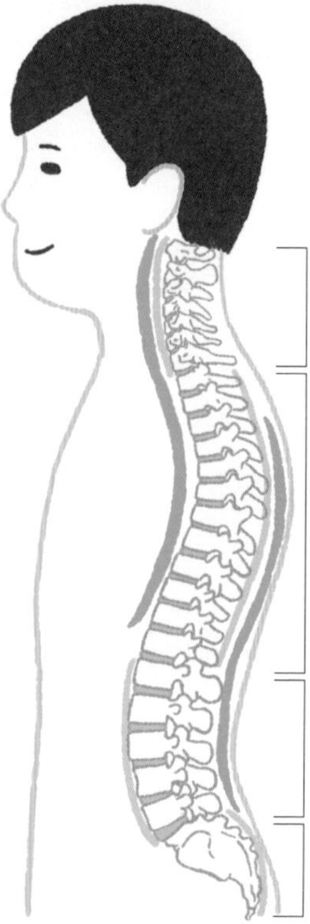

背骨は脊椎骨といって頸椎、胸椎、腰椎、仙椎の合計25個の骨からできている!

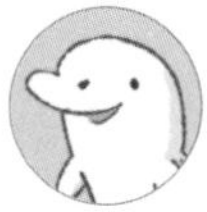

脊椎は頸椎・胸椎・腰椎・仙椎の4つに分類される

そもそもQ&A

なんで脊椎骨はカーブしている?

人間は進化の過程で脊椎の並びを変化させてきた。二足歩行になる際に、骨盤が起き上がってくるのを脊椎骨が補おうとしてS字に変形したといわれている。

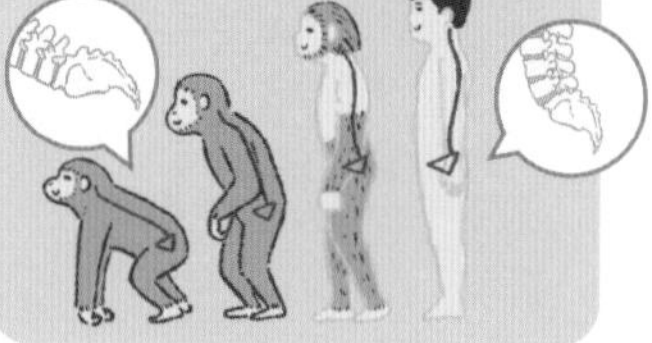

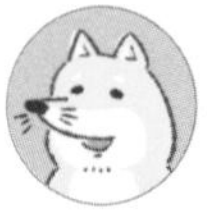

横からみるとダブルSの形をしているね。

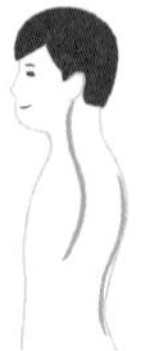

CHECK

■ 脊椎骨は7個の頸椎、12個の胸椎、5個の腰椎、1個の仙椎よりできている。

脊椎骨 ➡ 横からみるとダブルSの形をしている。

前弯 ➡ 体の前方にカーブしていること。頸椎、腰椎。

後弯 ➡ 体の後方にカーブしていること。胸椎、仙椎。

脊椎骨《せきついこつ》の基本構造《きほんこうぞう》

脊椎骨《せきついこつ》はどんな形《かたち》をしているの？

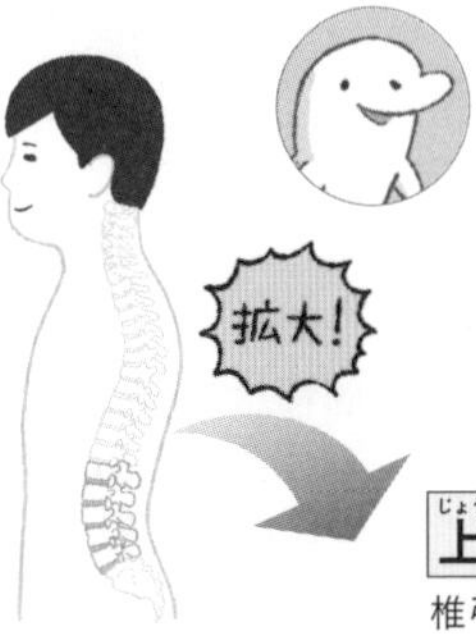

脊椎骨の役割は①体を支える、②体の曲げ伸ばしをする、③脊髄を守ること。まずはそのためにどんな骨の形をしていなければいけないのか、腰椎の骨でみてみよう。

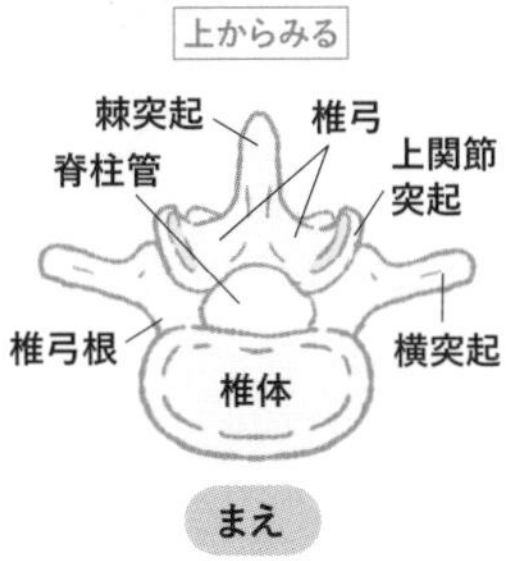

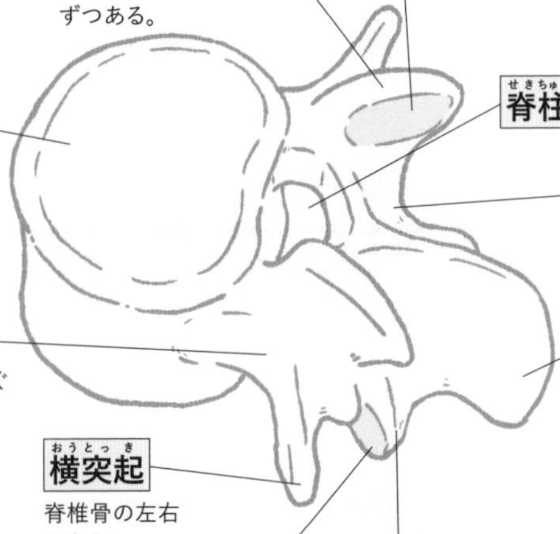

上関節突起《じょうかんせつとっき》
椎弓の根元から上に向かって伸びる骨。椎体の左右に一つずつある。

椎体《ついたい》
円柱形をして体重を受けている。

脊柱管《せきちゅうかん》
脊髄が通るための穴。

椎弓《ついきゅう》
脊柱管の後ろを覆う骨。

椎弓根《ついきゅうこん》
椎体と椎弓をつなぐ橋のような部分。

棘突起《きょくとっき》
脊椎骨の後ろにあり、靭帯がくっつく場所。

横突起《おうとっき》
脊椎骨の左右にある。

下関節突起《かかんせつとっき》
椎弓の根元から下に向かって伸びる骨。椎体の左右に一つずつある。

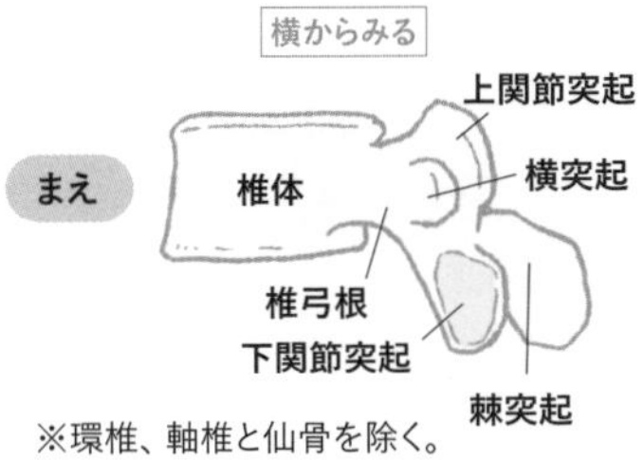

※環椎、軸椎と仙骨を除く。

棘突起は恐竜の背びれの名残だよ。

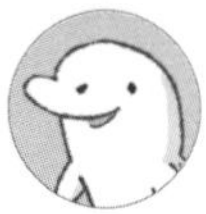

椎間板《ついかんばん》の基本構造《きほんこうぞう》

椎間板《ついかんばん》はなんのために、どんな構造《こうぞう》になっている？

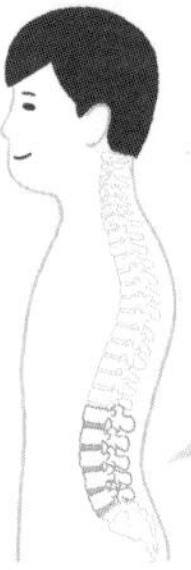

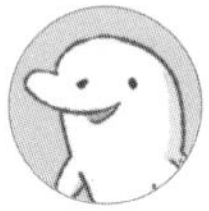

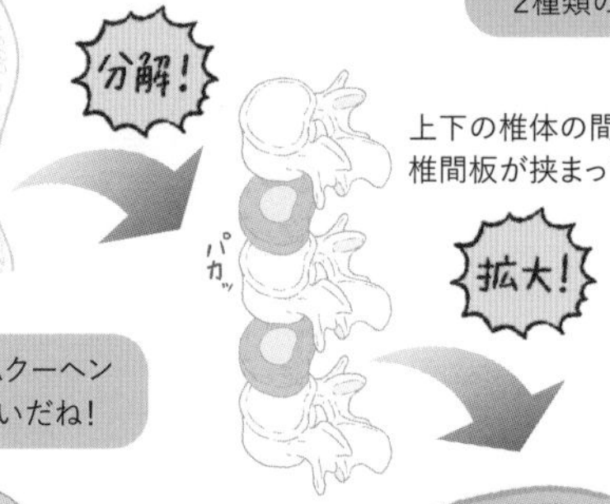

上下の椎体の間に
椎間板が挟まっている。

**椎間板は伸びたり
縮んだりできる。
これが背骨の
曲げ伸ばしができる
メカニズム！**

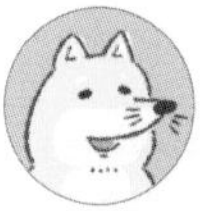

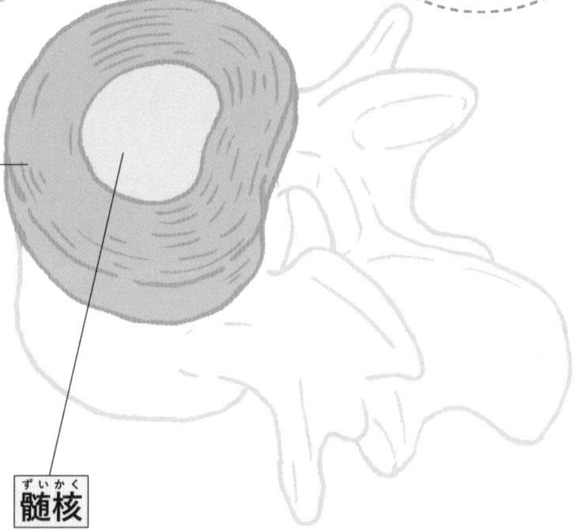

線維輪《せんいりん》

周囲にはコラーゲン線維の
軟骨が層を作っている。
柔軟性があり伸び縮みする。

髄核《ずいかく》

線維輪よりやや硬めの軟骨。
椎間板の中央にあり、80%は水分、その他は
コラーゲンとプロテオグリカンからできている。

椎間板《ついかんばん》
**例えるなら
まんじゅう**

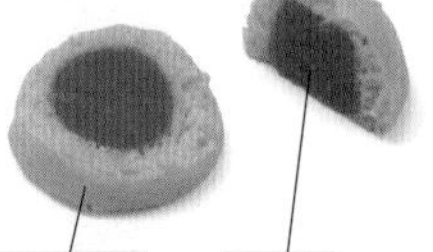

CHECK

■椎間板は弾力性のある、髄核と線維輪という2種類の軟骨でできている。

椎間板の役割 ➡ 体重を支えること、脊椎の動きに柔軟性を与えること。

髄核 ➡ 椎間板の中央にあり、周囲には線維輪がある。

線維輪 ➡ 髄核を包むように層を作っている。髄核より柔軟性がある。

椎間関節《ついかんかんせつ》

脊椎《せきつい》の骨《ほね》はどうやって体重《たいじゅう》を支《ささ》えているの？

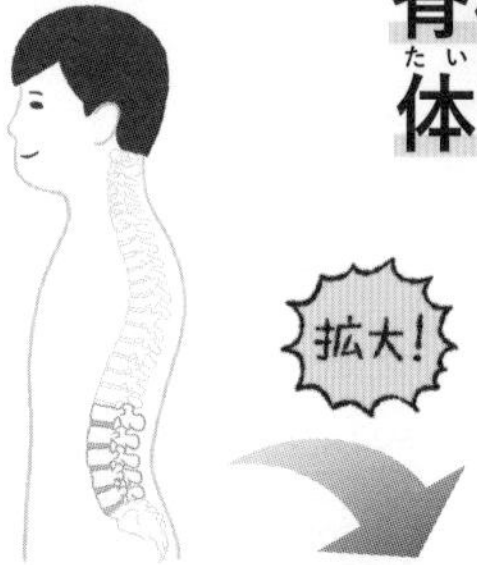

前の体重を
①椎体と椎間板で
後ろの体重を
②③椎間関節で
支えている!

①椎体《ついたい》と椎間板《ついかんばん》
上下の脊椎骨の間に挟まり
クッションのような役割をする。

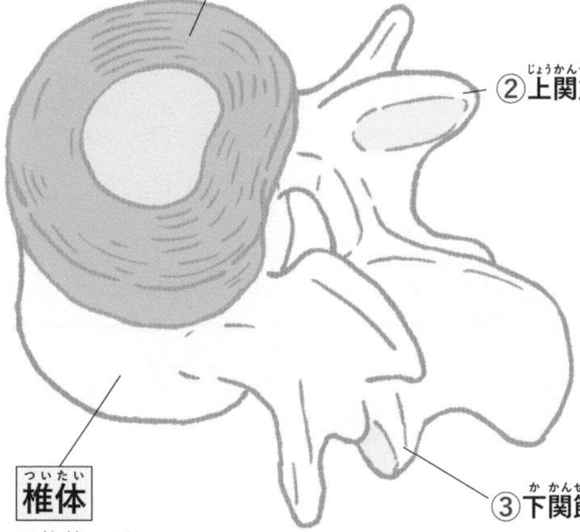

②上関節突起《じょうかんせつとっき》

椎間関節《ついかんかんせつ》
上関節突起と下関節突起が連結している部分を椎間関節と呼び、体重の負荷を分散させている。

③下関節突起《かかんせつとっき》

椎体《ついたい》
円柱状の形で
体重を受ける。

もし椎間板が線維輪だけでできていたら潰れていたかも…!
だから髄核はちょっと硬くないとダメで、芯の役割をしていたんだね。

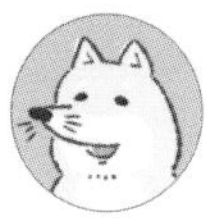

CHECK

■脊椎は、次の3点で体重を支えている。

椎体（椎間板） ➡ 平らな形の椎体で体重の負荷を受ける。椎間板はクッションの役割。

上関節突起 ➡ 一つ上の椎骨が持つ下関節突起と関節を作る。

下関節突起 ➡ 一つ下の椎骨が持つ上関節突起と関節を作る。

椎間板《ついかんばん》と椎間関節《ついかんかんせつ》の動《うご》き

脊椎骨《せきついこつ》はどうやって
体《からだ》の曲《ま》げ伸《の》ばしをしているの？

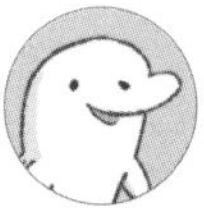

体の曲げ伸ばしで重要なのは椎間板と
骨の形と筋肉。それぞれを順番にみていこう。

POINT
1 椎間板

椎間板は柔らかくて伸び縮みするので、
脊椎の曲げ伸ばしの邪魔にならない。

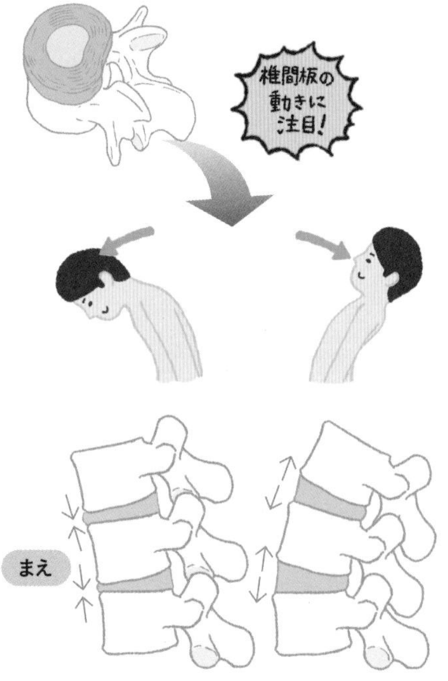

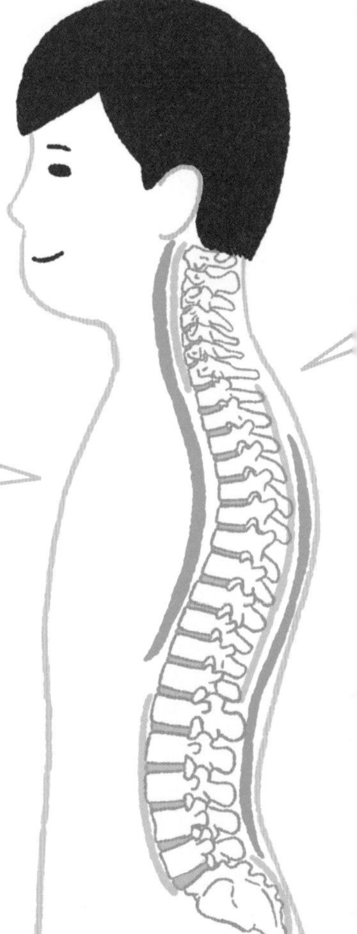

POINT

2 骨の形

頸椎《けいつい》

回旋《かいせん》と前後屈《ぜんこうくつ》をしやすい形になっている。

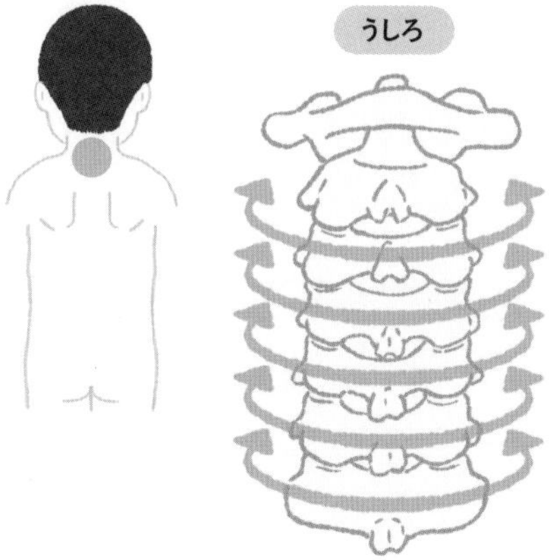

頸椎《けいつい》の動《うご》き

例えるなら

平皿

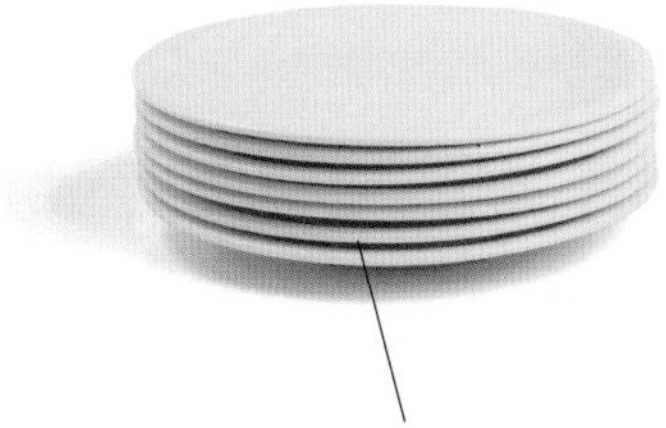

平らなので
回旋しやすい

腰椎《ようつい》

「前後屈だけ」しやすい形になっている。

腰椎《ようつい》の椎間関節《ついかんかんせつ》

例えるなら

アイスのコーン

骨がはめ込まれ
て上下方向のみ
に動きやすい。

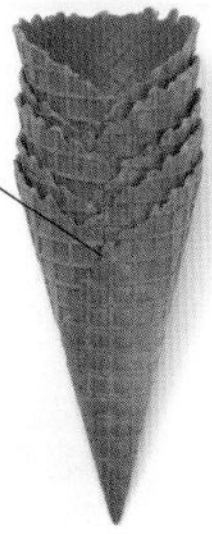

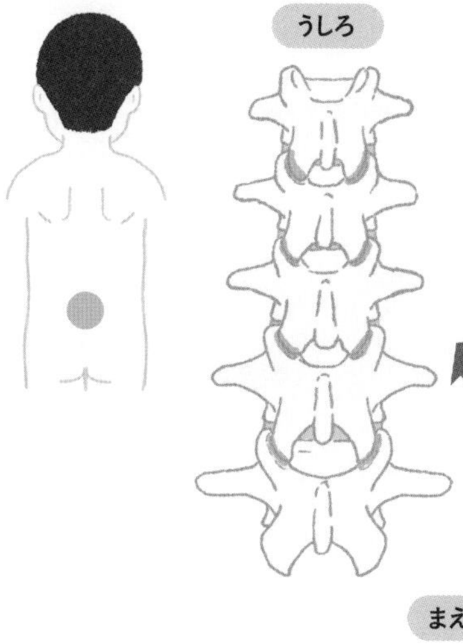

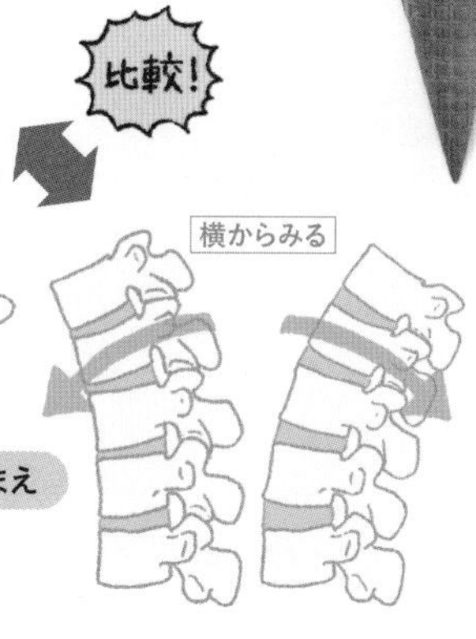

脊椎《せきつい》に関係《かんけい》する筋肉《きんにく》

脊椎全体《せきついぜんたい》を動《うご》かす筋肉《きんにく》はどれ？

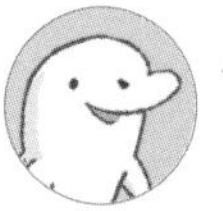

脊椎には頚椎・胸椎・腰椎を個別に動かす筋肉と、
脊椎全体の曲げ伸ばしに関わる筋肉があるよ。
ここでは脊椎全体に関わる筋肉をみていこう。

うしろ

回旋筋《かいせんきん》

背骨を回す筋肉。短回旋筋と長回旋筋の総称。

多裂筋《たれつきん》

背骨の曲げ伸ばしに関わる筋肉。

脊柱起立筋群《せきちゅうきりつきんぐん》

腰を反ったり体を傾ける筋肉。棘筋、最長筋、腸肋筋の総称。

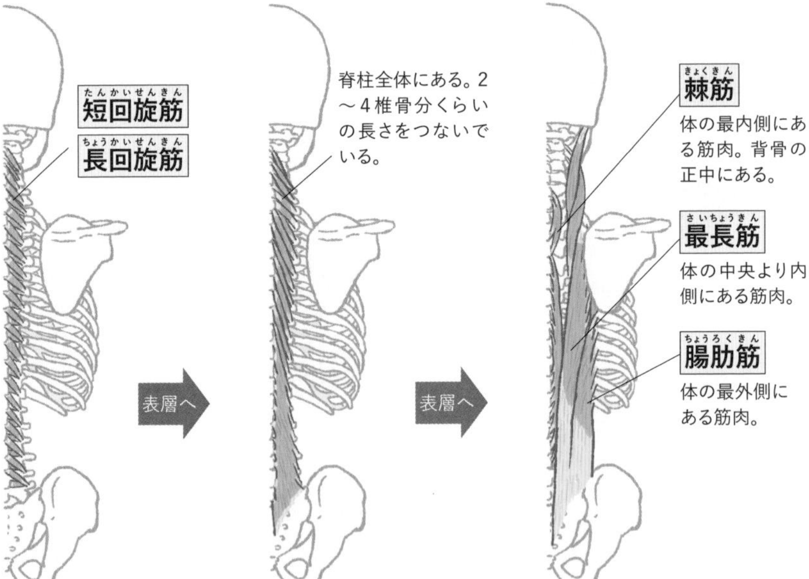

脊柱起立筋とは、脊椎に沿ってある筋肉の総称のこと。
棘筋、最長筋、腸肋筋などからなり、背中で一番大きくて長い筋肉だよ。

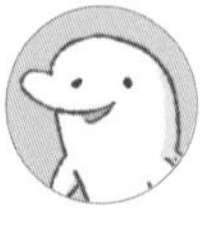

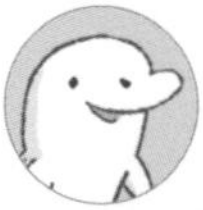

頸椎を動かす筋肉はこれだよ。

まえ

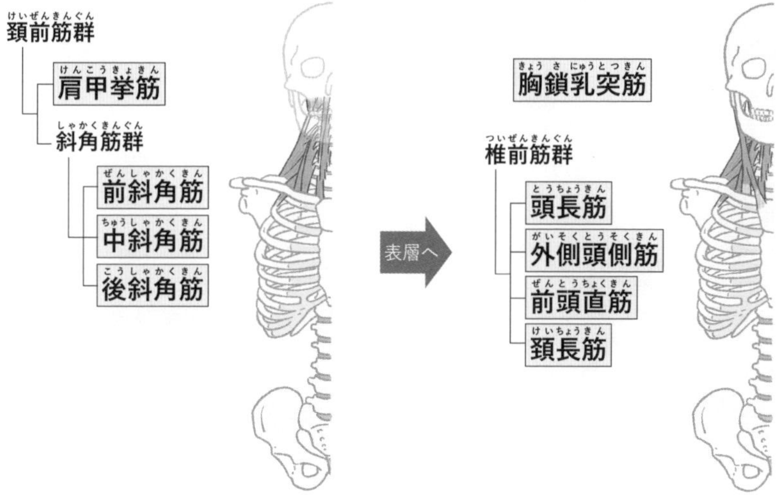

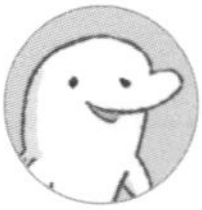

腰椎を動かす筋肉はこれだよ。

まえ

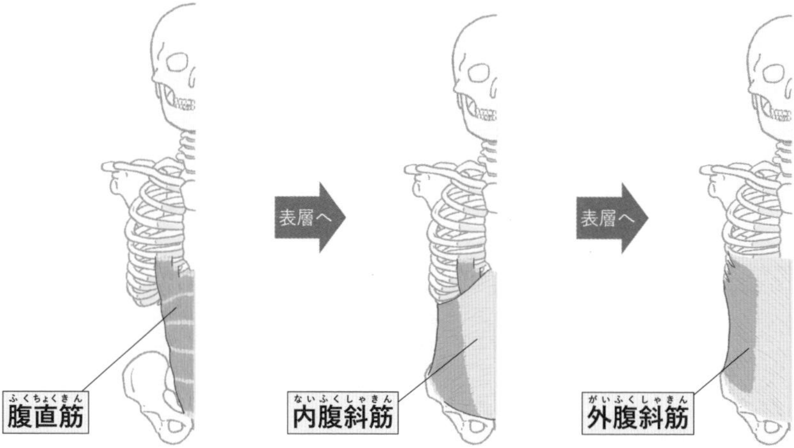

脊椎《せきつい》の靭帯《じんたい》

背骨《せぼね》にはどんな靭帯《じんたい》があるの？

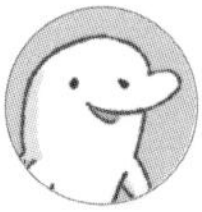

上の骨と下の骨を固定して安定させる役目をしている靭帯。
脊椎全体に、4つの靭帯があるよ。

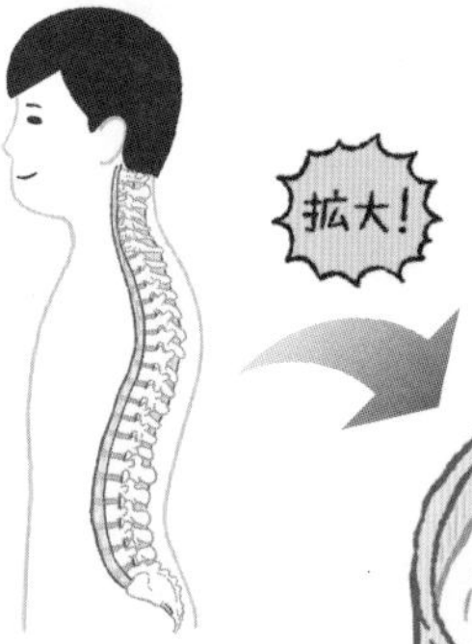

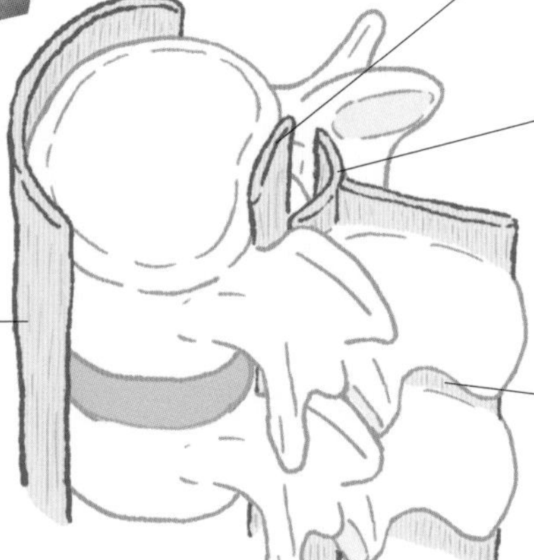

後縦靭帯《こうじゅうじんたい》
椎体の後ろにあり、椎孔の中を上下に走る。

黄色靭帯《おうしょくじんたい》
椎孔の後ろを上下に走る。脊柱管の中を通る脊髄神経がずれるのを防ぐ。

前縦靭帯《ぜんじゅうじんたい》
椎体の前にある。厚みは3〜4mm、長さ60〜100cmの長い1枚の大きな靭帯。

棘間靭帯《きょっかんじんたい》
棘突起をつなぎ、体が前に曲がりすぎないためのストッパーとして働く。棘間靭帯がピン！と張ることで、前屈がしにくくなっているよ。

上からみる

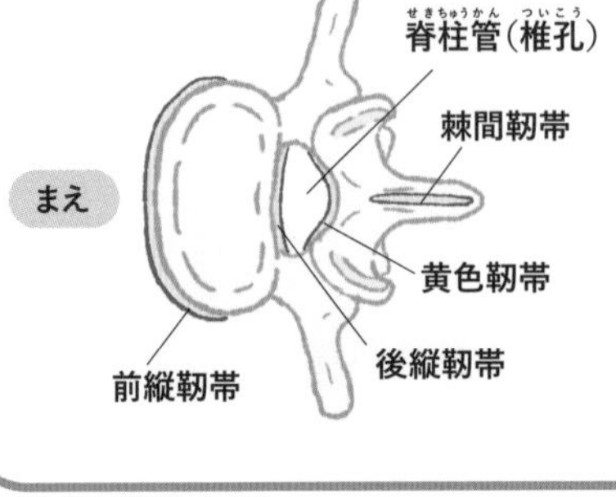

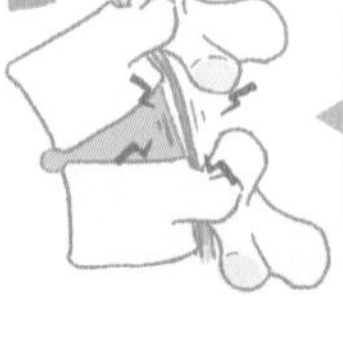

靭帯がないと、
前屈しすぎたとき、
脊柱管の間を通る神経が
ぺしゃんこになってしまうよ。

脊椎骨《せきついこつ》と神経《しんけい》

脊椎《せきつい》の神経《しんけい》はどこを通《とお》っているの？

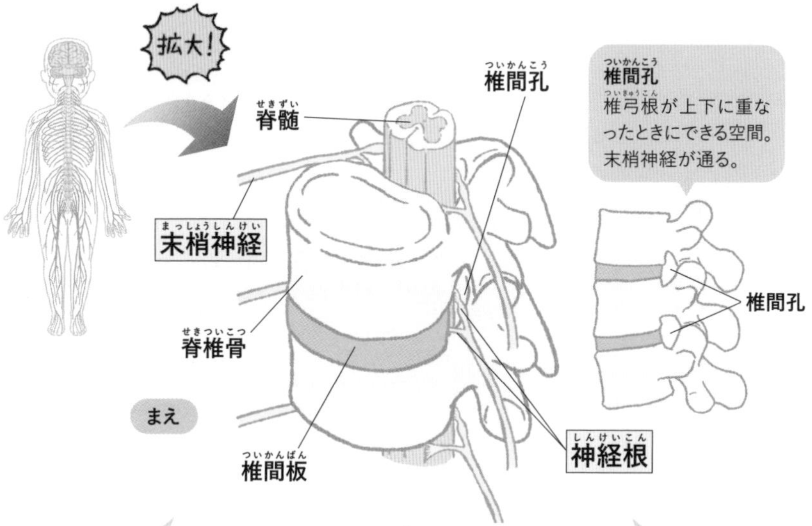

脊髄《せきずい》ってなに？

脊髄は脳から腰の途中まで走る大きな神経。
脳と末梢神経をつなぐ神経。

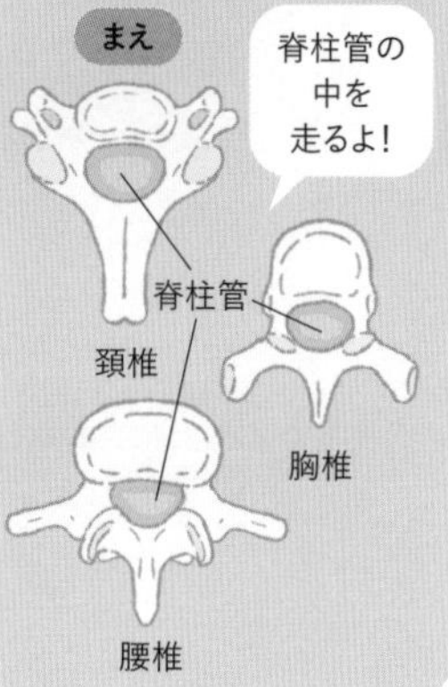

末梢神経《まっしょうしんけい》ってなに？

脊髄の左右から枝分かれして全身に伸びる神経。
椎間孔が末梢神経の通り道になっている。

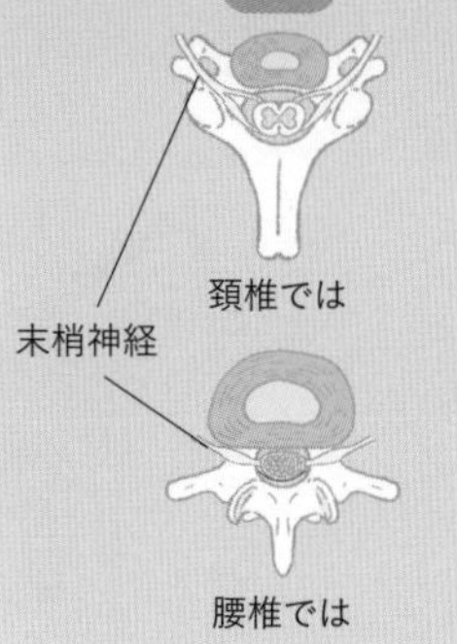

神経根《しんけいこん》ってなに？

脊髄神経と末梢神経のつなぎ目にある部分。
脊髄が骨（椎間孔：脊椎骨と脊椎骨の間）から出るまでにある、細い神経を指す。

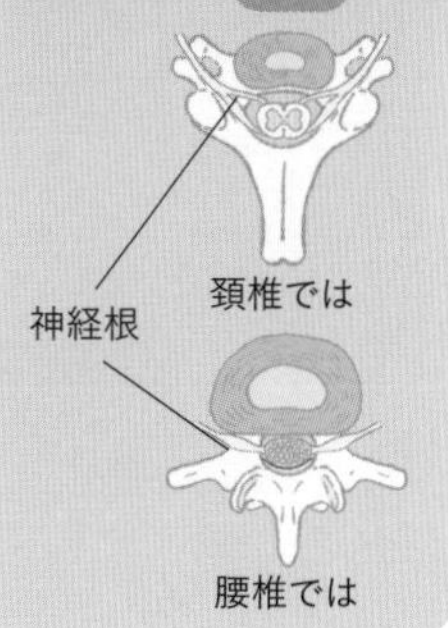

脊椎《せきつい》の神経《しんけい》

脊椎《せきつい》にはどんな神経《しんけい》が走《はし》っているの？

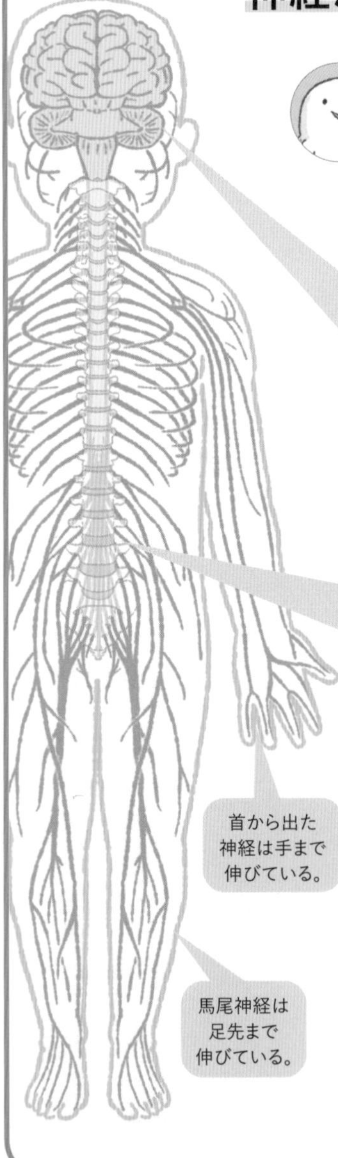

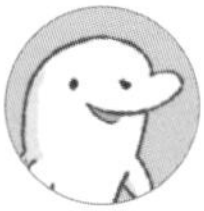

脊髄のどこから出た末梢神経が体のどこに
伸びているかを押さえよう。
詳しくは各章の神経のページをチェック！

脳と脊髄と馬尾神経《ばびしんけい》は硬膜で包まれている！

脳と脊髄と馬尾神経は、硬膜という膜がおおっている。硬膜の中は髄液という液体で満たされている。

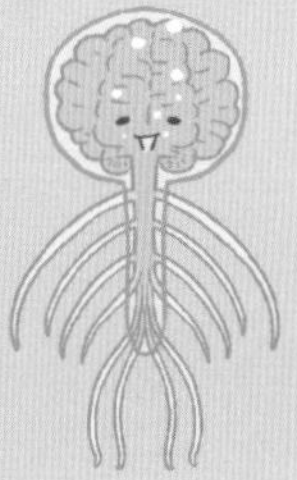

腰椎の途中から馬尾神経になる

脊髄は第1腰椎あたりまでで、そこから下は馬尾神経と呼ばれる細い神経の束だけが脊柱管に収まっている。

第3腰椎あたりを割ると…

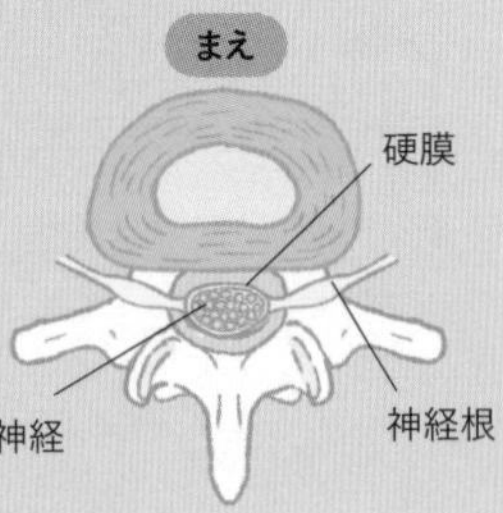

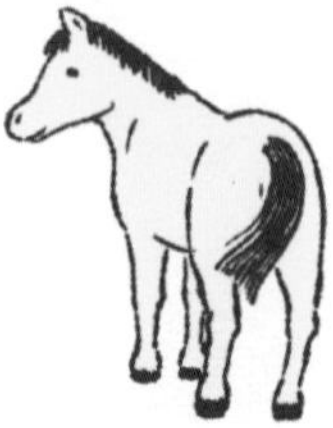

馬の尻尾に似てるから
馬尾神経だよ。

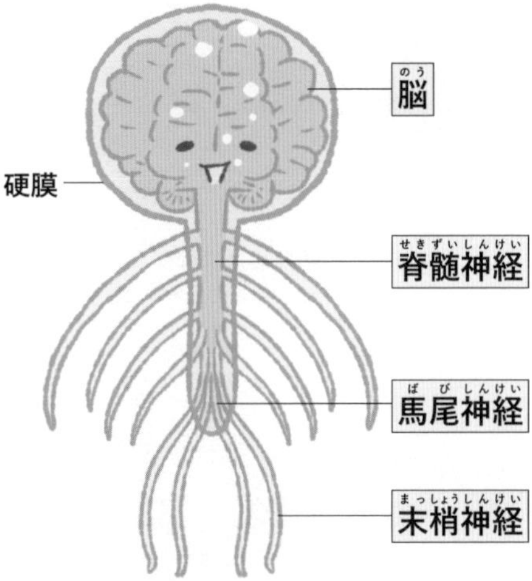

馬尾神経は
硬膜に包まれた細い神経の束。
脊髄神経が馬の尻尾の
ように分かれている。
馬尾神経は椎間孔から出て、
末梢神経として
体のすみずみまで伸びるよ。

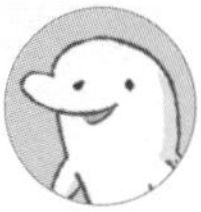

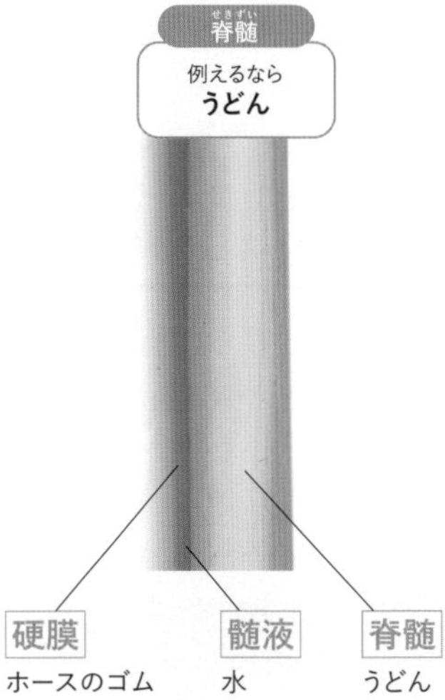

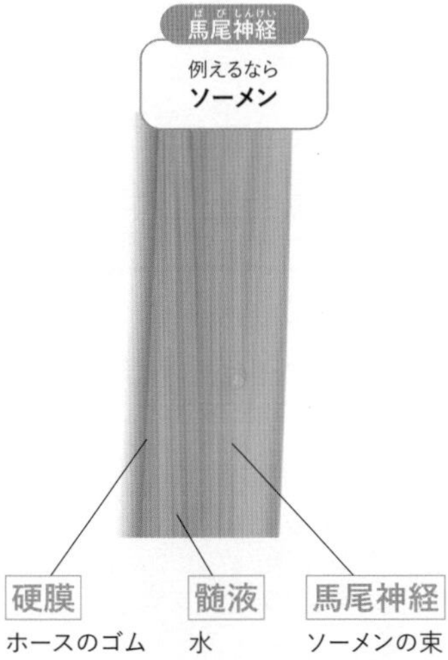

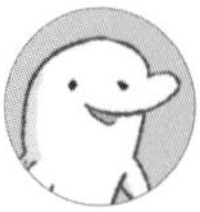

馬尾神経の断面図は細いソーメンの束がつまっているイメージだよ。

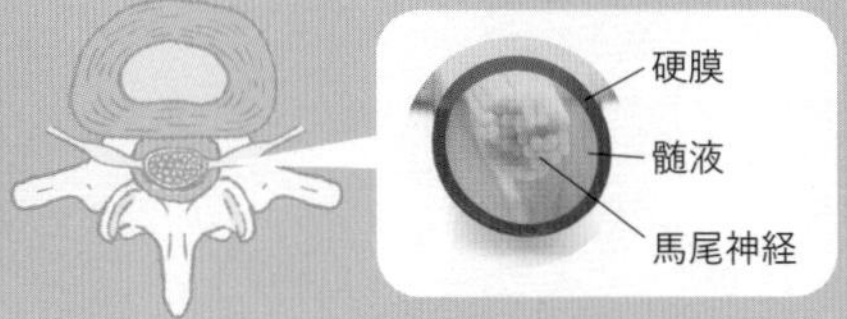

細いソーメンの束が詰まっているイメージ。

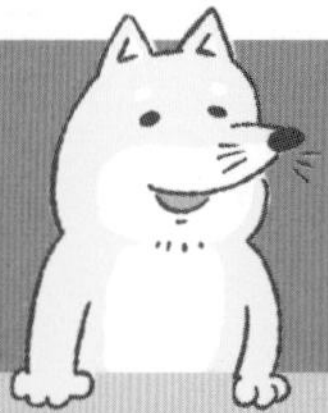

そもそもなんで?

教えて! 菅本先生!

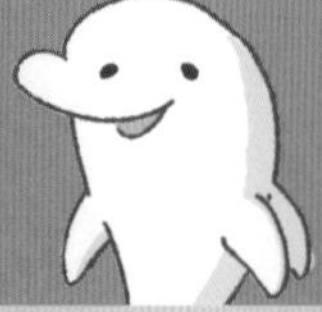

首の長いキリンは頭が心臓からずいぶん高いところにあるけど、そこまで血液が行くのに高血圧にならないの?

血圧の上昇を抑えるワンダーネット

キリンは首が長いので、血液を心臓から脳まで押し上げるのに高い圧力が必要です。そのため、人間に比べ、100mmHg以上血圧が高くなっています。逆に頭を下げたりするときの急激な血圧の低下を防ぐために、後頭部には「ワンダーネット」と呼ばれる網目状の毛細血管があります。

脊椎動物の他に無脊椎動物もいるのはなぜ?

無脊椎動物の後に出現した脊椎動物

脊椎動物は現在約4万4000種が生息していて、サメなどの軟骨魚綱からコイ、タイなどの硬骨魚綱、カエルなどの両生綱、ヘビなどの爬虫綱、さらに鳥綱、哺乳綱が含まれます。無脊椎動物の後に、海生生物から陸生動物になる脊椎動物は、空気中では不足しがちなカルシウムを骨に蓄えることでさらに進化していきました。

脊椎動物は種類がすごく多いんだね。その脊椎動物の中ではどんな違いがあるの?

脊椎の基本構造は普遍

脊椎動物は5億年以上前に出現してから、様々な姿に進化してきました。しかし、2足歩行の人間や、羽をもった鳥類など姿は違っても、脊椎の基本的な構造はほとんど変わっていません。手足を作る遺伝子とは違い、脊椎を作る際に働く遺伝子はどの動物においても似通っているからです。それだけ脊椎は重要で普遍的な臓器といえるでしょう。

病院で頚椎や腰椎の牽引をしてくれるけど、いつごろからしているの?

古代ギリシア時代からの牽引療法

牽引療法の歴史は古く、古代ギリシャのヒポクラテスが骨折や脱臼の整復に用いたと言われています。牽引療法は骨折での整復や固定の他に、関節の脱臼整復、また関節の安静による疼痛の緩解、変形の矯正などで用いられていました。さらには脊椎疾患に対する牽引もすでに行われていました。

頸椎

頸椎は体の中で
どんな役割をしているんだろう。
その役割を果たすために
どんな形である必要があり、
どんな構造になっているんだろう。

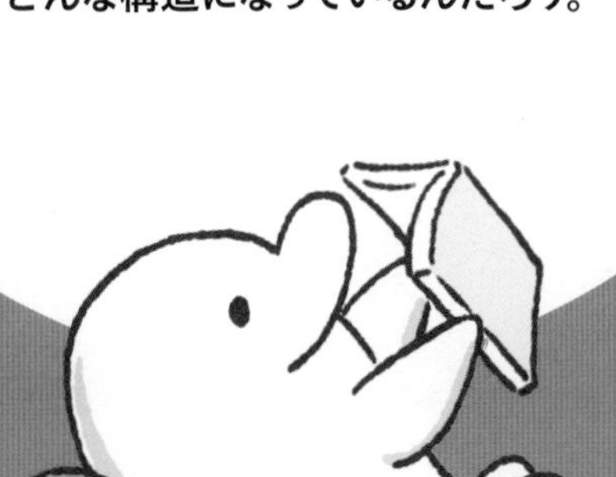

頸椎《けいつい》の骨解剖《こつかいぼう》

頸椎《けいつい》はどんな構造《こうぞう》をしているの？

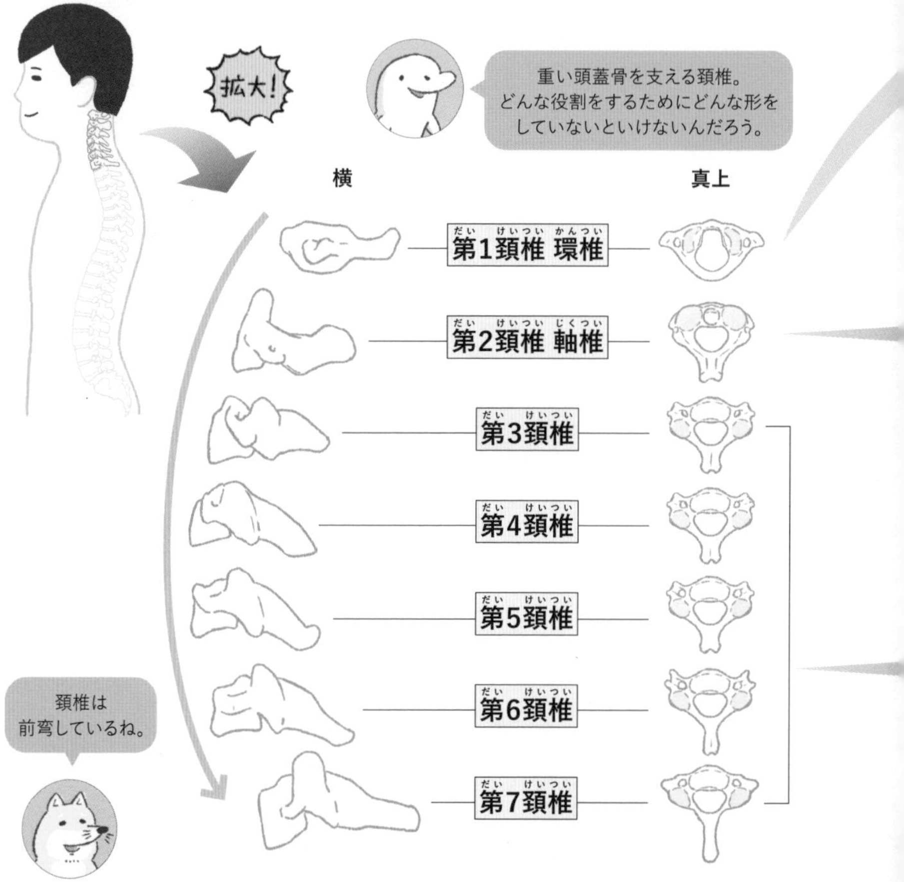

CHECK

■首の骨は頸椎という7つの骨で構成されている。

第1頸椎 ➡ 環椎と呼ばれる。輪っか状の形をしている。

第2頸椎 ➡ 軸椎と呼ばれる。軸がある。

頸椎の特徴 ➡ 上2つの骨と残りの5つで形と役割が異なる。

環椎は輪っかの形!

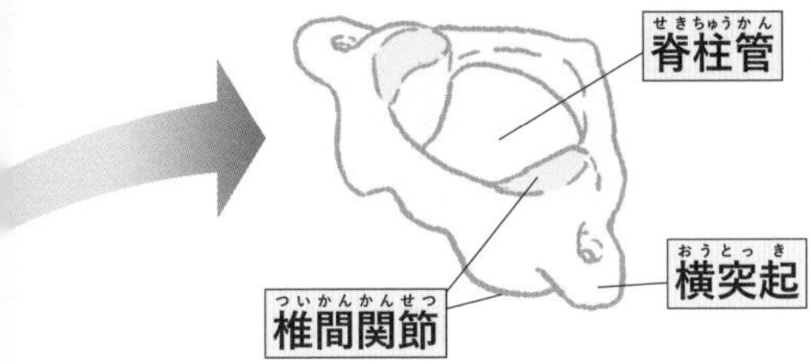

軸椎は軸がある!

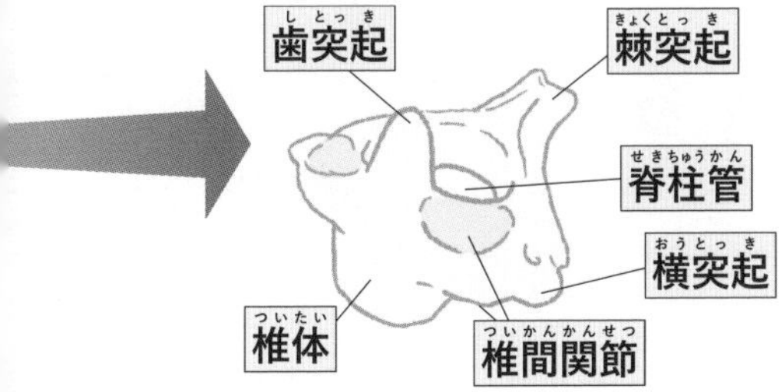

第3〜7頸椎の形はほぼ同じ!

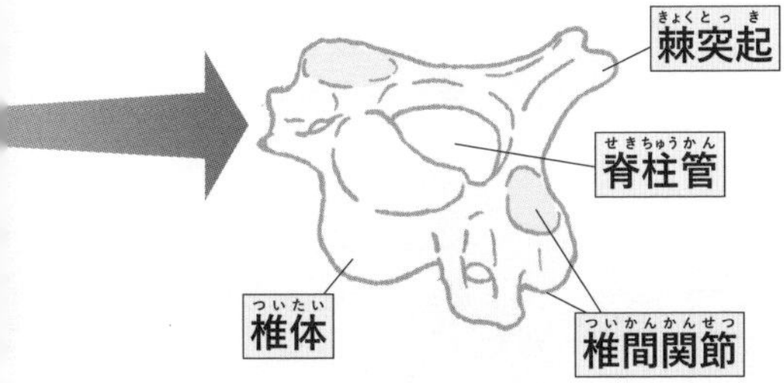

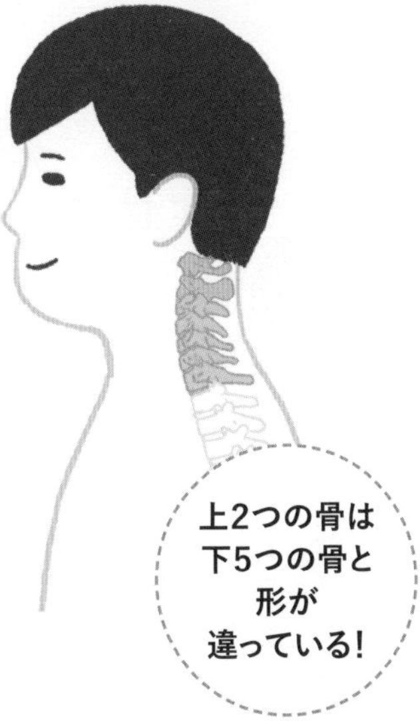

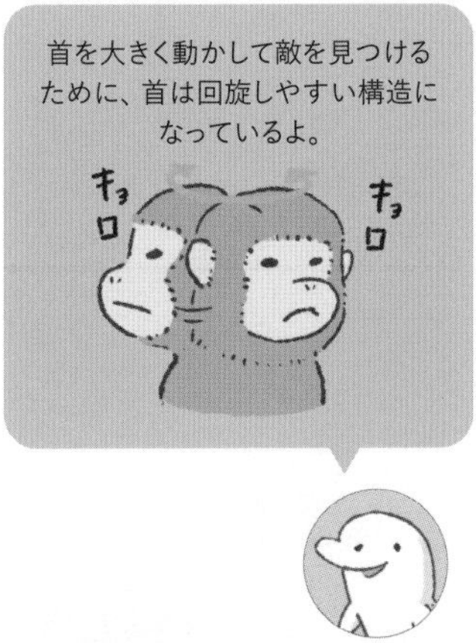

そもそも
Q&A

キリンの頸椎は何個あるの?

哺乳類の頸椎は見た目の長さに関係なく、7個ある。首の長いキリンも7個なんだけど、1個1個の頸椎が長く大きい。脳と心臓の高低差が大きいキリンは十分な血液を首から脳に押し上げる際、高い血圧が必要とされる。

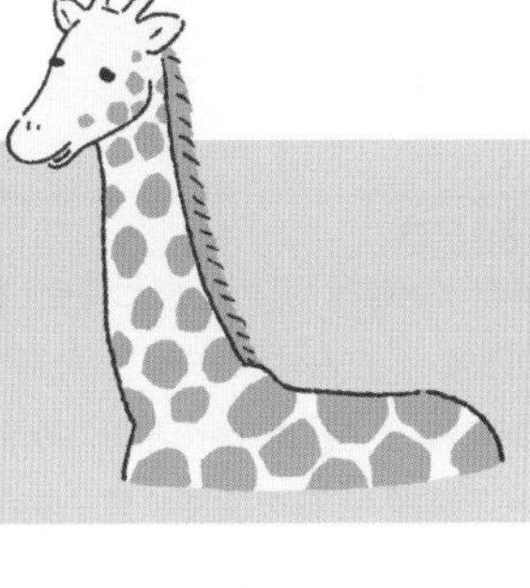

環椎《かんつい》と軸椎《じくつい》の基本構造《きほんこうぞう》

環椎《かんつい》と軸椎《じくつい》は なぜこんな形《かたち》をしているの？

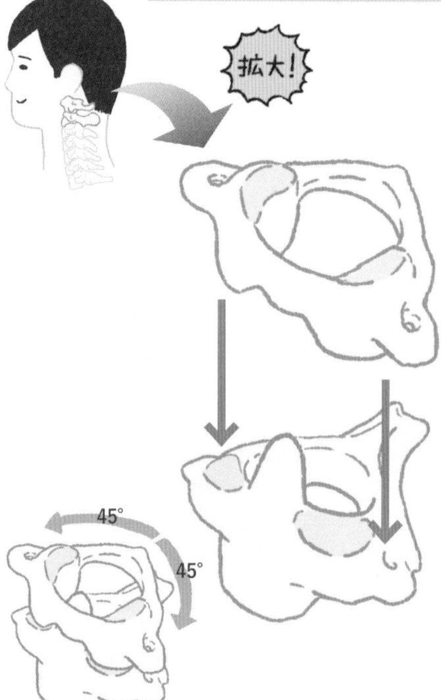

軸椎に対して環椎が左右に約45°ずつ回旋できる。

軸椎の突起に環椎の輪っかが入ることで回りやすくなっている！

Memo

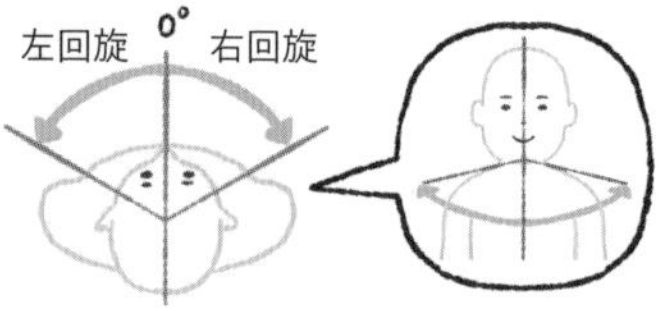

環椎《かんつい》と軸椎《じくつい》

例えるなら
輪投げ

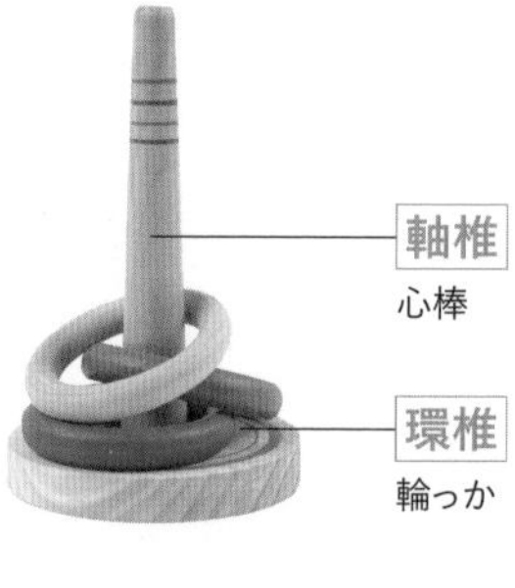

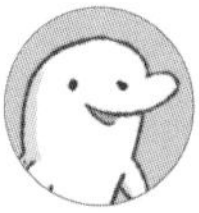

環椎と軸椎の間で回旋の動きの半分を担っているよ。前後屈や屈伸のときはほぼ動かない。つまり回旋に特化した構造になっているんだ。

CHECK

■環椎と軸椎は、首の回旋に特化した形になっている。

首の回旋 ➡ 左右に80～90度ずつ回る。

環椎・軸椎 ➡ 首の回旋の半分（40～45度）の動きを担う。

第3～7頸椎 ➡ 首の回旋の残り半分の動きを担う。

中《ちゅう》下《か》位《い》頸椎《けいつい》の形状《けいじょう》と動態《どうたい》

第《だい》3〜7頸椎《けいつい》は
なぜこの骨《ほね》の形《かたち》なの？

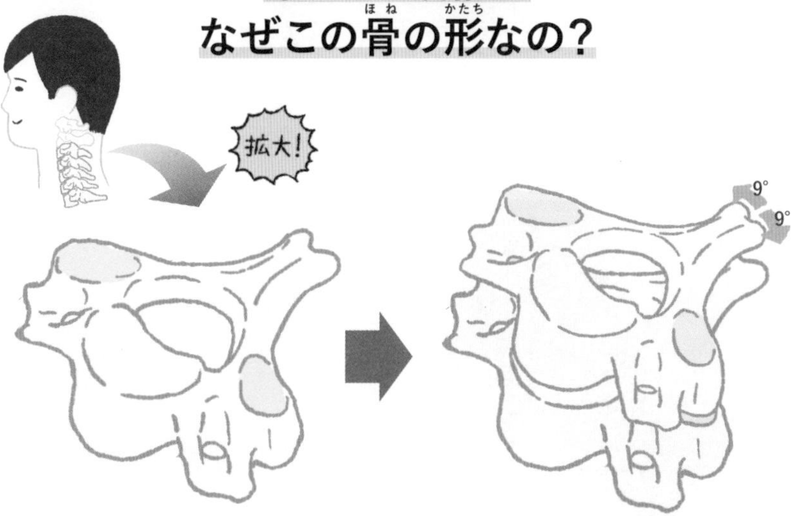

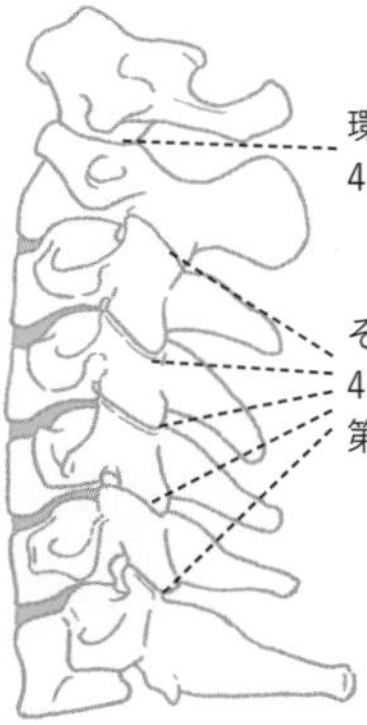

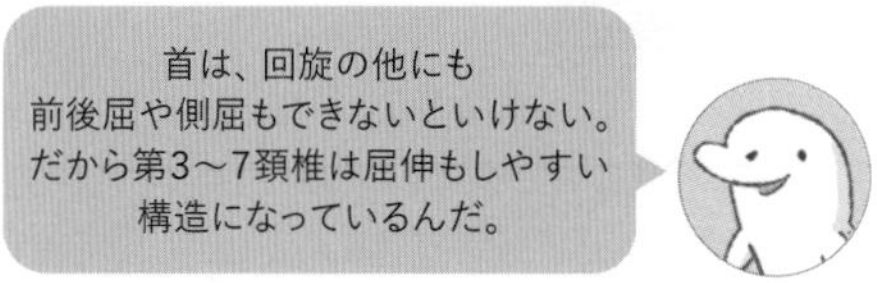

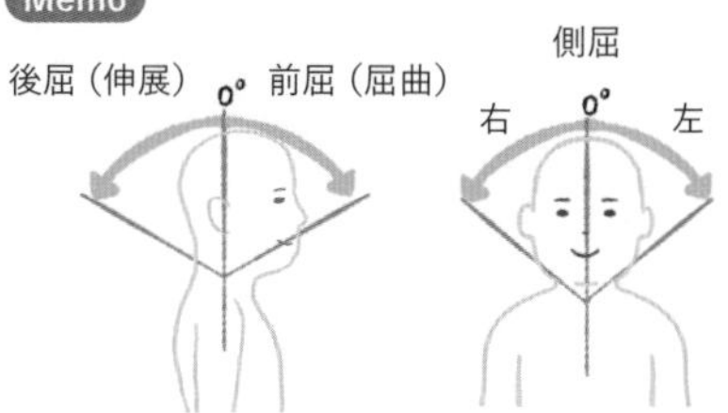

CHECK

■第3〜7頸椎は屈伸もしやすい形になっている。

頸椎の椎間関節面 ➡ 水平、やや前上がりで前後屈伸しやすい形になっている。

環椎・軸椎 ➡ 首の回旋の動きを主にサポートする。

第3〜7頸椎 ➡ 首の屈伸の動きを主にサポートする。

ルシュカ関節《かんせつ》

首《くび》はいろいろな動《うご》きができるのに、なぜ安定性《あんていせい》を保《たも》てるんだろう？

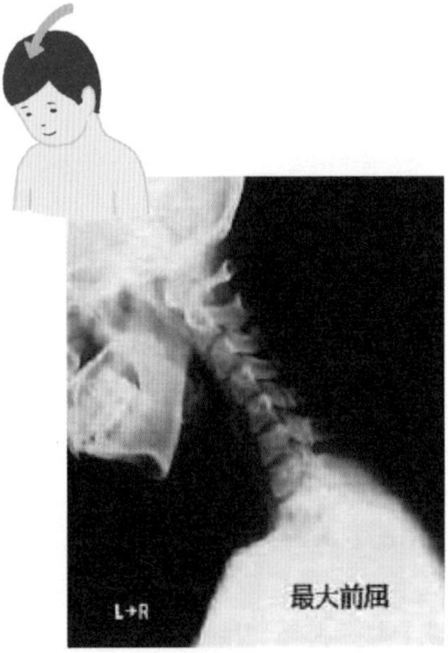

ルシュカ関節はよく動く頸椎のストッパーだった！

イメージしよう

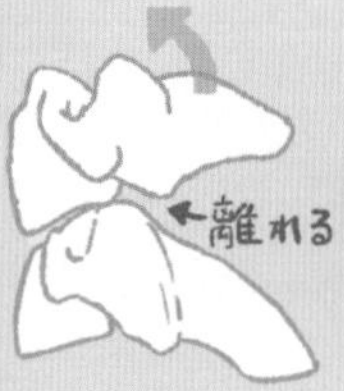

頸椎の前屈時には椎間関節が浮いていて椎体と椎間板のみくっついている！

その秘密は頸椎特有の椎体の形にあるよ。他の椎体と比べてみよう。

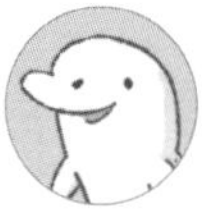

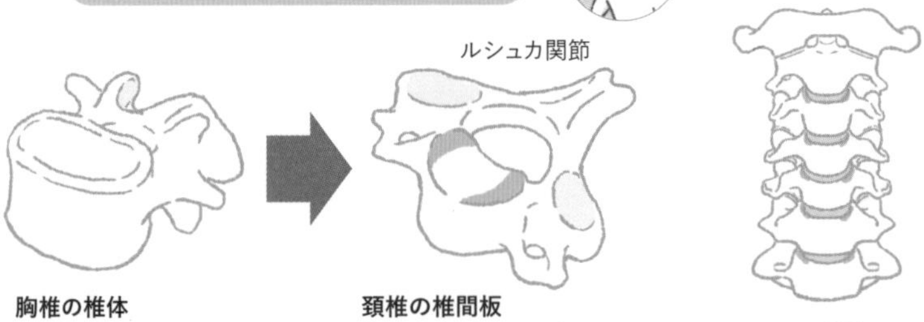

胸椎の椎体
フラットなドラム缶。

頸椎の椎間板
椎体の端が反り上がっている。これが骨のずれを止めている。

ルシュカ関節は赤い部分にある。

CHECK

■ルシュカ関節が、頸椎を前屈させる際に頸椎をより安定させている。

ルシュカ関節の特徴 ➡ 椎体の端が反り上がっている。

関節の進化 ➡ 人が二足歩行に進化し頭を持ち上げて生活するようになった結果、頸椎を支える必要が高まりルシュカ関節ができた。

頸椎《けいつい》のMRI《エムアールアイ》画《が》像《ぞう》

MRI《エムアールアイ》で首《くび》のあたりを見《み》ると何《なに》が映《うつ》るの？

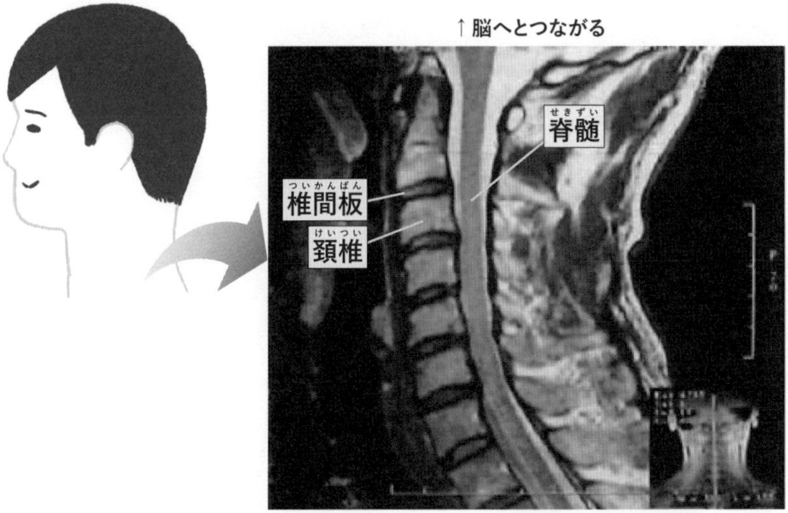

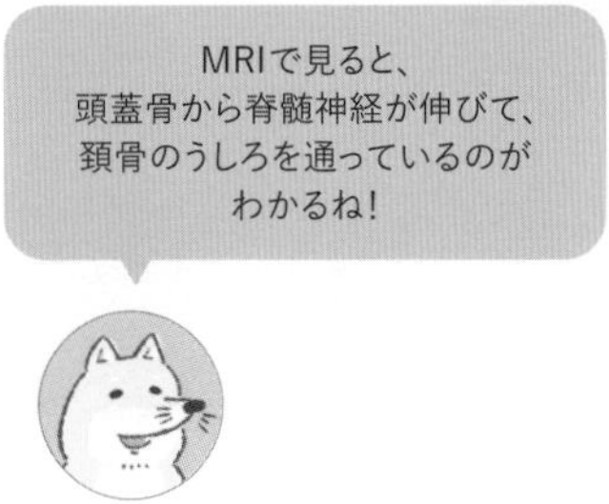

頭蓋骨と頸骨の関係

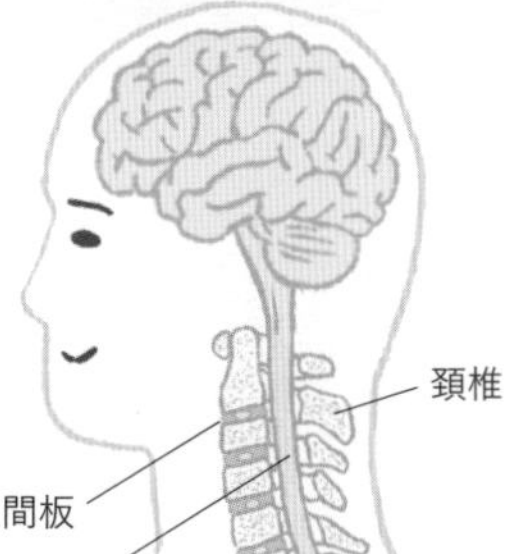

CHECK

■首の神経は、頭蓋骨から中枢神経が伸びて頸骨の後方、頸椎脊柱管の中を通っている。

レントゲン検査 ➡ X線検査。一方向からX線を照射して体内の骨を2次元画像にする。

CT検査 ➡ 多角的にX線を照射して体内の骨を3次元画像にする。

MRI検査 ➡ 磁力を使って体内の臓器を全て3次元画像にする。

頸椎《けいつい》に関係《かんけい》する筋肉《きんにく》

頸椎《けいつい》を動《うご》かす筋肉《きんにく》はどれ？

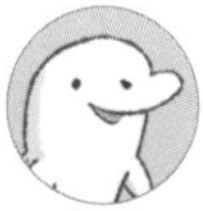

首を動かす筋肉は、皮膚のすぐ下の大きな筋肉に隠されている。
何層ものたくさんの筋肉が働いて首は動くよ。

まえ

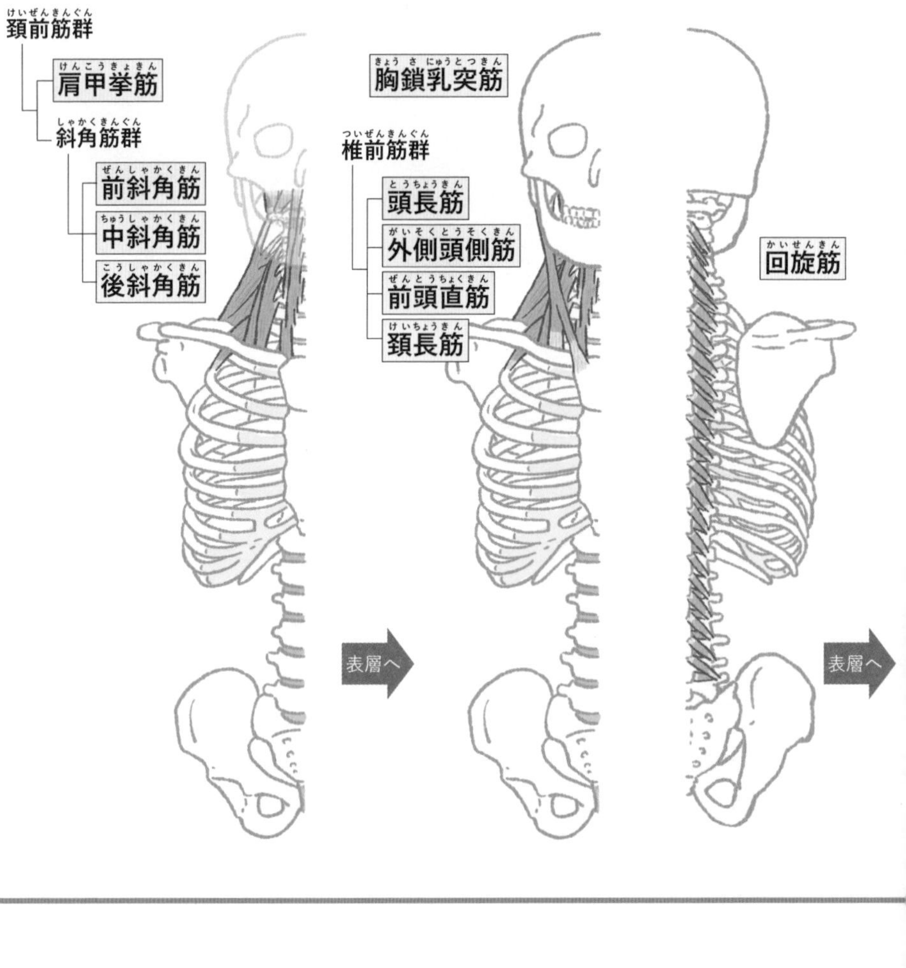

おさらい

長背筋群《ちょうはいきんぐん》

長背筋群（脊柱起立筋・多裂筋・回旋筋の総称）は頸椎にくっついている部分だけが働く!

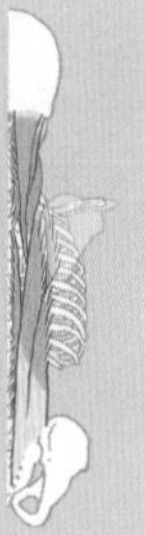

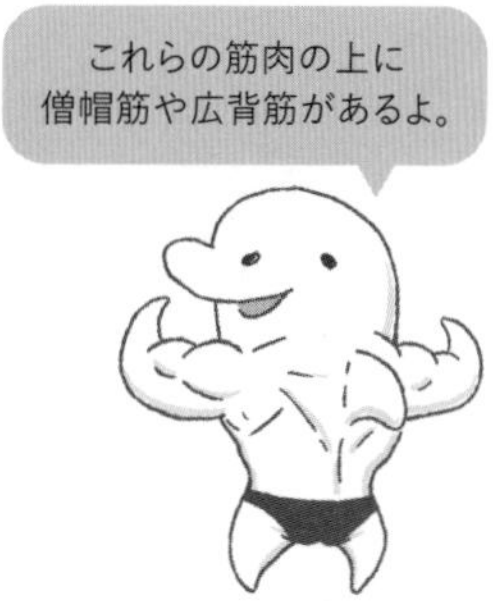

うしろ

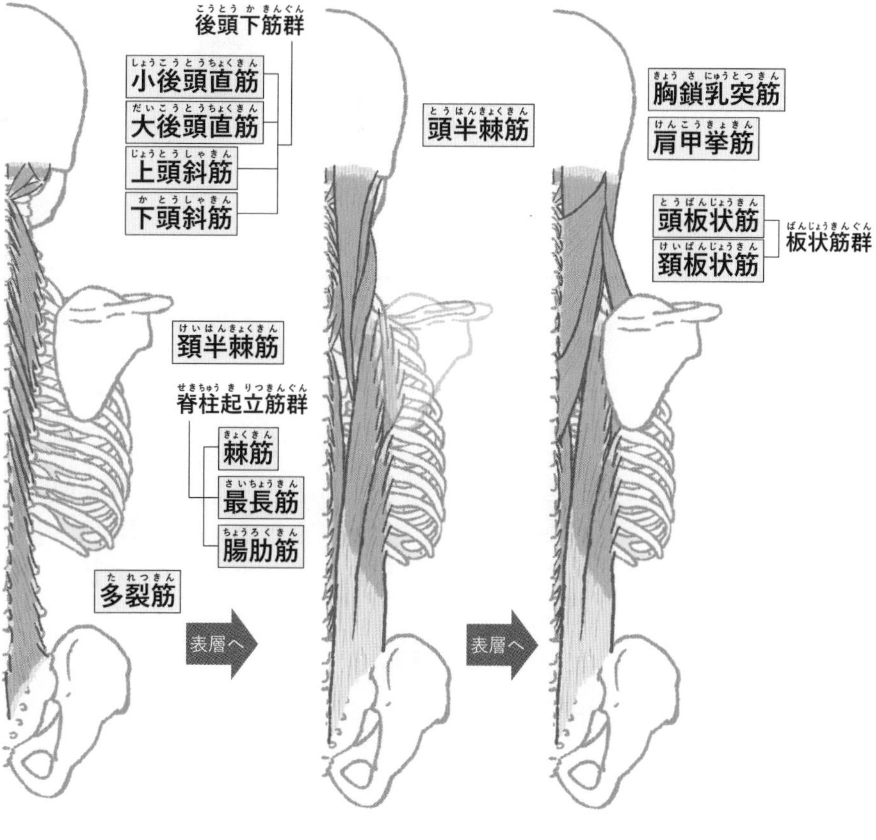

頚椎《けいつい》を動《うご》かす筋肉《きんにく》

頚椎を動かすとき どの筋肉が使われているの?

①頚椎前屈《けいついぜんくつ》

動かせる角度:60°

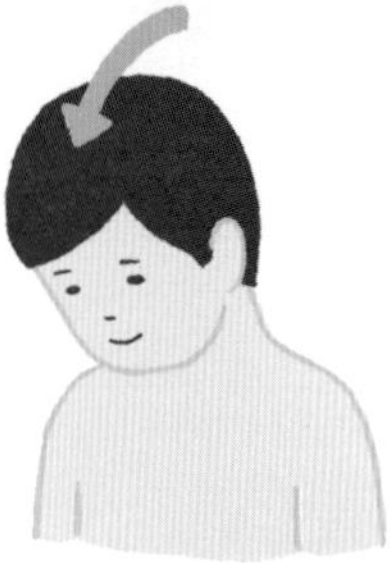

まえ

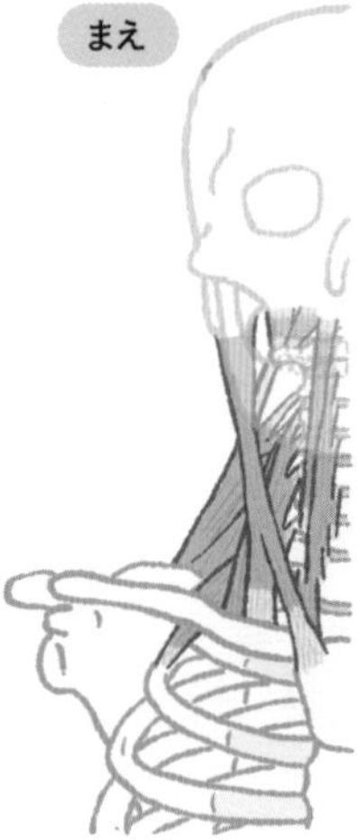

胸鎖乳突筋《きょうさにゅうとつきん》

頚前筋群《けいぜんきんぐん》
- 肩甲挙筋《けんこうきょきん》
- 斜角筋群《しゃかくきんぐん》
  - 前斜角筋《ぜんしゃかくきん》
  - 中斜角筋《ちゅうしゃかくきん》
  - 後斜角筋《こうしゃかくきん》

---

②頚椎後屈《けいついこうくつ》

動かせる角度:50°

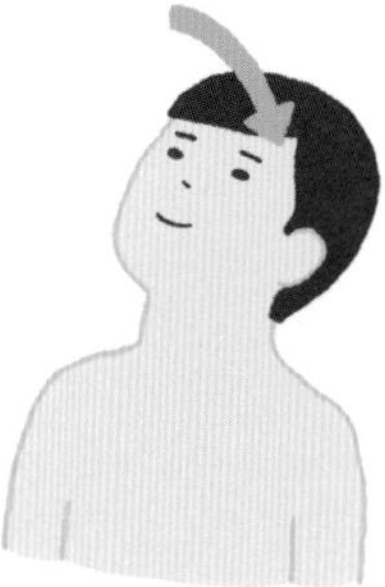

うしろ

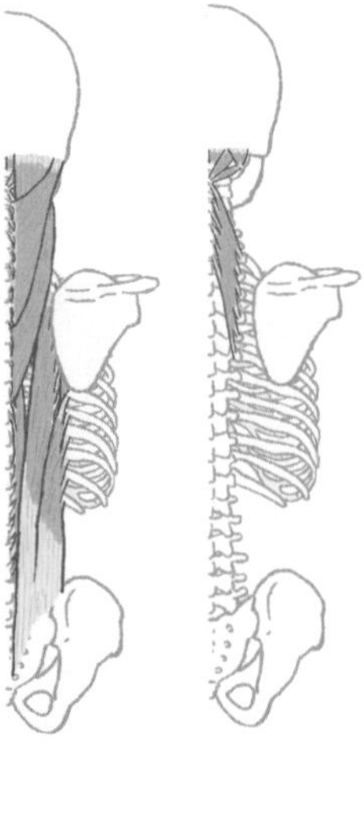

板状筋群《ばんじょうきんぐん》
- 頭板状筋《とうばんじょうきん》
- 頚板状筋《けいばんじょうきん》

脊柱起立筋群《せきちゅうきりつきんぐん》
- 棘筋《きょくきん》
- 最長筋《さいちょうきん》
- 腸肋筋《ちょうろくきん》

後頭下筋群《こうとうかきんぐん》
- 小後頭直筋《しょうこうとうちょくきん》
- 大後頭直筋《だいこうとうちょくきん》
- 上頭斜筋《じょうとうしゃきん》
- 下頭斜筋《かとうしゃきん》

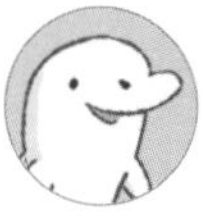

頸椎はこの4つの動きを基準に診断しているよ。

③頸椎側屈《けいついそっくつ》

動かせる角度:50°

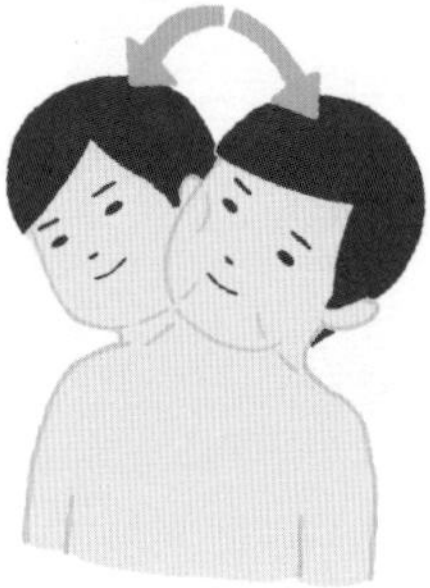

胸鎖乳突筋《きょうさにゅうとつきん》

斜角筋群《しゃかくきんぐん》

- 後斜角筋《こうしゃかくきん》
- 中斜角筋《ちゅうしゃかくきん》
- 前斜角筋《ぜんしゃかくきん》

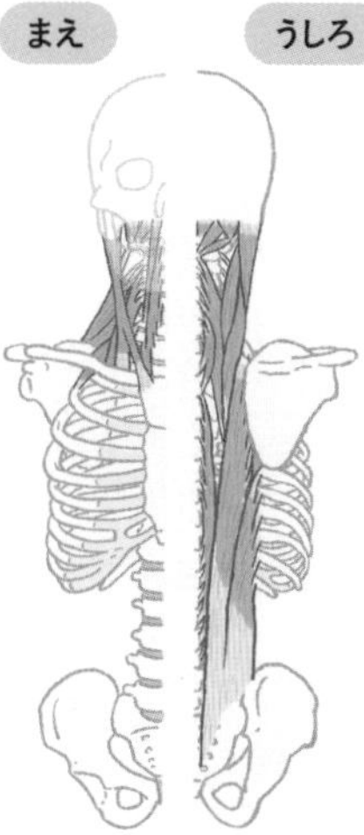

後頭下筋群《こうとうかきんぐん》

- 小後頭直筋《しょうこうとうちょくきん》
- 大後頭直筋《だいこうとうちょくきん》
- 上頭斜筋《じょうとうしゃきん》
- 下頭斜筋《かとうしゃきん》

脊柱起立筋群《せきちゅうきりつきんぐん》

- 棘筋《きょくきん》
- 最長筋《さいちょうきん》
- 腸肋筋《ちょうろくきん》

---

④頸椎回旋《けいついかいせん》

動かせる角度:80°～90°

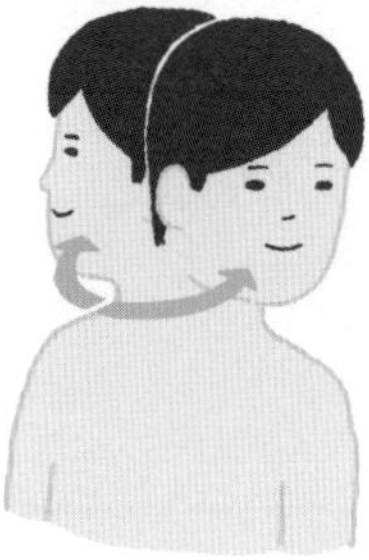

うしろ

頭半棘筋《とうはんきょくきん》

板状筋群《ばんじょうきんぐん》

- 頭板状筋《とうばんじょうきん》
- 頸板状筋《けいばんじょうきん》

脊柱起立筋群《せきちゅうきりつきんぐん》

- 棘筋《きょくきん》
- 最長筋《さいちょうきん》
- 腸肋筋《ちょうろくきん》

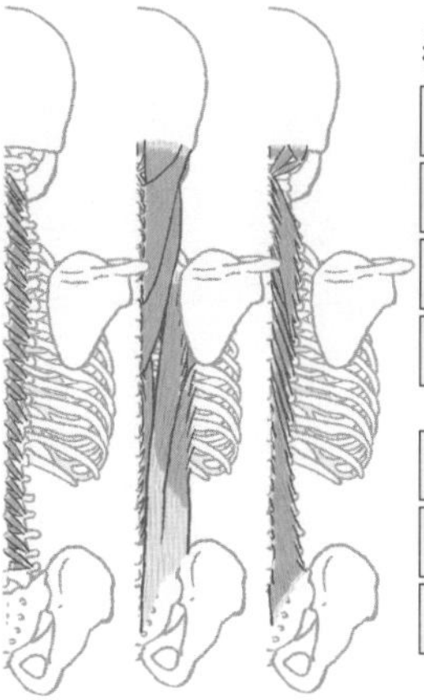

後頭下筋群《こうとうかきんぐん》

- 小後頭直筋《しょうこうとうちょくきん》
- 大後頭直筋《だいこうとうちょくきん》
- 上頭斜筋《じょうとうしゃきん》
- 下頭斜筋《かとうしゃきん》

頸半棘筋《けいはんきょくきん》

多裂筋《たれつきん》

回旋筋《かいせんきん》

頸椎《けいつい》の神経《しんけい》

頸椎《けいつい》には
どんな神経《しんけい》が走《はし》っているの？

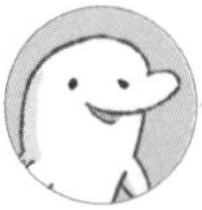

頸椎の神経には、
2つの特徴があるよ。

神経の数が
骨の数より1つ多い

胸椎（12個）から出る神経は12本、腰椎（5個）から出る神経は5本。でも頸椎（7個）からは8本の神経が出ている。

頸椎から出た神経が
くっついたり離れたりする

C5～T1から伸びる神経は鎖骨のあたりで合流して1本になったり、また分かれたりして（腕《わん》神経叢《しんけいそう》）腕で働く神経になる。

第《だい》1頸椎神経根《けいついしんけいこん》（C1）

第《だい》2頸椎神経根《けいついしんけいこん》（C2）

第《だい》3頸椎神経根《けいついしんけいこん》（C3）

第《だい》4頸椎神経根《けいついしんけいこん》（C4）

第《だい》5頸椎神経根《けいついしんけいこん》（C5）

第《だい》6頸椎神経根《けいついしんけいこん》（C6）

第《だい》7頸椎神経根《けいついしんけいこん》（C7）

第《だい》8頸椎神経根《けいついしんけいこん》（C8）

第《だい》1胸椎神経根《きょうついしんけいこん》（T1）

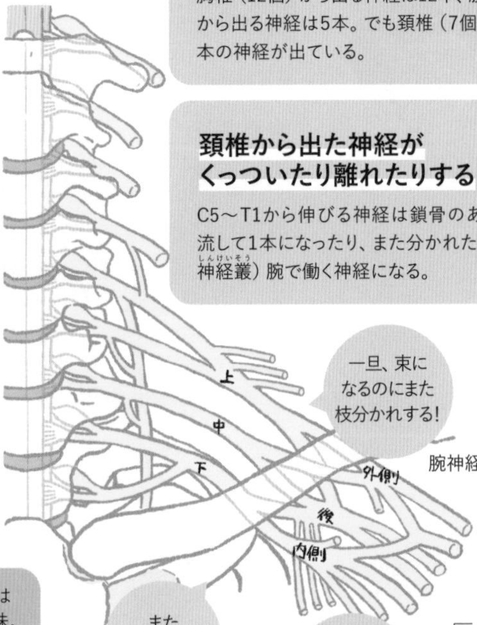

筋皮神経《きんぴしんけい》

腋窩神経《えきかしんけい》

正中神経《せいちゅうしんけい》

橈骨神経《とうこつしんけい》

尺骨神経《しゃっこつしんけい》

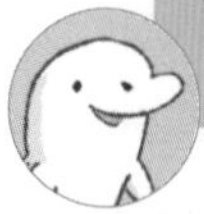

腕神経叢の「叢《そう》」は「草むら」という意味。草むらのように集まって生えているからこう名づけられたよ。

CHECK

■頸神経は束になったり、また枝分かれしたりして首から手の指先まで伸びていく。

頸神経 ➡ 7つの頸椎から8対の頸神経が出ている。

頸椎神経根 ➡ 椎間孔から左右に一対ずつ出ている。

指先まで伸びる神経 ➡ 正中神経、橈骨神経、尺骨神経

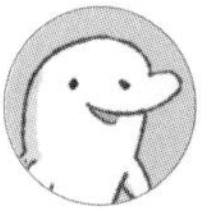

頚椎から出た神経は、
体のどこまで伸びているのかみてみよう。

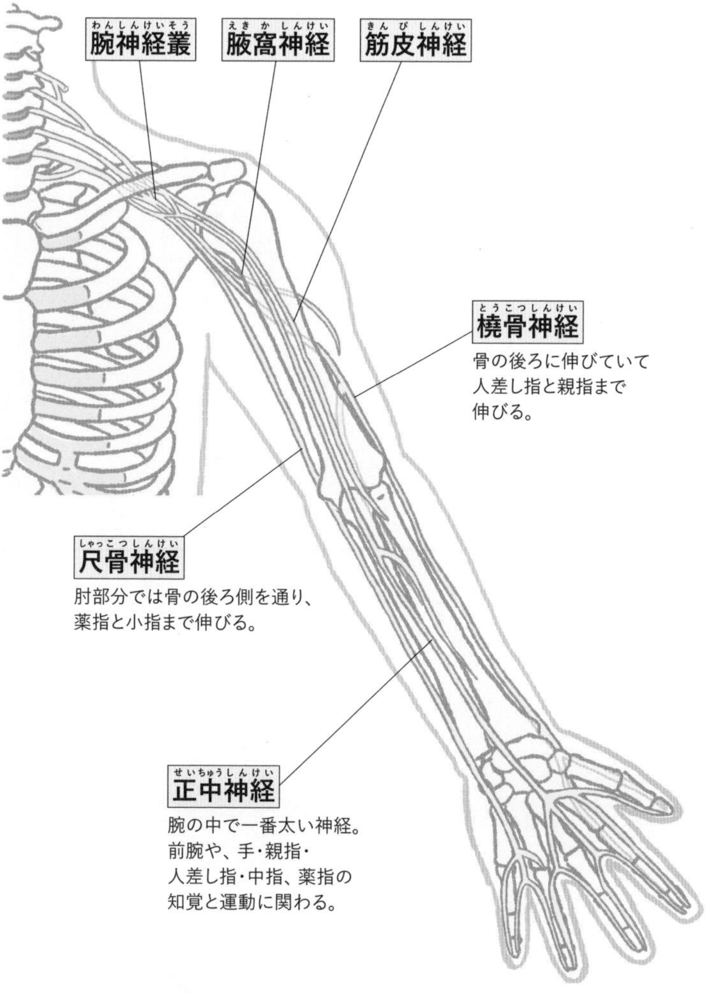

腕神経叢《わんしんけいそう》
腋窩神経《えきかしんけい》
筋皮神経《きんぴしんけい》
橈骨神経《とうこつしんけい》
骨の後ろに伸びていて
人差し指と親指まで
伸びる。
尺骨神経《しゃっこつしんけい》
肘部分では骨の後ろ側を通り、
薬指と小指まで伸びる。
正中神経《せいちゅうしんけい》
腕の中で一番太い神経。
前腕や、手・親指・
人差し指・中指、薬指の
知覚と運動に関わる。

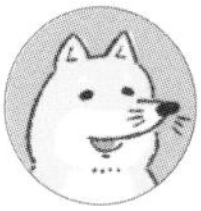

だから頚椎の神経が障害されると、
手に症状が出ることがあるんだね。

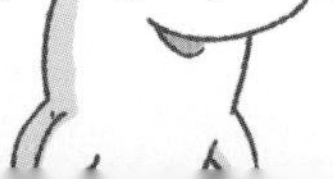

次から疾患をみていこう。

疾患 頚椎症《けいついしょう》

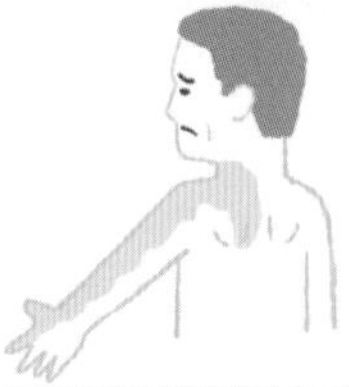

原因 ➡加齢による骨の変形。

症状 ➡首の痛み、時により上肢のしびれや筋力低下、巧緻性障害。

診断・治療 ➡診察とMRI、X線画像診断。軽症であれば保存的治療。
頚椎症の一部では、重症であれば手術する場合もある。

メモ ➡中高年になり、頚部に痛みが出る場合の最も多い疾患。

病態 健康《けんこう》な人《ひと》の頚椎《けいつい》となにが違《ちが》うの？

健康な人

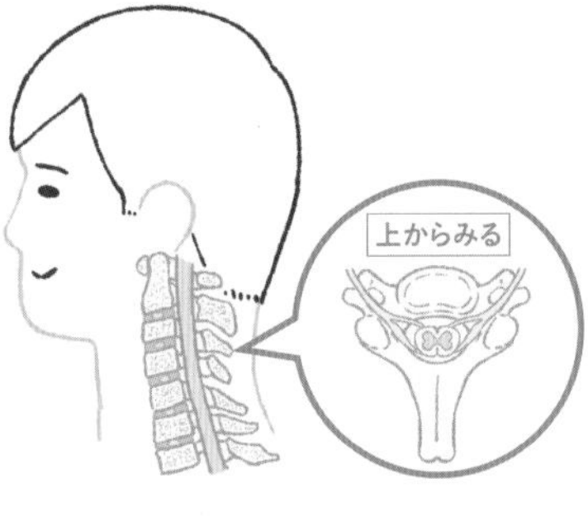
上からみる

頚椎症

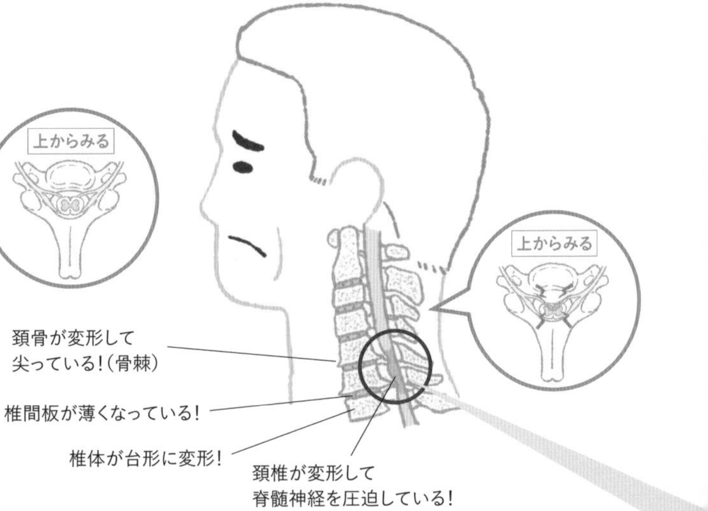
上からみる
頚骨が変形して
尖っている！(骨棘)
椎間板が薄くなっている！
椎体が台形に変形！
頚椎が変形して
脊髄神経を圧迫している！

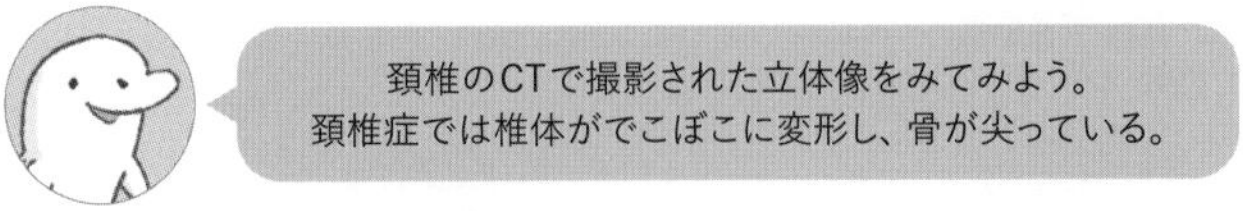
頚椎のCTで撮影された立体像をみてみよう。
頚椎症では椎体がでこぼこに変形し、骨が尖っている。

健康な人

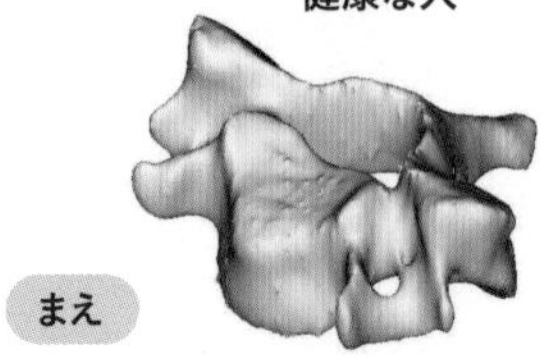
まえ

頚椎症

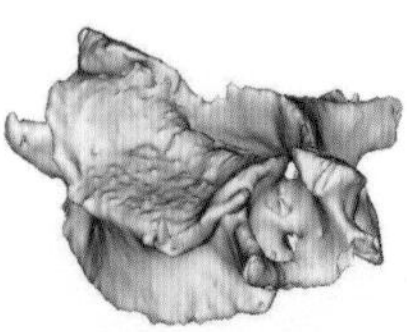

●レントゲンでもみてみよう!

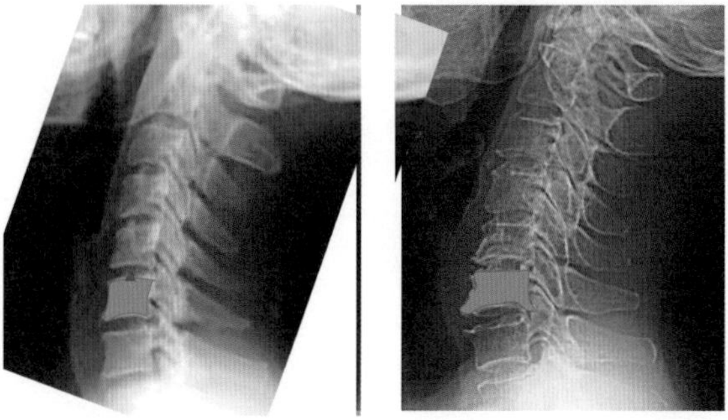

椎体が台形のような形に
変形しているのがわかる!

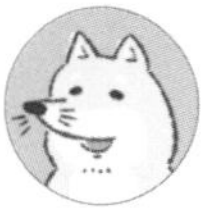

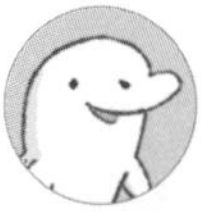

そもそも椎体はどんなふうに老化していくんだろう?

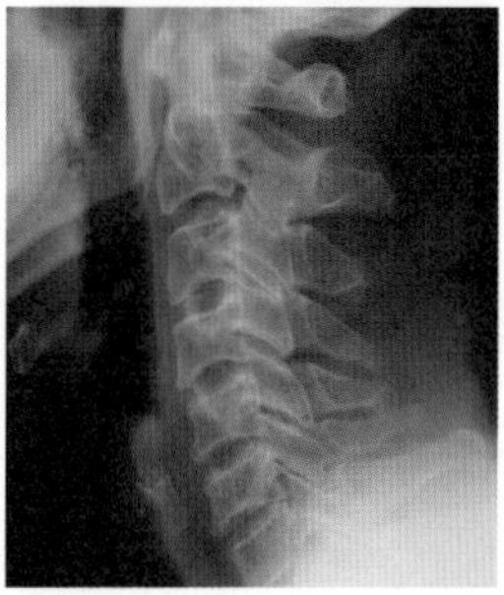

30代
椎骨が変形する

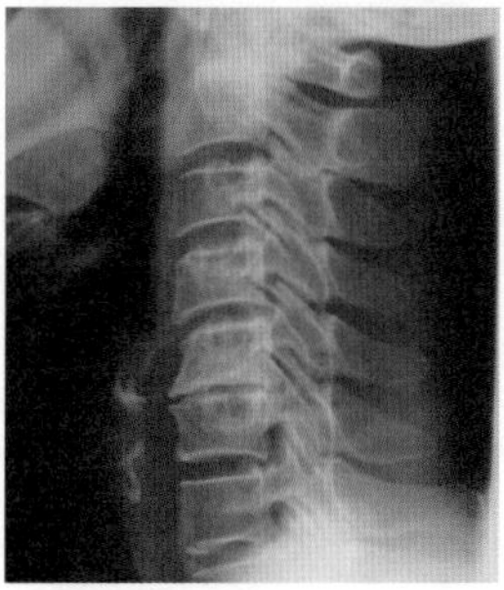

40代
骨棘ができる

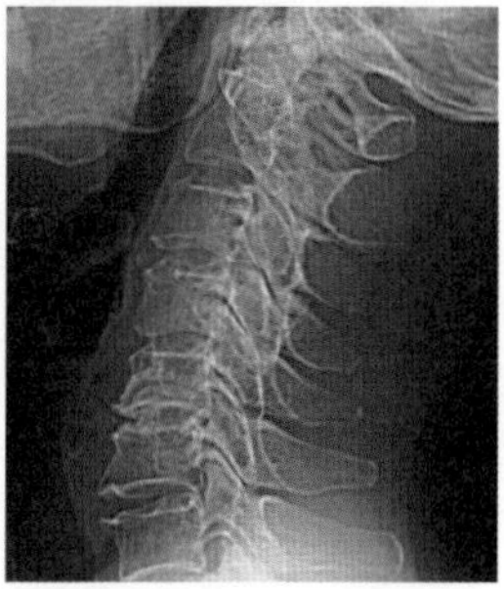

60代
椎間が狭くなる

クローズアップ

骨棘《こっきょく》ってなに?

骨そのものの加齢や、骨に力が絶えず加わり続けることが原因で骨が変形する際に変形した骨の部分が尖った形のものを指す。

骨棘が大きいほど
重症となる!

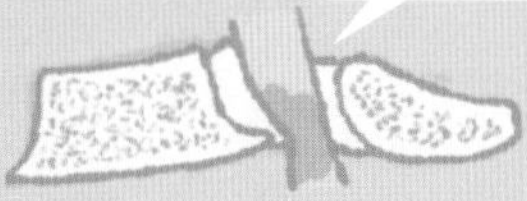

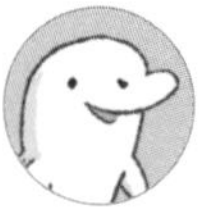

頸椎症は大きく2つに分けることができ、
変形した骨がどの神経を圧迫するかで疾患名や症状が違うよ。

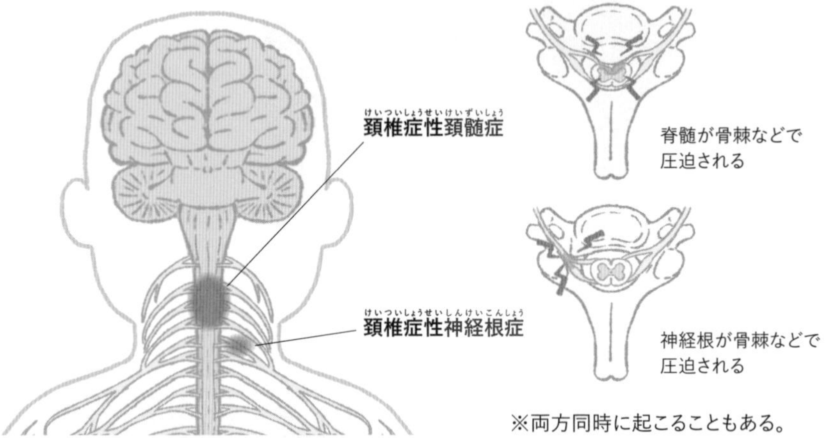
頸椎症性頸髄症《けいついしょうせいけいずいしょう》
頸椎症性神経根症《けいついしょうせいしんけいこんしょう》
脊髄が骨棘などで
圧迫される
神経根が骨棘などで
圧迫される

※両方同時に起こることもある。

頸椎症性頸髄症　頸椎症性頸髄症《けいついしょうせいけいずいしょう》ってなに?

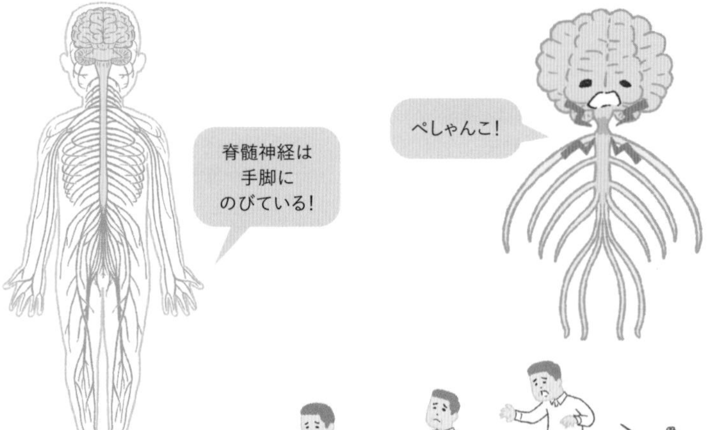
脊髄神経は
手脚に
のびている!
ぺしゃんこ!

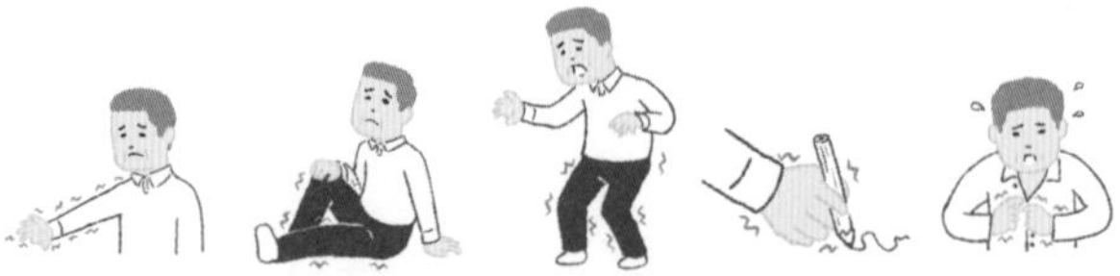

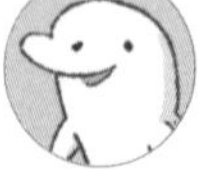

変形した頸椎が脊髄を圧迫すると筋肉が痙攣したり、筋肉がずっと
緊張した状態になるよ。これを痙性麻痺といって、手脚の痺れ・
痛みなどが起こったり、自由に動かせなくなることがあるんだ。

クローズ
アップ

なんで脊髄《せきずい》が障害《しょうがい》されると痙性麻痺《けいせいまひ》が起こるの？

そもそも末梢神経は筋肉を収縮させようとしている。多くの末梢神経とその支配下にある筋肉の動きは、ふだんは中枢神経によって収縮にストップがかけられている。
頚髄症では筋肉の痙攣（筋肉が勝手に収縮するために起きる）、自由に筋肉が動かせない（手指などが動かない）症状が起こる。これは中枢神経が障害されてコントロールが効かなくなって、多くの筋肉が同時に収縮しようとしているからである。
頚椎症性神経根症では一つの筋肉を支配する一つの末梢神経のみが障害されるために、その筋肉だけが麻痺して動かなくなる。
最も重要なことは痙性麻痺と、弛緩性麻痺の2種類があって、症状は逆であること、さらには両方とも頚椎症で起きることがすべてを混乱に陥れている元凶だ！

正常

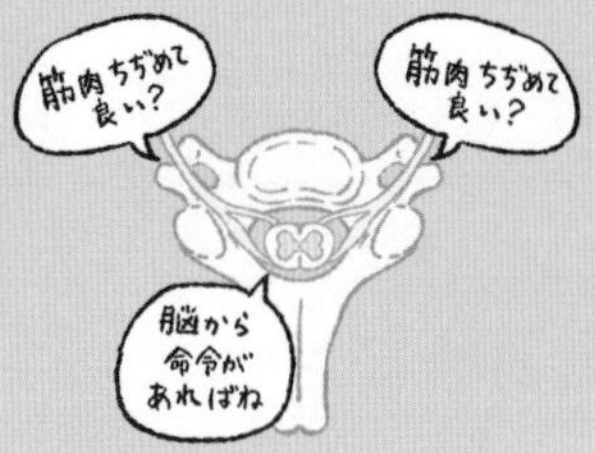
筋肉ちぢめて良い？
筋肉ちぢめて良い？
脳から命令があればね

そもそも末梢神経は、常に筋肉を動かしたがっている。脊髄神経には過剰に反応する末梢神経を抑制する役割がある。

頚椎症性頚髄症《けいついしょうせいけいずいしょう》

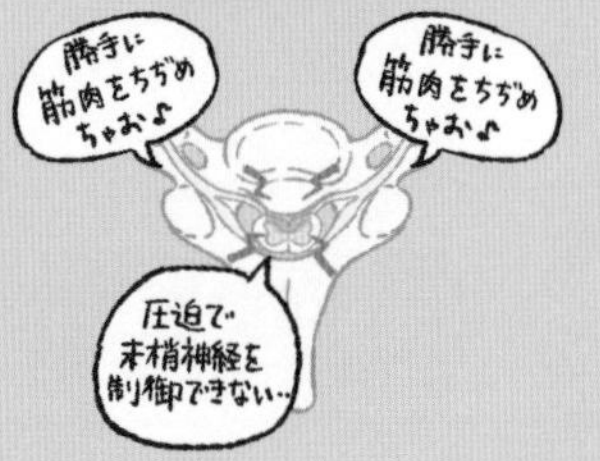
勝手に筋肉をちぢめちゃお♪
勝手に筋肉をちぢめちゃお♪
圧迫で末梢神経を制御できない…

頚椎に圧迫されて脊髄神経が損傷すると脊髄神経が末梢神経を制御できず、勝手に末梢神経が興奮（収縮）して、筋肉に命令を出してしまう。

頚椎症性神経根症

頚椎症性神経根症《けいついしょうせいしんけいこんしょう》ってなに？

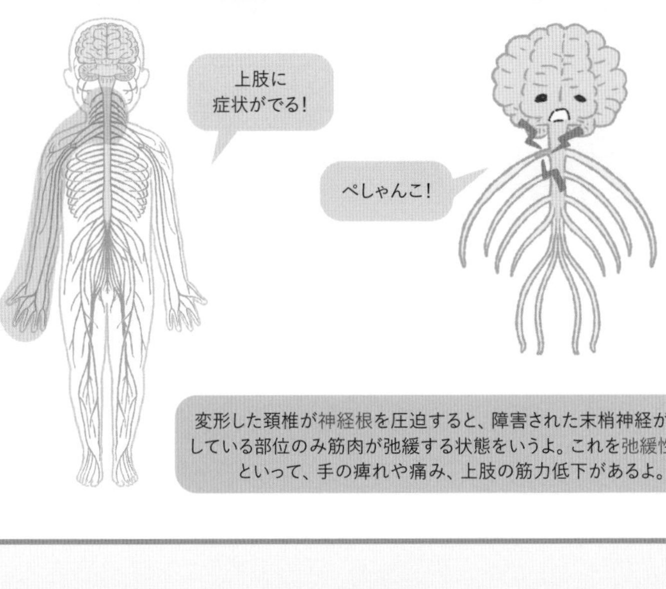
上肢に
症状がでる！
ぺしゃんこ！

変形した頚椎が神経根を圧迫すると、障害された末梢神経が支配している部位のみ筋肉が弛緩する状態をいうよ。これを弛緩性麻痺といって、手の痺れや痛み、上肢の筋力低下があるよ。

保存的治療 どんな治《ち》療《りょう》があるの？

症状が軽い場合は頚椎牽引《けいついけんいん》をする。首を上に引っ張ることで頭の重みによる頚椎への負担が軽減したり骨の間隔を広げて神経根や椎間板への圧迫を防ぐよ。

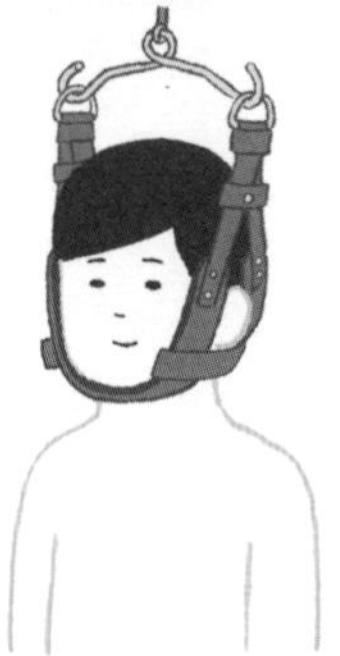

症状が重い場合はどうするの？

症状が重く、MRI で見ても神経への圧迫がひどい場合は、手術を行うよ。

手術 どんな手術《しゅじゅつ》をするの？

骨による圧迫をなくすために骨を切除して、脊柱管を広げる。このオペを椎弓形成術というよ。

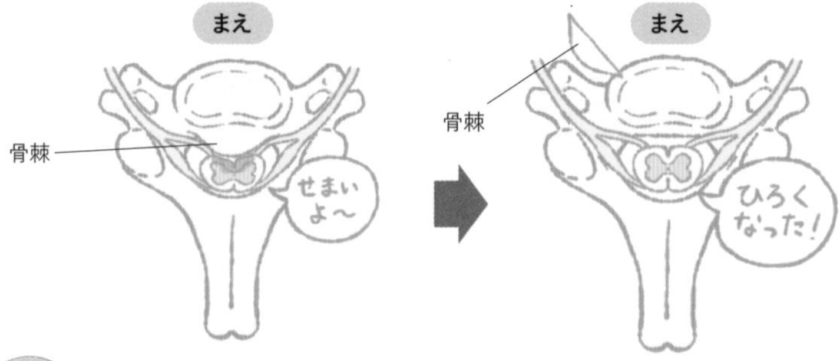

前方（お腹側）の骨棘が圧迫しているので前方から骨棘を取り除くのがいいんじゃない？

椎体の周りには、神経や筋肉や血管があり、手術が難しいんだ。

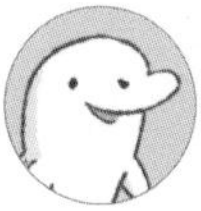

だから、背中側から手術を行い、
棘突起を広げて脊柱管のスペースを広げる。

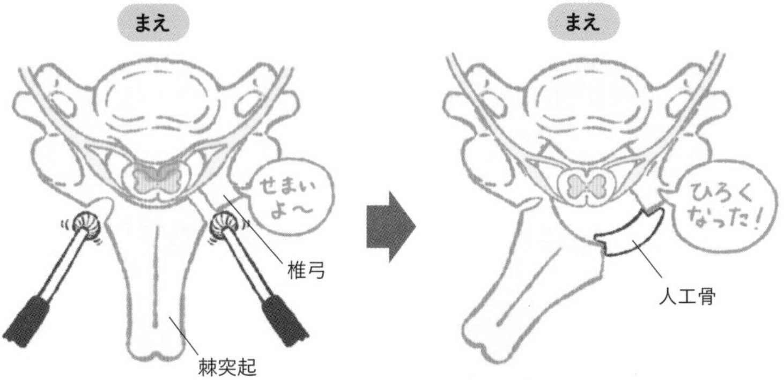

脊髄を圧迫している椎弓部分を
手術して完全に椎弓を切除する。

片方の椎弓は完全に切除し、残りの椎弓は一部を残して切除する。棘突起を蝶番のように倒して脊柱管を広げる。開いた椎弓部分には人工骨を挿入して、つっかい棒の役割をしてもらう。

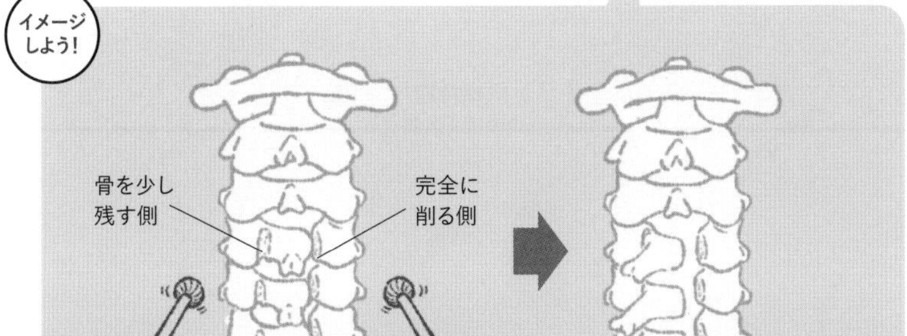

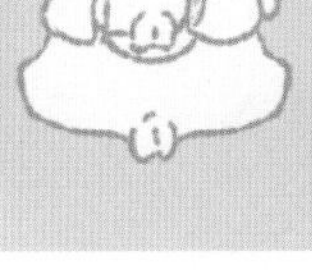

棘突起を残しながらも、脊髄神経が
うしろに動いて圧迫がなくなっているね。

蝶番側の骨も時間がたてば、
削った部分を骨が埋めてくれるよ！

疾患 頚椎椎間板《けいついついかんばん》ヘルニア

原因 ➡椎間板の突出による脊髄神経または神経根の圧迫。

症状 ➡首の痛み、時により上肢のしびれや筋力低下、巧緻性障害。

診断・治療 ➡診察とMRI、X線画像診断。
軽症であれば保存的治療。重症であれば手術する場合もある。

メモ ➡デスクワークの人に好発する。

病態 健康《けんこう》な人《ひと》の椎間板《ついかんばん》となにが違《ちが》うの？

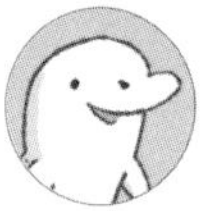

椎間板を比べてみよう。

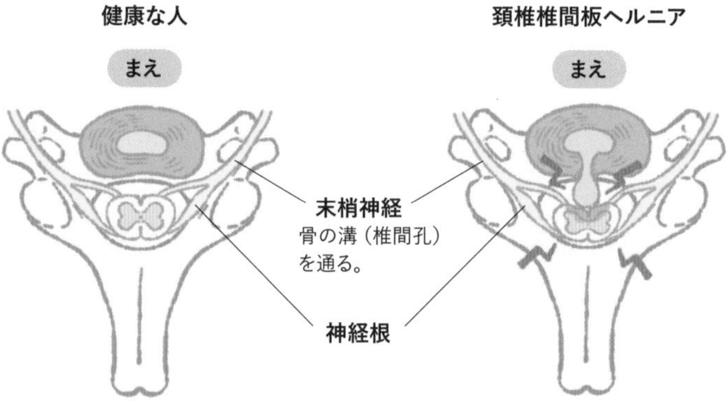

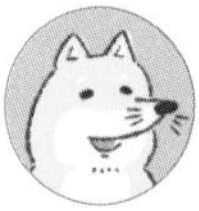

ヘルニアって
どういう意味？

「脱出する」って意味だよ。髄核が
椎間板から脱出しちゃうってことだね。

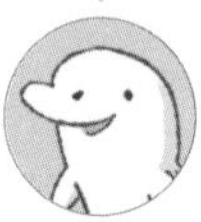

おさらい

椎間板《ついかんばん》

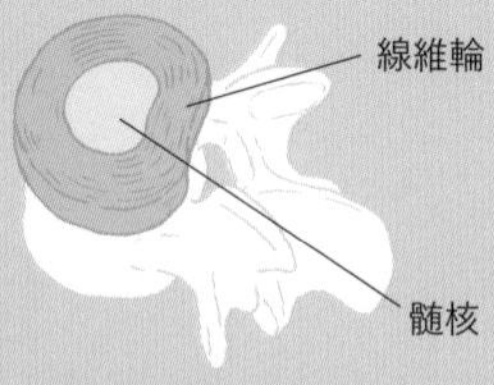

椎骨と椎骨の間には椎間板があり、クッションの役割をしている。椎間板は中央の髄核と周囲の線維輪からなる。

症状　どんな症状《しょうじょう》があるの？

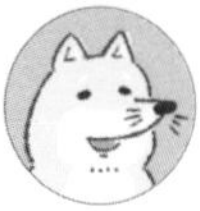

脊髄神経や神経根が圧迫されるってことは
頚椎症性頚髄症や頚椎症性神経根症と同じ症状？

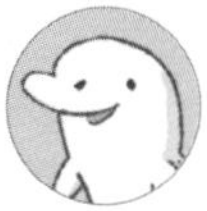

その通り！　圧迫している原因が骨か、
髄核かの違いだけで、症状は同じなんだ。

診察　どうやって診断《しんだん》するの？

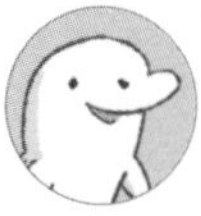

頭を押しながら、頚椎を後方や斜め後方へそらせて
椎間孔を通る神経根が骨に当たるかどうかを診る。

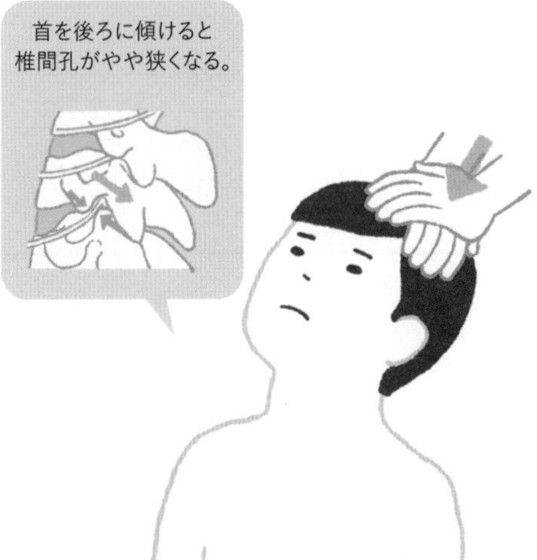
首を後ろに傾けると
椎間孔がやや狭くなる。

ジャクソンテスト
頭を後ろに倒しながら、下方向に手で押さえつける。

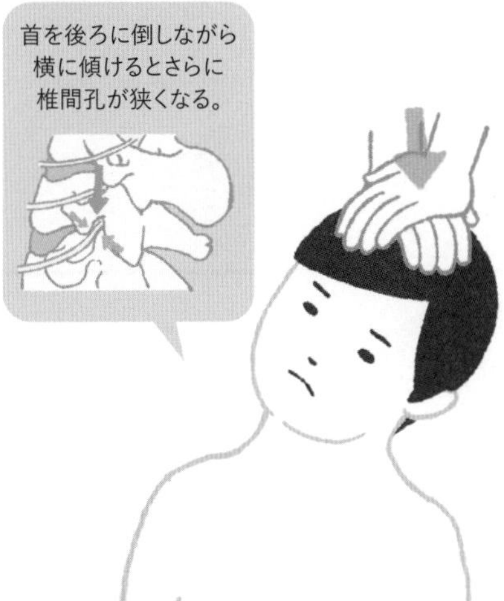
首を後ろに倒しながら
横に傾けるとさらに
椎間孔が狭くなる。

スパーリングテスト
上を向いて首を後ろに傾けながら、頭を手で押さえつけたあと、患側（症状がある側）に屈曲させ、回旋させる。

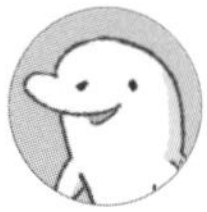

椎間孔は頚椎を後屈させたり、側屈させることで小さくなると知っておいてね。
詳しい診断はレントゲンやMRIをとるよ。

疾患

頚椎《けいつい》後縦《こうじゅう》靭帯《じんたい》骨《こつ》化《か》症《しょう》

原因 ➡不明

症状 ➡首の痛み、時により上肢のしびれや筋力低下、巧緻性障害。

診断・治療 ➡診察とMRI、X線画像診断。
軽症であれば、保存的治療（投薬など）。重症であれば手術する場合もある。

メモ ➡原因が不明なために難病指定されている。

病態

健康《けんこう》な人《ひと》の靭帯《じんたい》となにが違《ちが》うの？

健康な人の靭帯　　**頚椎後縦靭帯骨化症の人の靭帯**

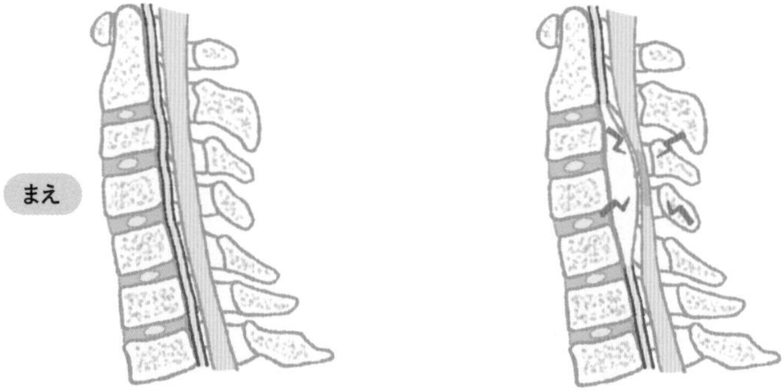

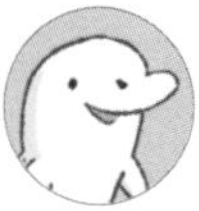

原因は不明。後縦靭帯が時間をかけて、
ゆっくり厚くなり骨になって脊髄を圧迫するんだ！
難病指定されている謎の多い病気だよ。

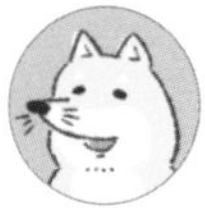

脊髄が圧迫されるということは症状は頚椎症性頚髄症と同じ。
椎弓形成術で治療できるね。

おさらい

脊髄《せきずい》の靭帯《じんたい》

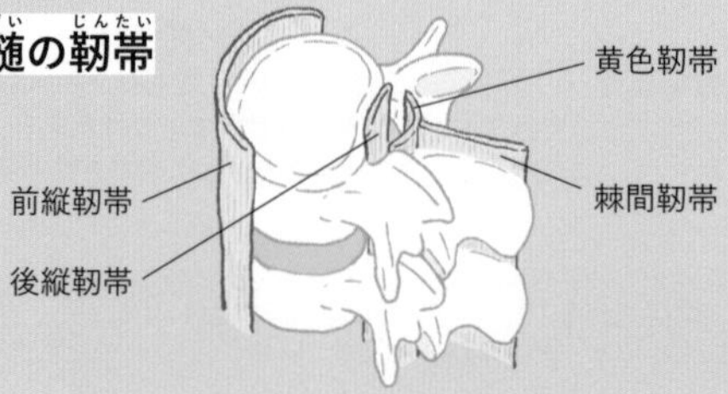

●レントゲンでもみてみよう!

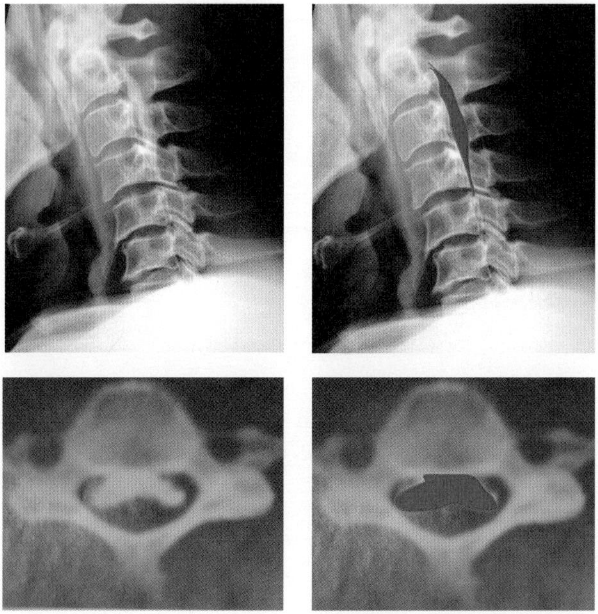

赤い部分が
骨化した靭帯だよ!

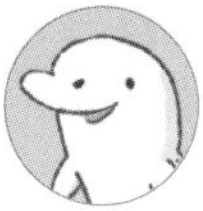

骨化した靭帯ってX線で白く写るんだね。

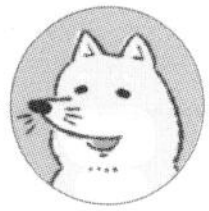

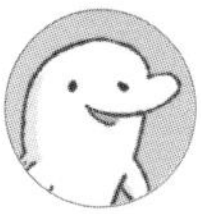

脊椎骨の脊柱管のほとんどを骨化した
後縦靭帯が占めているのがわかるね。

おさらい

頚《けい》椎《つい》椎《つい》弓《きゅう》形《けい》成《せい》手《しゅ》術《じゅつ》

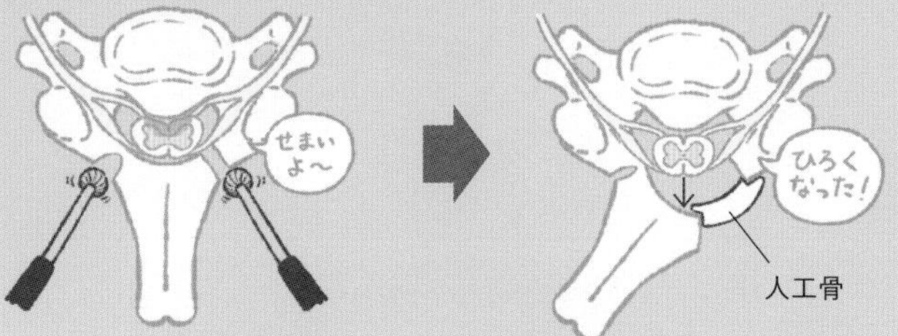

疾患 関節《かんせつ》リウマチによる環軸椎《かんじくつい》亜《あ》脱臼《だっきゅう》

原因 ➡関節リウマチの原因は自己免疫疾患といわれている。

症状 ➡首の痛み、上肢のしびれや筋力低下、巧緻性障害、最悪呼吸不能による死亡。

診断 ➡診察とMRI、X線画像診断、血液検査。

治療 ➡関節リウマチに対して投薬など（保存的療法）。重症であれば手術する場合もある。

メモ ➡関節リウマチは80万人が罹患するが、その半数近くにこの障害が起きている。

病態 健康《けんこう》な人《ひと》となにが違《ちが》うの？

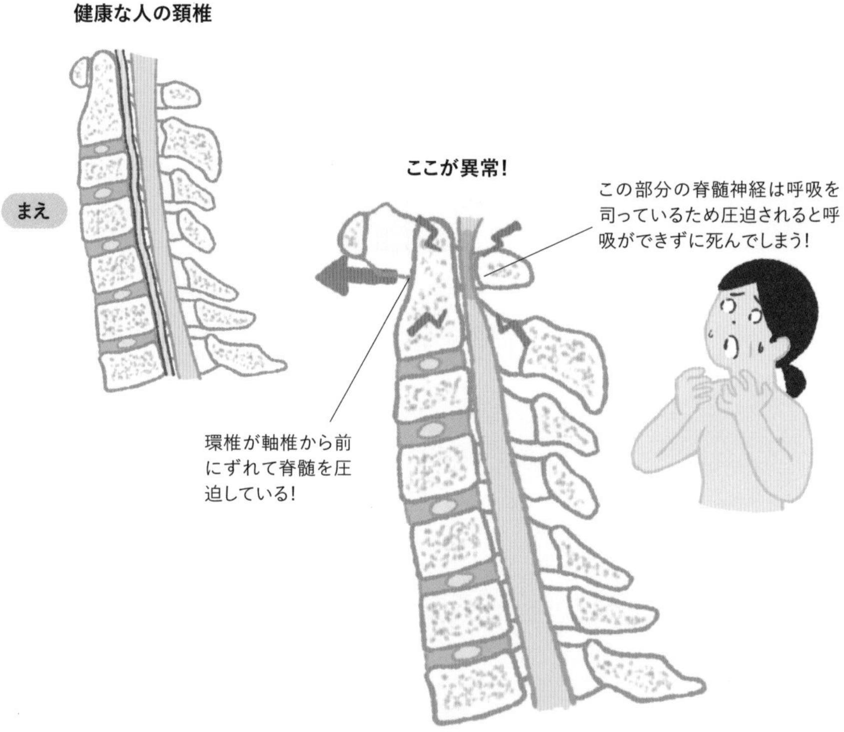
健康な人の頸椎
まえ
ここが異常！
この部分の脊髄神経は呼吸を司っているため圧迫されると呼吸ができずに死んでしまう！
環椎が軸椎から前にずれて脊髄を圧迫している！

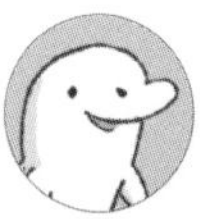

特に、環椎と軸椎間での脱臼が有名だよ。
この脱臼は命に関わるので環軸椎亜脱臼になる可能性のある患者さんには注意喚起をしておく。

手術 どんな手術《しゅじゅつ》を行《おこな》うの？

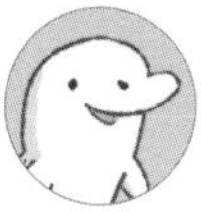

ずれた環椎と軸椎をもとの位置に戻して、
釘で固定するよ。

おさらい

環椎《かんつい》と軸椎《じくつい》

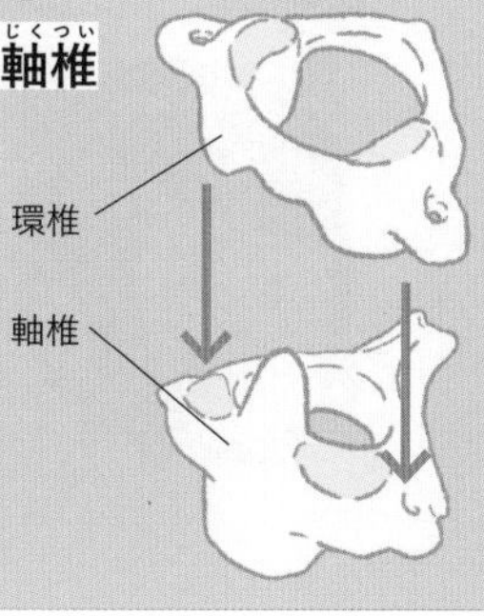

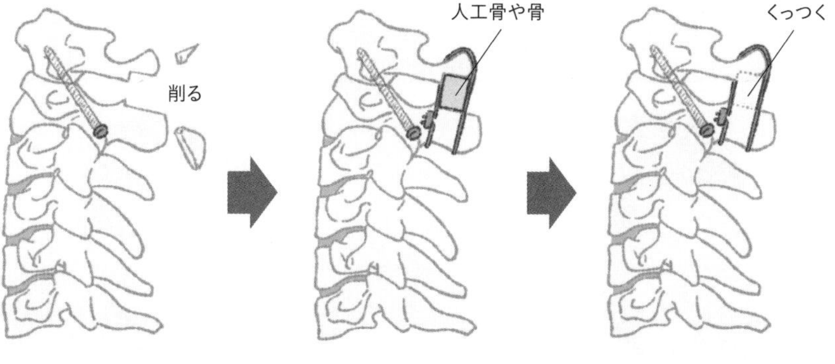

①環椎と軸椎を釘で固定する。棘突起を削る。

②削った場所に人工骨や他の場所で削った骨を入れて環椎と軸椎を固定する。

③人工骨や骨は時間が経つに連れて環椎と軸椎にくっつく。

手術によって、首の回旋の可動域が
制限される不具合もあるよ。

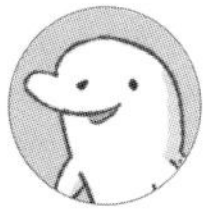

頸椎疾患の治療

頸椎《けいつい》の疾患《しっかん》の保存的療法《ほぞんてきりょうほう》ってなに？

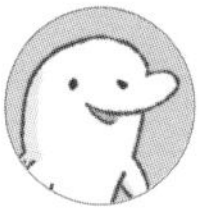

保存的療法とは、人体を傷付けず治療する方法の総称だよ。
ここでは頸椎疾患の保存的療法として3つを押さえよう。

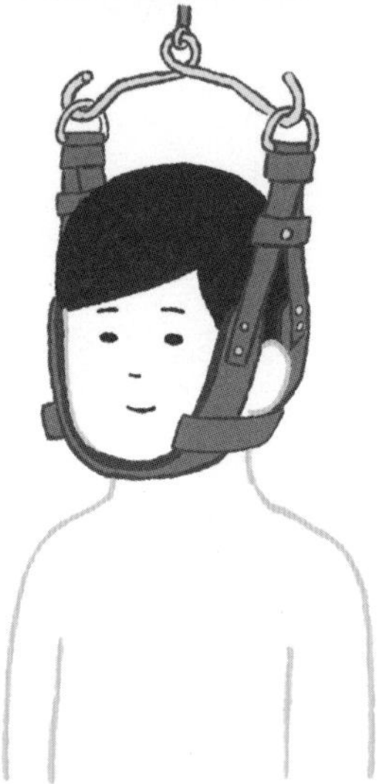

●**牽引療法《けんいんりょうほう》**

首を引っ張って椎間孔を広げ神経の圧迫を和らげる。

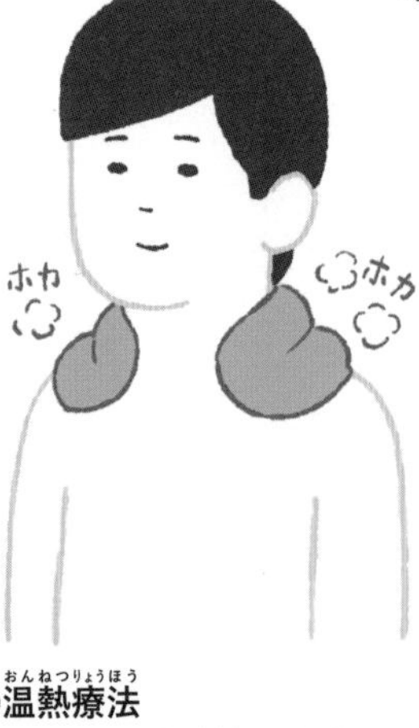

●**温熱療法《おんねつりょうほう》**

ホットパックや紫外線などで温めて痛みを和らげる。

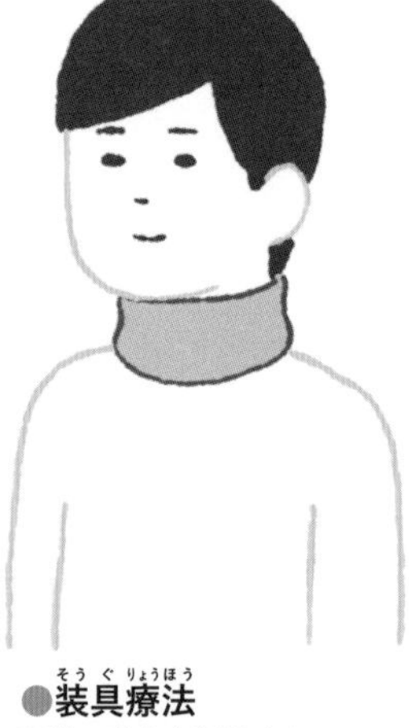

●**装具療法《そうぐりょうほう》**

頸椎の動きを制限する。

頸椎疾患の装具療法

どんな装具《そうぐ》があるの?

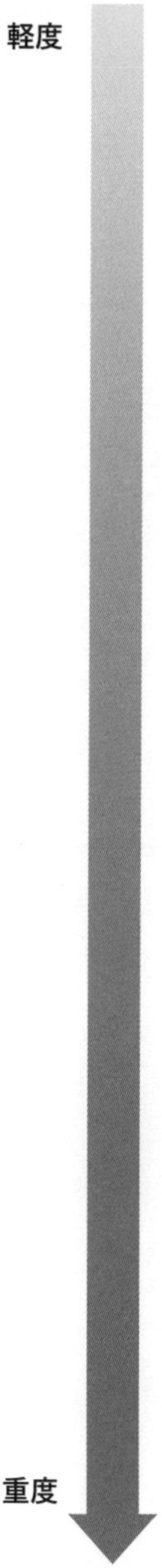
軽度
重度

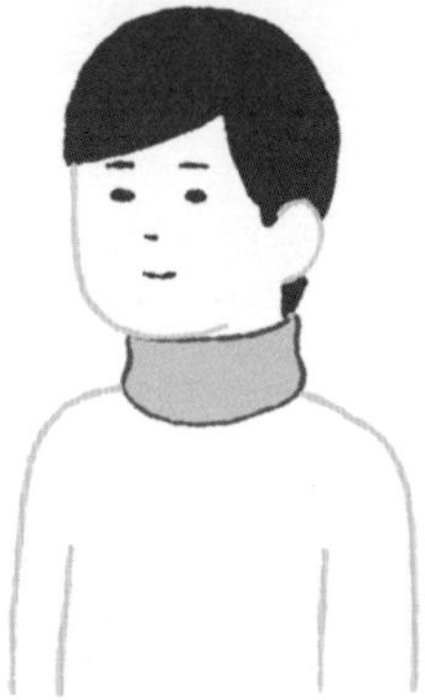

●頸椎《けいつい》ソフトカラー（軽度《けいど》の固定）

固定力は弱いが装着が楽。
頸椎捻挫、軽症の関節リウマチで使われる。

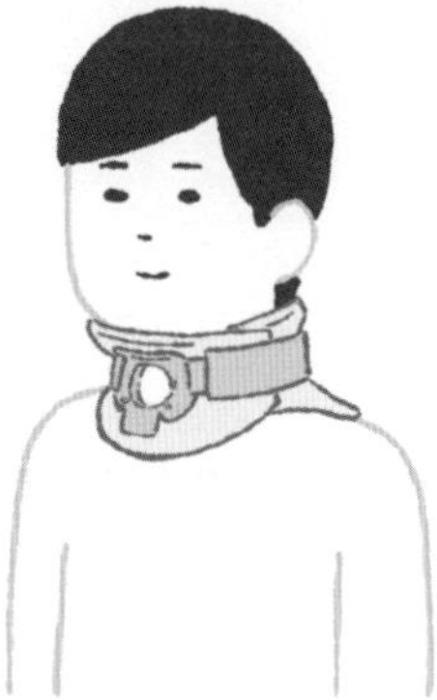

●フィラデルフィアカラー（中度《ちゅうど》の固定）

頸椎の術後によく用いられる。
顎をのせて頸椎全体を固定する。

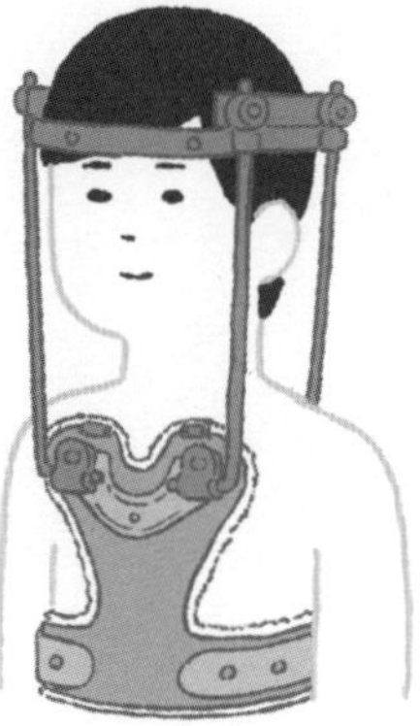

●ハローベスト（重度《じゅうど》の固定）

頸椎の最強の固定装具。
頸椎の重篤な骨折などで使用。

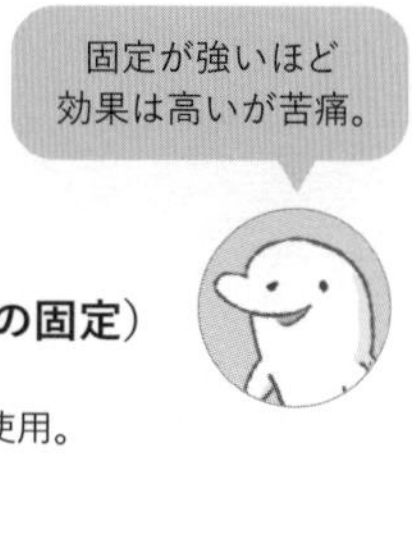
固定が強いほど
効果は高いが苦痛。

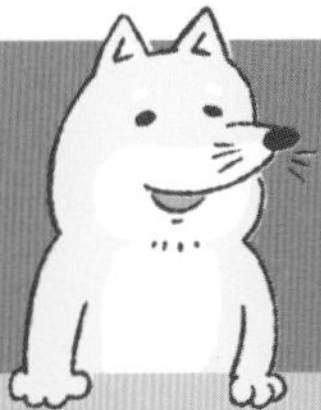

そもそもなんで？

教えて！ 菅本先生！

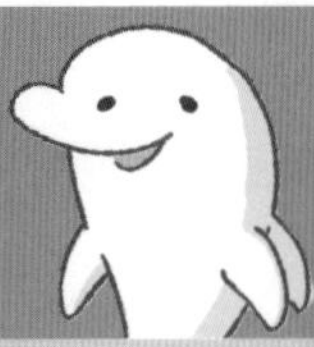

ストレートネックって何？　肩こりと関係があるの？

肩こりとストレートネック

ストレートネックは前弯している頸椎の弯曲が減少していることをレントゲンで診断します。頸椎が横から見て棒のように直立した状態です。しかし、これが肩こりの本当の原因なのかどうかは、今もはっきりしていません。

頸椎の椎間関節は前上がりの傾きがあるけど、何か意味があるの？

四つ足動物の名残である関節の前方傾斜

四つ足の恐竜が獲物を探しているところを想像してみましょう。頸椎の関節は立てた首を回旋させながら周りを見渡す動きが最もしやすいような形をしています。そのポーズでは頸椎の椎間関節の傾きは地面に対して水平になり、回旋しやすくなるのです。

なぜ、第2頸椎（軸椎）は他の頸椎の骨と形が違うの？

軸椎の歯突起の謎

第2頸椎（軸椎）にある歯突起は、上に位置する第1頸椎（環椎）を輪投げの輪とすると、輪投げの棒にあたります。歯突起は奇妙な形をしていますが、そもそも環椎の椎体としてできたものが、途中で軸椎の椎体と癒着してその一部となったものなのです。

首長族は今でもいるの？　首をどうやって長くしているの？

鎖骨の変形と首長のフェイク

首長族は今でもアフリカ、タイ、ビルマに存在しています。女性はこどものときから、首に真ちゅう製のネックコイルを装着しています。首が矯正され伸ばされたかのように見えますが、実際はそうではなく、鎖骨が下方に押し下げられています。つまり人工的に究極のなで肩を作っているのですね。

胸腰椎・仙椎

胸腰椎や仙椎は体の中で
どんな役割をしているんだろう。
その役割を果たすために
どんな形である必要があり、
どんな構造になっているんだろう。

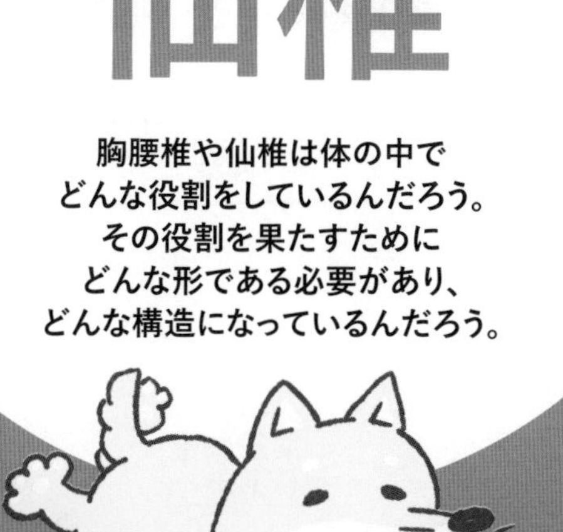

胸椎《きょうつい》の基本構造《きほんこうぞう》

なぜ胸椎《きょうつい》は疾患《しっかん》が少《すく》ないの?

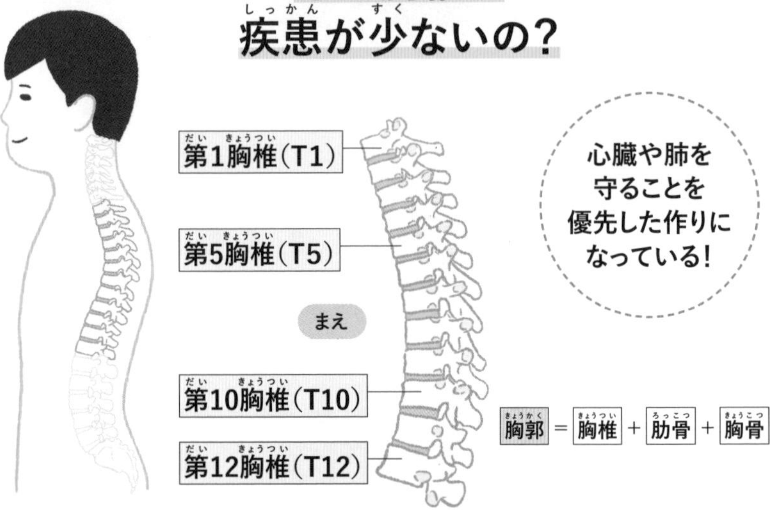
第《だい》1胸椎《きょうつい》(T1)
第《だい》5胸椎《きょうつい》(T5)
まえ
第《だい》10胸椎《きょうつい》(T10)
第《だい》12胸椎《きょうつい》(T12)
心臓や肺を守ることを優先した作りになっている!
胸郭《きょうかく》 = 胸椎《きょうつい》 + 肋骨《ろっこつ》 + 胸骨《きょうこつ》

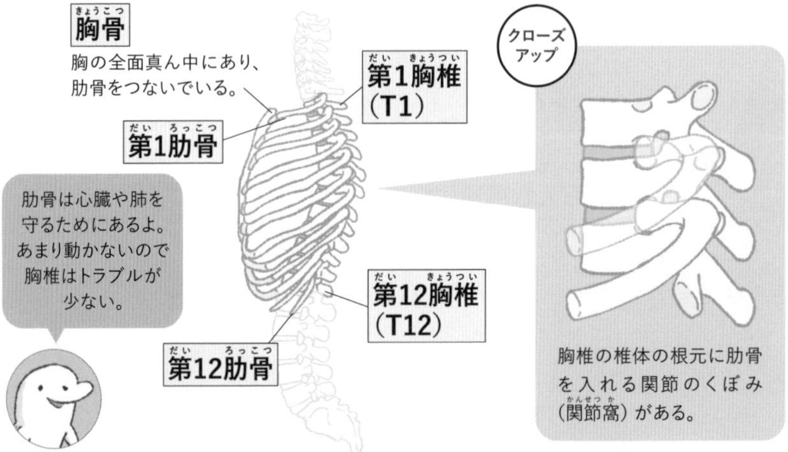
胸骨《きょうこつ》
胸の全面真ん中にあり、肋骨をつないでいる。
第《だい》1肋骨《ろっこつ》
第《だい》1胸椎《きょうつい》(T1)
肋骨は心臓や肺を守るためにあるよ。あまり動かないので胸椎はトラブルが少ない。
第《だい》12胸椎《きょうつい》(T12)
第《だい》12肋骨《ろっこつ》
クローズアップ
胸椎の椎体の根元に肋骨を入れる関節のくぼみ(関節窩《かんせつか》)がある。

CHECK

■胸椎は動きが少ないので疾患も少ない。

胸椎の動き ➡ 回旋はほとんどできず、前後屈も少ししかできない。

胸椎の役割 ➡ 肋骨とともに心臓・肺を保護する。

胸椎の特徴 ➡ 椎体の根元に肋骨を入れる関節窩がある。

腰椎《ようつい》の基本構造《きほんこうぞう》

腰《こし》の骨《ほね》は
どんな作《つく》りになっているんだろう？

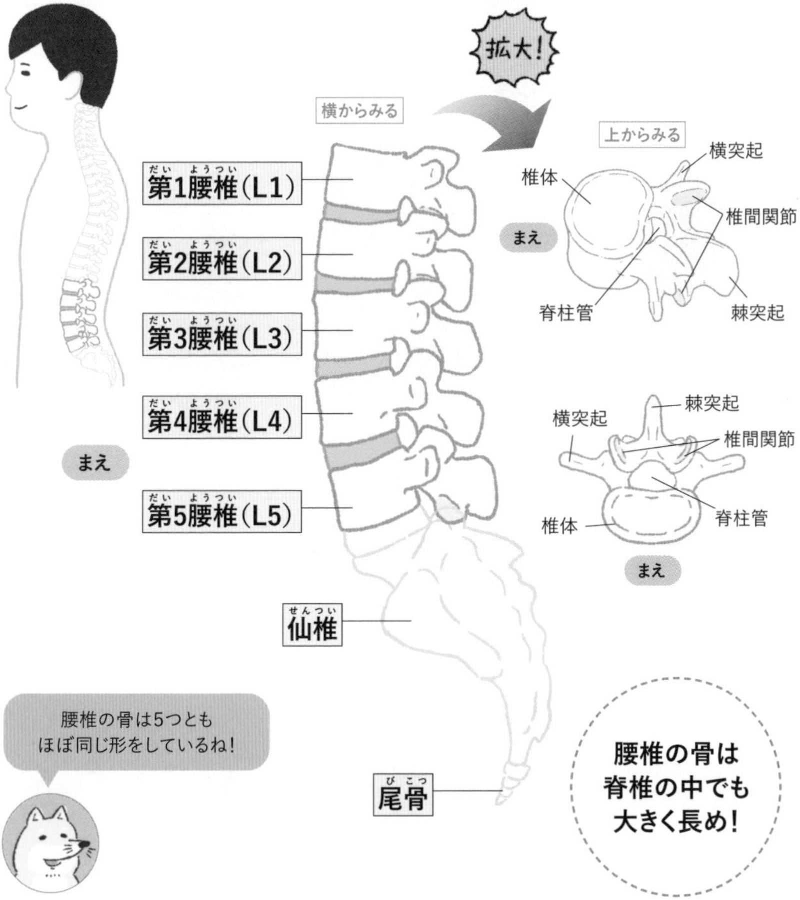

CHECK

■腰椎は5個からなる（時に4個または6個の場合もあり）。

腰椎の特徴 ➡ 脊椎の中でも大きく長めの骨が多い。

腰椎の椎間関節 ➡ 頸椎と比べて、そり立っている。

腰椎の一番下 ➡ 骨盤の一部である仙骨に連結する。

腰椎《ようつい》の動《うご》き

腰椎《ようつい》はどんな動《うご》きが得意《とくい》なんだろう？

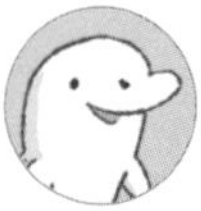

頸椎と腰椎の椎間関節を比べてみると違いがわかりやすいよ。
もう一度おさらいしてみよう。

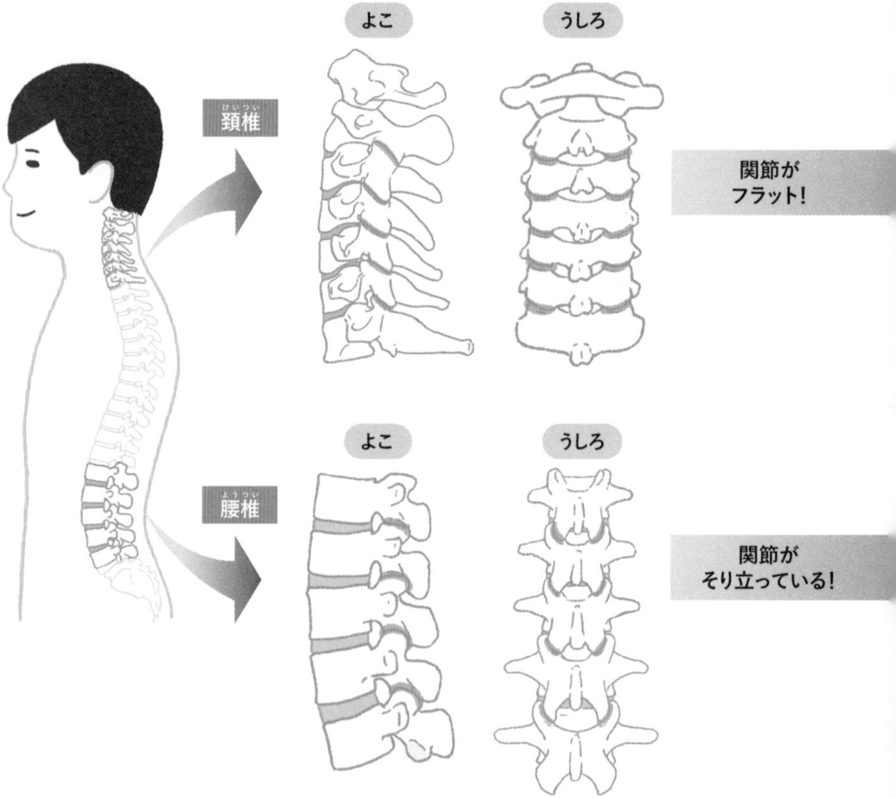

腰椎は前後屈は
しやすいけど
回旋はしづらい。

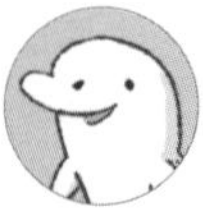

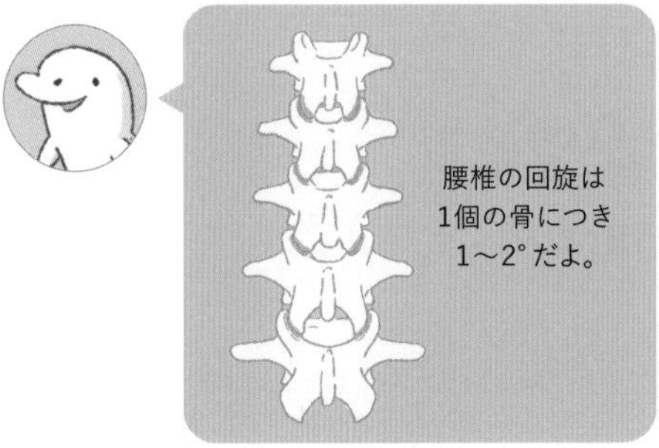
腰椎の回旋は
1個の骨につき
1～2°だよ。

おさらい

ルシュカ関節

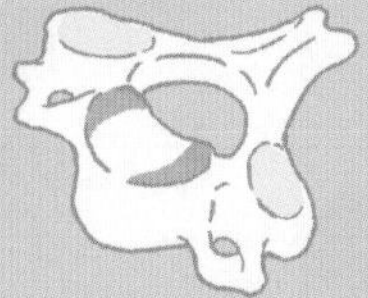

頸椎が前後屈できるのはルシュカ関節があるから。

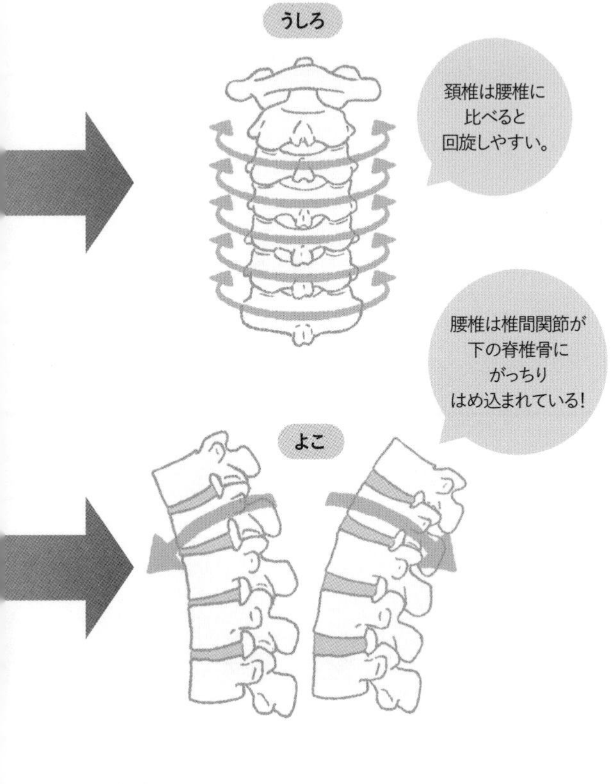
うしろ
頸椎は腰椎に
比べると
回旋しやすい。
腰椎は椎間関節が
下の脊椎骨に
がっちり
はめ込まれている!
よこ

頸椎《けいつい》の回旋《かいせん》

例えるなら
平皿

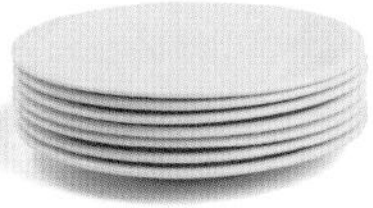

腰椎《ようつい》の椎間関節《ついかんかんせつ》

例えるなら
アイスのコーン

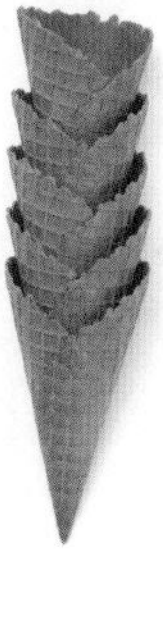

CHECK

■腰椎は、前後屈はしやすいけれど、回旋はしにくい作りになっている。

頸椎の関節 ➡ 関節面がやや前上がりの水平だから、回旋しやすい。

腰椎の関節 ➡ 関節がそり立っているため、上下方向（前後屈）のみ動きやすい。

腰椎の回旋 ➡ 1個の骨につき、1～2度回旋する。

腰椎《ようつい》を動《うご》かす筋肉《きんにく》

腰椎《ようつい》を動《うご》かすとき どこの筋肉《きんにく》が使《つか》われるの?

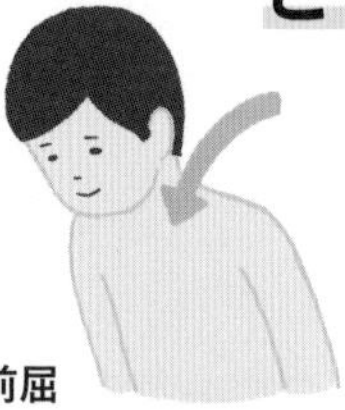

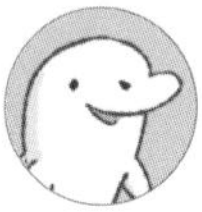

腰椎の動きは基本的には前屈と後屈。
腰椎を動かす筋肉の場合は
体のまえにある筋肉が前屈で使う筋肉。
うしろにある筋肉が後屈で使う筋肉だよ。

まえ

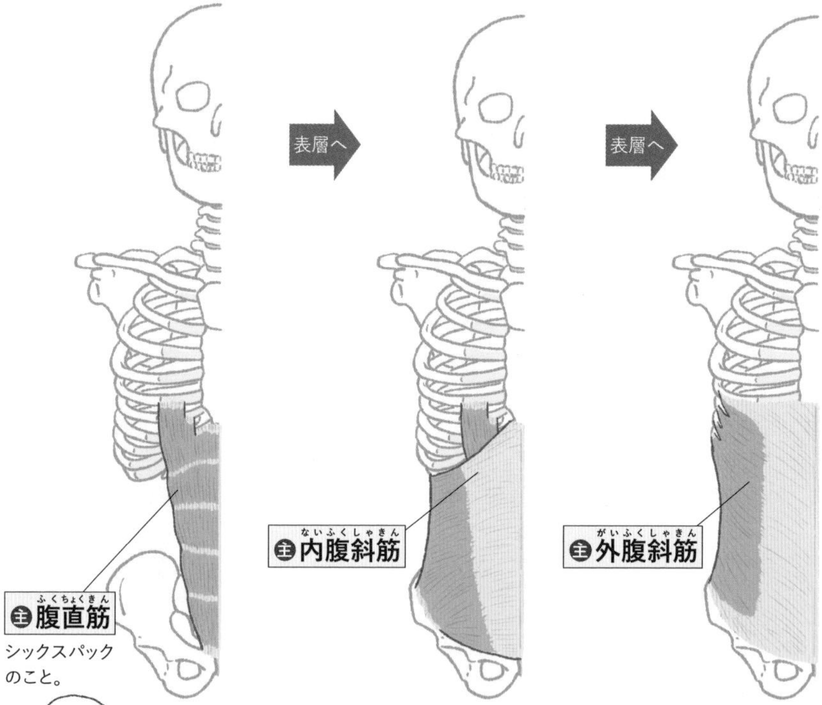

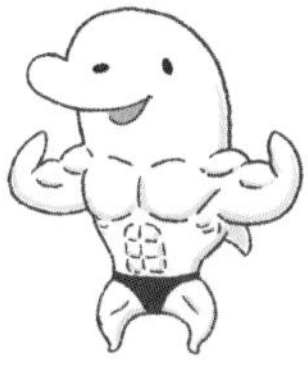

腰椎を前屈する筋は、
腰椎前面（背中側）にはなく、
おなか側（腹筋）にあることがポイント!

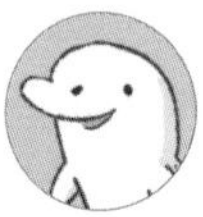

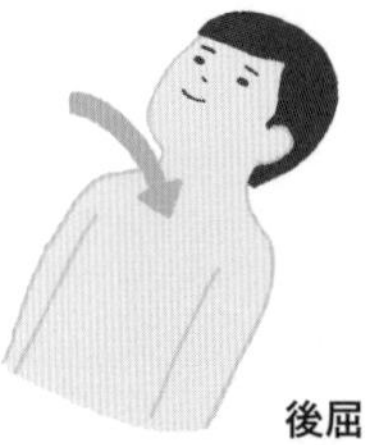
後屈

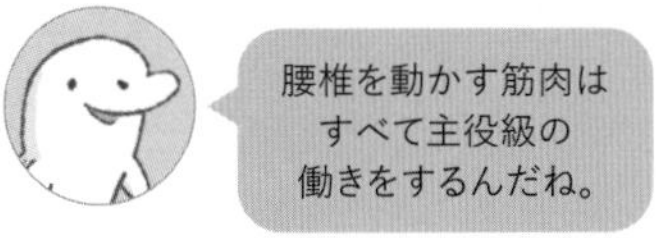

おさらい

長背筋群《ちょうはいきんぐん》

長背筋群（脊柱起立筋・
多裂筋・回旋筋の総称）
は腰椎にくっついている
部分だけが働く。

うしろ

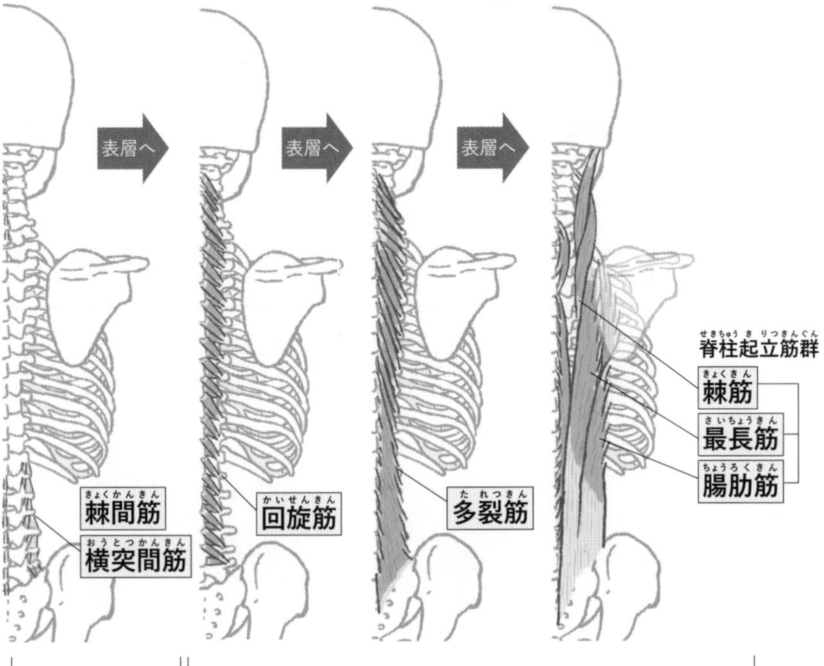

主 単背筋群《たんはいきんぐん》
上下の骨同士を
つなぐ筋肉。

主 長背筋群《ちょうはいきんぐん》
いくつかの骨を
まとめてつなぐ筋肉。

腰椎《ようつい》の神経《しんけい》

腰椎《ようつい》の神経《しんけい》は どこへつながっているんだろう?

横からみる

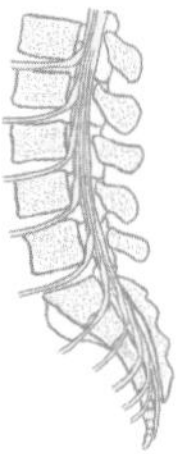

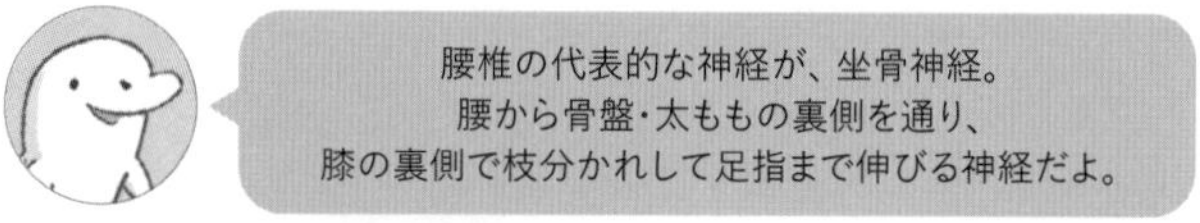
腰椎の代表的な神経が、坐骨神経。
腰から骨盤・太ももの裏側を通り、
膝の裏側で枝分かれして足指まで伸びる神経だよ。

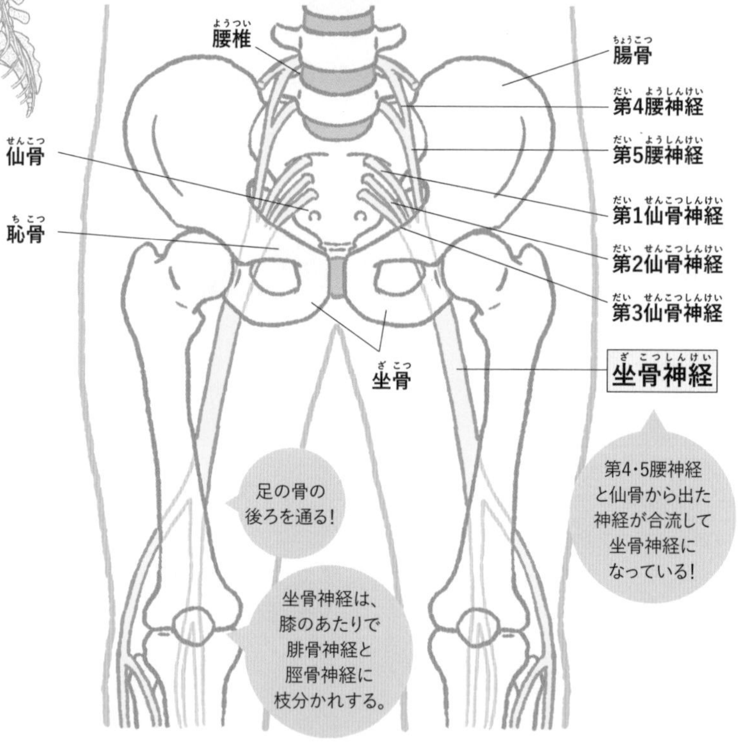
腰椎《ようつい》
腸骨《ちょうこつ》
第《だい》4腰神経《ようしんけい》
仙骨《せんこつ》
第《だい》5腰神経《ようしんけい》
第《だい》1仙骨神経《せんこつしんけい》
恥骨《ちこつ》
第《だい》2仙骨神経《せんこつしんけい》
第《だい》3仙骨神経《せんこつしんけい》
坐骨《ざこつ》
坐骨神経《ざこつしんけい》
第4・5腰神経と仙骨から出た神経が合流して坐骨神経になっている!
足の骨の後ろを通る!
坐骨神経は、膝のあたりで腓骨神経と脛骨神経に枝分かれする。

CHECK

■腰椎の神経は足の指先まで伸びている。

第1腰椎あたりまで ➡ 脊髄神経が走っている。

第2腰椎以下 ➡ 神経根(馬尾神経)のみが腰椎脊柱管の硬膜の中を走る。

坐骨神経 ➡ 腰から骨盤・太ももの裏を通り、膝の裏側で総腓骨神経と脛骨神経に分かれ、足指まで伸びる神経。主に腰神経が集まって坐骨神経になる。

腓骨神経《ひこつしんけい》と脛骨神経《けいこつしんけい》

腰椎《ようつい》から出《で》た神経《しんけい》は
どこに走《はし》っているの？

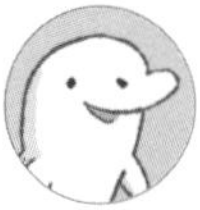

腰を悪くしたとき、症状が下肢に出ることがある。
それは腰椎の神経が足まで伸びているからなんだ。

坐骨神経は
腓骨神経と
脛骨神経を
束ねたもの！

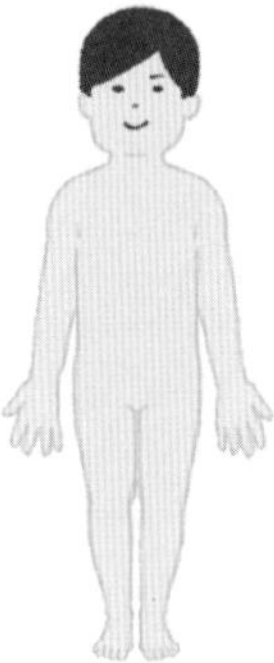

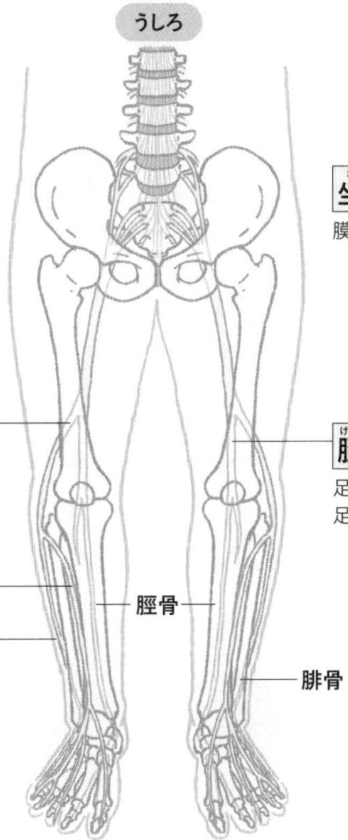

坐骨神経《ざこつしんけい》
膜で一つに束ねられている。

腓骨神経《ひこつしんけい》
膝をすぎたあたりで、
足の骨の前に出て
足の甲まで伸びる。

脛骨神経《けいこつしんけい》
足の骨の後ろを走り、
足の裏まで伸びる。

深腓骨神経

浅腓骨神経

CHECK

■坐骨神経とは腰から足にかけて伸びている末梢神経。

脛骨神経 ➡ 坐骨神経から分かれる神経の一つ。脛骨にそって、脚の内側を走る。

腓骨神経 ➡ 坐骨神経から分かれる神経の一つ。浅腓骨神経と深腓骨神経に分かれる。

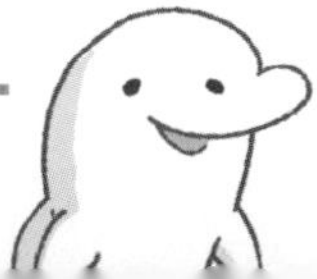

次から疾患をみていこう。

疾患 腰痛症《ようつうしょう》

原因 ➡85%は原因不明。
症状 ➡腰の痛み。
診断 ➡診察とMRI、X線画像診断。
治療 ➡基本的には手術をしない保存的治療。体操、リハビリ、投薬、コルセット、心理療法など。
メモ ➡骨の変形度合いと腰痛の強さには必ずしも相関はない。

頻度 どんな人《ひと》がいつ頃《ごろ》発症《はっしょう》するの？

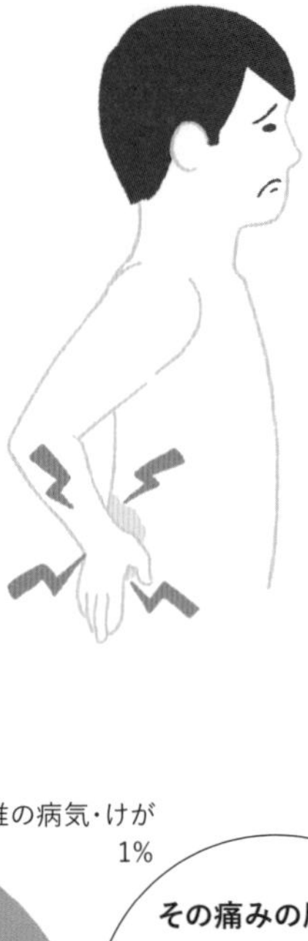

- **日本人の有訴率**（けがや病気の自覚症状がある人の率）**は男性1位&女性2位が腰痛**
- **国民の10分の1は腰痛！**
- **一生のうちに約90%が腰痛を経験**
- **30〜50 歳における最も高額な健康問題**

病因 なんで腰痛症《ようつうしょう》になるの？

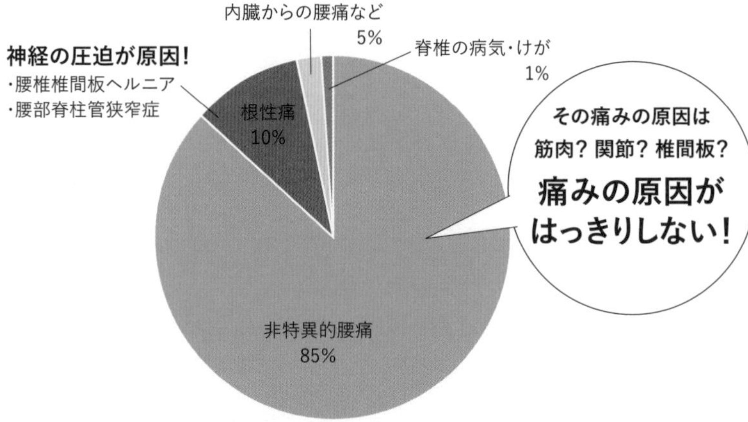

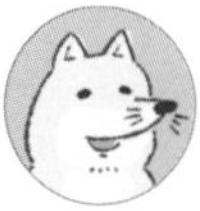

多くの人が腰痛を経験しているのに、
原因の 85%はわかっていないの!?

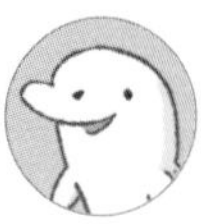

そう! 15%だけが原因がわかっていて、85%がわかっていない。
これはなんでかというと、60歳以上の人がレントゲンを撮ると、骨はもう
大なり小なり必ず変形しているんだけど、骨が変形しているからといって
必ずしも痛みがあるわけではないから原因がわかりにくいんだ。

治療 どんなふうに治療《ちりょう》するの?

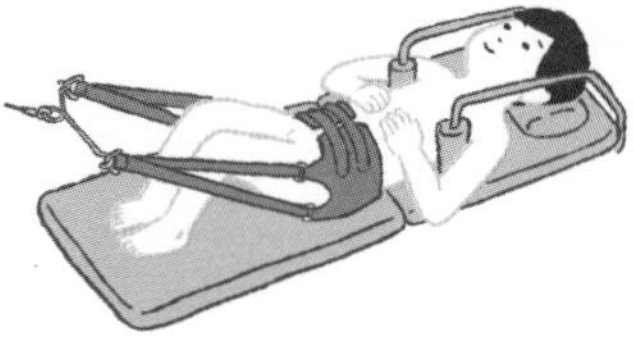

●牽引療法《けんいんりょうほう》
脇と両足を引っ張り椎間孔を広げて神経の圧迫を緩める。

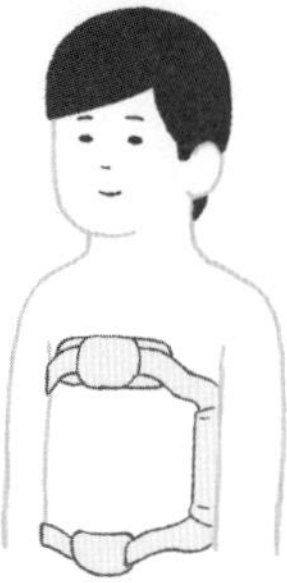

●装具療法《そうぐりょうほう》
腰椎の固定および安静で痛みをとる。

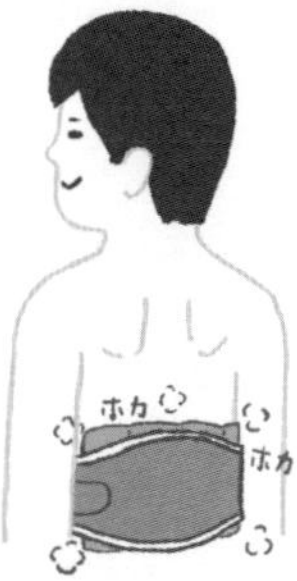

●温熱療法《おんねつりょうほう》
ホットパック、湿布などで温めて痛みをとる。

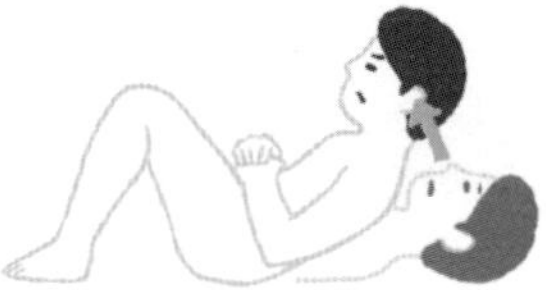

●体操《たいそう》
体操によって腰痛の痛みをとる。ウィリアムス腰痛体操などが有名。

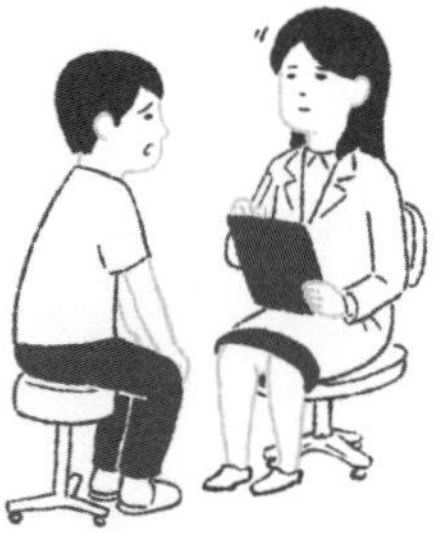

●心理療法《しんりりょうほう》
自分の痛みを正しく理解して腰痛の痛みを和らげる。

痛みなどで
イライラしたりすると、
腰痛がひどくなることが
あるんだよ。

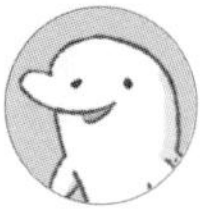

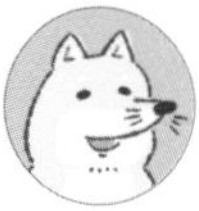

次のページで詳しく教えて!

腰痛体操 ウィリアムスの腰痛体操《ようつうたいそう》

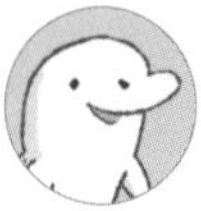

腰痛改善を目的とした体操で、ストレッチをすることで
腰にかかる負担を軽減するよ。

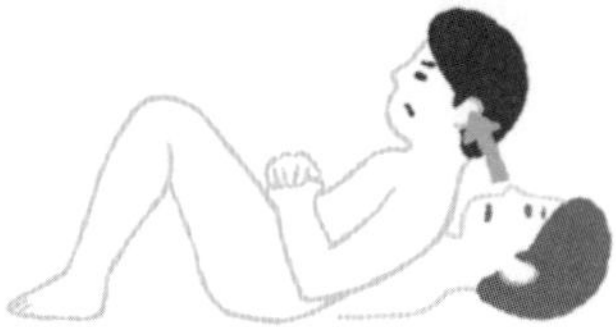

①腹筋の強化
仰向けに寝て、両膝を立て、ゆっくりと上半身を起こす。

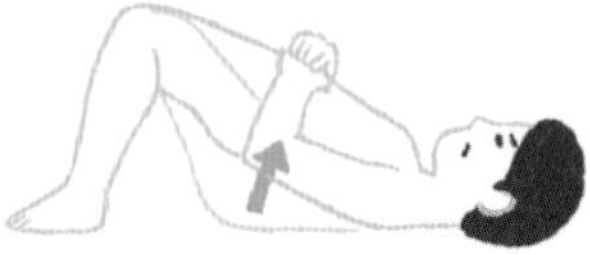

②背中の伸張
仰向けに寝て、両手をへその前でくみ、骨盤を上に持ち上げる。

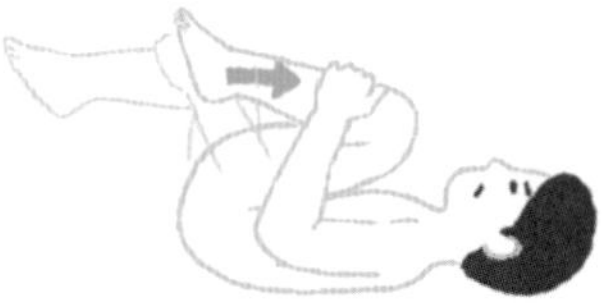

③股関節の伸張
仰向けに寝て、両膝を胸につけるように引き寄せる。

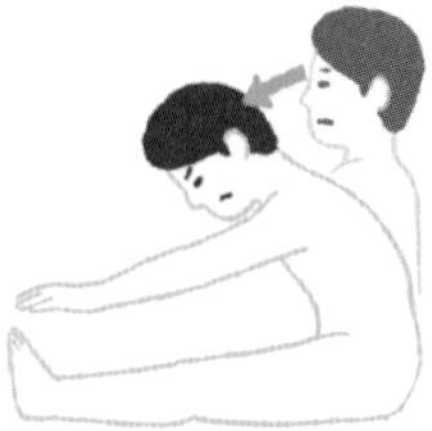

④臀部の強化
両足を伸ばして座り、手を足のつま先に伸ばしながら上半身を倒す。

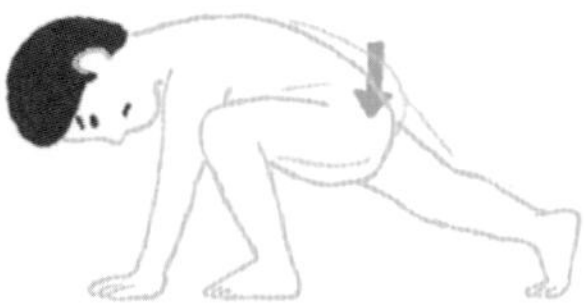

⑤太もも後部の伸張
両手をつき、片足を曲げ、もう片足をグーっと伸ばす。

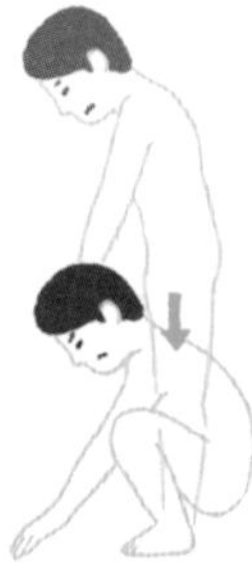

⑥腰仙部の伸張
立った状態からゆっくりしゃがむ。

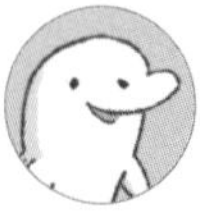

他にマッケンジーやクラウス・ウェイバーなどの腰痛体操もあるよ。
今のところ、どれほど効果があるかはよくわかっていないんだって!

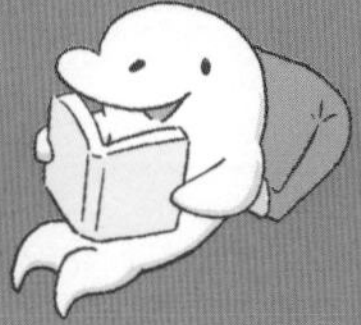

85%が原因不明の腰痛症。これから原因がわかっている腰痛をみていくよ!

腰痛の原因の10%は根性痛といって、神経の圧迫（根性痛）によるとわかっているよ。その代表的なものが、「腰椎椎間板ヘルニア」と「腰部脊柱管狭窄症」。脊柱管が狭くなることでどの神経が障害され、どこに症状が出るかを押さえることが大切だよ。
まずはざっくり、2つの疾患の概要を押さえておこう。

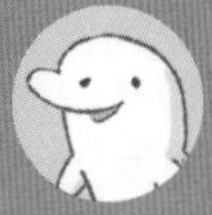

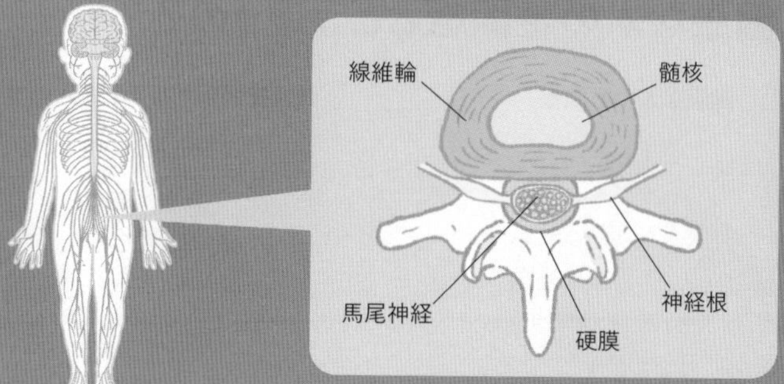

腰椎椎間板《ようついついかんばん》ヘルニア

椎間板が原因で
脊柱管が狭くなる。

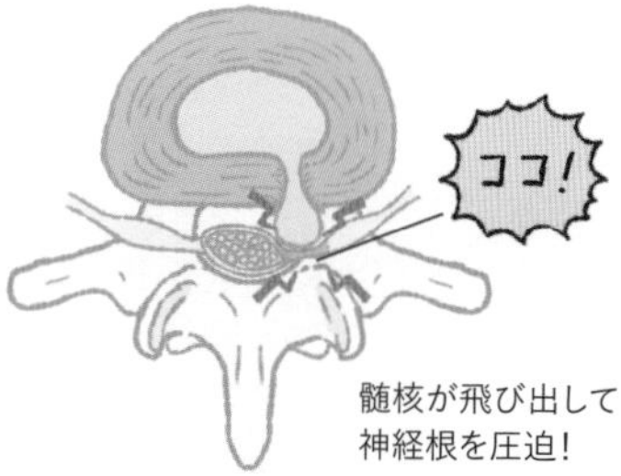

主に神経根《しんけいこん》が圧迫される。
※まれに馬尾神経が圧迫されるときの症状が出ることもある。

主な症状
片側下肢の痛み、しびれ、筋力低下など。
まれに膀胱直腸障害もある。

腰部脊柱管狭窄症《ようぶせきちゅうかんきょうさくしょう》

椎間板以外が原因で
脊柱管が狭くなる。

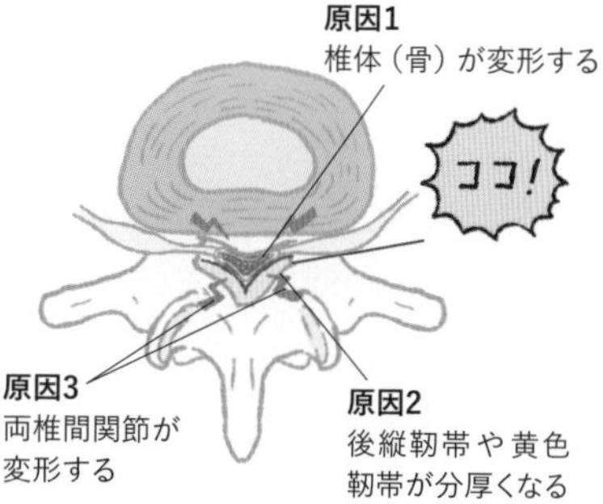

馬尾神経《ばびしんけい》全体が圧迫される。

主な症状
間欠性跛行、腰痛や両下肢の痛み、
しびれなど。

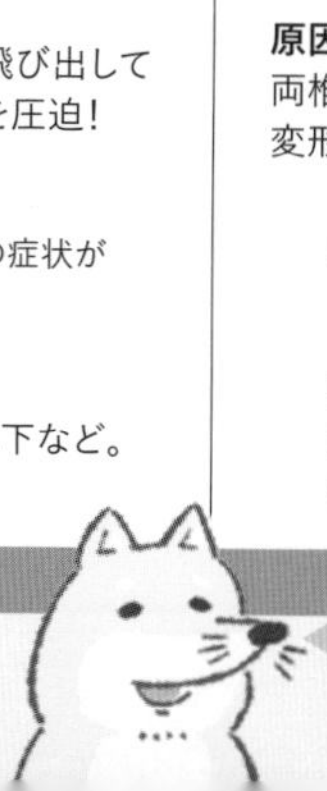

次のページから2つの疾患を
詳しくみていこう!

疾患 腰《よう》椎《つい》椎《つい》間《かん》板《ばん》ヘルニア

原因 ➡椎間板が突出し馬尾神経や神経根を圧迫する。

症状 ➡腰痛があるときとないときがある。両下肢または片側下肢のしびれや筋力低下。

診断・治療 ➡診察とMRI、X線画像診断。多くは手術をしない保存的治療。重症の場合には髄核摘出術などの手術が行われる。

メモ ➡スポーツ選手、重労働者などに発症しやすい。

病態 健康《けんこう》な人《ひと》の椎間板《ついかんばん》とどう違《ちが》うの？

健康な人の椎間板

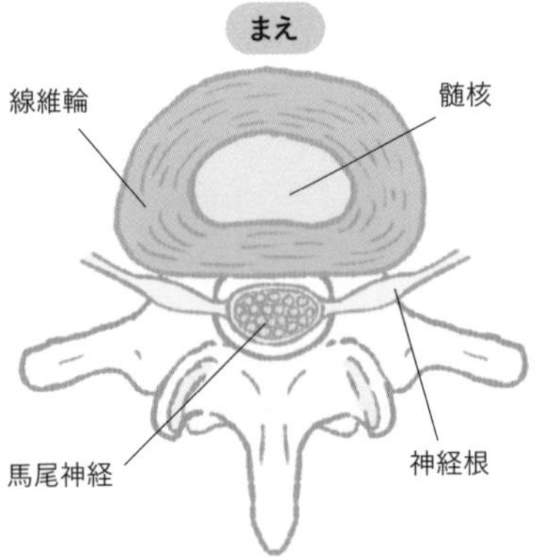
まえ
線維輪
髄核
馬尾神経
神経根

腰椎椎間板ヘルニアの人の椎間板

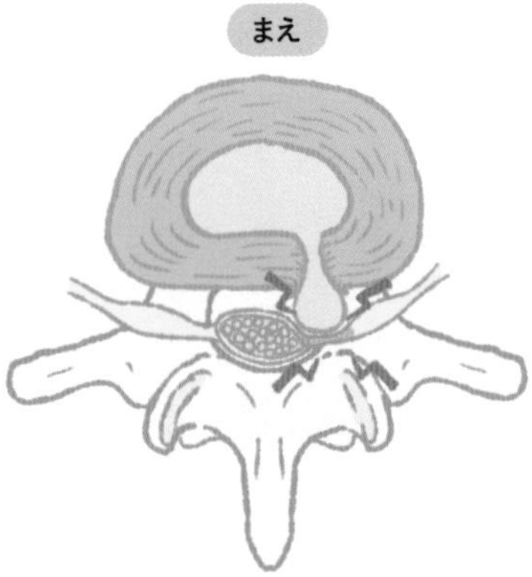
まえ

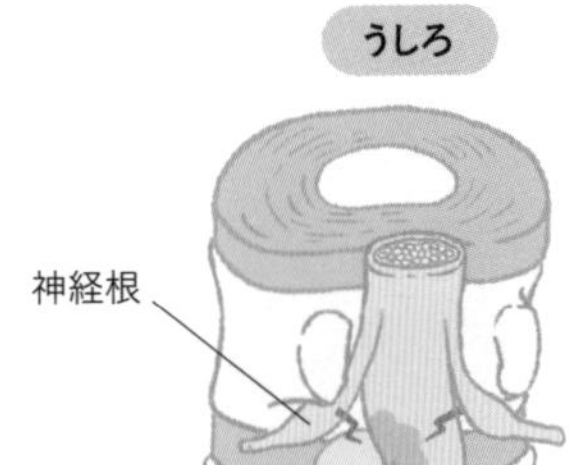
うしろ
神経根
馬尾神経

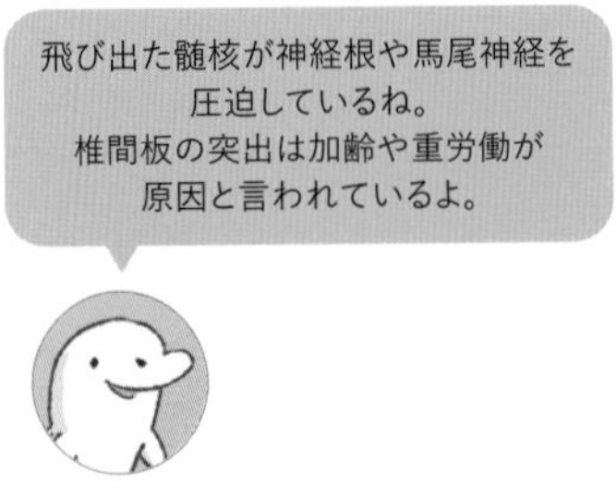
飛び出た髄核が神経根や馬尾神経を
圧迫しているね。
椎間板の突出は加齢や重労働が
原因と言われているよ。

診察 どうやって診断《しんだん》するの？

ヘルニアの原因である
椎間板は、軟骨だから
レントゲンには映らない。
重度の場合は椎間板が狭小化して
いるので診断できるけど
最終判断はMRIでするよ。

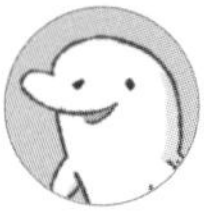

おさらい

椎間板

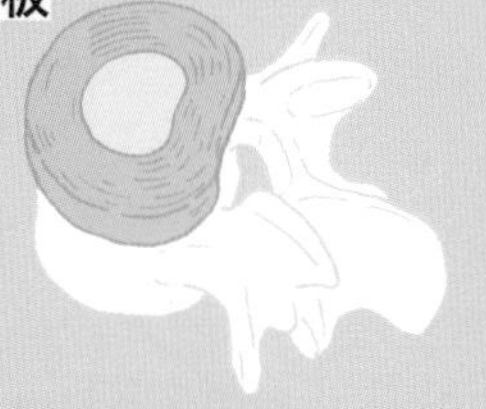

髄核と繊維輪は線維軟骨でできている！

●MRIをみてみよう！

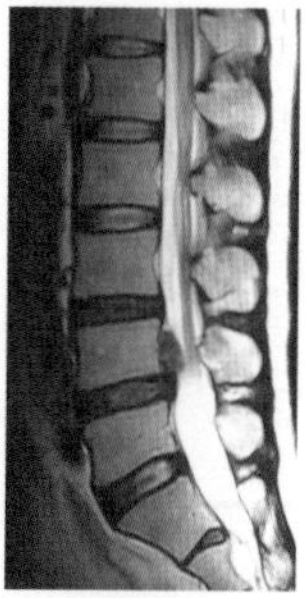

2005.1

水分が減って弾力性が
なくなった（変性した）
椎間板が後ろに
飛び出しているね。

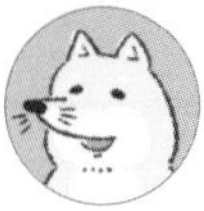

自然吸収

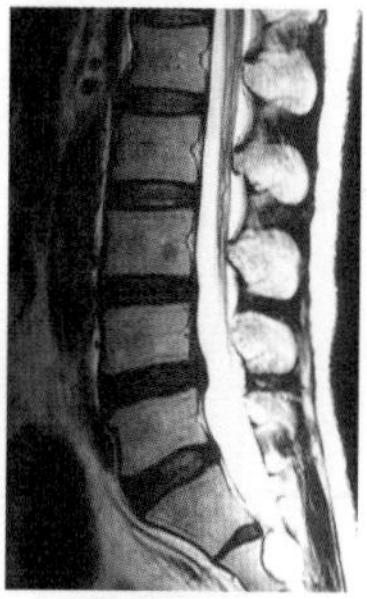

2005.11

ヘルニアの90％は
自然に治るよ。

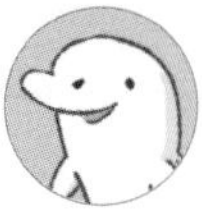

●SLRテストでも診断できる！

膝を伸ばしたまま足を上げると
坐骨神経が引っ張られる。
症状が出たときの足の角度が
70° 以下だと陽性。

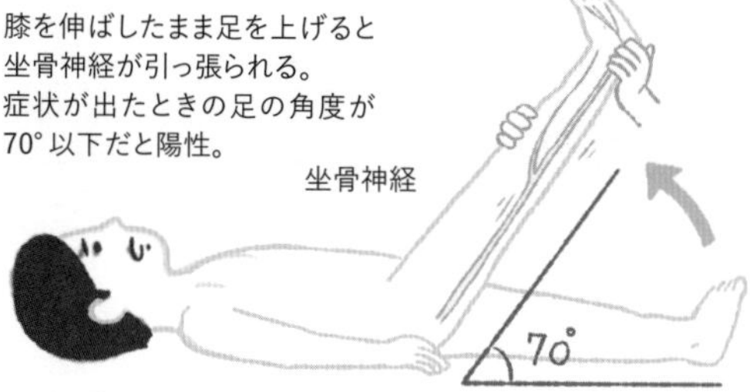

おさらい

坐骨神経

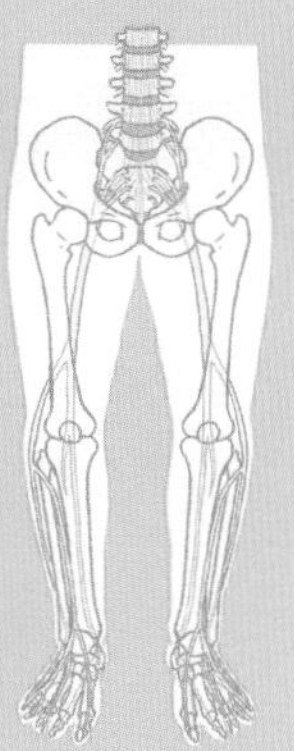

腰神経が集まっ
て坐骨神経にな
り足まで伸びる。

他にはブラガードテストやラセーグテスト
があるよ。どちらも坐骨神経を引っ張って
症状を確かめるテスト。

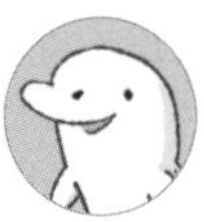

下肢症状からみた高位診断

どの神経根《しんけいこん》の障害《しょうがい》でどんな症状《しょうじょう》が出《で》る？

骨盤から足まで

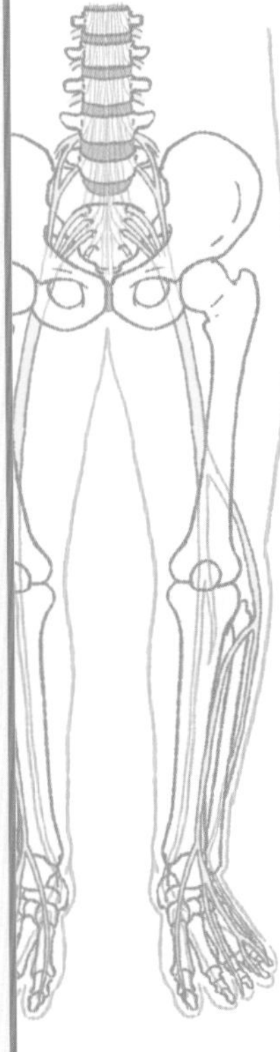

第《だい》4腰椎神経根《ようついしんけいこん》が障害されると…

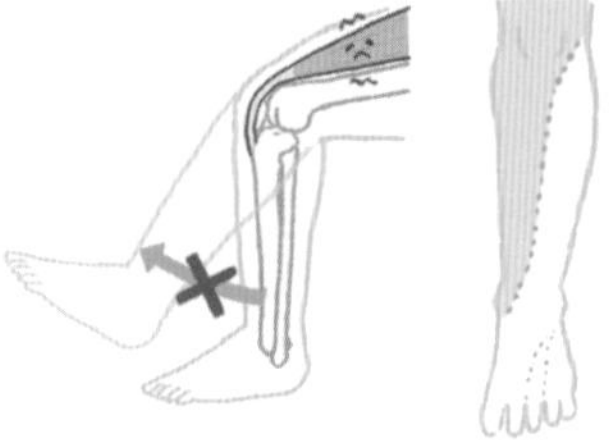

反射
大腿四頭筋腱反射の低下
※伸長反射を利用して調べる。

運動
膝が十分に伸ばせない

知覚
膝から下腿内側に痺れ

第《だい》5腰椎神経根《ようついしんけいこん》が障害されると…

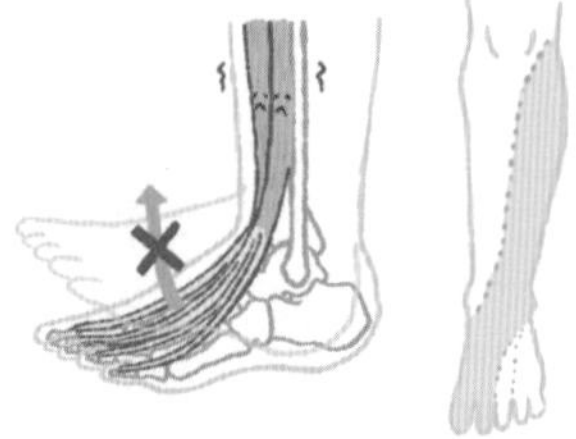

反射
特定の反射はなし

運動
足首が背屈できない

知覚
下腿外側から足の
内側に痺れ

第《だい》6腰椎神経根《ようついしんけいこん》が障害されると…

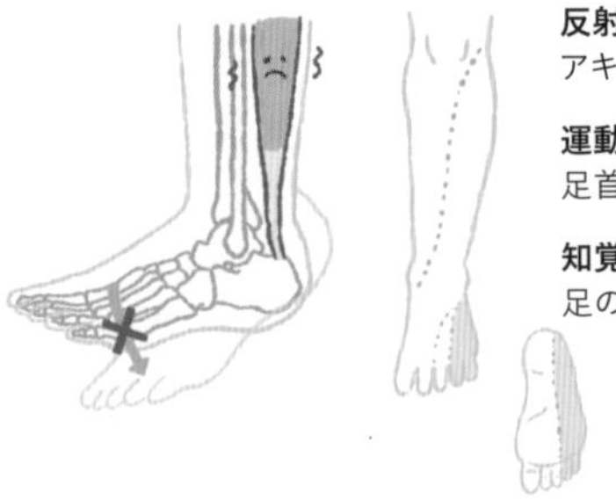

反射
アキレス腱反射の低下

運動
足首が底屈できない

知覚
足の外側から足底に痺れ

腰から枝分かれした神経は
運動神経も知覚神経も
持っているのでそれぞれが
障害されてしまうんだ。

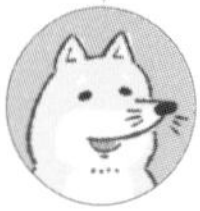

坐骨神経痛とは、坐骨神経に問題があって痛みが出ているのではなく、
神経の圧迫が原因で坐骨神経に痛みが出る状態を指すよ。
だから腰椎椎間板ヘルニアは坐骨神経痛の中に含まれるんだ。

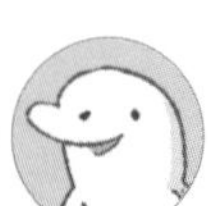

手術 どんな手術《しゅじゅつ》をするの?

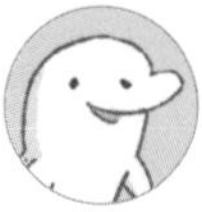

飛び出した髄核を取り除いて神経への圧迫をなくすよ。
髄核を取り除くから髄核摘出術と呼ばれる。

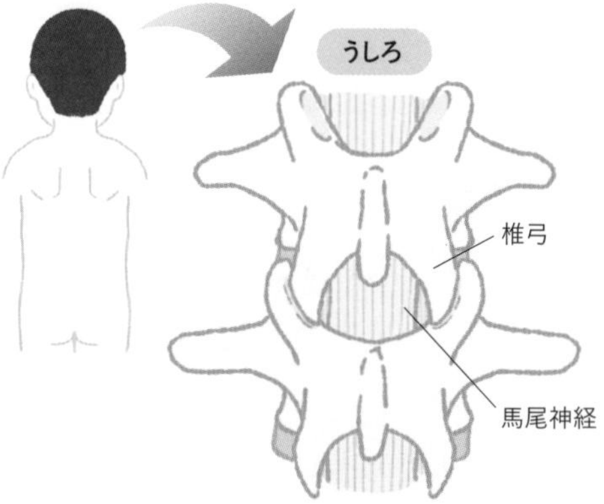

背中側からメスを入れる。おなか側から
メスを入れるのは内臓があるので危険!

おさらい

椎弓形成術《ついきゅうけいせいじゅつ》 まえ

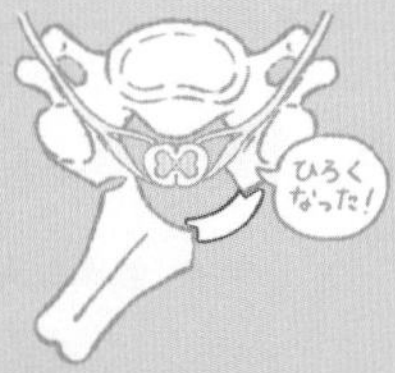

椎体の前側には神経や筋肉や血管があり、とても危険なので後ろから手術をする。

だから

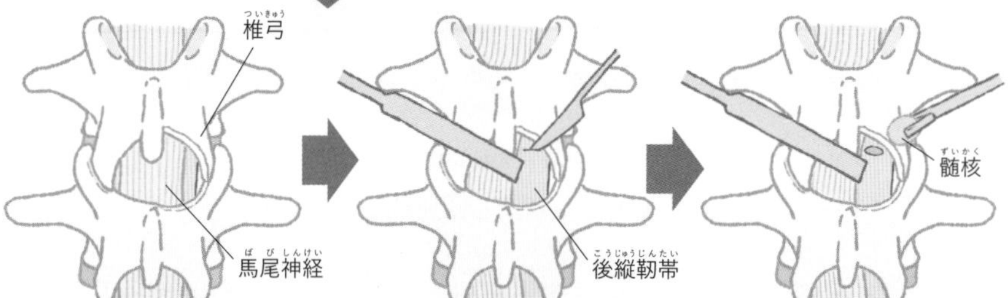

①椎弓を削り、隙間を広げる。

②馬尾神経をよけて髄核の上にある後縦靭帯を切る。

③飛び出した髄核を取り除く。

違う角度からもチェック!

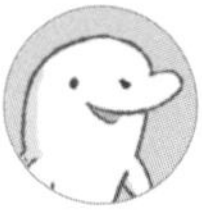

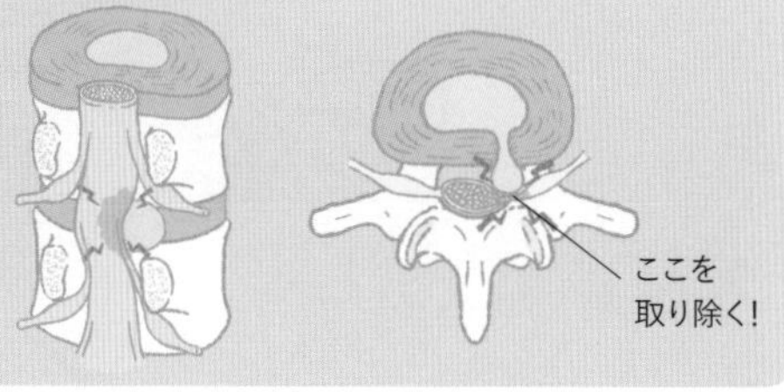

疾患 腰部《ようぶ》脊柱管《せきちゅうかん》狭窄症《きょうさくしょう》

原因 ➡加齢が原因で骨棘や肥厚した靭帯、変形した椎間関節によって脊柱管が狭窄する。 そのために馬尾神経全体が圧迫を受ける。

症状 ➡腰痛があるときとないときがある。両下肢または片側下肢のしびれや筋力低下。時に見られる間欠性跛行が特徴的である。重度になれば膀胱直腸障害も起こる。

治療 ➡重症の場合には、手術治療(椎弓切除術=椎弓開窓術など)が行われる。

メモ ➡加齢ともともとの腰椎の形状が発症に関係すると思われる。

病態 健康《けんこう》な人《ひと》とどこが違《ちが》うの？

健康な人の脊柱管

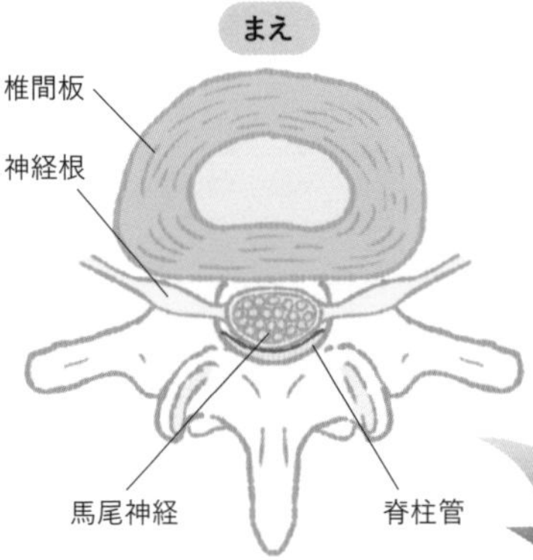
まえ
椎間板
神経根
馬尾神経
脊柱管

おさらい

脊柱管 椎弓の中央にある神経が通る穴

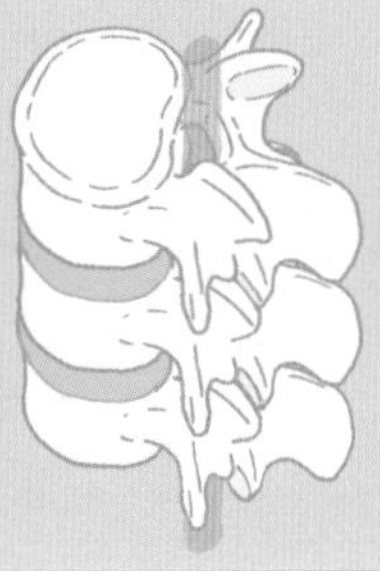

比較!

腰部脊柱管狭窄症の脊柱管

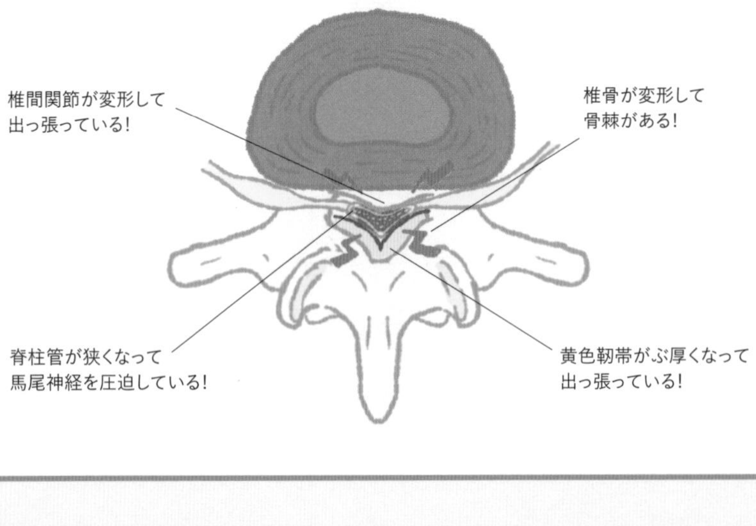
椎間関節が変形して
出っ張っている!
椎骨が変形して
骨棘がある!
脊柱管が狭くなって
馬尾神経を圧迫している!
黄色靭帯がぶ厚くなって
出っ張っている!

MRI検査 どうやって診断《しんだん》する?

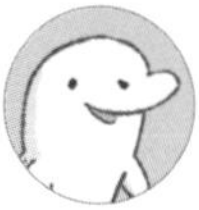

MRI画像で椎間板の色、幅、腰椎の骨の形、馬尾神経の太さ、脊柱管の広さなどを診断するよ。実際の画像をみてみよう。

おさらい

馬尾神経

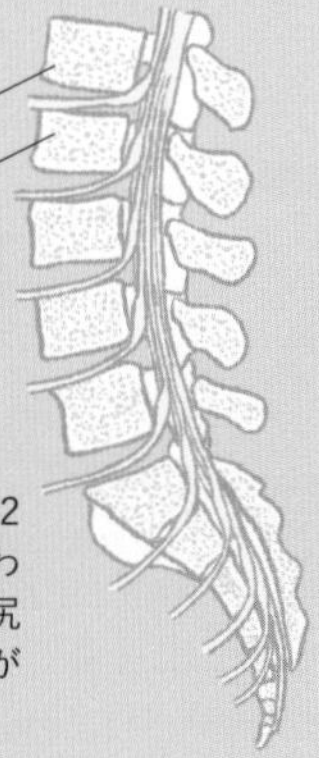

脊髄神経は第1、2腰椎あたりで終わり、その先は馬の尻尾のように神経が分岐している。

正常な腰椎

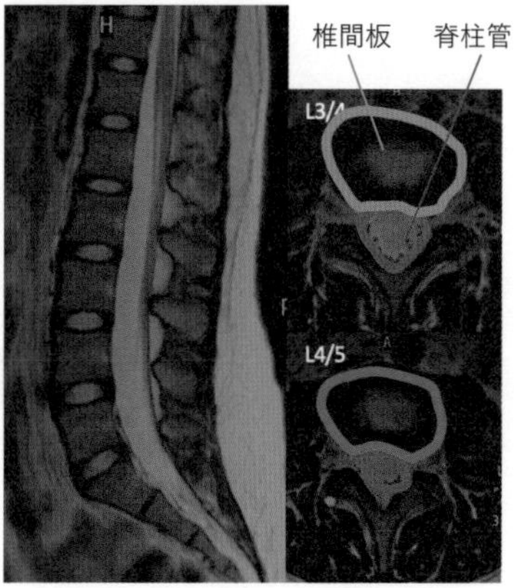

中見え!

腰部脊柱管狭窄症

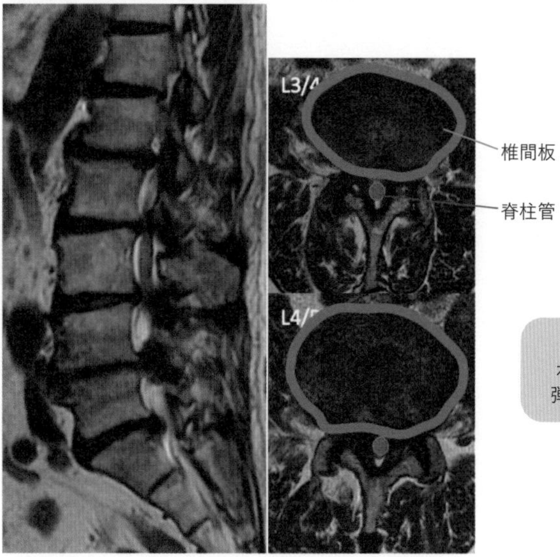

椎間板が老化で水分が減少して黒っぽく映るよ。弾力性も失われている状態だね。

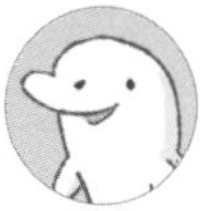

症状　どんな症状《しょうじょう》が出《で》るの？

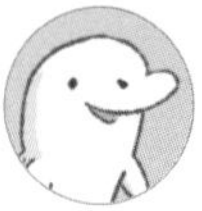

両下肢が痺れたり、間欠性跛行の症状が出るよ。
間欠性跛行の「間欠性」とは、時々症状が出るという意味。
歩き続けると両下肢の痛みやしびれが強くなり、少し休むと
痛みやしびれが軽くなり、また歩けるようになる症状のことだよ。

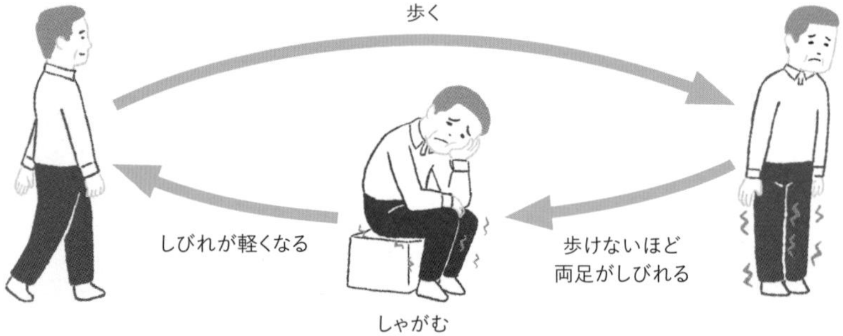

しゃがんで腰が丸くなると、
狭窄《きょうさく》部分で神経と骨の圧迫が
少しだけ改善するんだ。

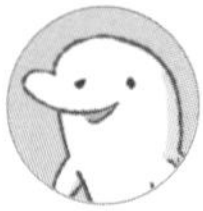

●姿勢によって骨から硬膜（馬尾神経）にかかる圧迫をみてみよう

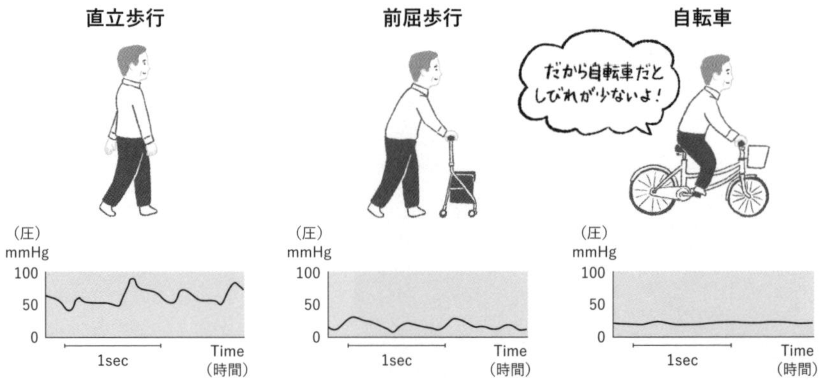

直立歩行、前屈歩行、自転車駆動の硬膜外圧
高橋啓介：硬膜外圧から見た病態　NEW MOOK 整形外科、9, 53-59, 2001

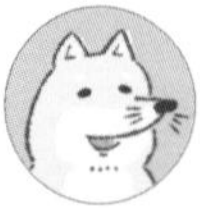

なんで症状が出たり出なかったりするの?

イメージしよう

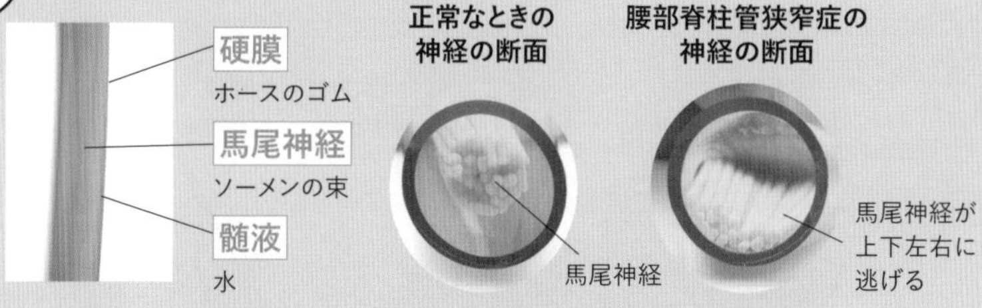

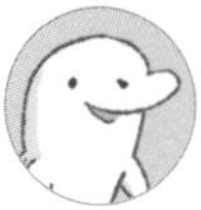

ホースを指で押してみるとソーメンは左右に逃げられる。
指の押し方でソーメンへの圧迫が変化するので症状も姿勢によって
いろいろ変化するんだね。しゃがむとソーメンの圧迫はとれるけど、
立ち上がるとソーメンの圧迫をもろに受けてしまう。

比較 椎間板《ついかんばん》ヘルニアと脊柱管狭窄症《せきちゅうかんきょうさくしょう》を比《くら》べてみよう!

●SLRテスト

腰神経を引っ張って、痛みが
出るかどうかをみるテスト。

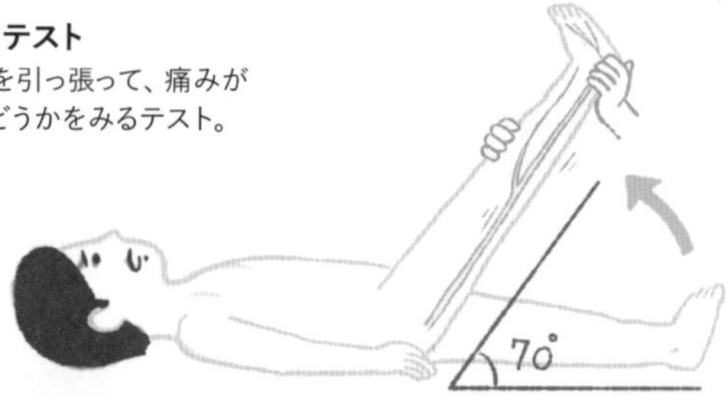

	椎間板ヘルニア	脊柱管狭窄症
年齢	20〜50歳	50歳〜
症状	片側下肢痛	間欠性跛行
腰痛	あるときとないときがある	あるときとないときがある
テスト	SLR テスト陽性	SLR テスト陰性
改善	自然吸収あり	全治とまでは言えないが、 症状は治まる

脊柱管狭窄症は、
腰神経の圧迫じゃなく
馬尾神経の圧迫なので
SLR テストが陰性になるよ。

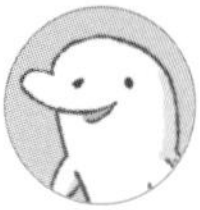

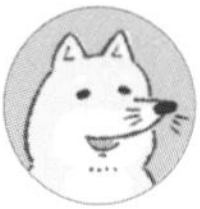

腰が原因なのに、腰痛があまりないんだね。

保存的治療　どんな治療《ちりょう》をするの？

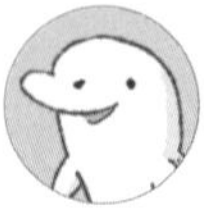

症状が軽度であれば投薬やブロック療法などの
保存的療法を行うよ。

●投薬
血流を改善させる。

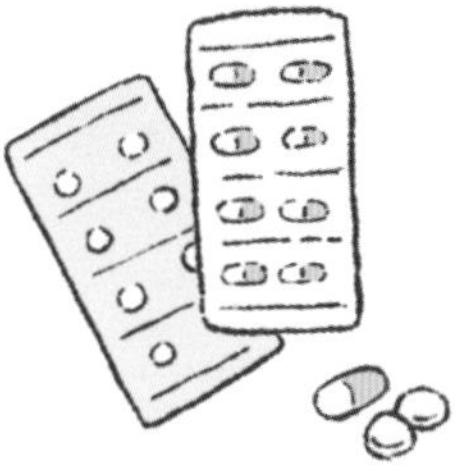

●ブロック療法
注射でしびれや痛みを和らげる。

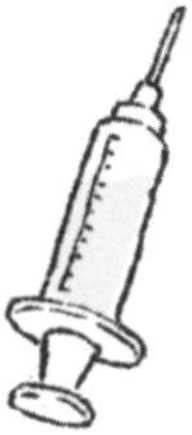

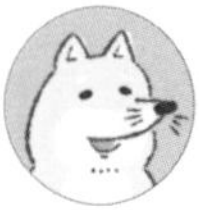

重症の人はどうする？

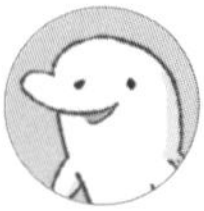

症状が重かったり、患者さんの意向があれば手術するよ。
手術が必要な人をみてみよう。

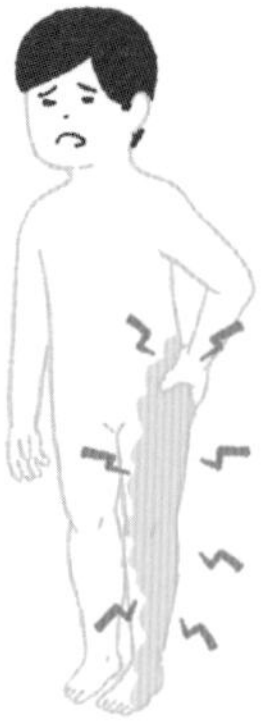

重度の下肢の麻痺、
進行していく下肢や膀
胱の麻痺がある場合。

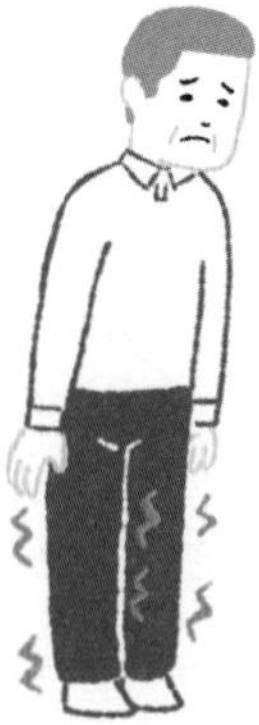

少なくとも6〜12週間
の投薬やブロック治療
でも下肢の痛みやしび
れが改善しない場合。

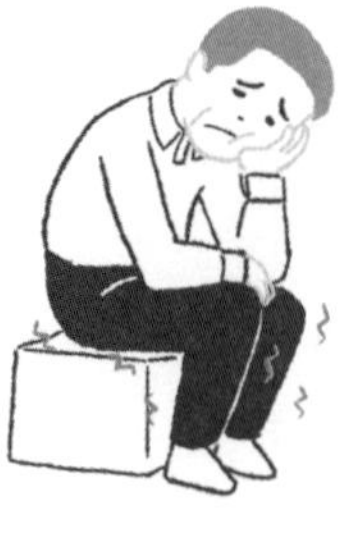

日常生活に支障をおよ
ぼす間欠性跛行があ
る場合。

腰椎開窓術

手術《しゅじゅつ》ではどこをどう治《なお》そうとしているの？

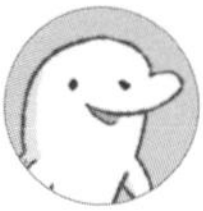

背中を切開して神経を圧迫している骨（椎弓）を切り取って
そして肥厚した黄色靭帯と変形した椎間関節を取り除くよ。

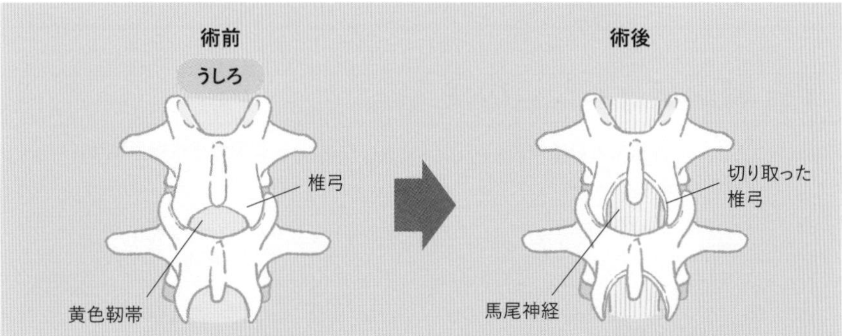

椎弓の隙間を広げ、黄色靭帯を取り除く。

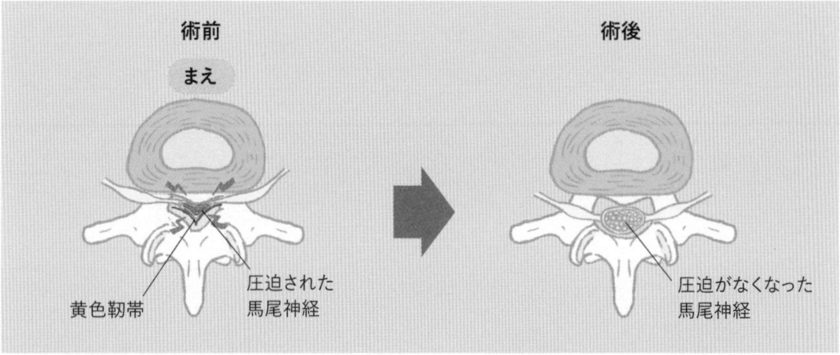

おさらい

脊椎骨と靭帯

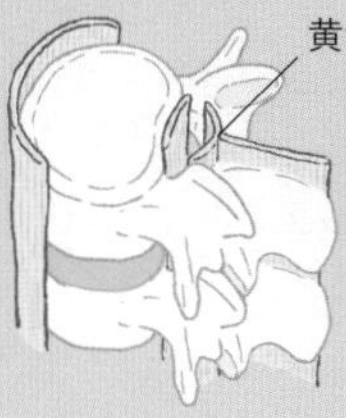

椎孔のうしろを上下
左右に走る。
脊柱管の中を通る
脊髄神経が崩れる
のを防ぐ。

この手術は骨の窓を開けるという意味で
腰椎開窓術《ようついかいそうじゅつ》というよ。
または椎弓切除術とも呼ばれる。

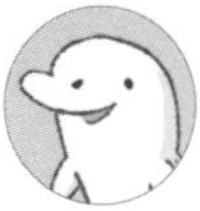

疾患 変形性脊椎症《へんけいせいせきついしょう》

原因 ➡加齢が原因で腰椎の変形、骨棘ができたりする。
症状 ➡腰痛がある場合が多い。
診断 ➡診察とMRI、X線画像診断。
治療 ➡多くは手術をしない保存的治療(体操、リハビリ、投薬、注射など)。

病態 健康《けんこう》な人《ひと》とどこが違《ちが》うの?

健康な人の椎体 **変形性脊椎症の椎体**

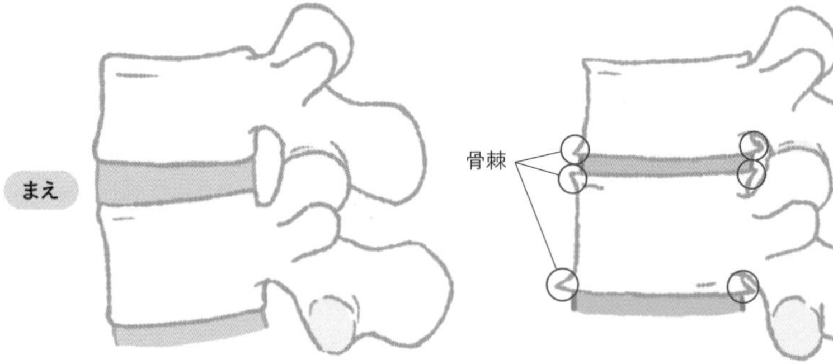

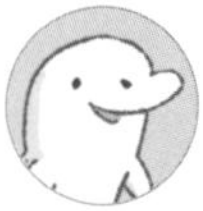

老化によって椎間板が薄くなり、椎体が台形に変化して骨棘ができている。
これが神経根や馬尾神経を圧迫してるんだ。

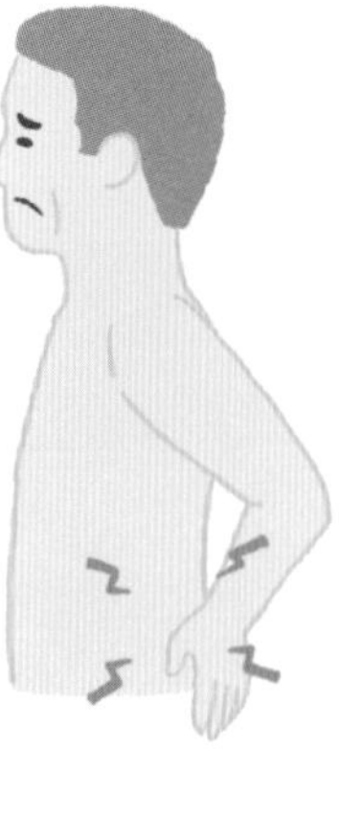

おさらい
馬尾神経

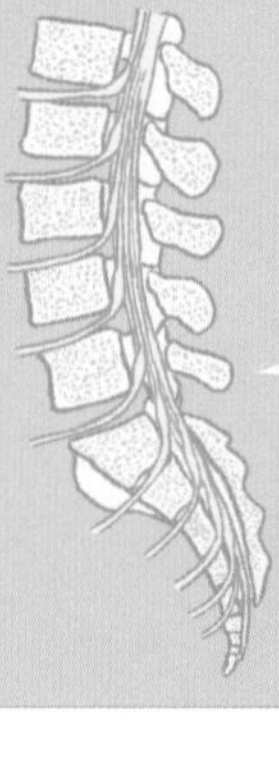

骨棘が神経を圧迫する。

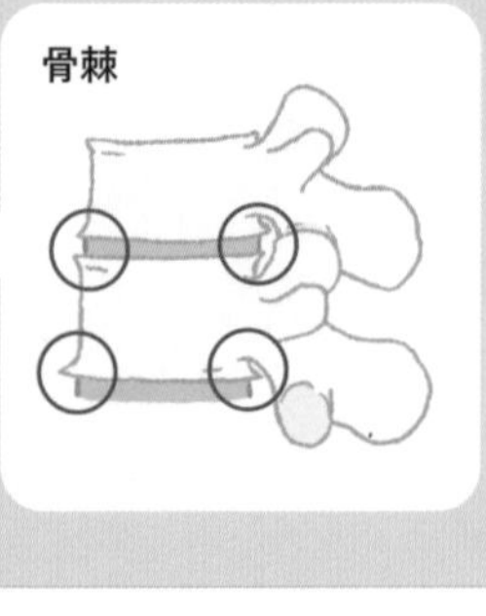

●レントゲンでみてみよう！

正面

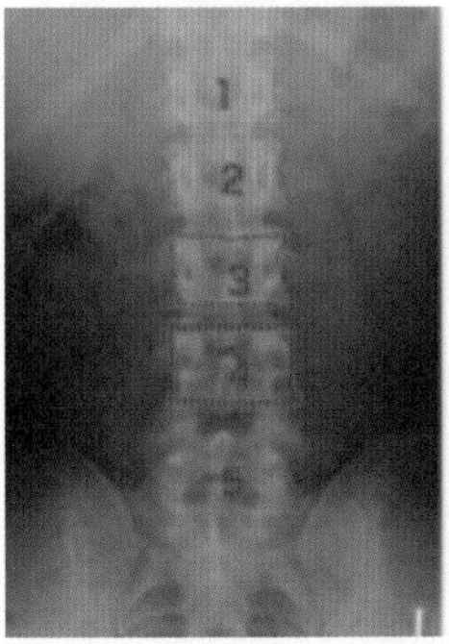
1
2
3
4
5

側面

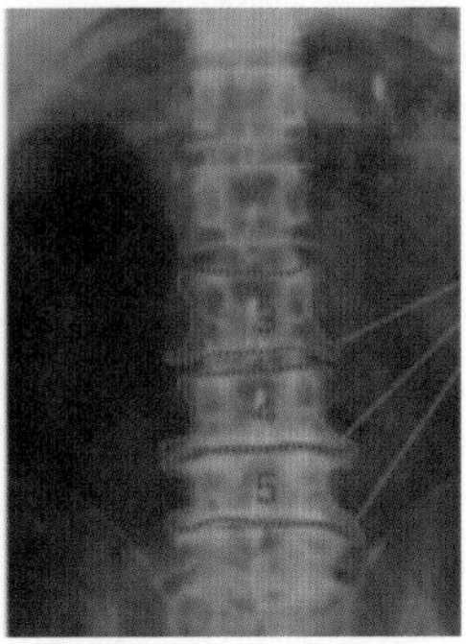
3
4
5

レントゲンでは骨の形は見えるけど
椎間板は見えないよ。
画像から骨（椎体）の変形と
椎間板の狭小がわかるね。

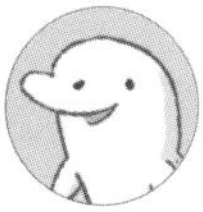

病因 変形性脊椎症《へんけいせいせきついしょう》の原因《げんいん》はなに？

なんで、変形性脊椎症は、
原因不明（非特異的腰痛）と言われているの？

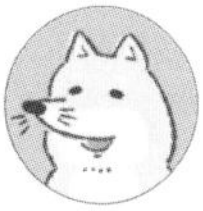

年をとればみんな骨は変形する。だから、レントゲンで骨が変形していても、
腰の痛みが必ず連動しているわけではないんだ。レントゲンで骨が全く変形していなくても腰痛がある人もいる。だから原因不明と言われているんだ。

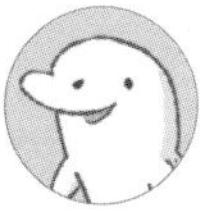

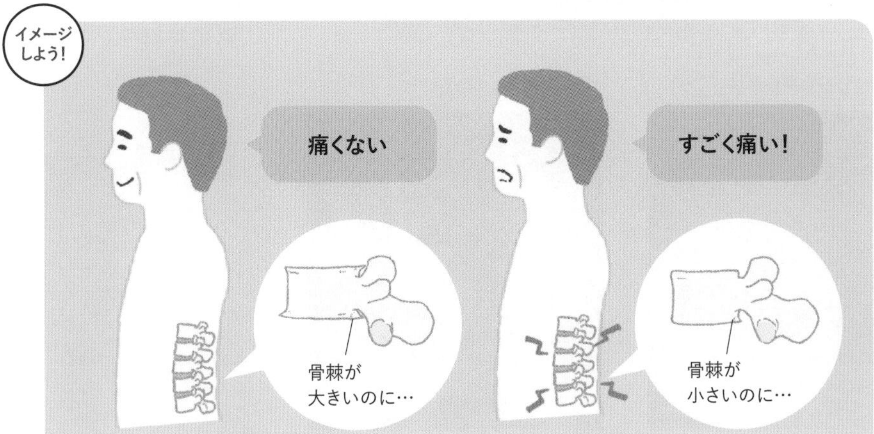
イメージしよう！
痛くない
骨棘が
大きいのに…
すごく痛い！
骨棘が
小さいのに…

疾患 腰椎《ようつい》すべり症《しょう》

原因 ➡ 原因不明。加齢、重労働なども影響する。

症状 ➡ 腰痛があるときとないときがある。両下肢または片側下肢のしびれや筋力低下などがあることも。

診断 ➡ 診察とMRI、X線画像診断。

治療 ➡ 保存的治療。重症の場合には手術治療（椎弓切除術＝椎弓開窓術、腰椎椎間固定術など）が行われる。

メモ ➡ 腰痛を引き起こす疾患の中では頻度が高い。

病態 健康《けんこう》な人《ひと》とどこが違《ちが》うの？

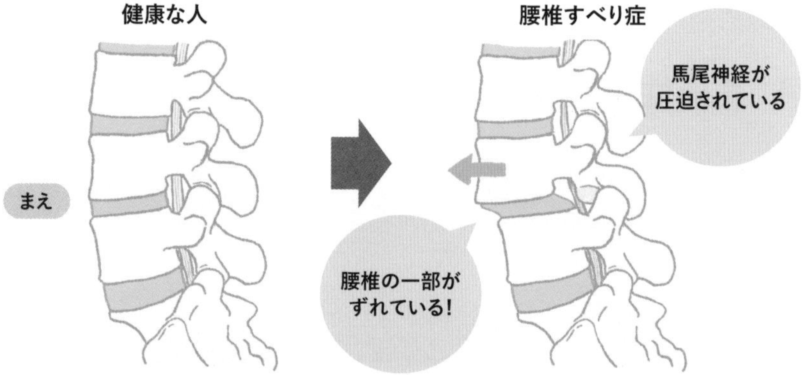

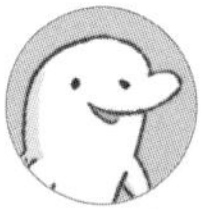

第4・5腰椎間での滑りが多いけど、第5腰椎第1仙椎間でも生じるよ。

●レントゲンをチェック！

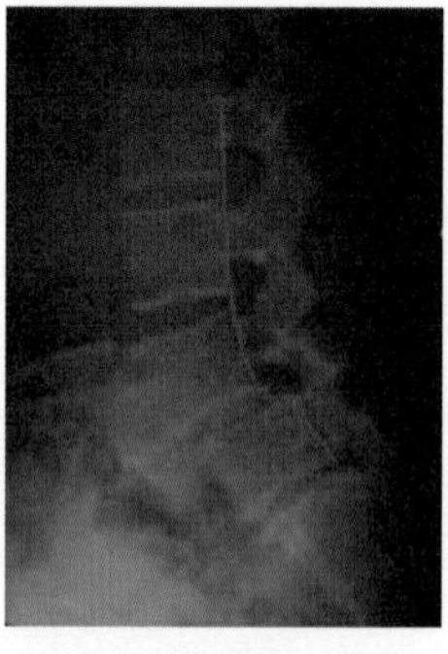

椎体が前後にずれている。

●MRIをチェック！

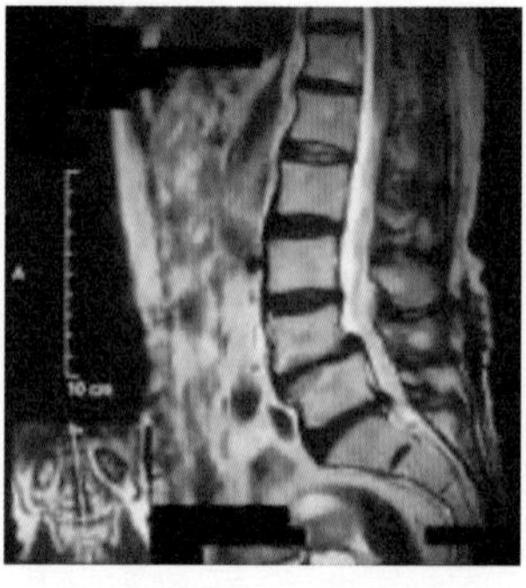

おさらい

馬尾神経

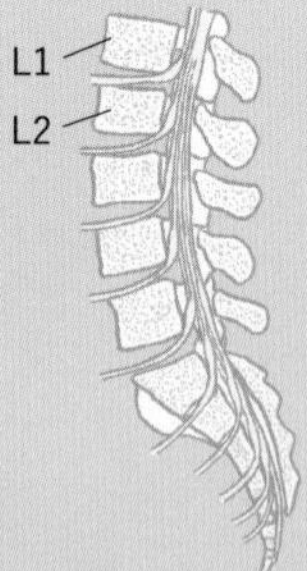

脊髄神経は第1・2腰椎あたりで終わり、その先は馬の尻尾のように神経が分岐している。

手術 どんな治療《ちりょう》をするの？

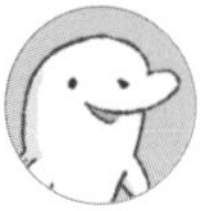

重症な場合は、ずれた椎骨の下にある椎間板を取り除き、
空いたスペースに人工骨を差し込みスクリューで固定する手術をするよ。

●腰椎《ようつい》後方《こうほう》進入《しんにゅう》椎体間《ついたいかん》固定《こてい》手術《しゅじゅつ》をみてみよう

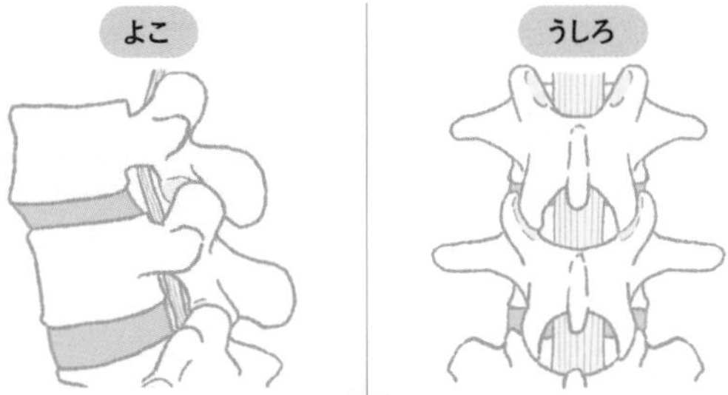

①椎弓を削って隙間を広げ、椎間板を取る。

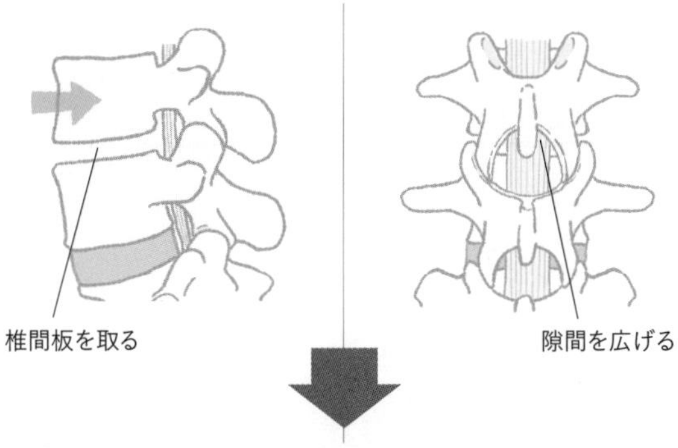

②椎間板の部分に人工骨を入れ、椎骨に釘を打って固定する。

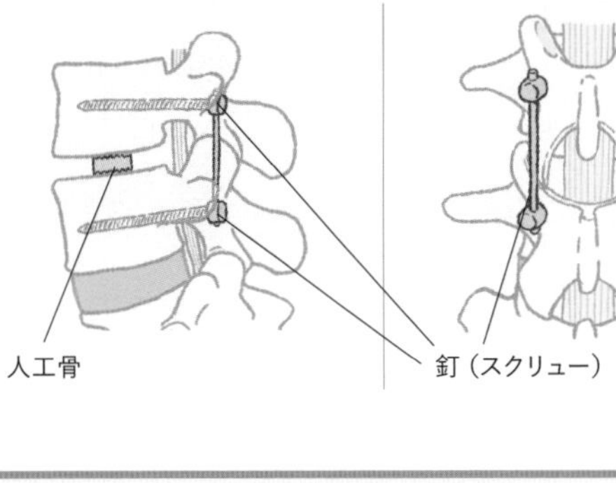

術前

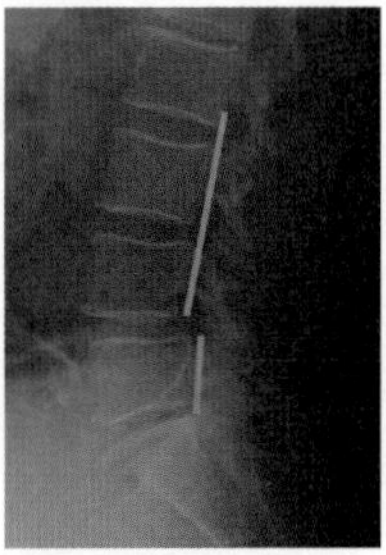

腰椎の位置がずれている。

術後

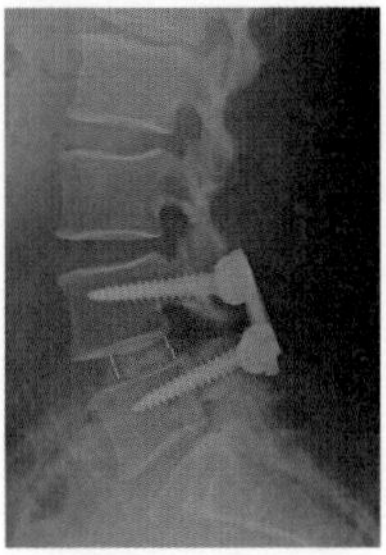

骨のずれを手術で戻しながら金属の大きな釘で固定する。

疾患

腰椎分離症《ようついぶんりしょう》

原因 ➡成長期に成長軟骨帯のある椎弓部分が骨に代わる前に分離したままとなった。

症状 ➡腰痛。分離症にはすべり症を伴うことも多く、その場合には下肢のしびれや筋力低下なども出現することがある。

治療 ➡多くは手術をしない保存的治療。重症の場合には手術治療が行われる。

メモ ➡腰痛が起きたときに骨が分離したのではない。

病態

健康《けんこう》な人《ひと》とどこが違《ちが》うの？

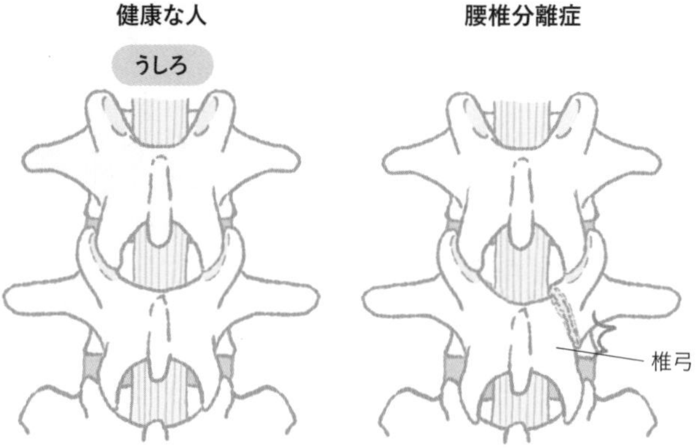
健康な人
腰椎分離症
うしろ
椎弓

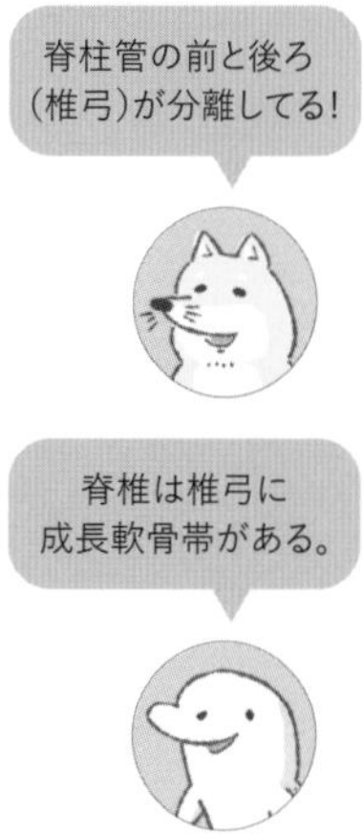
脊柱管の前と後ろ（椎弓）が分離してる！
脊椎は椎弓に成長軟骨帯がある。

重症化

進行《しんこう》するとどうなるの？

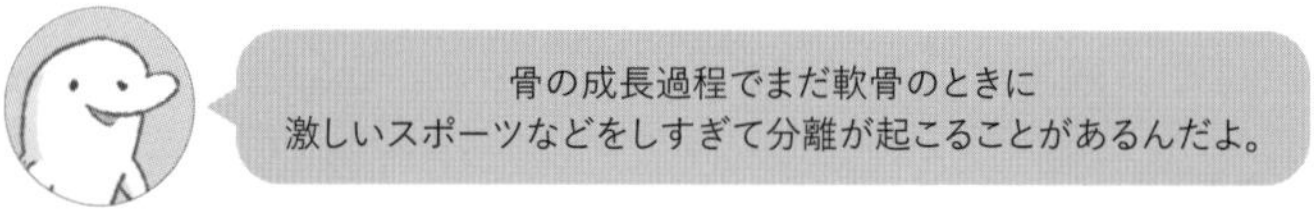
骨の成長過程でまだ軟骨のときに激しいスポーツなどをしすぎて分離が起こることがあるんだよ。

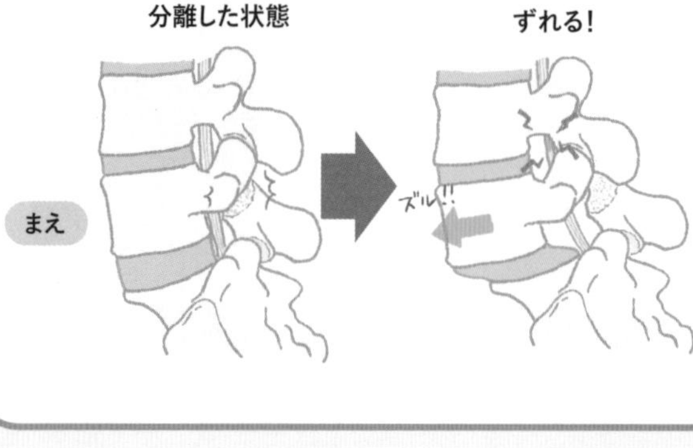
分離した状態
ずれる！
まえ
ズル!!

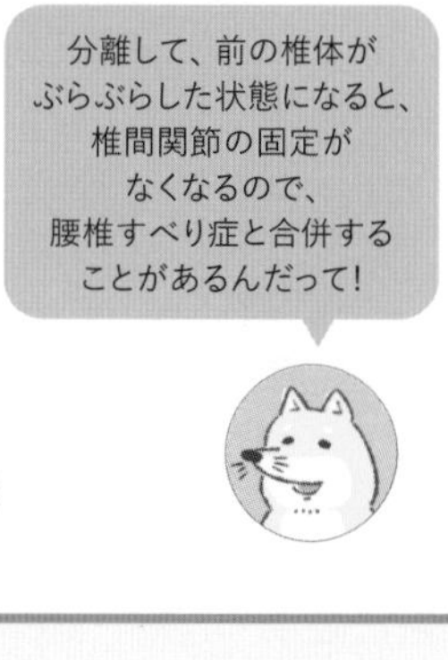
分離して、前の椎体がぶらぶらした状態になると、椎間関節の固定がなくなるので、腰椎すべり症と合併することがあるんだって！

疾患 側弯症《そくわんしょう》

原因 ➡ 最も多い特発性側弯症は、思春期の女性に多いが原因は不明。それに対して、何らかの病気が原因で起きる症候性側弯、加齢による変性側弯、先天性側弯もある。

症状 ➡ 背骨の変形など外見上の異常。背が伸びるとともに変形が増悪する。

診断・治療 ➡ 診察、X線画像診断。多くは手術をしない保存的治療。重症の場合には手術治療が行われる。

病態 健康《けんこう》な人《ひと》とどこが違《ちが》うの？

健康な人

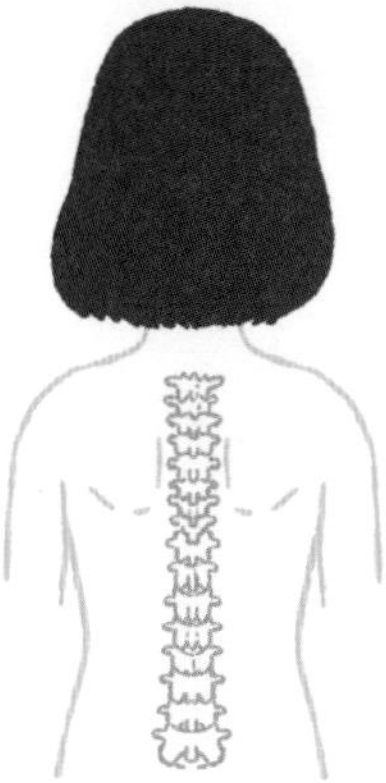

側弯症

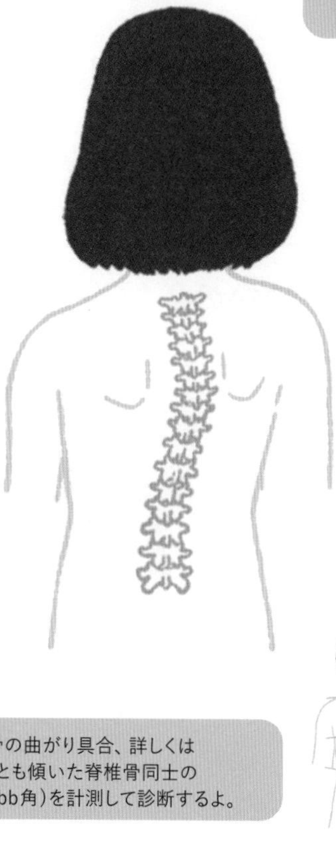

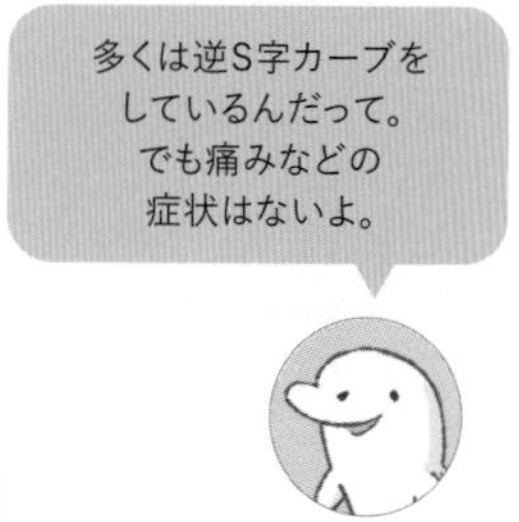
多くは逆S字カーブを
しているんだって。
でも痛みなどの
症状はないよ。

Cobb《コブ》角

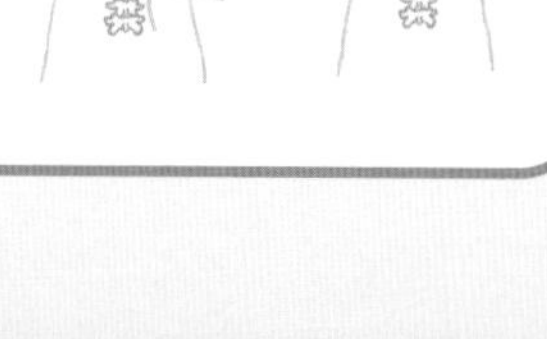

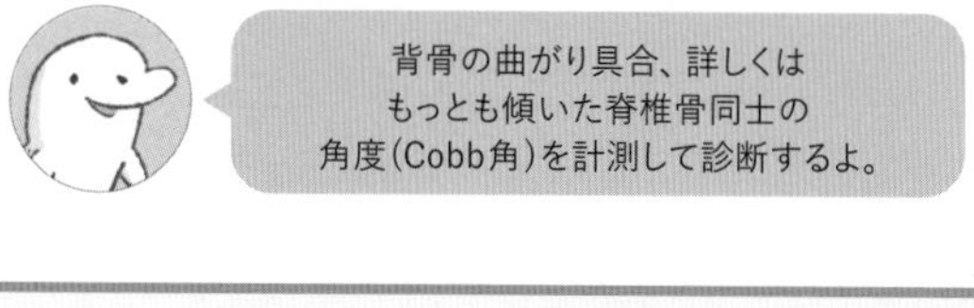
背骨の曲がり具合、詳しくは
もっとも傾いた脊椎骨同士の
角度（Cobb角）を計測して診断するよ。

好発年齢 側弯《そくわん》はいつ、なぜ起《お》きるの?

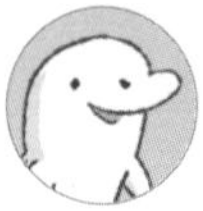

神経の病気で側弯症になることもあるけれど、70%が原因
不明の特発性側弯症なんだ。発症しやすい年齢を見てみよう。

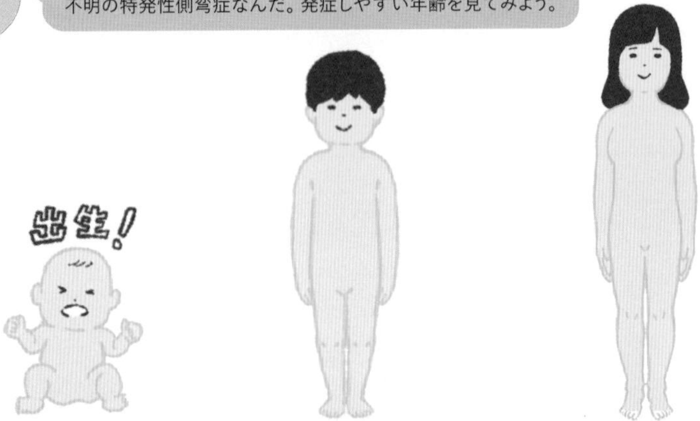

❶乳幼児期
3歳以下の男子

❷学童期
4〜9歳

❸思春期
10歳以降の女子

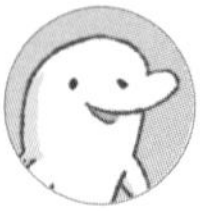

原因不明の特発性側弯症以外の側弯症には
他の病気が原因で背骨が曲がる症候性脊柱側弯症、
老化が原因の変性脊柱側弯症、生まれつきの先天性脊柱側弯症があるよ。

重症化 悪化《あっか》するものなの?

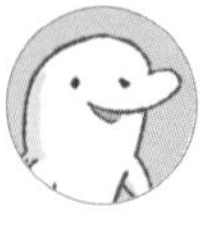

背が伸びるにつれてSのカーブがきつくなって悪化する。

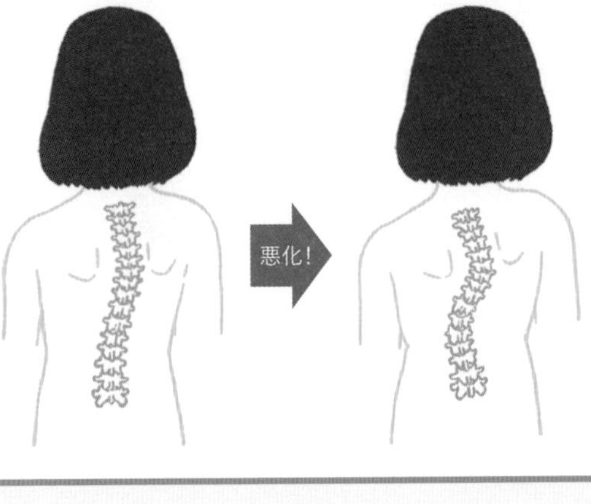

成長が止まるとともに
悪化も止まるよ。

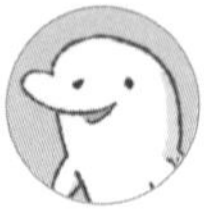

併発変形　背中《せなか》以外《いがい》にも変形《へんけい》は出《で》るの？

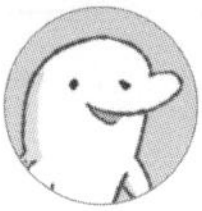

見た目だけではなく3次元的（立体的）に曲がっているため、背骨に合わせて、肩、肩甲骨、ウエストの高さも変わっているよ。

肩の高さ
弯曲側が高い！

肩甲骨の高さ
弯曲側が高い！

ウエストの高さ
弯曲側が低い！

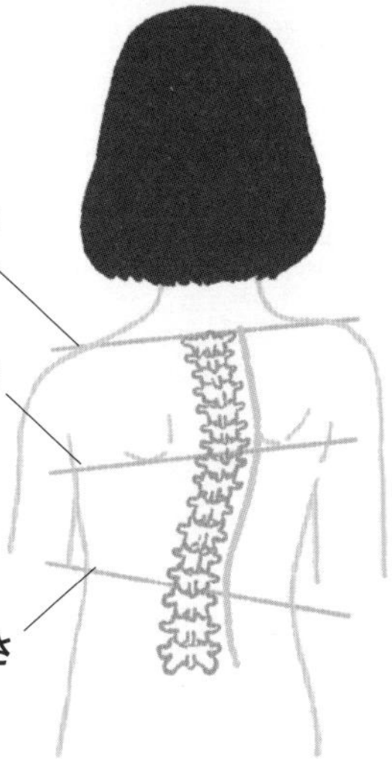

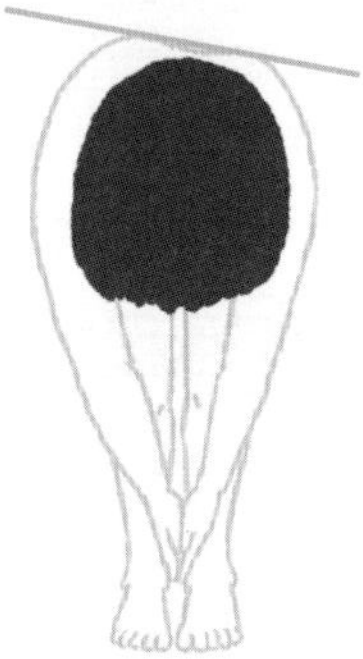

前屈したときの肩甲骨
弯曲側が高い！

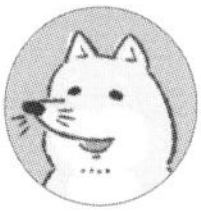

上のカーブは右に凸だね。

保存的治療　進行《しんこう》を防《ふせ》ぐ方法《ほうほう》はある？

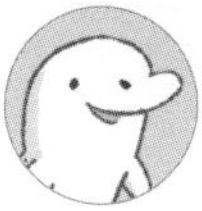

側弯になる人は体が硬いことが多いので、クラップ体操という柔軟をしたり、進行を防ぐためにミルウォーキーブレースという装具を使うよ。

●クラップ体操

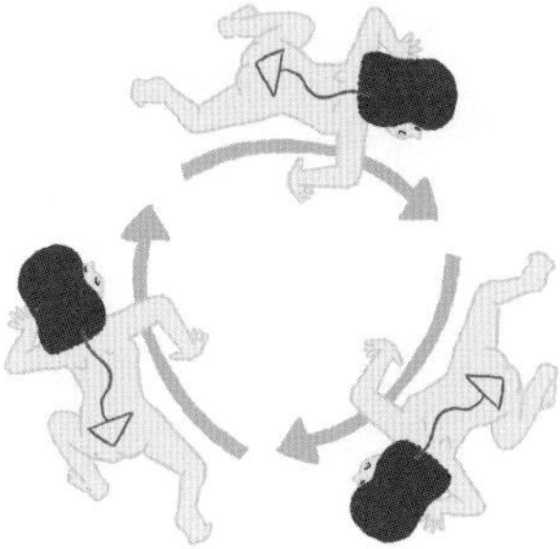

背骨の曲がった方を内側にして、円を描くようにして四つん這いで移動する。

●ミルウォーキーブレース

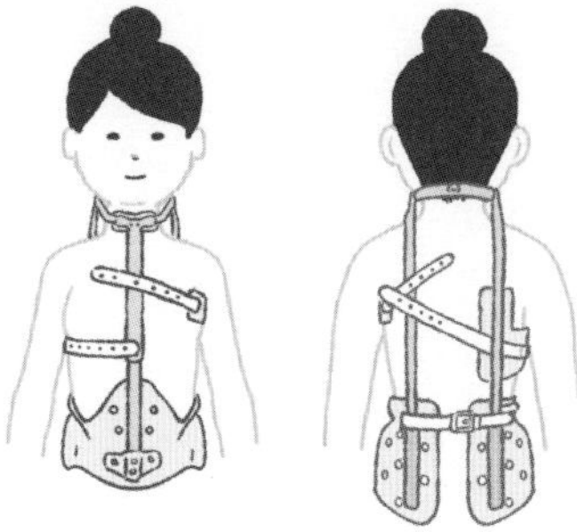

頭部から骨盤までを固定する。

疾患 二分脊椎《にぶんせきつい》

原因 ➡ 不明だが、脊椎骨の成長の異常で発症すると考えられている。脊椎骨は椎体から椎弓、棘突起へと成長する。その途中で成長がストップしている。

症状 ➡ 異常のある脊椎骨以下の神経が障害される。

治療 ➡ 保存的治療(障害された神経に対して、装具、リハビリなど)。

メモ ➡ 小児疾患の中では、まれであるが覚えるべき疾患である

病態 成長過程《せいちょうかてい》で、どこにどんな問題《もんだい》が起《お》こるの?

●脊椎骨の成長をみてみよう!

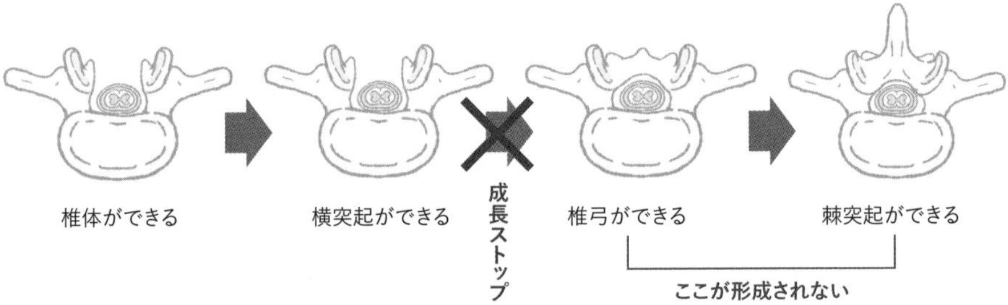

二分脊椎は胎児のときに脊椎骨が発達する過程で異常が起こる。
椎弓や棘突起が形成されなくて脊髄がむき出しになり、
皮膚からもはみ出てしまうんだ。

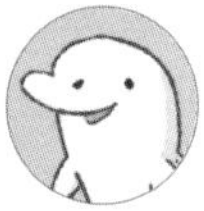

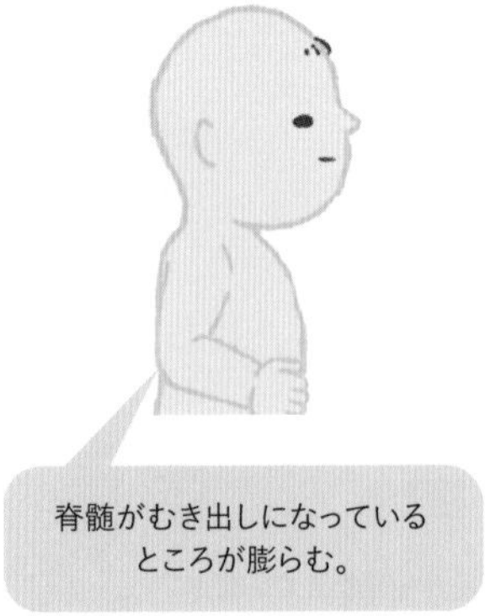

そもそもQ&A

二分脊椎の「二分」ってなに?

脊椎は両方の椎弓が成長して棘突起を形成して一つになるはずだが、癒合することなく2つに分離しているから「二分」と表現される。

分類 重症《じゅうしょう》だとどんな症状《しょうじょう》が出《で》るの？

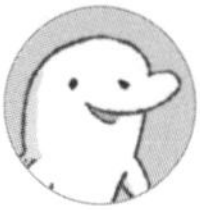

皮膚の下がすぐに脊髄神経になってしまい、
そこより下の脊髄神経が働かなくなってしまう。

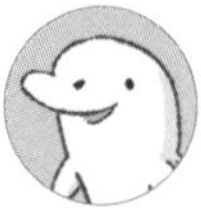

症状はかなり複雑でたくさんあるよ。

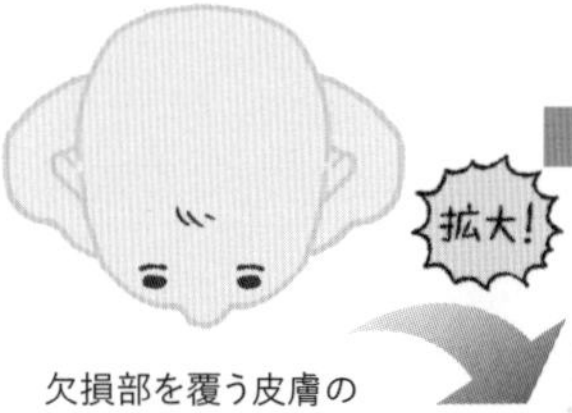

欠損部を覆う皮膚の上に、毛髪やくぼみがみられる

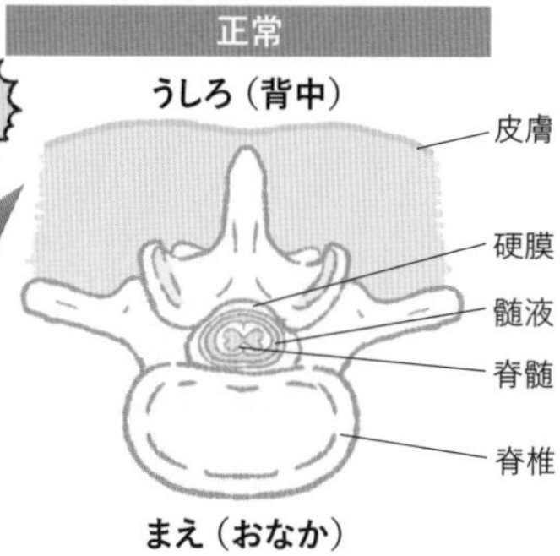

潜在性脊髄癒合不全

椎弓や棘突起が形成されない

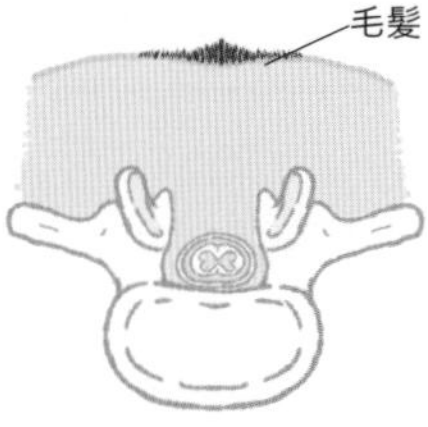

髄膜瘤

骨がないために髄膜が膨隆している状態

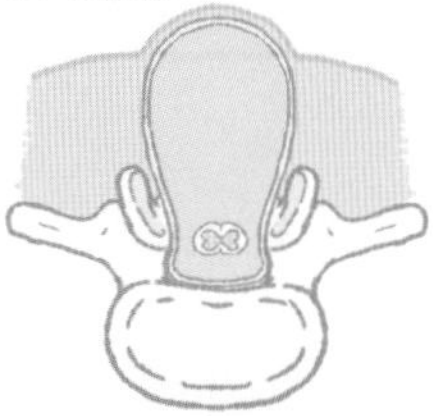

脊髄髄膜瘤

髄膜の中に脊髄神経が入っている

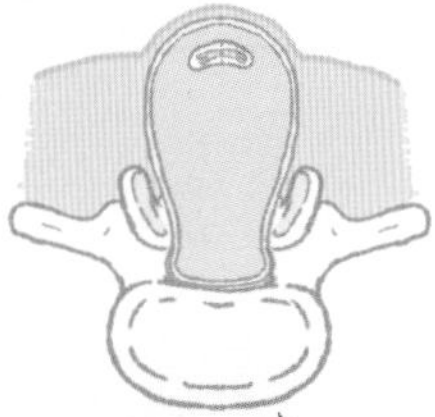

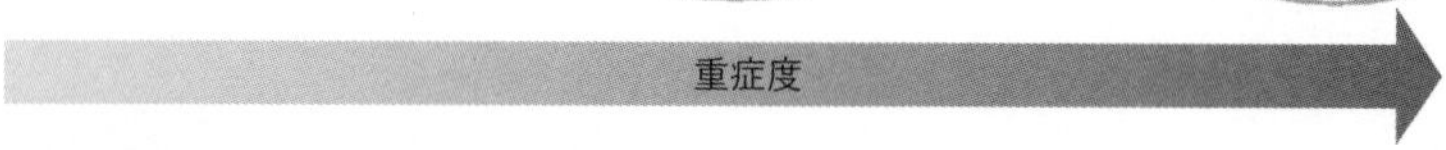

おさらい

脳《のう》と脊髄神経《せきずいしんけい》

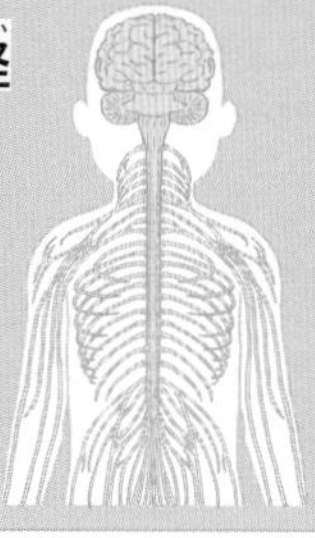

頭蓋骨から中枢神経が脊椎に伸びている。

Memo

水頭症《すいとうしょう》ってなに？

二分脊椎になると脳に異常が出てくることもある。硬膜が厚くなり、脳脊髄液が過剰にたまり、脳室が広がって様々な症状が表れる。

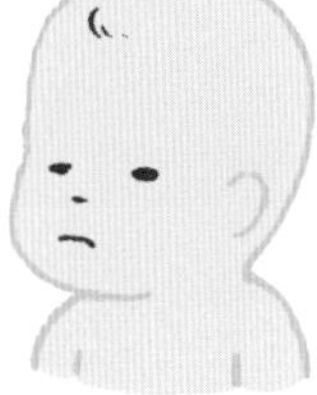

腰痛の装具療法

腰椎《ようつい》の疾患《しっかん》の装具《そうぐ》の種類《しゅるい》と特徴《とくちょう》は？

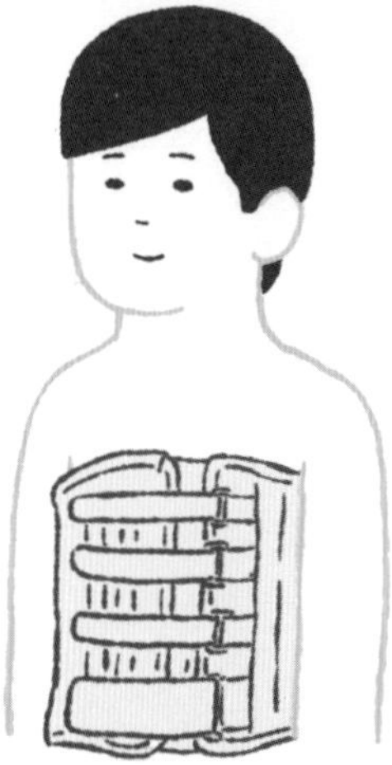

●ダーメン装具

固定力は弱いが装着は楽で
もっとも使われている腰痛装具。

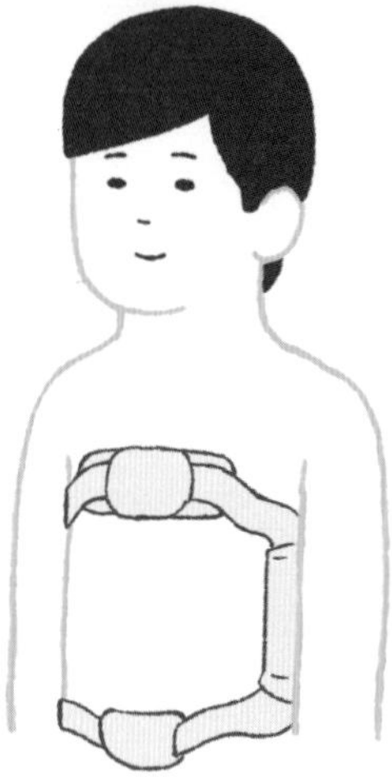

●ジェット装具

胸腰椎の固定に優れた装具。
胸腰椎圧迫骨折用の装具。

固定が強ければ効果は高いけど、苦痛が伴うよ。

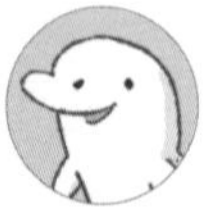

仙椎《せんつい》の基本構造《きほんこうぞう》

仙椎《せんつい》ってどんなもの？

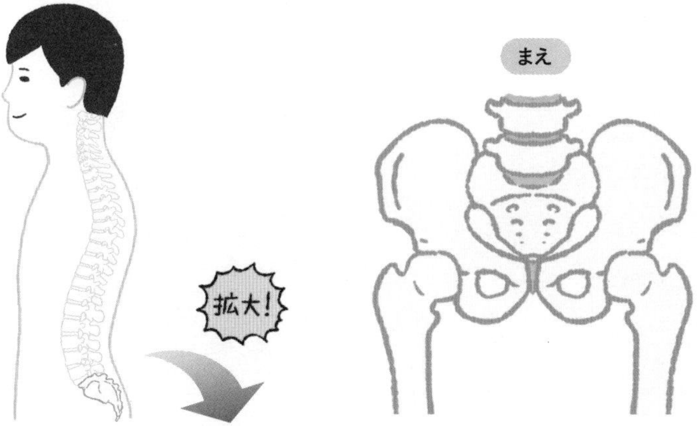

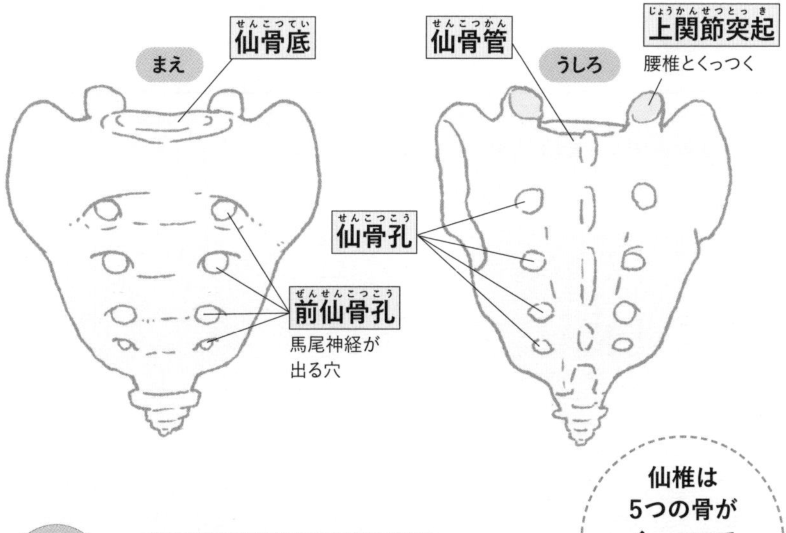

**仙椎は
5つの骨が
くっついて
1つの骨に
なった！**

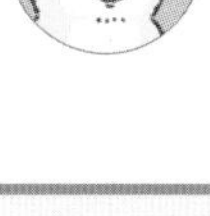

逆三角形の形をしているね。

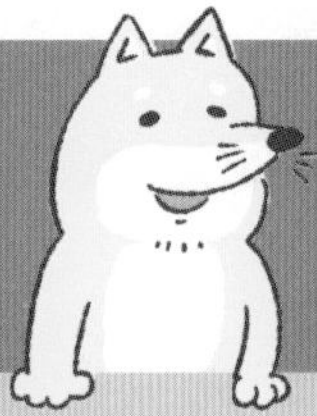

そもそもなんで?

教えて! 菅本先生!

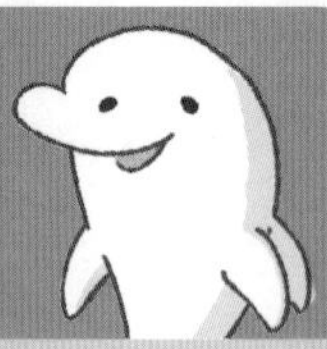

呼吸をするとき、肋骨はどのように動いているの?

肋骨の動きはバケツの取っ手

背骨をバケツの本体とすると、肋骨はヒンジ(ちょうつがい)部分でつながっている取っ手に例えるとわかりやすいです。息を吸ったときは、肋骨はヒンジ部分を中心に上方向に持ち上がり、吐くときは下がります。その動きによって、中にある肺が膨らんだり(吸気)、しぼんだり(呼気)するのです。

腰椎が6個ある人もいるの?

意外と多い!? 腰仙部移行椎とは

腰椎は基本的には5個ですが、人によって4個や6個の場合もあります。一方でその下の仙骨は、5個に分かれていた骨がくっついて、一つの骨になったものなのです。仙骨が4個と1個に分離していて、腰椎が6個あるように見えることがあり、腰仙部移行椎と言います。

コルセットはどうしてできたの? 何に使われていたの?

コルセットの起源

コルセットは、紀元前1600年頃からあると言われています。16世紀頃には流行の体型に体のラインを補正するための女性下着として変化していきました。医療用としては、19世紀頃に体を固定する装具として使用され始め、今では腰痛の患者などに処方されています。

日本語には「腰」を用いた表現が多いのはなぜ?

腰は動きや考えの精神的な中心

「やなぎごし」「腰を据える」「本腰を入れる」など、日本語には「腰」を用いた表現が多くあります。また「丹田」という場所は、おへその裏で腰椎の前面あたりですが、古く日本人は物事をそこで考えてきました。このように日本では、「腰」は動きや考えの精神的な中心であると捉えられてきました。

CHAPTER 3

肩

そもそも
肩ってどんなもの？

肩関節はどんな役割があるの？
その役割を果たすために
どんな形である必要があり、
どんな構造になっているんだろう。

不安定さを
どうカバー
している？

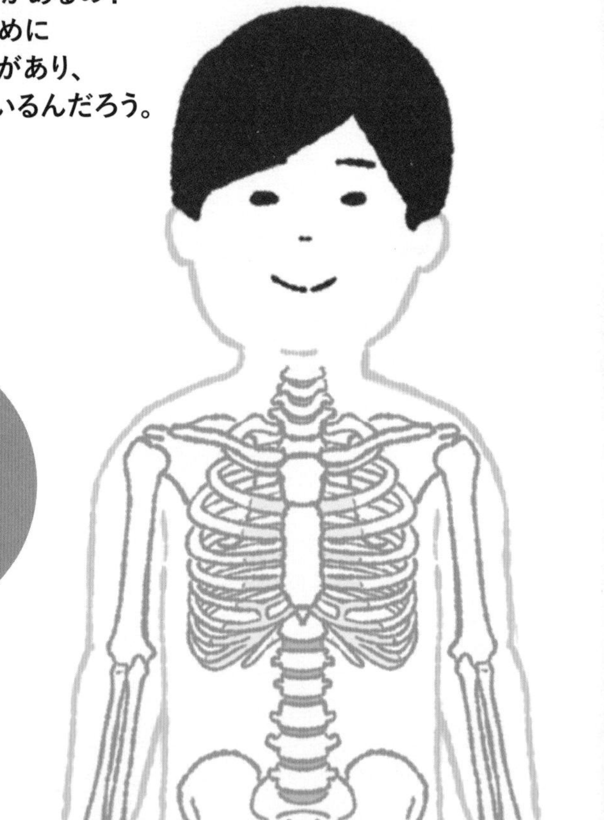

肩関節を
動かす筋肉
はどこ?

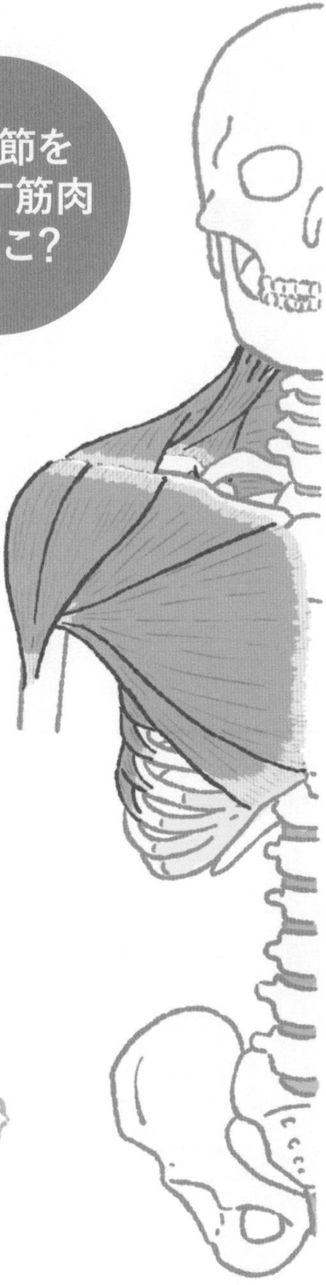

なぜ
こんなに
よく動く?

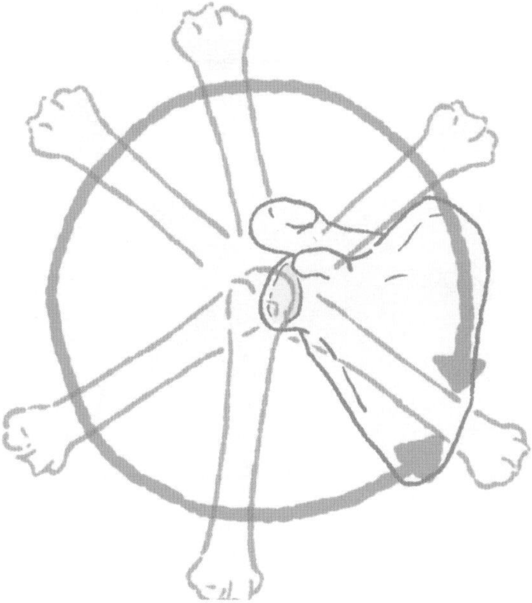

肩《かた》と肩関節《かたかんせつ》

肩関節《かたかんせつ》ってどこ?

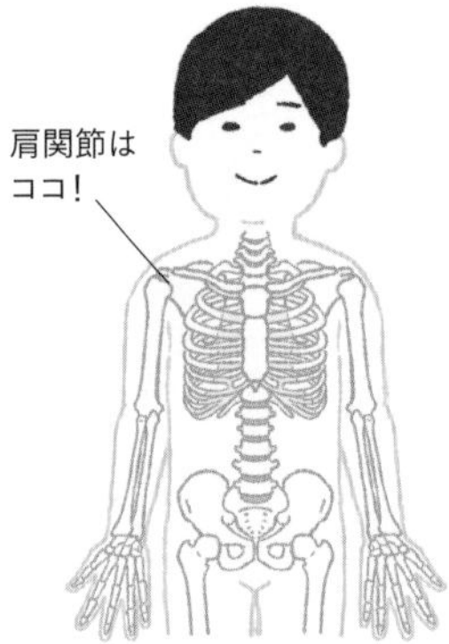

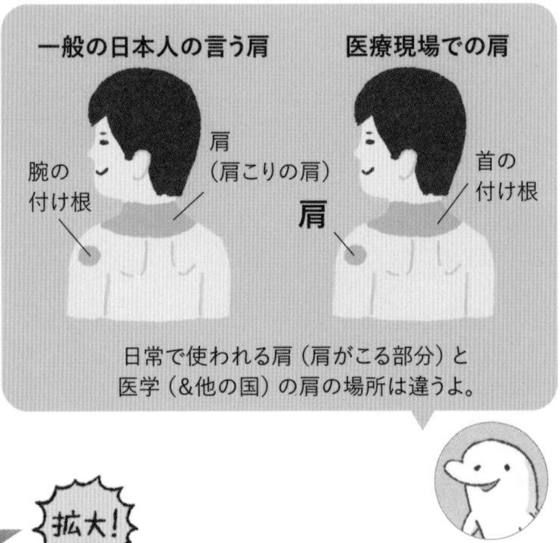

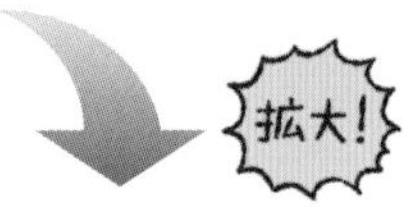

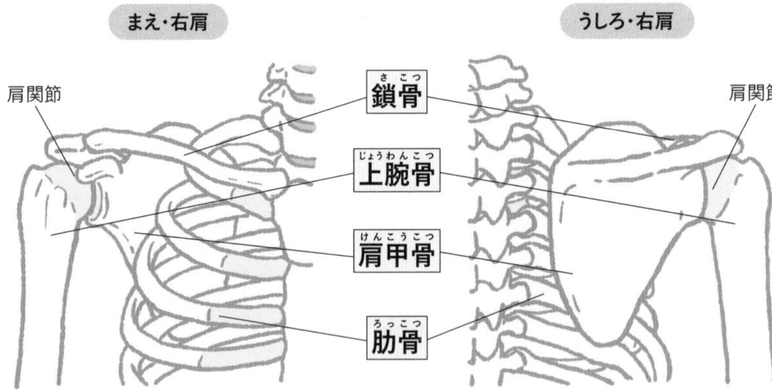

CHECK

■肩関節を作っている部位は広義と狭義で範囲が異なる。

広義 ➡ 上腕骨と肩甲骨と鎖骨。

狭義 ➡ 上腕骨と肩甲骨。

肩関節《かたかんせつ》の骨解剖《こつかいぼう》

なんで肩関節《かたかんせつ》はよく動《うご》くの?

上腕骨と肩甲骨を離して…

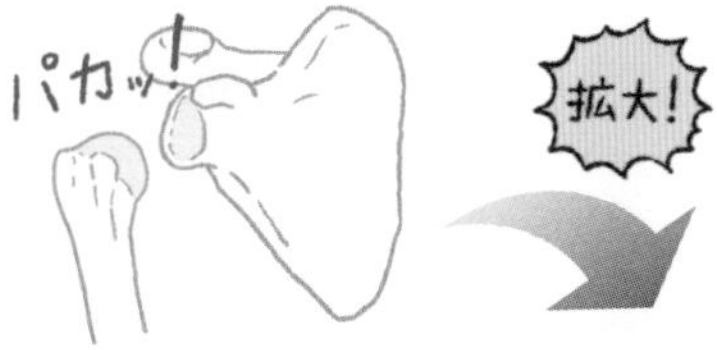

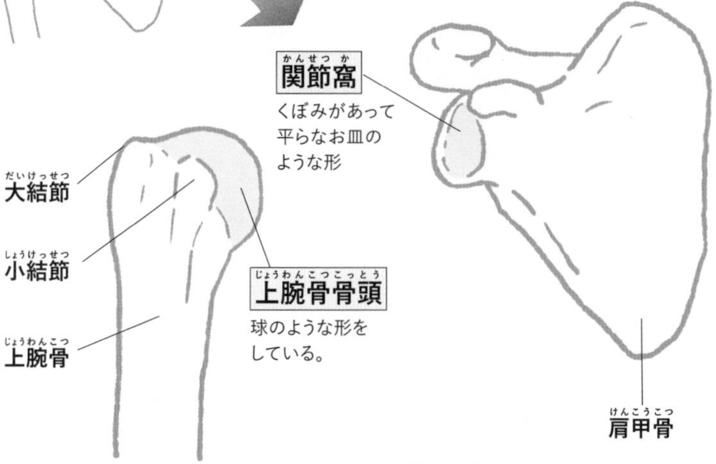

こんな形を
しているから
上腕骨は
グルグル動く!

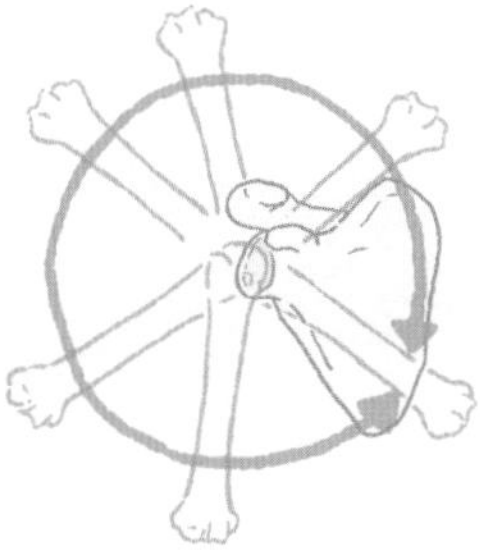

肩関節《かたかんせつ》

例えるなら
けん玉

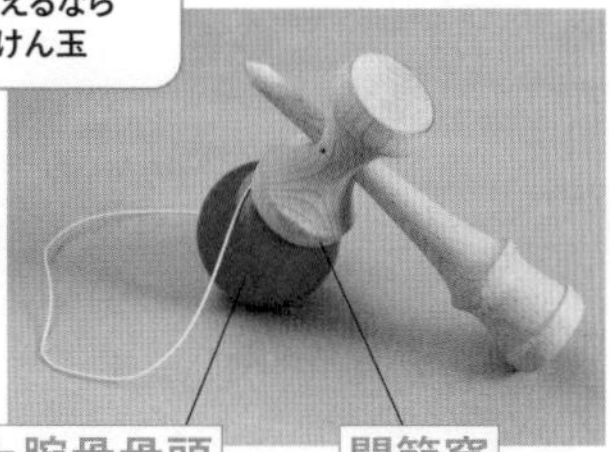

CHECK

■肩関節が最も可動域が大きい理由は骨頭と関節窩の形にある。

上腕骨骨頭 ➡ 半円球の形状である。

肩甲骨の関節窩 ➡ 浅いお皿の形をしている。

関節唇《かんせつしん》と関節窩《かんせつか》

骨《ほね》の不安定《ふあんてい》さは どうやって補《おぎな》われているの？

肩を解剖！

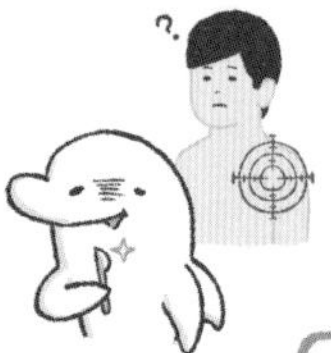

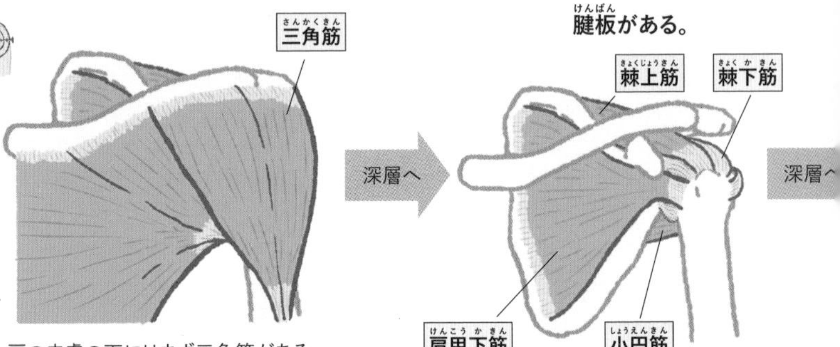

肩の皮膚の下にはまず三角筋がある。

イメージしよう

腱板《けんばん》の役割《やくわり》

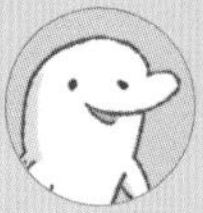

表層筋だけで骨を動かそうとすると骨と骨が必ず少しずれてしまう。
そのずれを防ごうとしているのが腱板。
腱板には、表層筋と協力して肩関節を動かす役割がある。

●もし、表層筋の三角筋だけで肩を動かそうとすると、微妙な動きがコントロールできず、肩はうまく動かない。

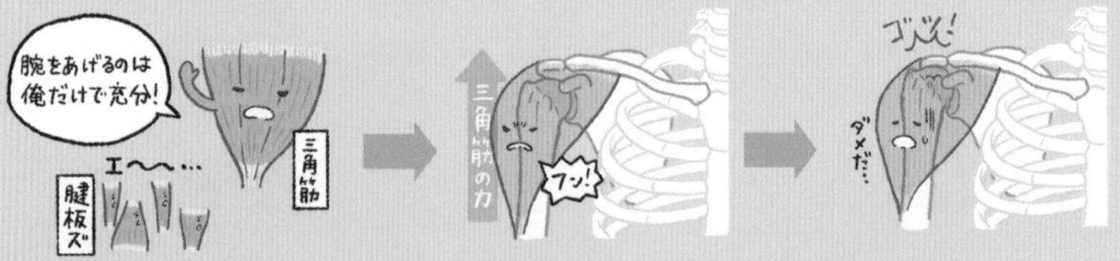

●三角筋と腱板が協力するから、深層筋の棘上筋《きょくじょうきん》が骨頭を抑えこみ、回り肩がうまく動く。

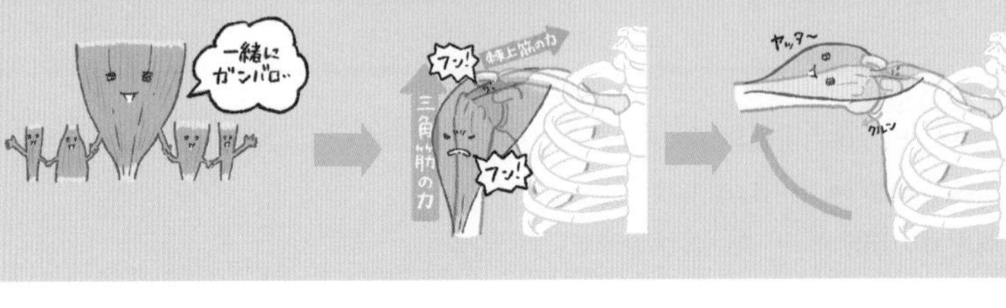

おさらい

関節包の中

関節は関節包という袋に包まれている。関節包は、関節の軟骨を栄養する以外に、骨と骨とを繋いで、外れないようにする目的もある。

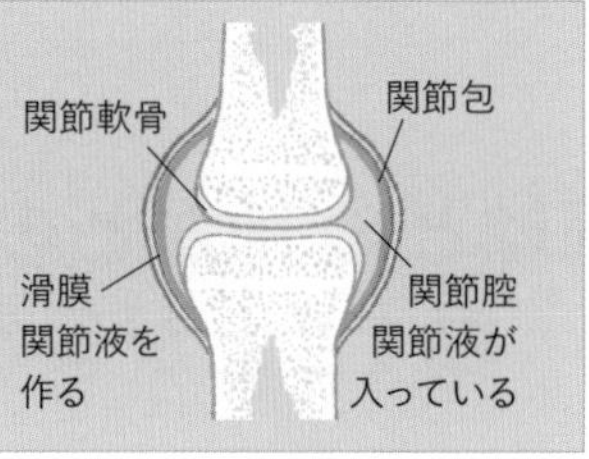

関節包《かんせつほう》がある。

関節唇《かんせつしん》がある。

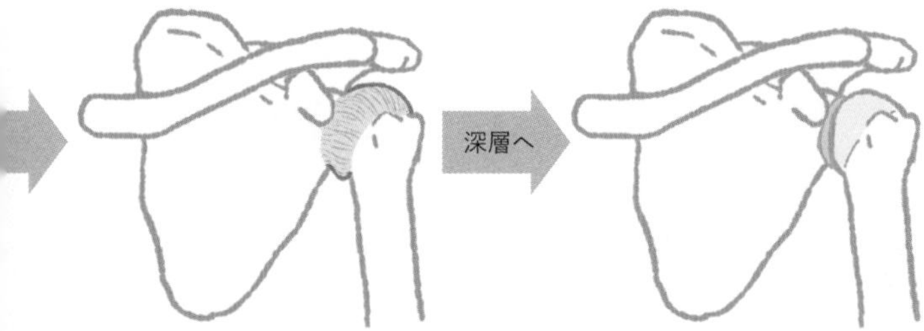

腱板と関節唇が
肩の不安定さを
補っているよ。
関節唇は肩関節と
股関節だけに
ある軟骨だよ。

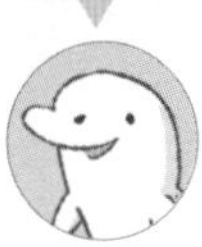

おさらい

表層筋と深層筋

表層筋《ひょうそうきん》と
深層筋《しんそうきん》の関係《かんけい》

例えるなら
大型貨物船、タグボート

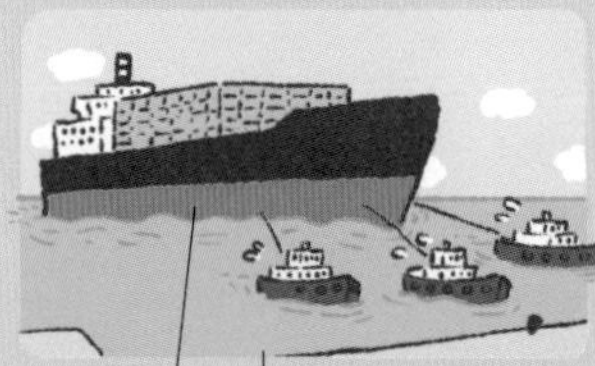

大型貨物船
三角筋
（表層筋）

タグボート
腱板
（深層筋）

クローズアップ

特別な軟骨・関節唇《かんせつしん》

関節包を割ると
関節唇という特
別な軟骨がある。

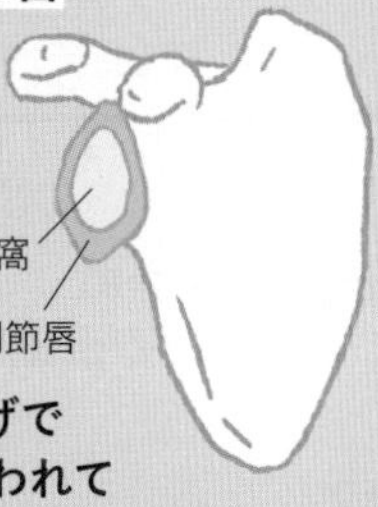

**関節唇があるおかげで
上腕骨骨頭がおおわれて
いる部分が1/4から
1/3に増える。**

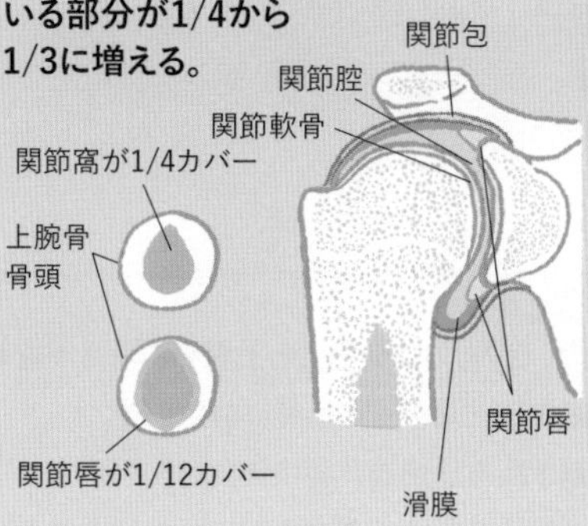

上肢挙上《じょうしきょじょう》における肩関節部《かたかんせつぶ》での骨《ほね》の動《うご》き

腕《うで》はどの骨《ほね》がどのように動《うご》くと上《あ》がるの？

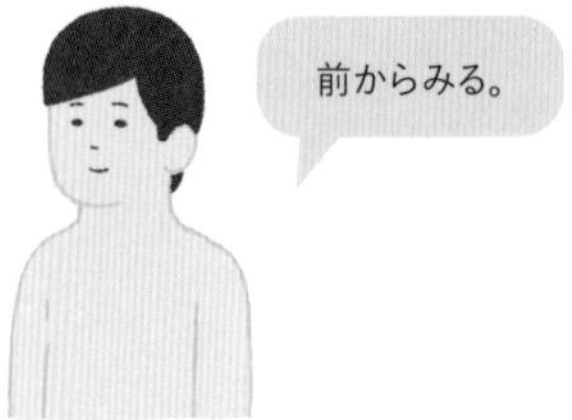
前からみる。

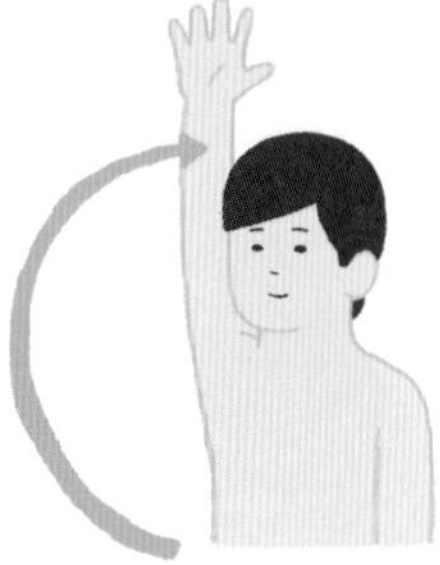

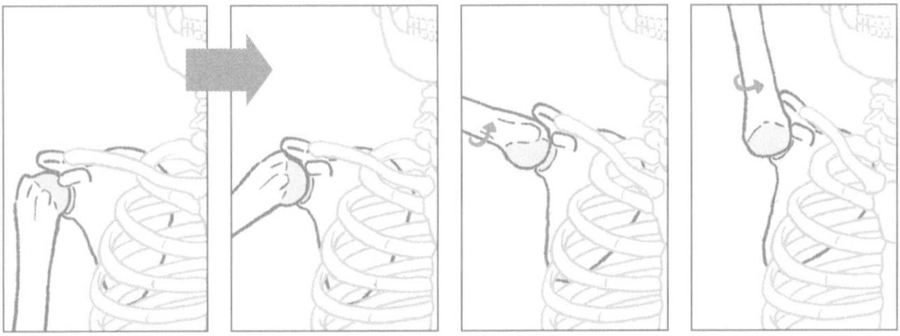

「肩が動く」ときのそれぞれの骨の役割

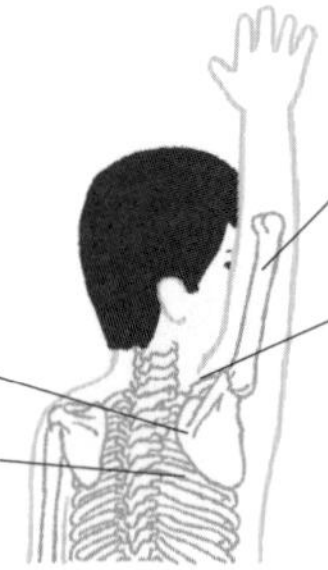
上腕骨
肩甲骨に対して動く。
肩甲骨
肋骨に対して動く。
鎖骨
動く肩甲骨を支えて肩を安定させる役割。
肋骨
肩甲骨の土台のような役割。

肩関節は4つの骨のコンビネーションで動く。

CHECK

■肩は、次のように肩甲骨と上腕骨の両方が連動することで動く。

肩の動き1 ➡ 肩甲骨が肋骨に対して動く。

肩の動き2 ➡ 上腕骨が肩甲骨に対して動く。

肩甲上腕リズム ➡ 上腕骨と肩甲骨の挙上角度比率は常に一定で2：1である。

肩関節は体で最も大きな関節可動域を持つよ。
一方で骨（関節）の不安定性も最大なんだ。

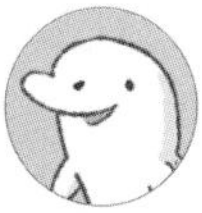

後ろからみる。

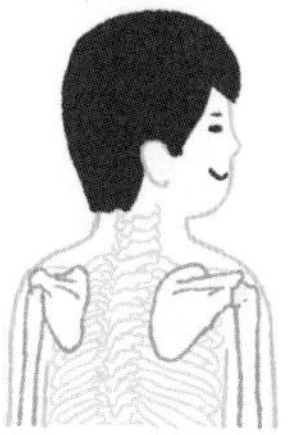

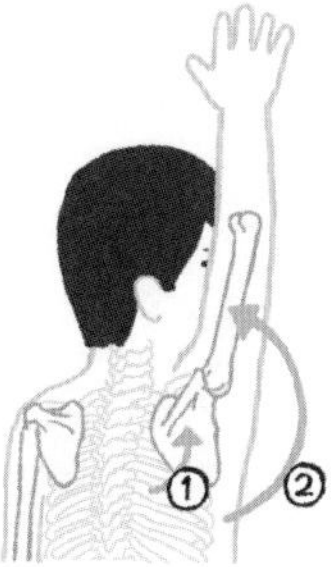

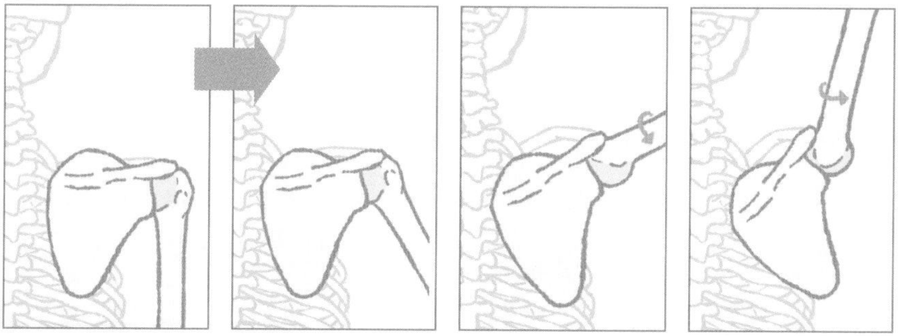

「関節で一番不安定」の理由

同じように骨頭と関節窩が
ある股関節と比べてみる。

股関節

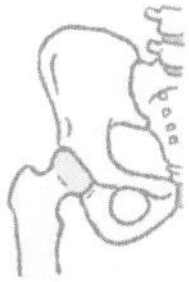

ほとんどカバー
されている。

**関節《かんせつ》窩《か》がカバー
している部分**

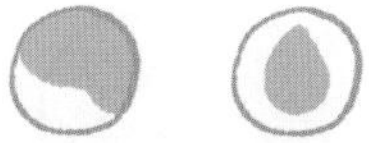

大腿骨骨頭　上腕骨骨頭

肩関節

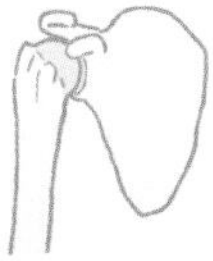

1/4しかカバー
されていない。

クローズアップ

二つの骨の間に動きのルール「肩甲上腕《けんこうじょうわん》リズム」

上腕骨と肩甲骨は常に一定のリズムで連動して上がっていく。上腕骨は肩甲骨の2倍動く。

上腕骨：肩甲骨＝2：1
①肩甲骨が肋骨に対して動く
②上腕骨が肩甲骨に対して動く
⬇
①+②で腕（肩）全体の動き。

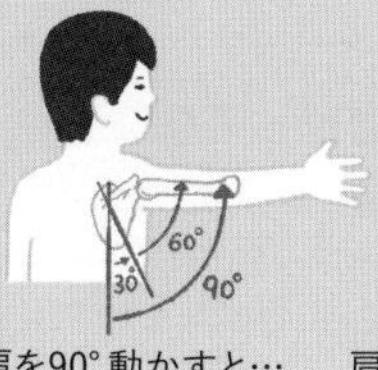

肩を90°動かすと…

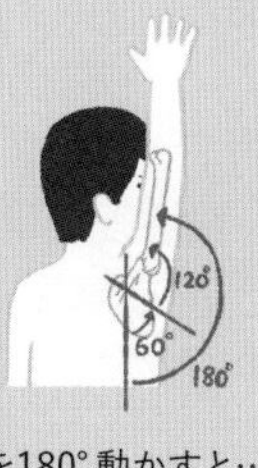

肩を180°動かすと…

体幹《たいかん》と肩《かた》に関係《かんけい》する筋肉《きんにく》

肩《かた》を動《うご》かす筋肉《きんにく》はどれ？

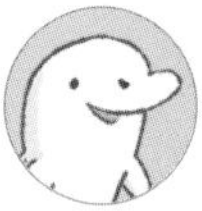

肩の動きには、上半身の大きな筋肉、大胸筋や三角筋、僧帽筋、広背筋が関わっている。それらの大きな筋肉を表（浅）層筋といい、その下にある筋肉を深層筋という。

まえ

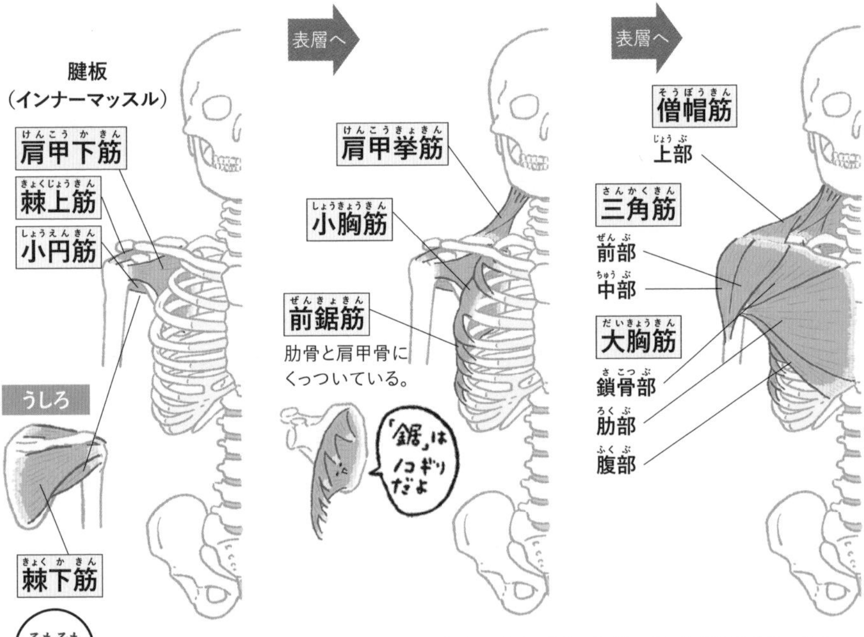

そもそも Q&A

表層筋と深層筋ってなに？

大きな筋肉は表層にあることが多い。小さな筋肉は深層にあることが多い。大きな筋肉は大きな力を発揮して、大きな動きを担っている。小さな筋肉は細かな動きをコントロールしている。体を動かすときは、力強く大きな動きと、細かな動きの両方が求められる。

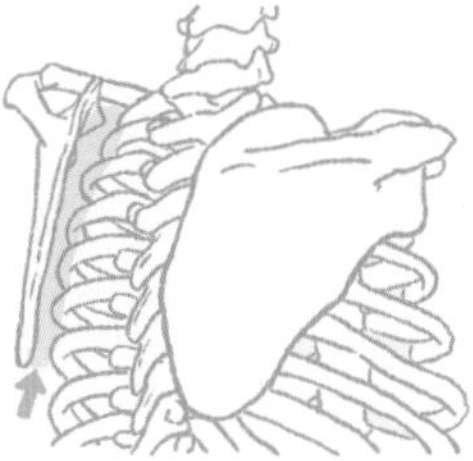

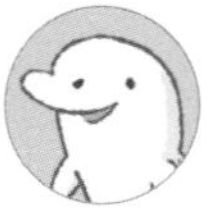

斜め後ろから見ると
肋骨と肩甲骨の間は
隙間が空いているよね。
骨の上に骨が直接
くっついているんじゃなくて、
間を埋める筋肉があるんだよ。

うしろ

よこ

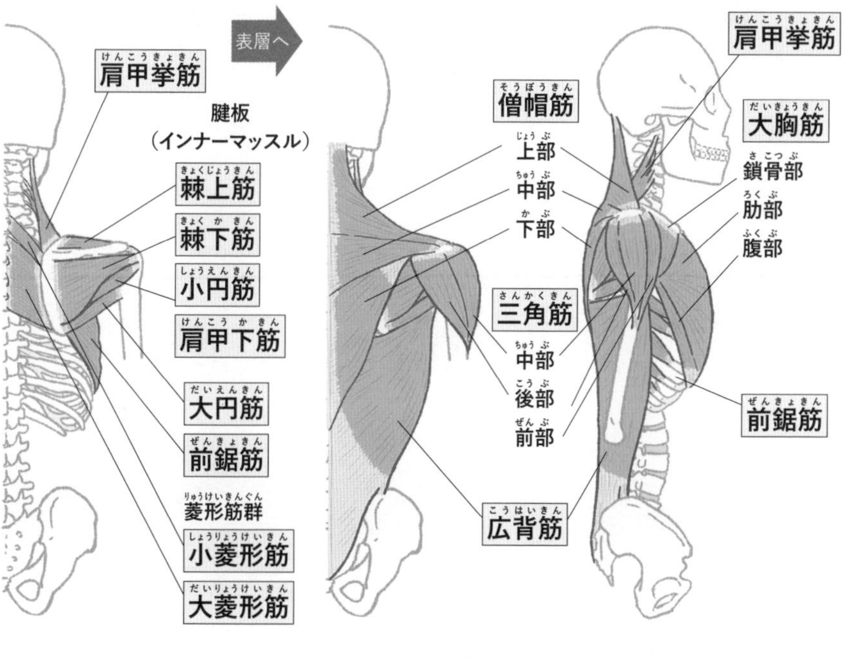

大胸筋・三角筋・僧帽筋は、
3 つの部位に分けられ、
肩の動きによって働く部分が違う。

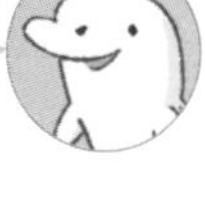

肩《かた》（腕《うで》）の動《うご》き

肩《かた》はどの方向《ほうこう》に どれくらい動《うご》くの？

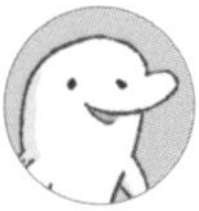

肩（腕）の動きは、8つに分けられるよ。

①屈曲（前方挙上）
動かせる角度：180°

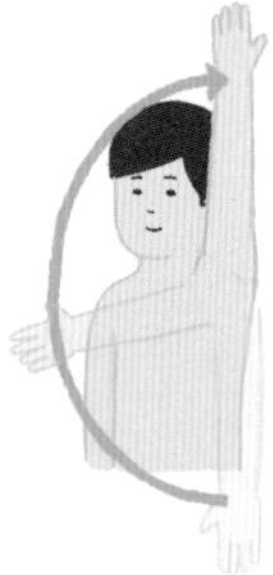

②伸展（後方挙上）
動かせる角度：50°

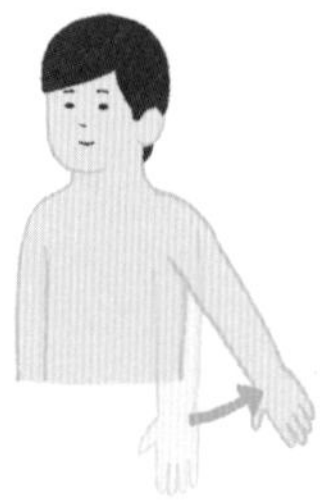

③外転
動かせる角度：180°

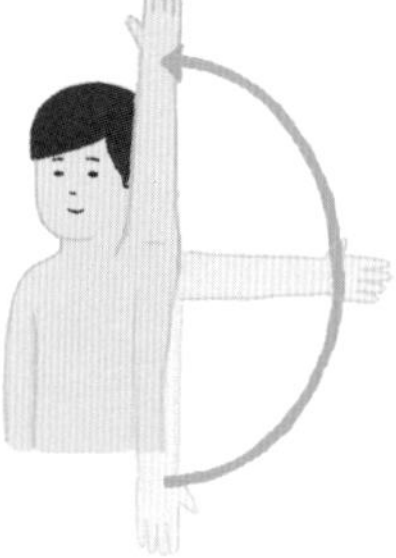

④内転
動かせる角度：0°

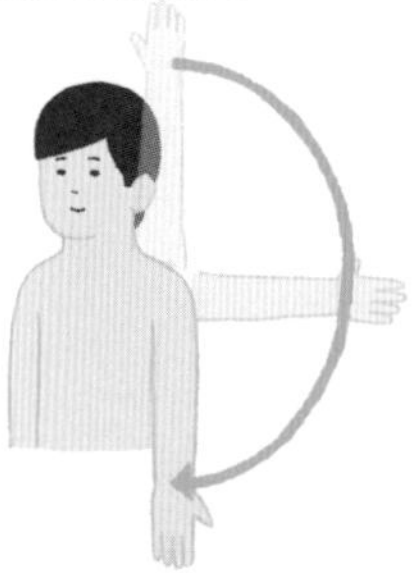

⑤外旋
動かせる角度：60°

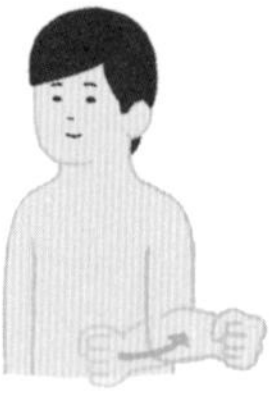

⑥内旋
動かせる角度：80°

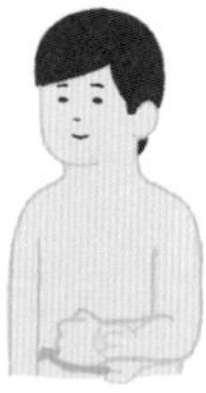

⑦水平屈曲
動かせる角度：130°

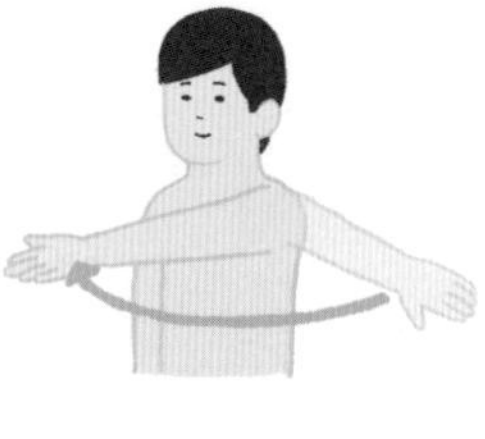

⑧水平伸展
動かせる角度：30°

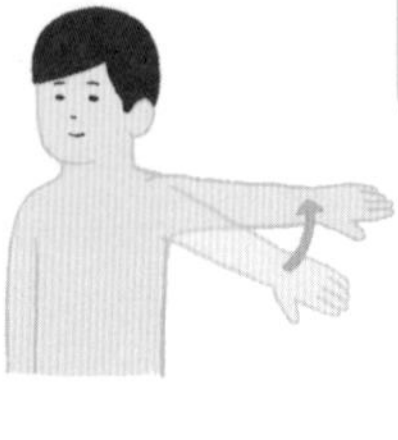

肩はいろいろな動きをするけど、
動きを分けることで、
診察のときにどこが
悪いのか判断できて
便利だから分けている！

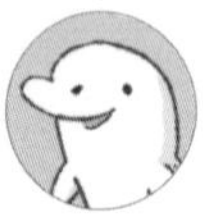

肩《かた》（腕《うで》）を動《うご》かす筋肉《きんにく》

肩《かた》を動《うご》かすとき どの筋肉《きんにく》が使《つか》われているの？

①屈曲（前方挙上）で動く筋肉

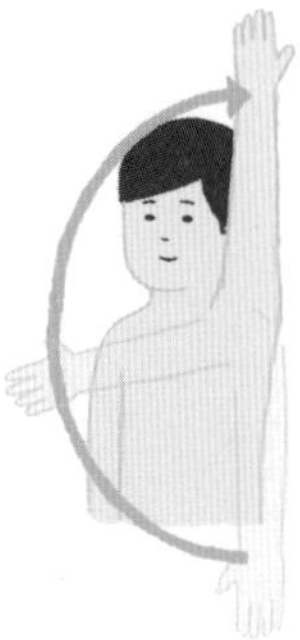

まえ

上腕骨を動かす

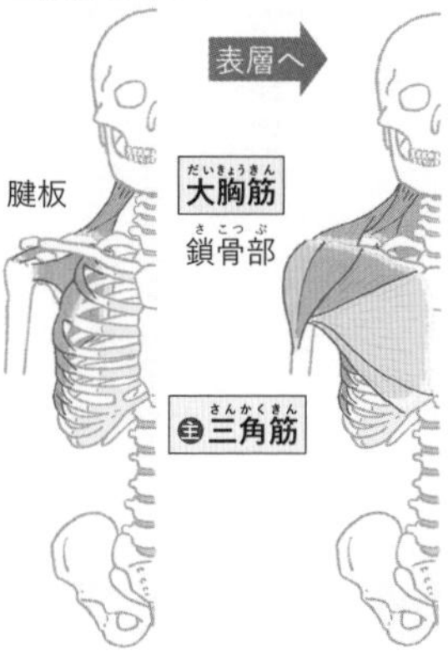

うしろ

肩甲骨を動かす

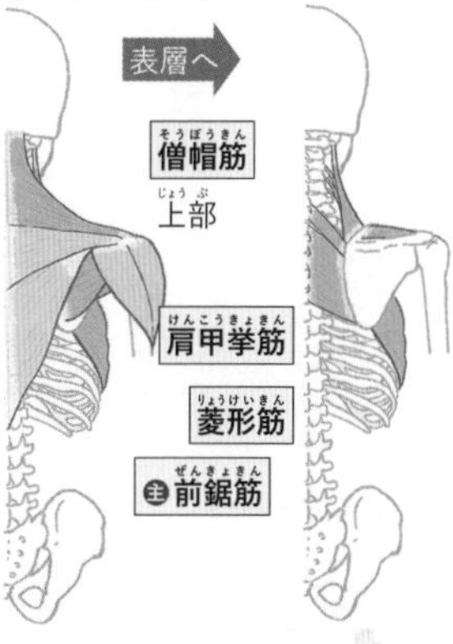

②伸展（後方挙上）で動く筋肉

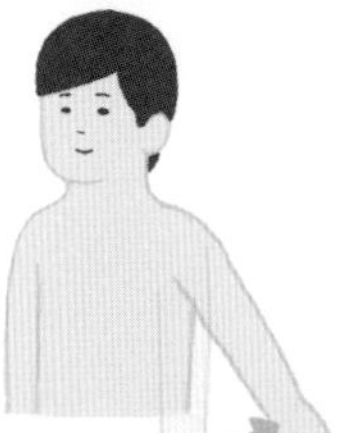

うしろ

上腕骨を動かす

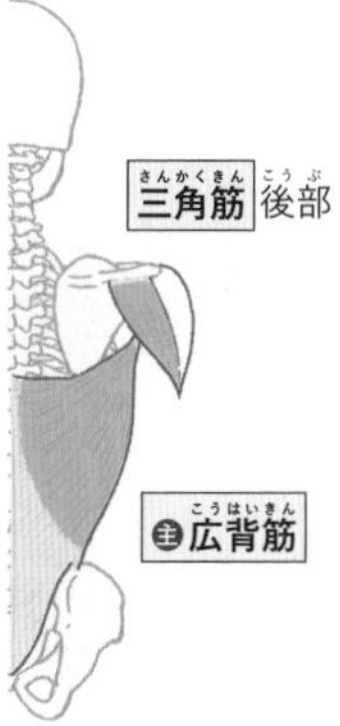

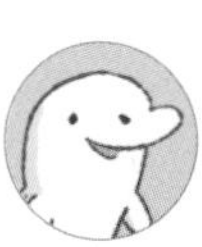

「肩甲骨を動かす筋肉」と
「上腕骨を動かす筋肉」に分かれるよ。

肩のもう一つの動き「下制」

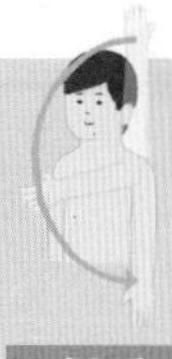

まえ

肩甲骨を動かす

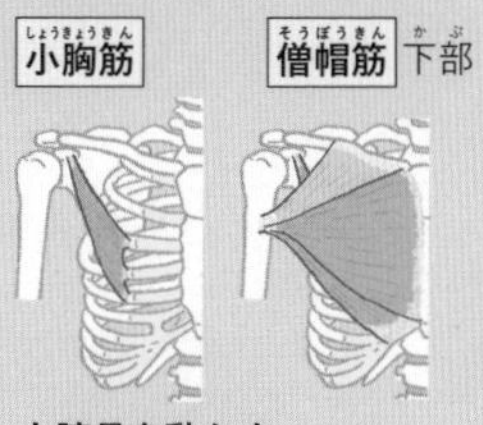

上腕骨を動かす

大胸筋《だいきょうきん》 胸肋部《きょうろくぶ》

広背筋《こうはいきん》

うしろ

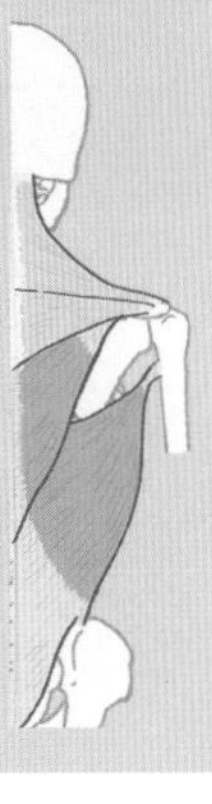

③外転で動く筋肉

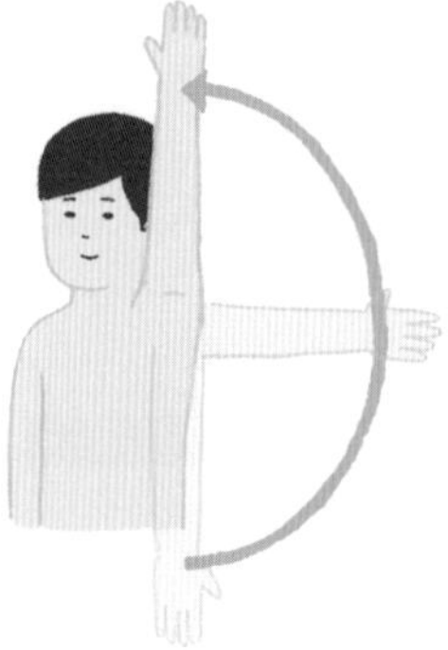

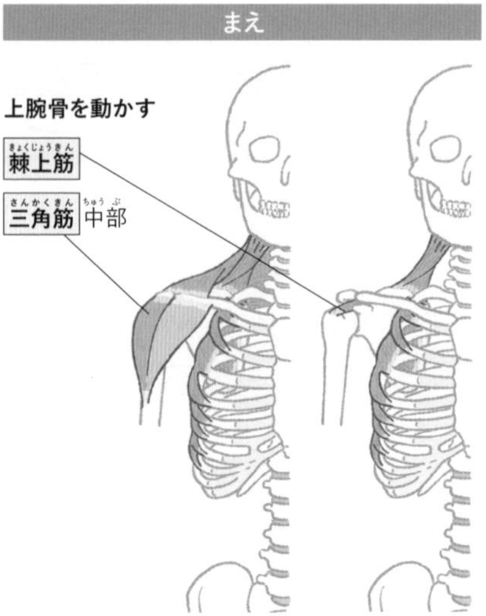

④内転で動く筋肉

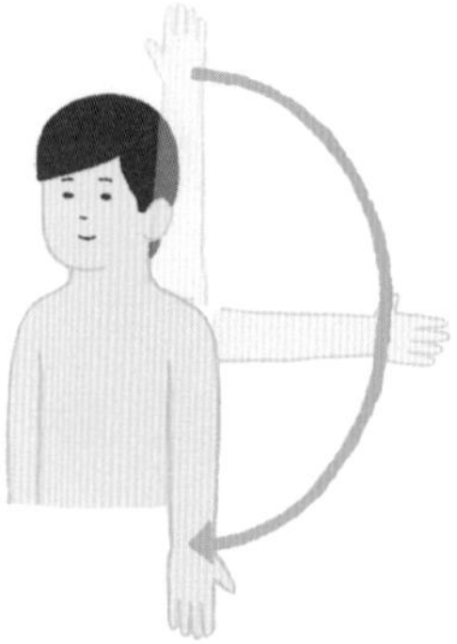

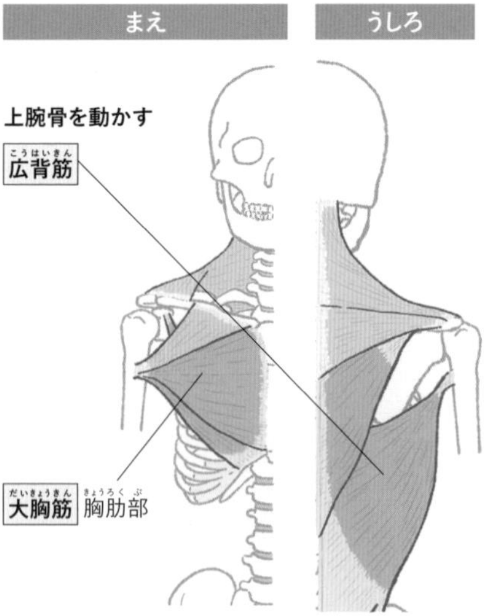

⑤外旋で動く筋肉

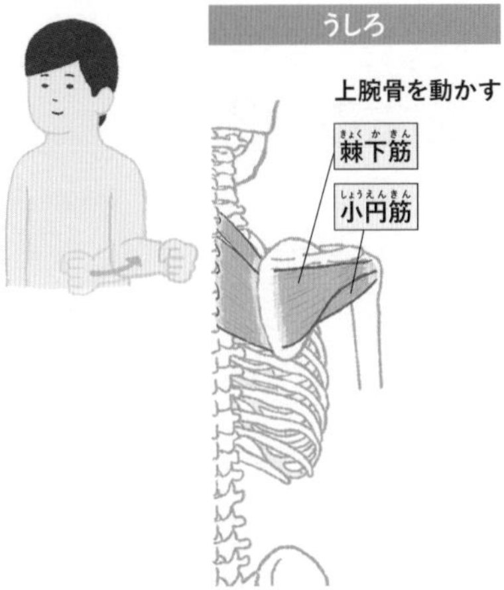

⑥内旋で動く筋肉

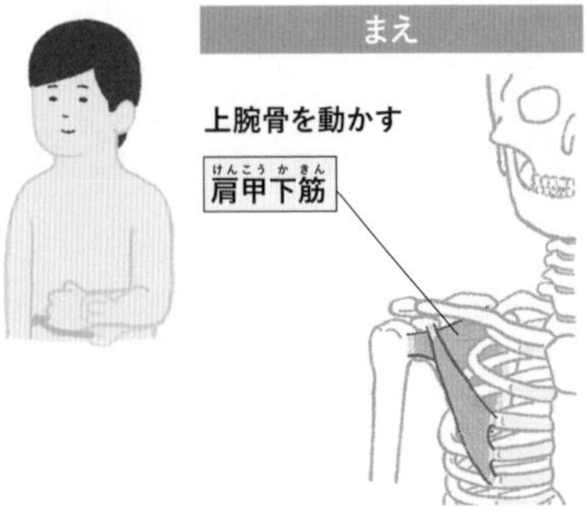

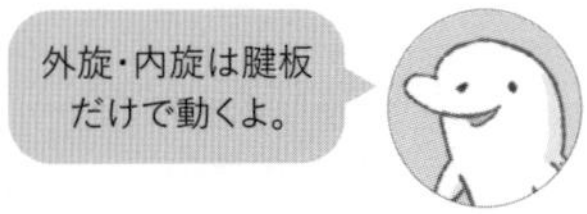

⑦水平屈曲で動く筋肉

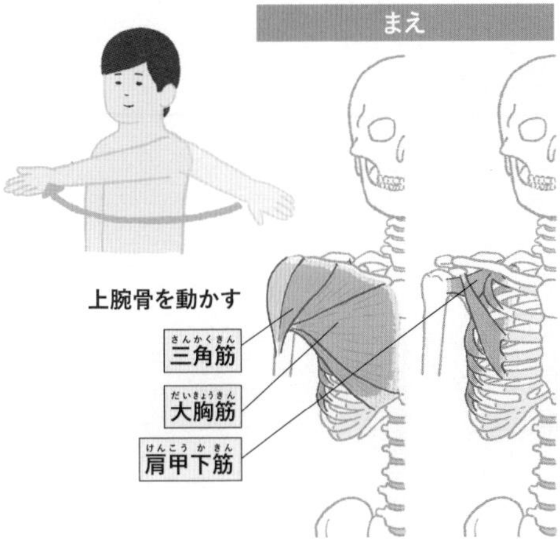

⑧水平伸展で動く筋肉

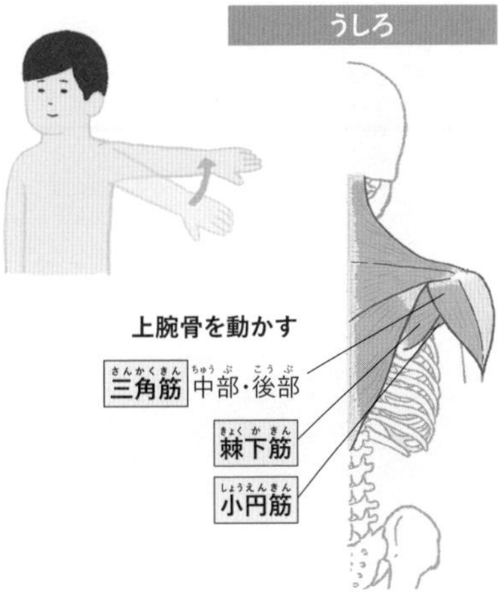

肩甲骨《けんこうこつ》の動《うご》き

肩甲骨《けんこうこつ》はどんな動《うご》きをするの？

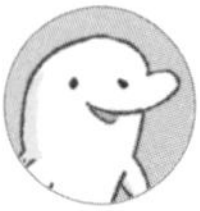

肩甲骨はいろいろな方向に動かせるように様々な筋肉がある。
どの方向に動かすためには、どの筋肉が活躍しているのか、
その筋肉はどこにあるのかをみてみよう！

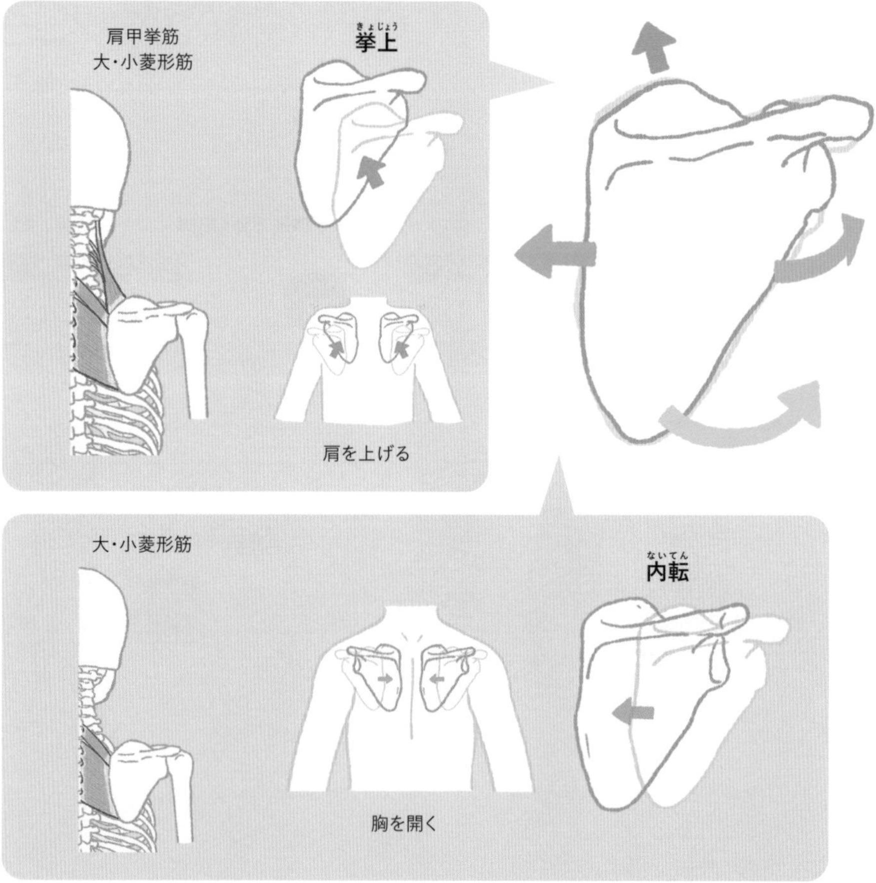

そもそも
Q&A

なぜ肩甲骨の動きは注目されるの?

体の骨の動きは、大体が皮膚の上から想像できるが肩甲骨だけはその動きが皮膚の上からでは想像しづらい。また、肋骨の上を腕と独立して動くため、肩甲骨そのものは肋骨から浮いたような状態になっている。

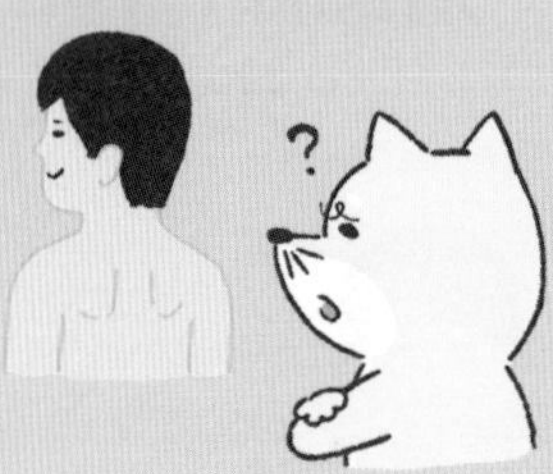

外転《がいてん》

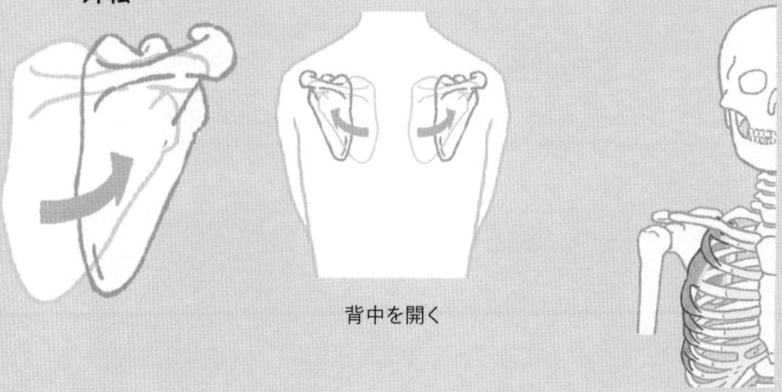

上方回旋《じょうほうかいせん》

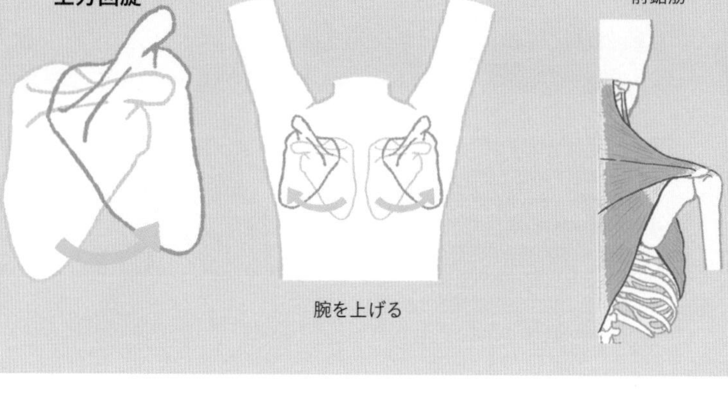

肩関節《かたかんせつ》の神経《しんけい》

肩関節《かたかんせつ》にはどんな神経《しんけい》が走《はし》っているの？

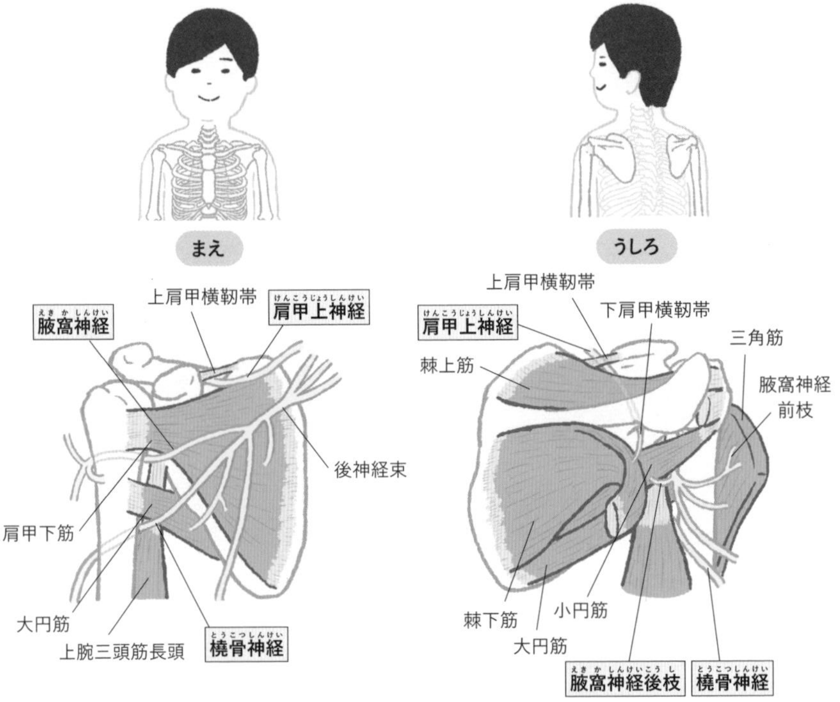

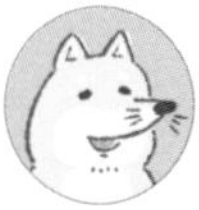

首から伸びている神経が、脇の下をぐるりと通って、
三角筋の後ろに回っているね。

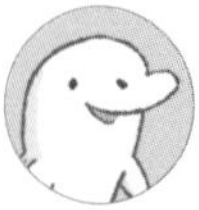

三角筋は腋下神経で動かされる。
肩関節が脱臼すると、骨が外れる
以外に腋下神経が引き延ばされ、
三角筋が麻痺してしまうことがある。
放置すると上肢が挙上できなく
なるために、早急な脱臼の整復が
求められるんだよ。

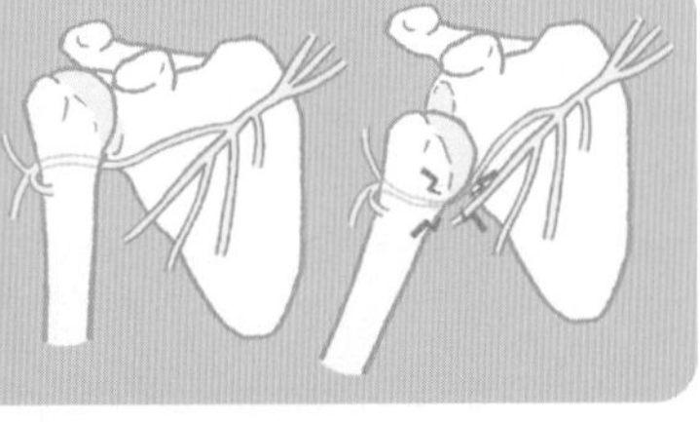

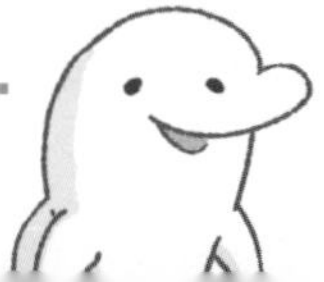

204ページから疾患をみていこう。

Column

人体構造学的筋トレのススメ

肩の動きを応用して、3つの表層筋を鍛える筋トレをしてみよう！
体を動かしながら、動く筋肉を感じよう！

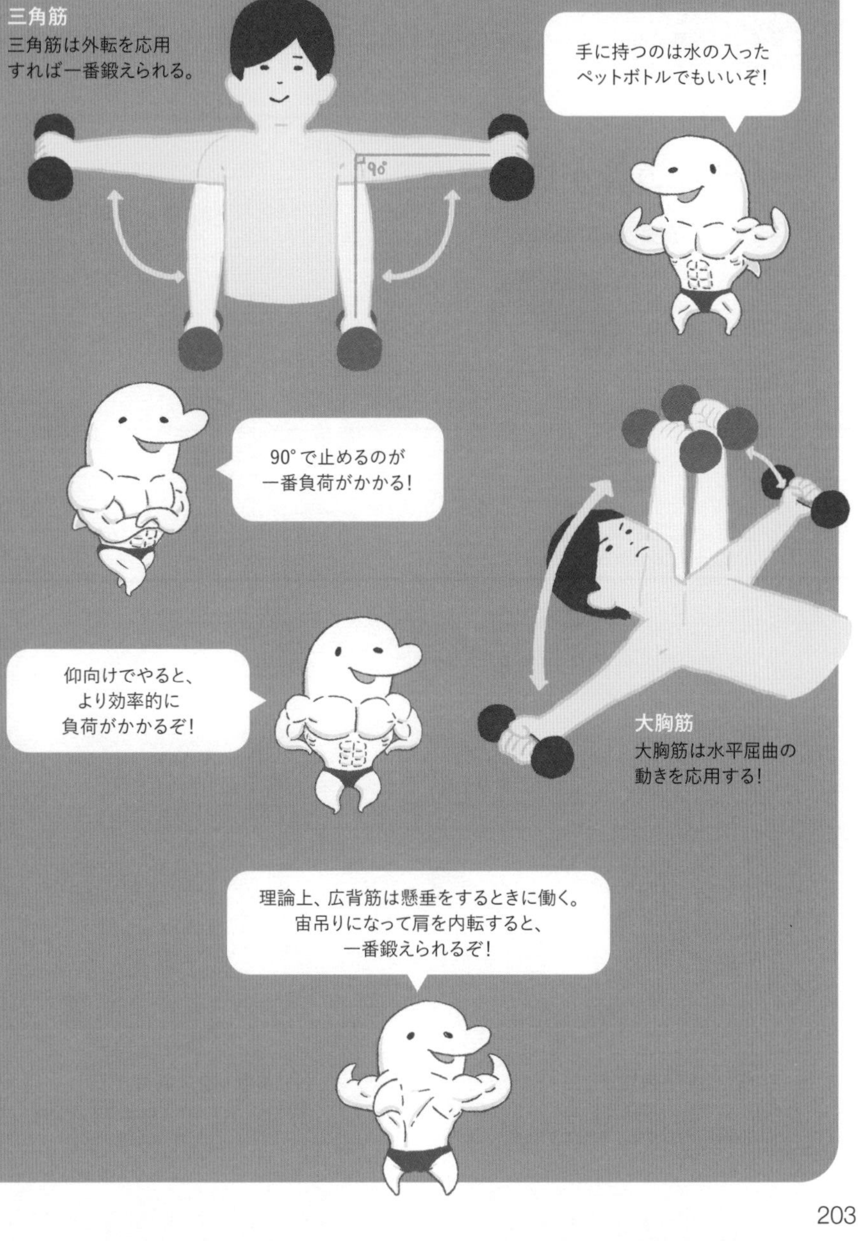

三角筋
三角筋は外転を応用
すれば一番鍛えられる。
90°
手に持つのは水の入った
ペットボトルでもいいぞ！
90°で止めるのが
一番負荷がかかる！
仰向けでやると、
より効率的に
負荷がかかるぞ！
大胸筋
大胸筋は水平屈曲の
動きを応用する！
理論上、広背筋は懸垂をするときに働く。
宙吊りになって肩を内転すると、
一番鍛えられるぞ！

疾患 反復性肩関節脱臼《はんぷくせいかたかんせつだっきゅう》

原因 ➡ 上腕骨頭が転倒などの外傷で関節窩からずれてしまう場合（外傷性脱臼）と、外傷がなく脱臼してしまう場合（非外傷性脱臼）が半数ずつある。

症状 ➡ 繰り返す脱臼。

診断・治療 ➡ 診察、MRI、X線画像診断。繰り返す脱臼には、関節形成術（バンカート修復術）の手術が行われる。

病態 どの骨《ほね》が抜《ぬ》けるの？

反復性肩関節脱臼

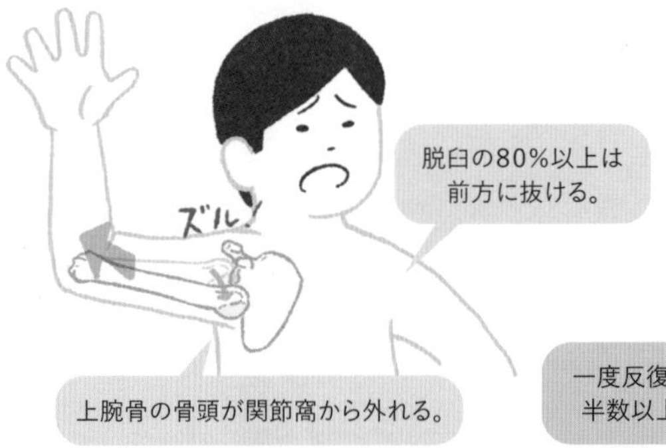
脱臼の80%以上は
前方に抜ける。
上腕骨の骨頭が関節窩から外れる。

おさらい

上腕骨《じょうわんこつ》と肩甲骨《けんこうこつ》

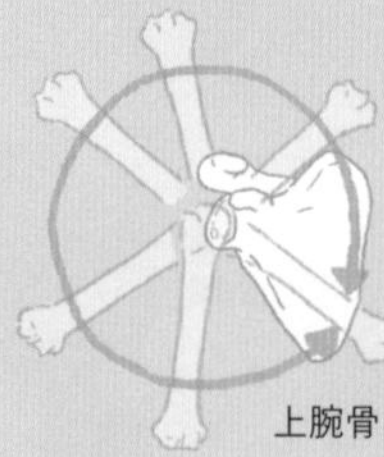
上腕骨はよく動く！

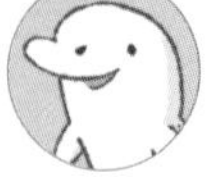

一度反復性肩関節脱臼になると
半数以上の人がクセになるよ。

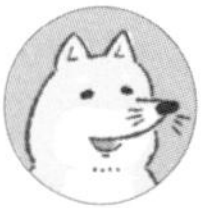

なぜ脱臼しやすくなるの？

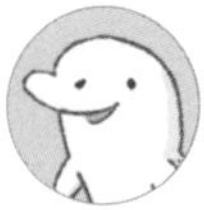

脱臼はとんでもない力が加わって起こるため
両方の骨にダメージがある。脱臼したときに関節包が
伸ばされることも脱臼がクセになる要因。

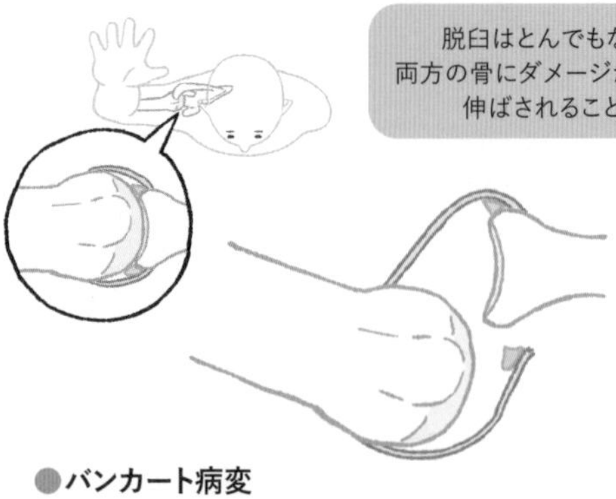

●**バンカート病変**
関節窩の端にある関節唇が剥がれる（剥離）。
その結果、骨がゆるくなって外れやすくなる。

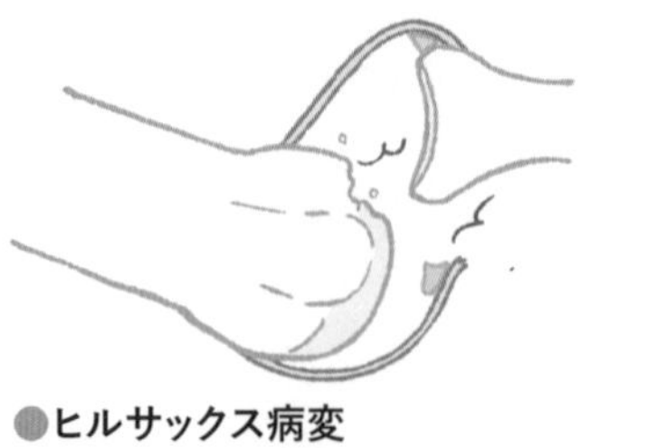

●**ヒルサックス病変**
骨頭が欠損する（上腕骨の後上方がくぼむ）。

病因 どの運動《うんどう》のどの動《うご》きで脱臼《だっきゅう》が起《お》きるの？

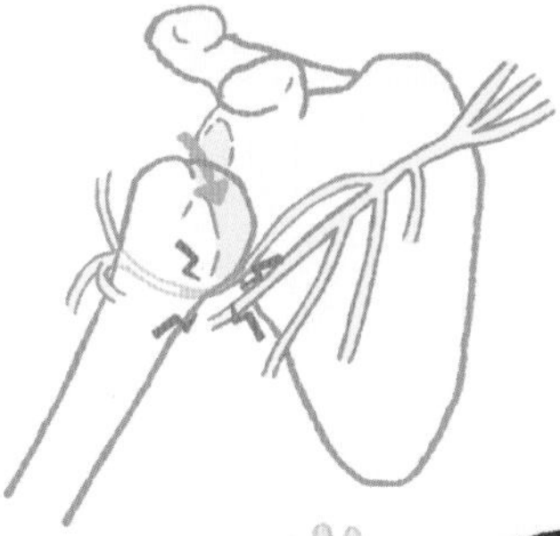

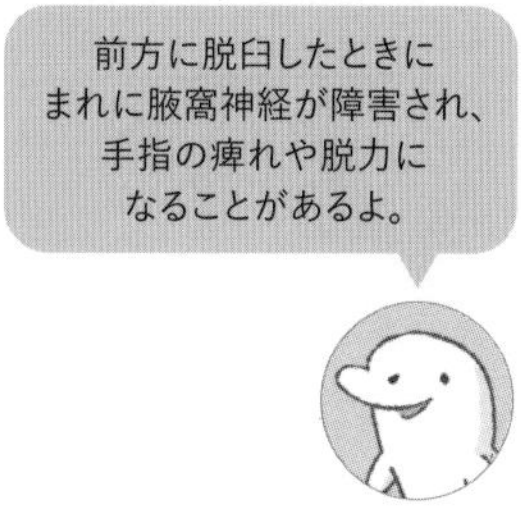

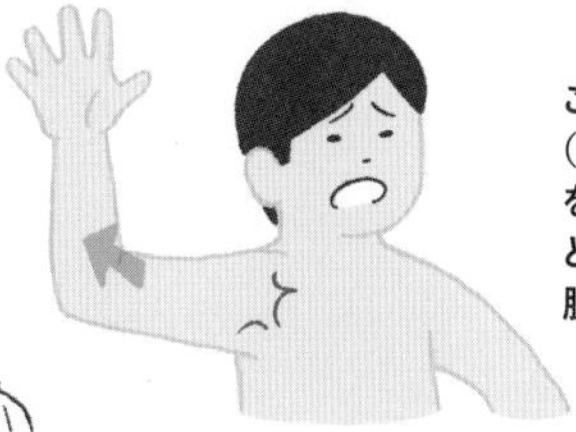

このポーズ
（上肢の外転+外旋+伸展）
をとるスポーツなら
どんなスポーツでも
脱臼の可能性あり！

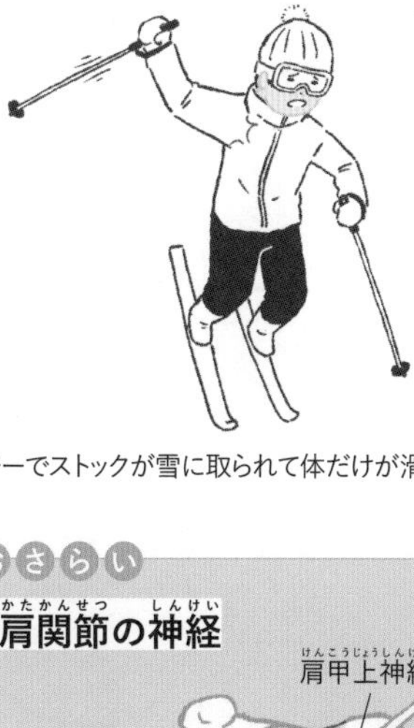

スキーでストックが雪に取られて体だけが滑ったとき。

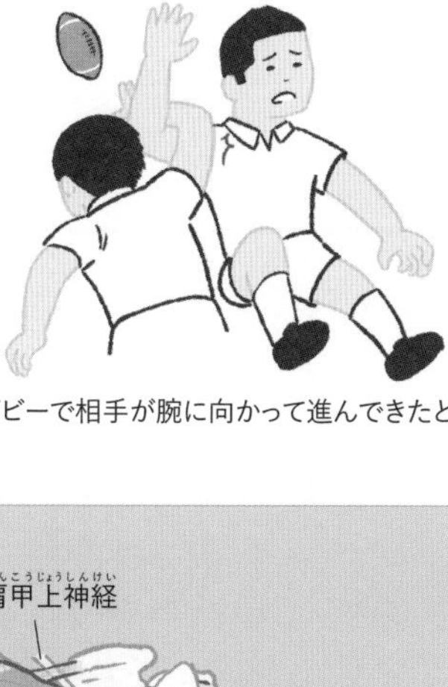

ラグビーで相手が腕に向かって進んできたとき。

おさらい

肩関節《かたかんせつ》の神経《しんけい》

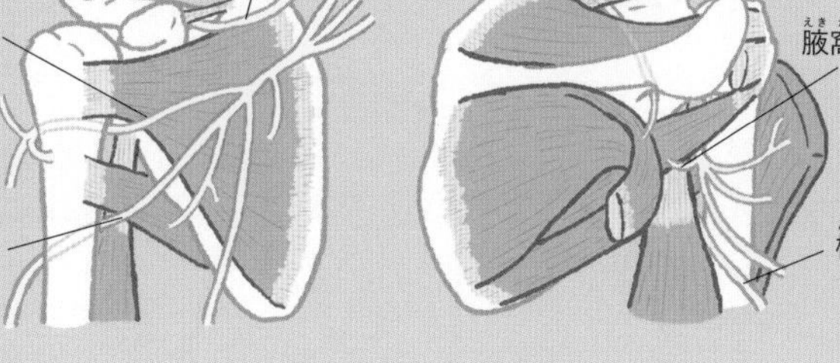

治療　どんな治療《ちりょう》をするの?

●疾患部分の状態を確認しよう

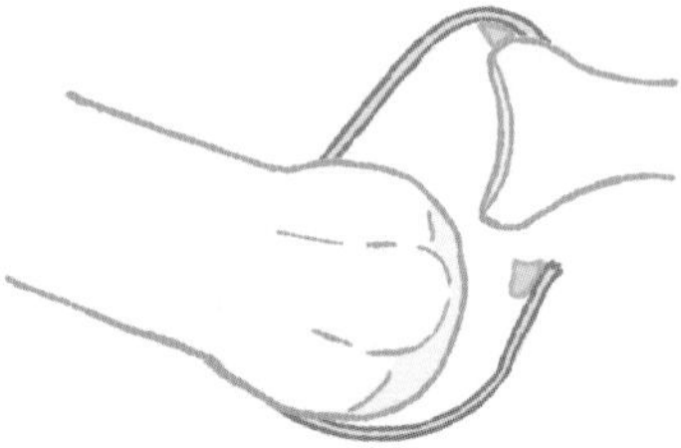

上腕骨が当たって関節窩が剥がれる。
関節唇の先から関節包が出る。

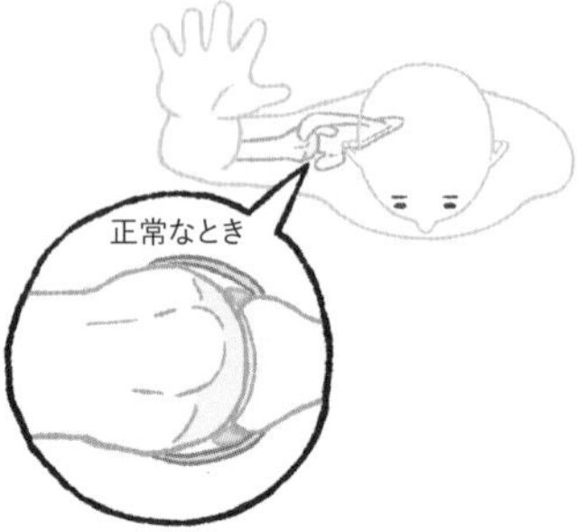

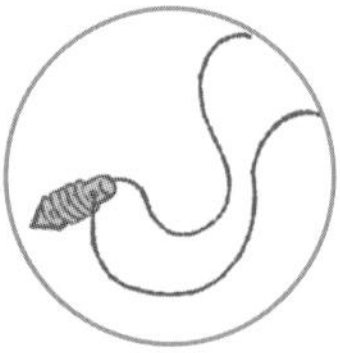

アンカー

関節窩に糸付きの釘をつけて、
関節唇を縫うよ。手術法には
バンカート修復術という名称があるよ。

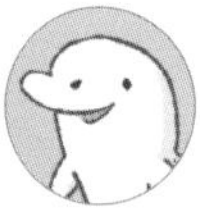

①アンカーを関節窩の
縁に挿入する。

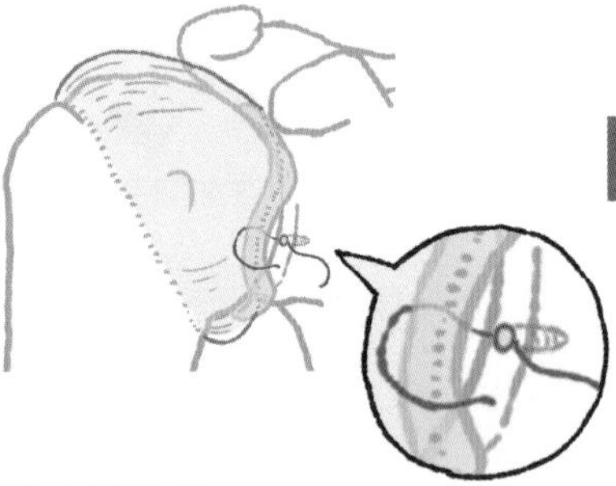

②剥がれた関節唇に糸を通し
関節窩に縫い付ける。

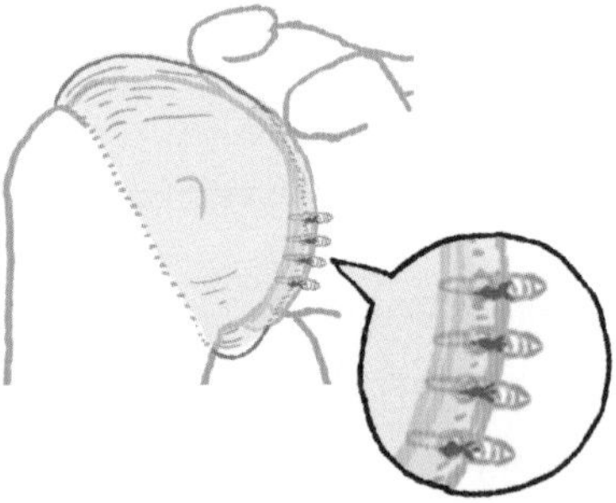

テントを張るのと
同じ理論!

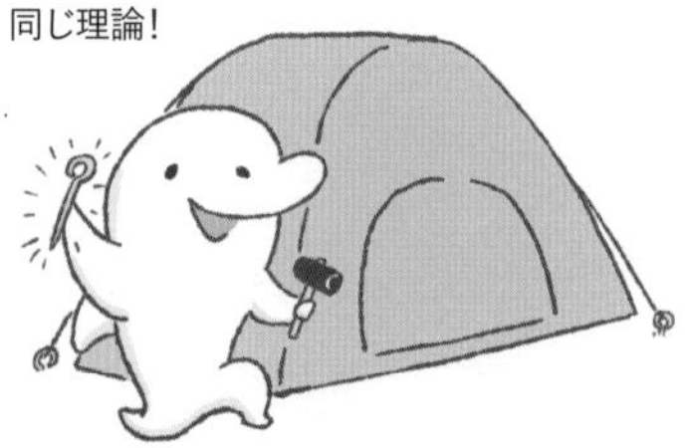

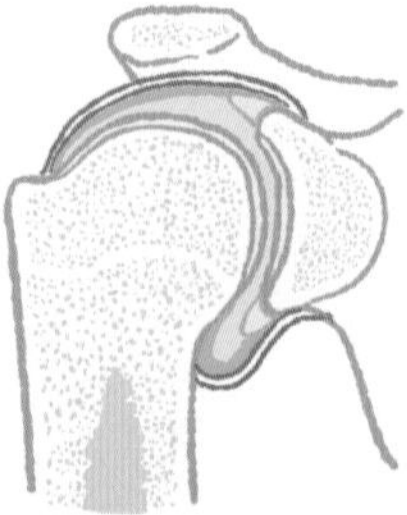

固定して何ヶ月かすると
剥離したところがくっつく。

治療過程 手術後《しゅじゅつご》はどんなふうに回復《かいふく》するの？

修復が進むにしたがって、
縫ったところの強度も回復する。

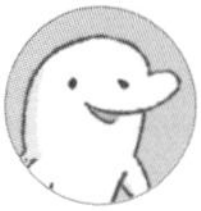

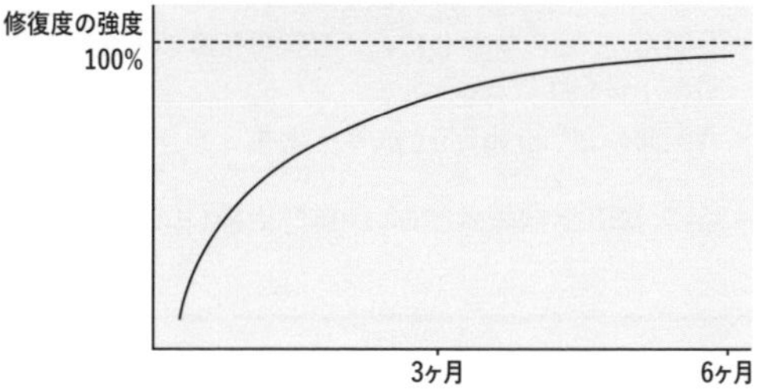

修復度の強度
100%
3ヶ月
6ヶ月

回復のイメージ図

リハビリの目的 なんのためにリハビリをするの？

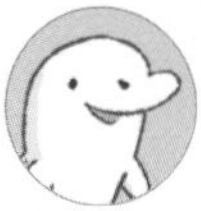

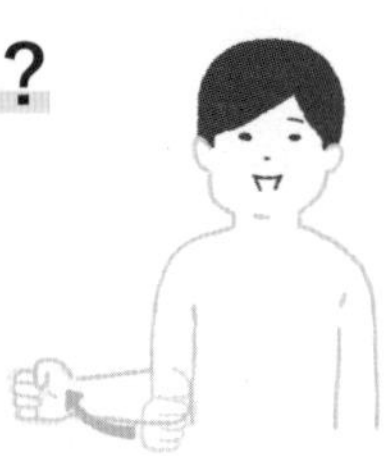

術後は外旋・外転運動を制限するよ！

外旋運動をすると……

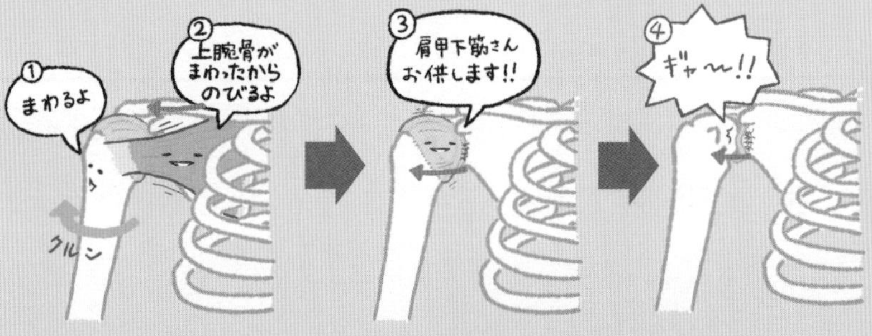

①まわるよ
②上腕骨がまわったからのびるよ
クルン
③肩甲下筋さんお供します!!
④ギャ〜!!

①上腕骨が回ることで
②肩甲下筋が伸ばされる。

③下にある関節包も
同時に伸ばされる。

④関節包と一緒に縫合した
関節唇が裂ける。

三角巾をするのも外旋運動を防ぐため。
くっついた後は、今まで張力がかからないようにしていた
部分に張力をかけて、可動域を回復させるよ。

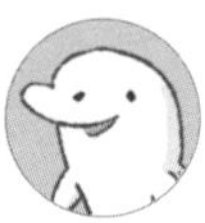

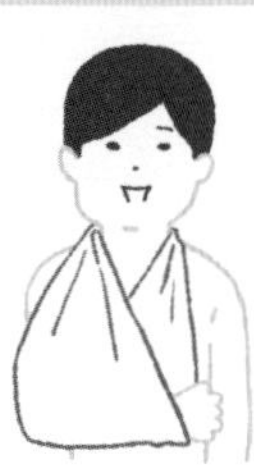

疾患 五十肩《ごじゅうかた》

原因 ➡ 不明だが、50代を中心に起こる肩関節痛の半数以上を占める。ゆったりと弾力性のある関節包が硬く縮んでしまう。

症状 ➡ 肩関節の激しい痛み。上肢挙上困難。

診断・治療 ➡ 診察、MRI、X線画像診断。保存的治療（リハビリ）が行われる。

症状 五十肩《ごじゅうかた》ってなに?

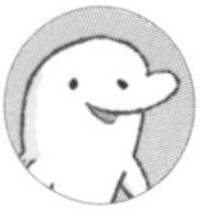

中高年の肩関節障害の
40%が五十肩なんだよ。

30〜70歳ぐらいでなるが
50代に多く、突然起こる。
肩がうまく動かず
強い痛みがあるよ。

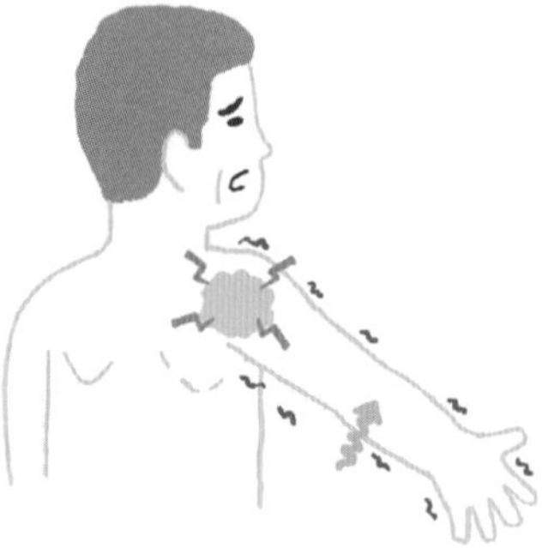

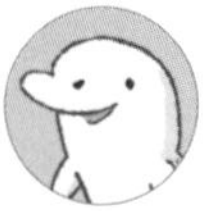

病態 なにが原因《げんいん》で起《お》こるの?

急に関節包が縮んで
うまく動かなくなるんだね。
でもどうして関節包は縮むの?

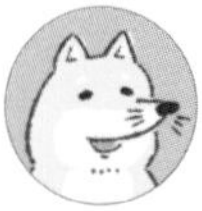

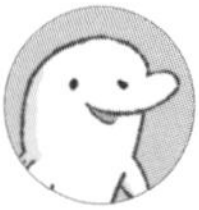

原因は関節包の縮み。
しかし縮みの原因は不明なんだ。

正常の関節包

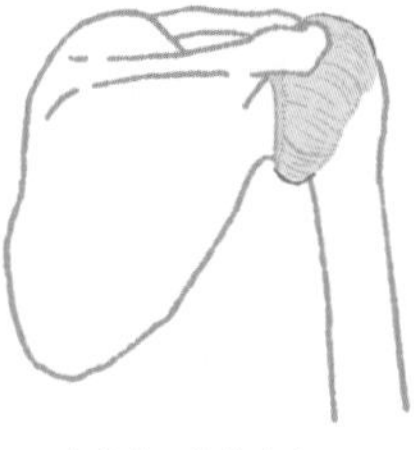

大きくてやわらかい

五十肩の関節包

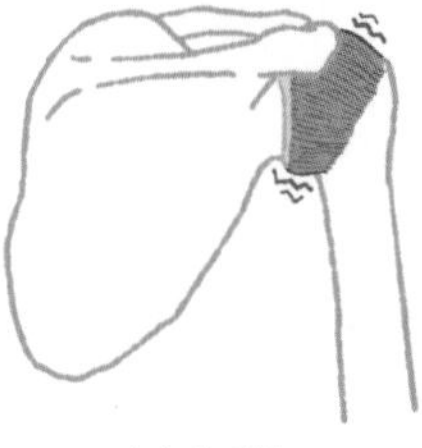

小さくて硬い

五十肩は謎だらけ!
- 突然起こる。
- なるのに利き手は関係ない。
- 普段の使い方も関係ない。
- 肩関節の関節包だけ起こる。
- 時間が経てば治る。

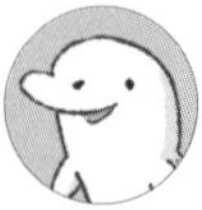

関節可動域　関節《かんせつ》可《か》動域《どういき》ってなに？

①自動的関節可動域

自分で動かせる関節の角度。

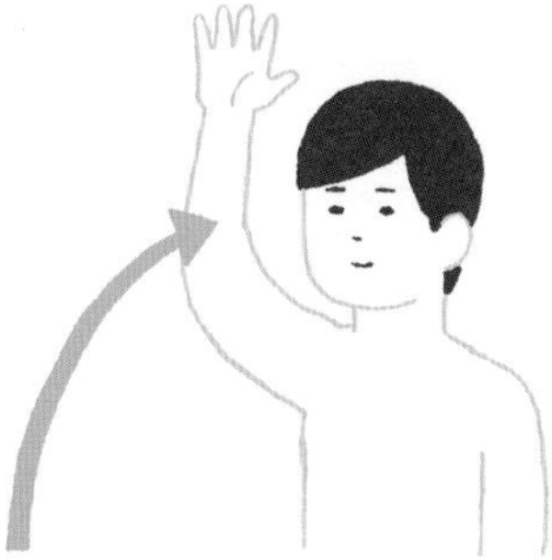

②他動的関節可動域

他人の助けで動かせる関節の角度。

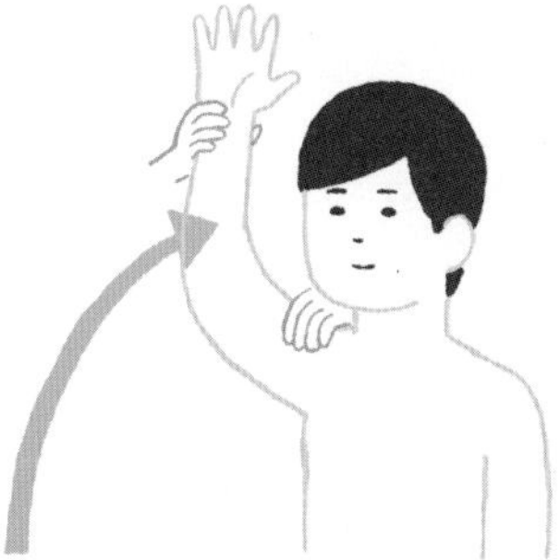

自動的関節可動域制限の原因

自分で十分に関節を動かせない原因。

①動かす筋力がない

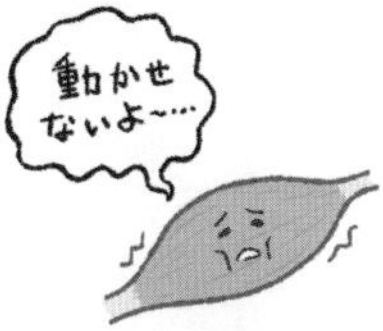

②痛みで動かせない

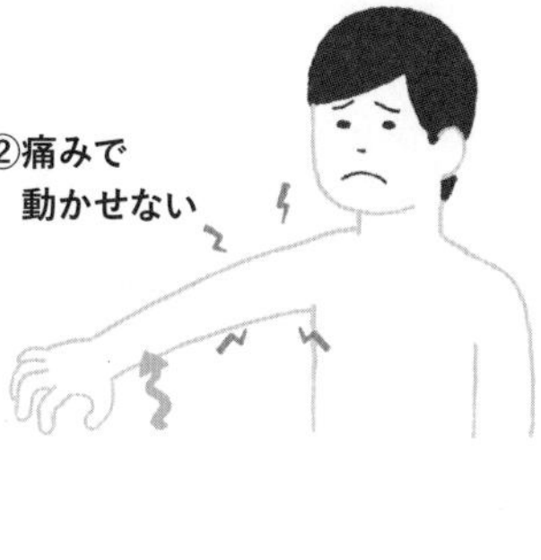

他動的関節可動域制限の原因

他人の助けがあっても動かせない原因。

関節包が硬い！

関節が拘縮して（固まって）動かない。

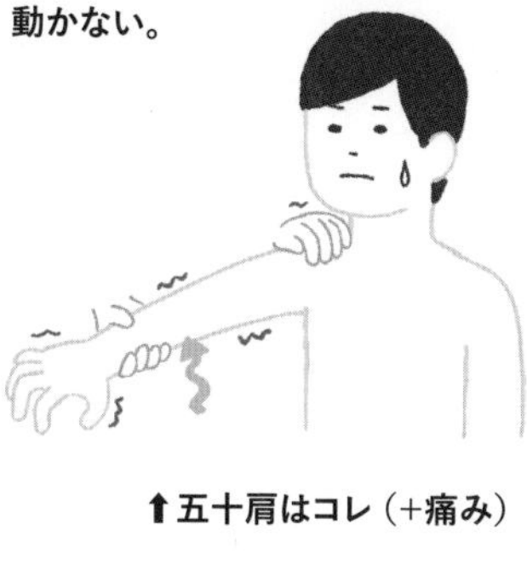

⬆五十肩はコレ（＋痛み）

五十肩の診断には、他にも関節包の中に液体を入れて
どれくらい入っていくかを診るよ。
関節包が縮んで液体が入っていかなければ五十肩だよ。

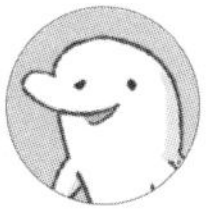

経過 どんな経過《けいか》をたどるの?

●五十肩の経過を見てみよう!

期間	状況	対処
急性期 **(発症～4週間ほど)**	痛みが強い 無理すれば動かせる	積極的に動かさない (無理に動かしても痛いだけ)
慢性期 **(1ヶ月～通常6ヶ月ほど)**	痛みが軽減 動かしにくい	いろいろな方向へ可動域訓練 (慢性期からリハビリ開始)
回復期	痛みは軽い 次第に動かしやすくなる	

保存的治療 どの時期《じき》にどんなリハビリをするの?

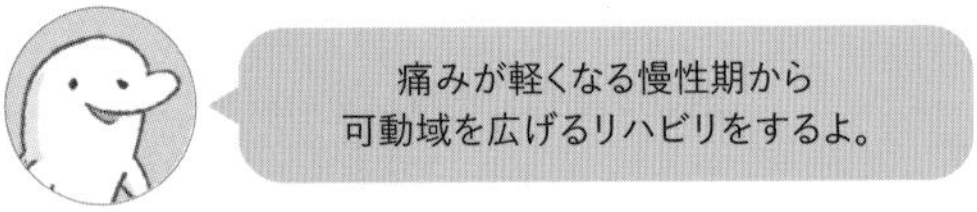
痛みが軽くなる慢性期から
可動域を広げるリハビリをするよ。

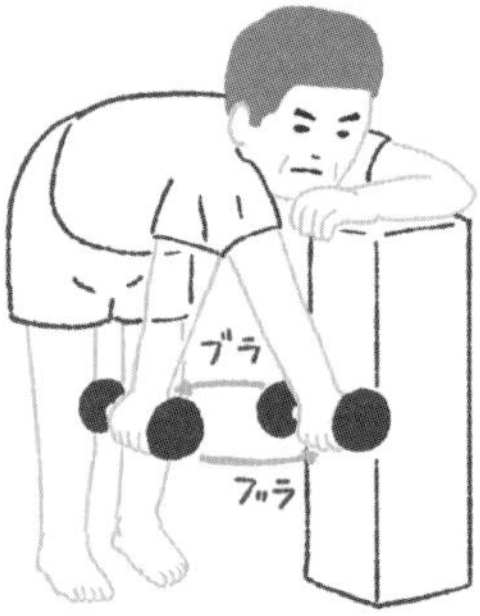
ブラ
ブラ

●コッドマン体操
左のような体勢で
ダンベルを持って
手をブラブラする

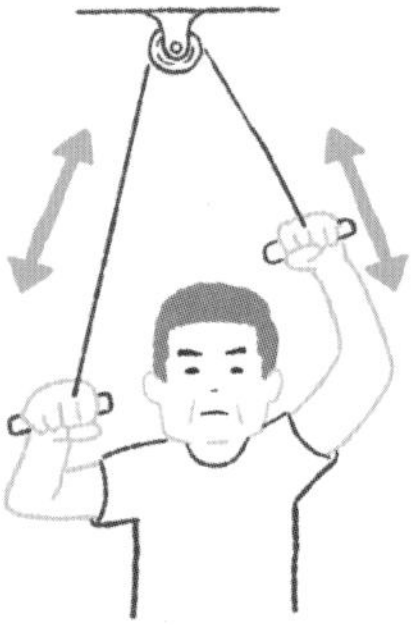

滑車を使って
肩を上げ下げする

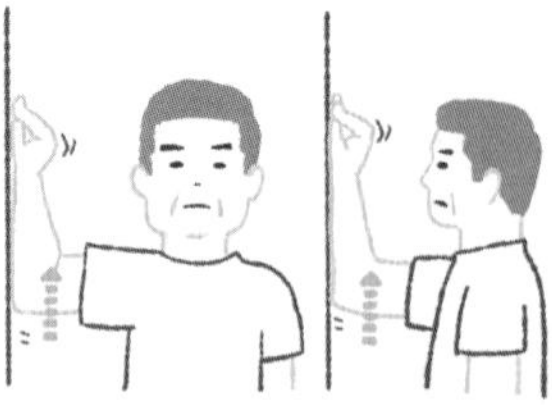

手をシャクトリムシのように動かしていくと、肩が徐々に上がっていく

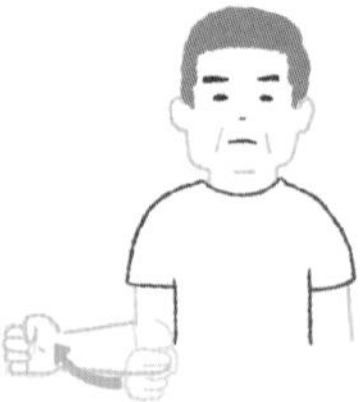

●外旋運動

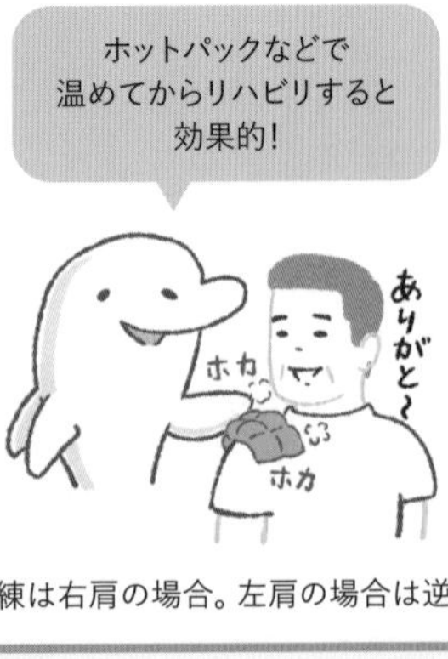
ホットパックなどで
温めてからリハビリすると
効果的!
ありがと〜
ホカ
ホカ

※可動域訓練は右肩の場合。左肩の場合は逆。

疾患 腱板断裂《けんばんだんれつ》

原因 ➡ 加齢による腱板の変性やインピンジメント(衝突)が約半数で、それにより腱板が骨頭付着部から剥離する。それ以外は転倒などの外傷でも生じる。

症状 ➡ 肩関節の痛み。場合により上肢自動挙上困難。一方で上肢他動挙上は可能である。

診断・治療 ➡ 診察、MRI。保存的治療。痛みが長期(3ヶ月以上)に激しく続く場合には、手術治療(腱板修復術)が行われる。

病態 健康《けんこう》な人《ひと》の肩《かた》とどう違《ちが》うんだろう?

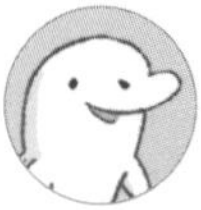

断裂することで肩の動きに支障が出るよ。

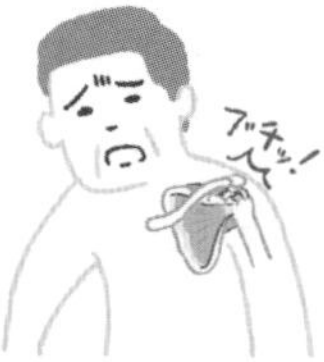
ブチッ!

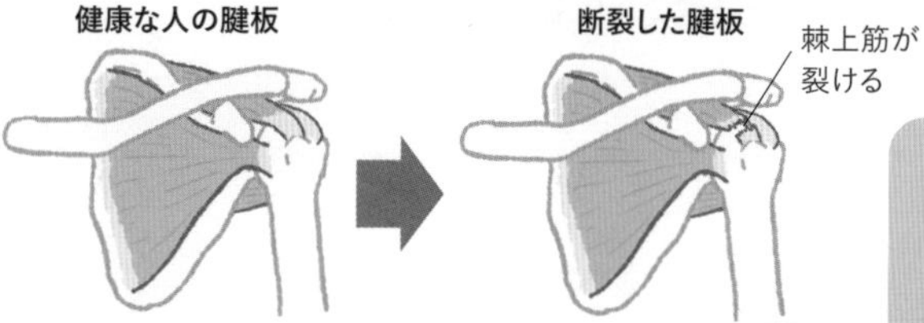
健康な人の腱板
断裂した腱板
棘上筋が
裂ける

上腕骨に付いている
棘上筋が加齢などで
裂けていく。
すごく断裂していても
痛くない人もいるし、
少しの断裂でも
すごく痛い人もいるよ。

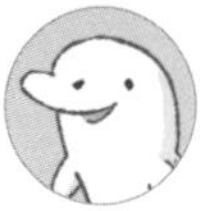

Memo

- 1年で3mm程度、断裂が進行する。
- 住民検診では50歳代で10人に1 人、80歳代では3人に1 人の割合で存在する。
- 痛みがあるかどうかは人それぞれ。

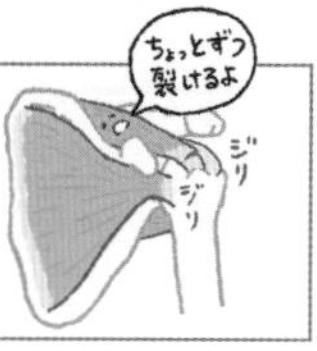
ちょっとずつ
裂けるよ
ジリ
ジリ

病因 なぜ断裂《だんれつ》しちゃうの?

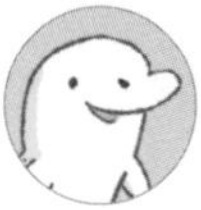

原因は不明だけど、説として加齢とインピンジメント(衝突)がある。
下の動きが繰り返されて腱板断裂が起こるとされている。

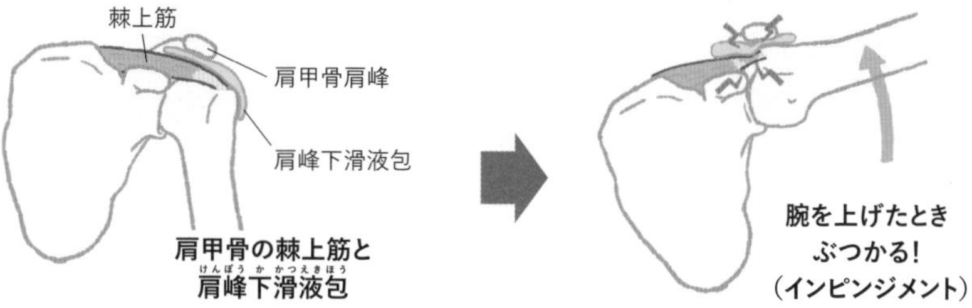
棘上筋
肩甲骨肩峰
肩峰下滑液包
肩甲骨の棘上筋と
肩峰《けんぽう》下《か》滑液包《かつえきほう》
腕を上げたとき
ぶつかる!
(インピンジメント)

治療 どんな治療《ちりょう》をするの？

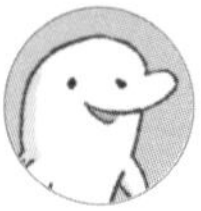

激しい痛みが続く場合手術をする。関節鏡を見ながらアンカー（糸付きの釘）を使って断裂部を縫いつける。

①アンカーを上腕骨に挿入する。　②糸を使って断裂部を縫いつける。

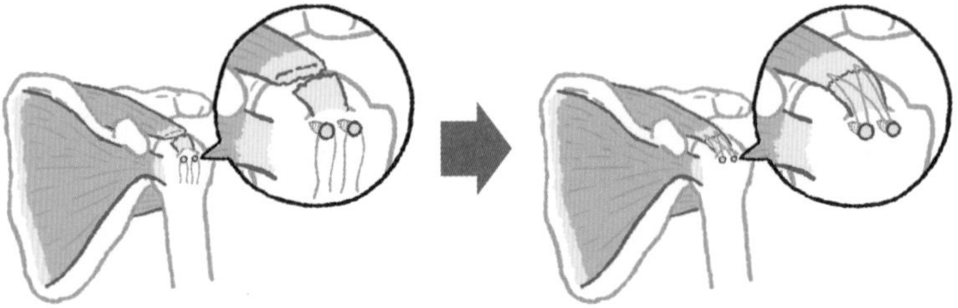

経過 どんなふうに回復《かいふく》していくの？

●術後の経過をみてみよう

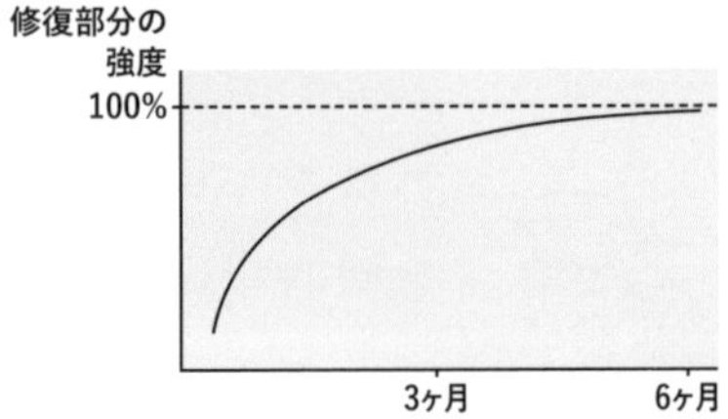

回復のイメージ図

術後のリハビリとして、術後4〜6 週間程度は肩関節装具で固定が必要。そのうち、縫ったところがくっついて装具はいらなくなる。術直後、自動挙上を上肢にさせると腱板（棘上筋）の修復部に張力がかかるから当分はダメ。

手術もリハビリも
脱臼の治療とよく似ている！

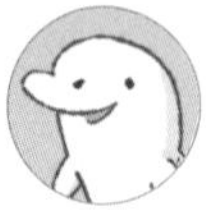

リハビリ どのような処置《しょち》が必要《ひつよう》なの？

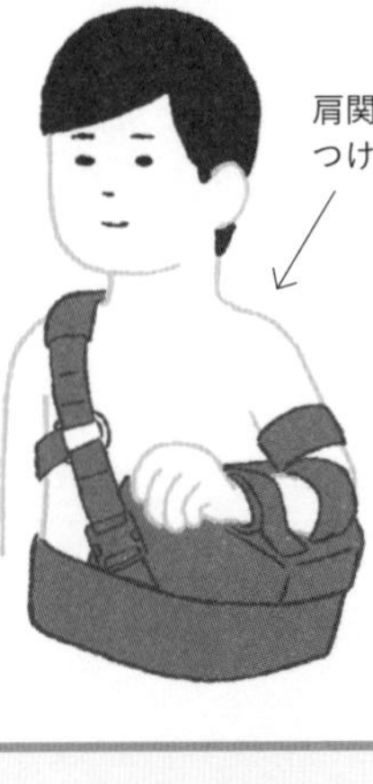

固定してないと、
縫ったところがまた裂けちゃう。
それをさせないための装具だよ。
修復が進むにしたがって、
縫ったところの強度も回復する。

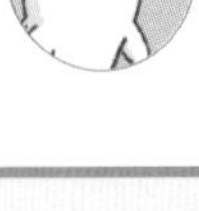

腱板断裂は五十肩に次ぐ
頻度の疾患で80代では
3人に1人の罹患と
言われているんだって！

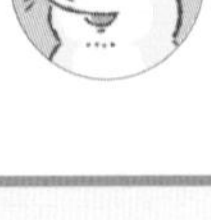

疾患 鎖骨骨折《さこつこっせつ》

原因 ➡転倒などの外傷で発症する。肩甲骨の“突っかい棒”の役割をしている鎖骨が折れることで、骨折部にずれが生じることが多い。

症状 ➡肩関節の痛み。

診断 ➡診察、X線画像検査。

治療 ➡多くは保存的治療。骨転位が大きい場合には、観血的（手術）整復固定術を行う。

鎖骨骨折 鎖骨《さこつ》が折《お》れるとどうなるの？

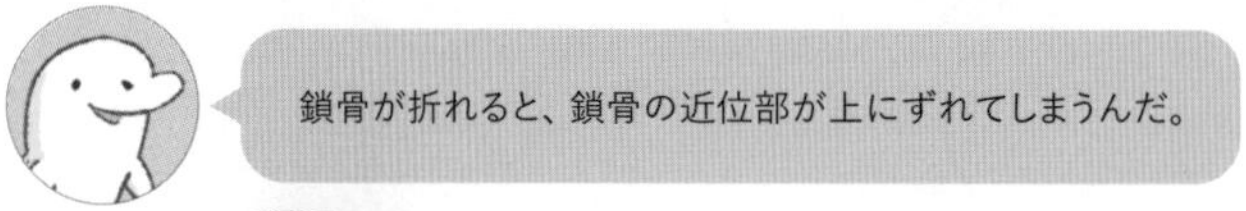
鎖骨が折れると、鎖骨の近位部が上にずれてしまうんだ。

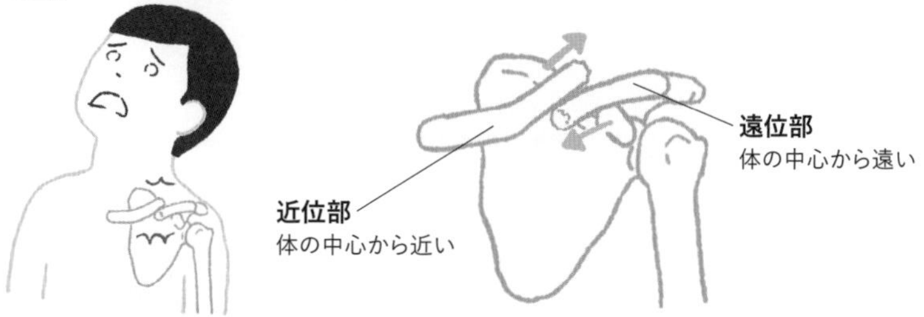
遠位部
体の中心から遠い
近位部
体の中心から近い

特徴 なんでずれるの？

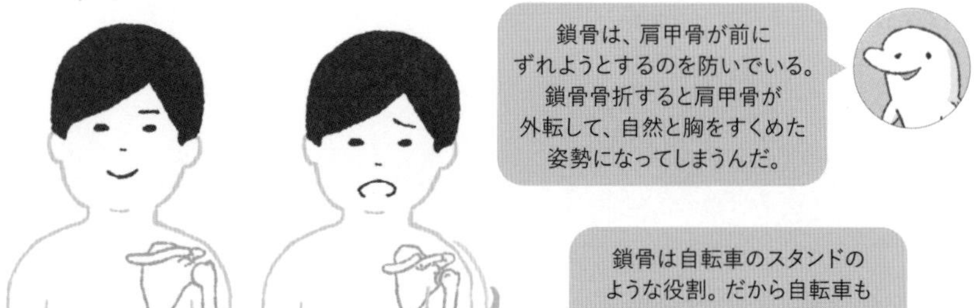
鎖骨は、肩甲骨が前にずれようとするのを防いでいる。鎖骨骨折すると肩甲骨が外転して、自然と胸をすくめた姿勢になってしまうんだ。
鎖骨は自転車のスタンドのような役割。だから自転車もスタンドが折れると倒れる。
バキ
ガシャン!

保存的治療 どうやって治療《ちりょう》するの？

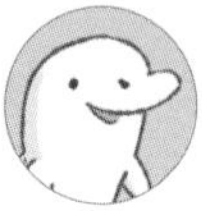

鎖骨骨折は、クラビクルバンドを着けて、
保存（手術をしない）治療をする。

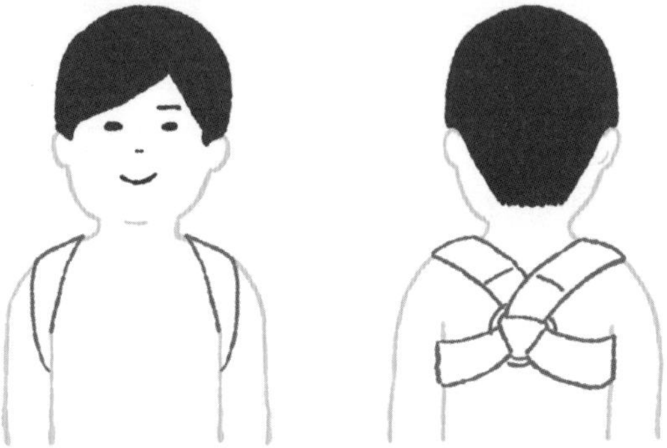

鎖骨は折れていても
胸を張ると……

骨の上下のずれが戻る。
そのまま胸を張り続けると
自然に治る！

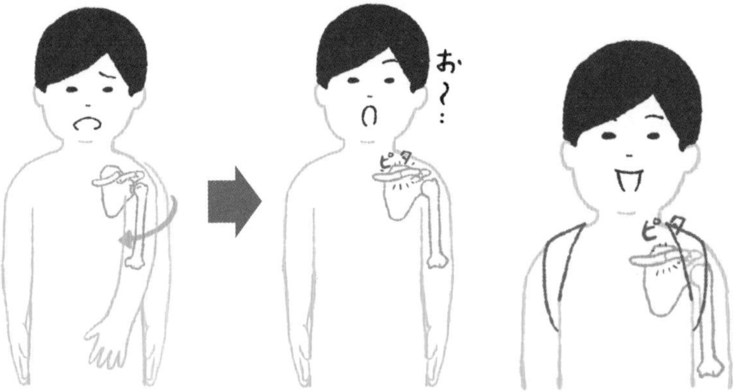

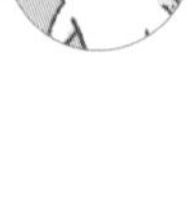

しかし、1ヶ月以上意識して胸を張り続けるのは難しいよ……。
だから、クラビクルバンドを着けて胸を張り続ける！

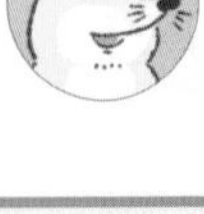

重症の人はプレートを釘で固定する手術をするんだって。

疾患 肩鎖関節脱臼《けんさかんせつだっきゅう》

原因 ➡肩鎖靭帯の損傷があるが、重度ではさらに烏口鎖骨靭帯が断裂して脱臼が生じる。

症状 ➡肩の痛み。

治療 ➡脱臼の程度(骨のずれ)が軽度の場合(亜脱臼)には保存的治療(三角巾や装具)。

メモ ➡鎖骨は肩甲骨と肩鎖関節でつながっている。そこが外傷で上下にずれることを肩鎖関節脱臼という。転倒などで、肩を横から強く打撲して受傷することが多い。

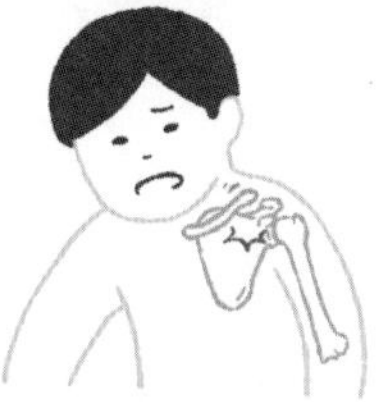

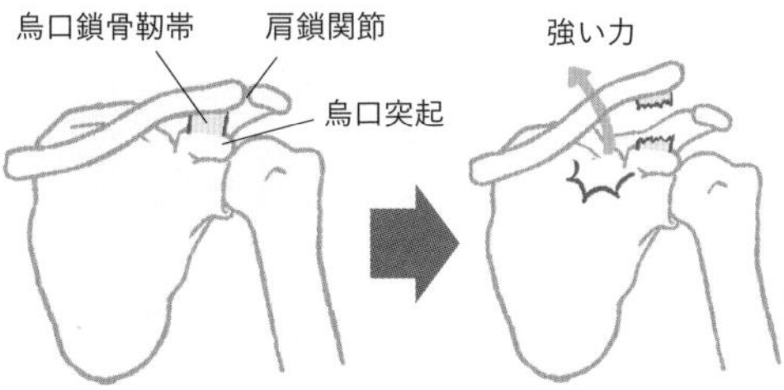
烏口鎖骨靭帯
肩鎖関節
烏口突起
強い力

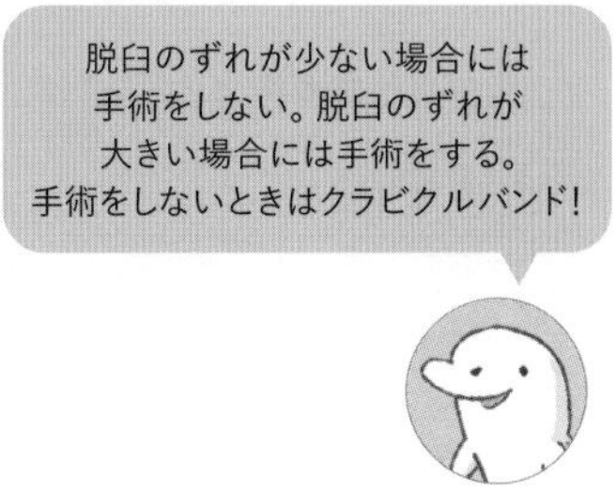
脱臼のずれが少ない場合には
手術をしない。脱臼のずれが
大きい場合には手術をする。
手術をしないときはクラビクルバンド!

疾患 石灰腱炎《せっかいけんえん》

原因 ➡多くは棘上筋などの腱板に石灰が沈着するが原因は不明である。

症状 ➡肩の激痛。

診断・治療 ➡X線画像検査。消炎鎮痛剤はもとより、シメチジンなどの胃腸薬が石灰の消失に有効とされる。重症例では、沈着した石灰の穿刺による吸引や切開切除を行う。

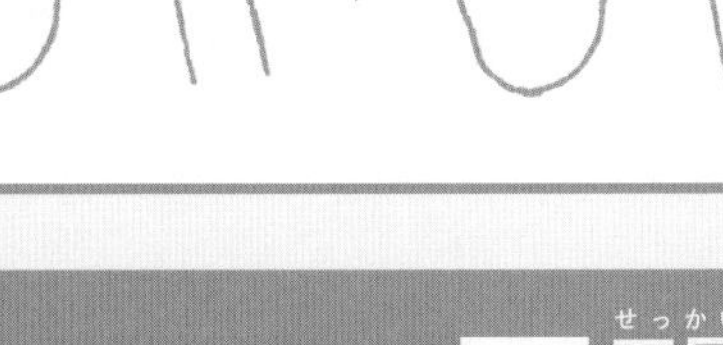
おさらい
腱板の位置
ガッチリ!!

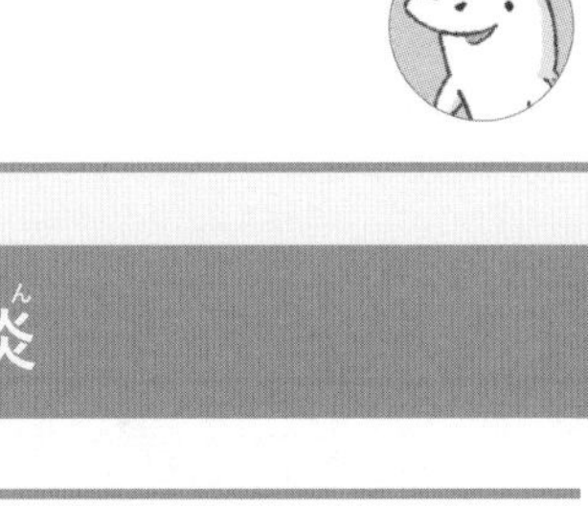
腱の中に
石灰が!!

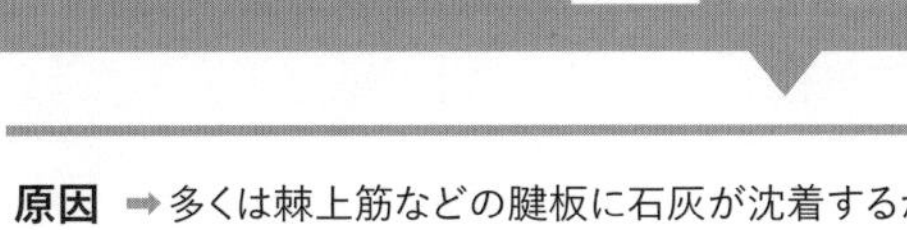
何の前触れもなく肩の激痛で
救急搬送されることもあるんだって!

疾患 上腕骨近位端骨折《じょうわんこつきんいたんこっせつ》

原因 ➡転倒などの外傷で生じる。高齢者の4大骨折の一つ。

症状 ➡肩の激痛。

治療 ➡骨折で骨がいくつに割れるか？ どの程度転位するか？ で治療方法が変わる。転位が少ない場合には、装具での保存的治療。手術はプレートや釘で固定したり、人工骨頭置換術も行われる。

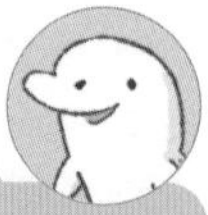

骨折したときに骨がずれるのは、骨にくっついている筋肉が、骨の破片を引っ張るから。

上腕骨近位端骨折 どこが折《お》れるの？

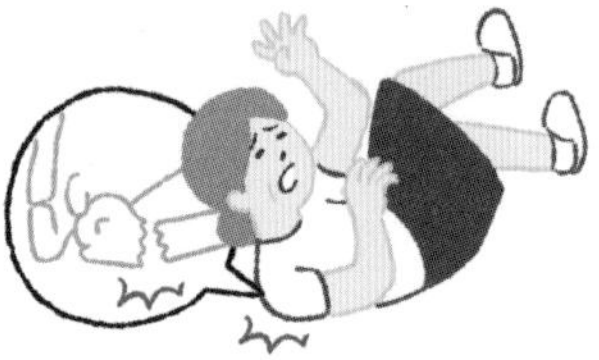

●上腕骨近位端骨折のパート分けしてみよう

結節とは骨のコブのことだよ。

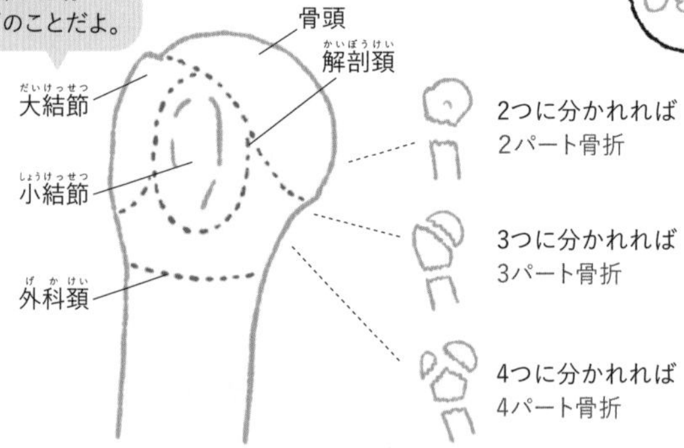
骨頭
解剖頚《かいぼうけい》
大結節《だいけっせつ》
小結節《しょうけっせつ》
外科頚《げかけい》
2つに分かれれば
2パート骨折
3つに分かれれば
3パート骨折
4つに分かれれば
4パート骨折

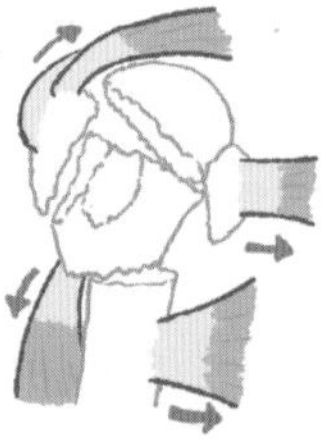

骨粗鬆症の4大骨折の一つで上腕骨近位端が折れる。
折れたとき、骨がいくつに分かれるかで分類されるんだね。

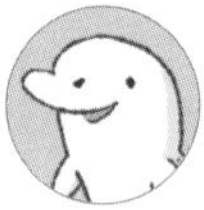

治療 どんな治療《ちりょう》をするの？

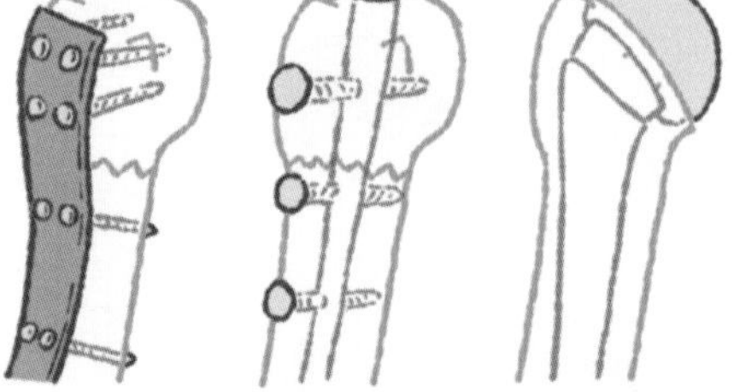

プレート固定術　**髄内釘固定術**　**人工骨頭置換術**

スクリューや釘は自然治癒までのつなぎ。自然治癒が難しそうなら、人工骨頭にするよ。

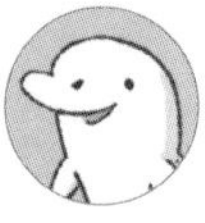

肩関節疾患の診察

どうやって肩《かた》の不調《ふちょう》を診断《しんだん》するの？

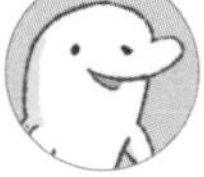

痛みが（頚椎などではなく）肩関節が原因かを調べるテスト。

●インピンジメントテスト

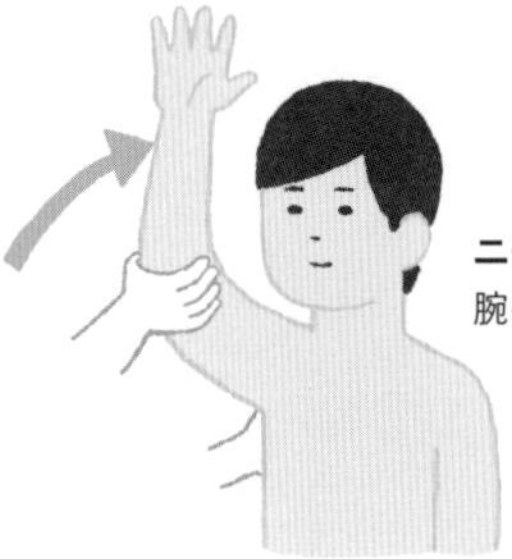

ニーアの手技
腕を屈曲する。

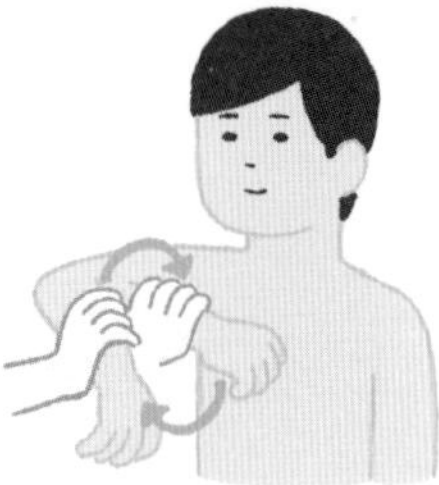

ホーキンスの手技
←のように腕を動かす。

痛みがあれば陽性。

●ドロップアームテスト

腕を上げた位置で保持する筋力がない。

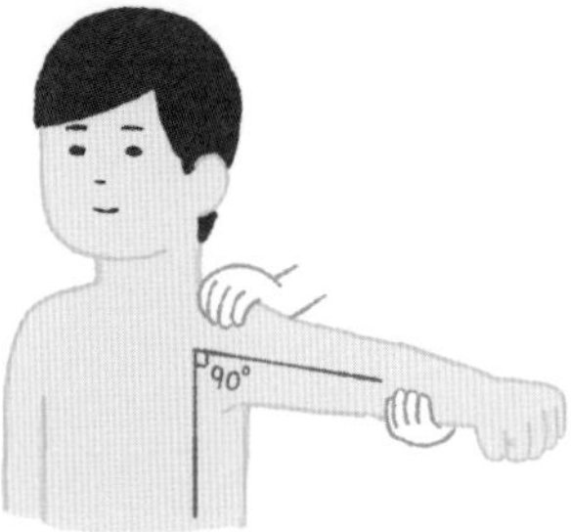

腕を外転90°にして
手を離す。

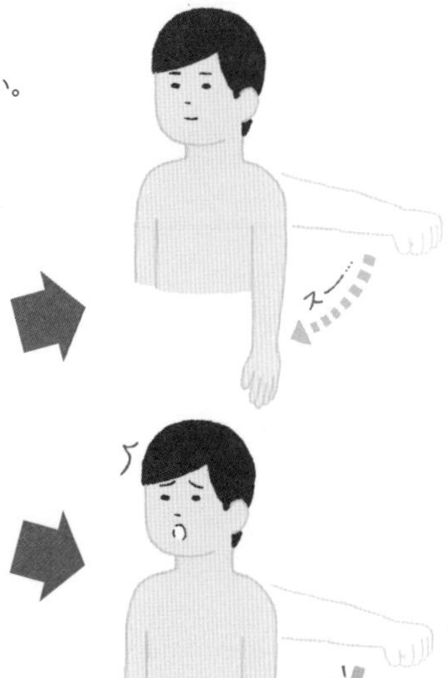

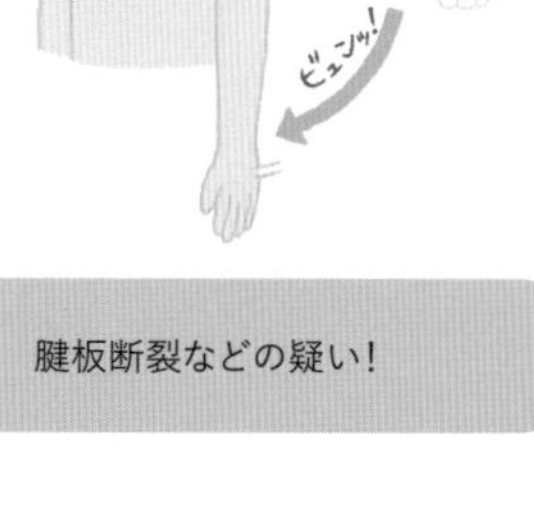

手をゆっくり
下ろせれば陰性。

手を急に下ろして
しまうと陽性。

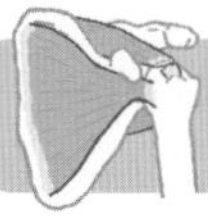

腱板断裂などの疑い！

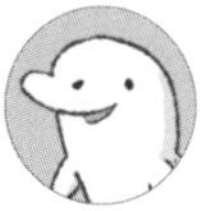

●アプリヘンジョンテスト

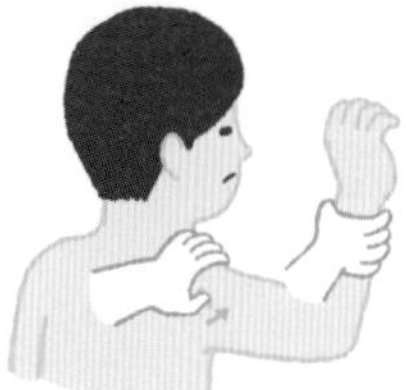

骨頭のあたりを親指で押す。

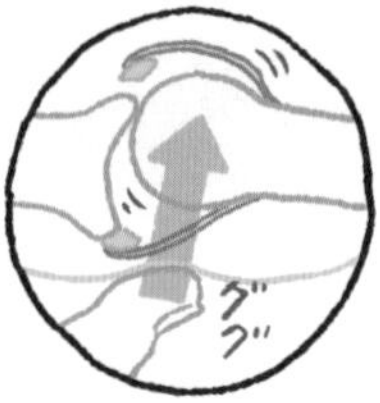
グググ

脱臼感があると、簡単に上腕骨頭が前に移動する。

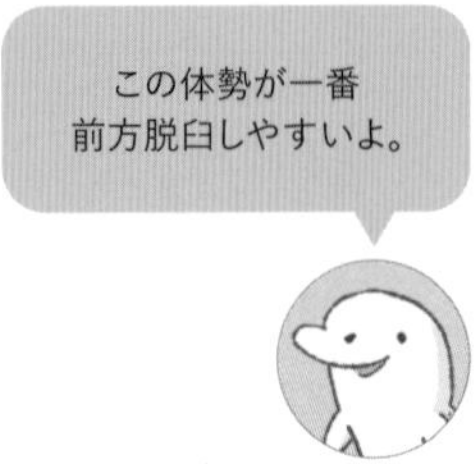
この体勢が一番
前方脱臼しやすいよ。

その他の診察方法① 上腕《じょうわん》二《に》頭筋《とうきん》長頭《ちょうとう》腱炎《けんえん》の診察《しんさつ》

●スピードテスト

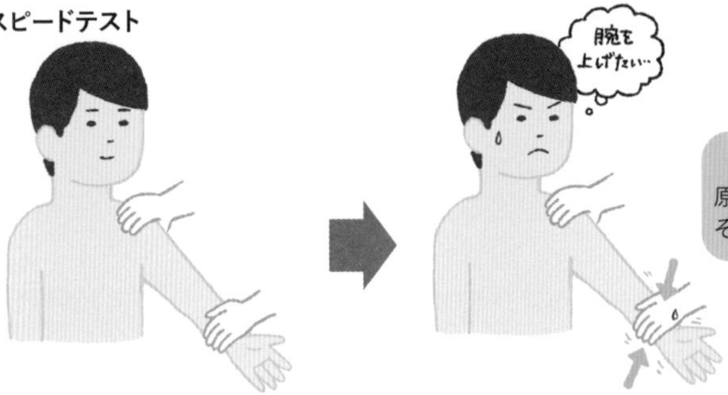
腕を
上げたい…

肩と手首を上から押さえる。患者には腕を上げてもらう。

患者の上げようとする手を押さえる。そのとき、痛みが出れば陽性。

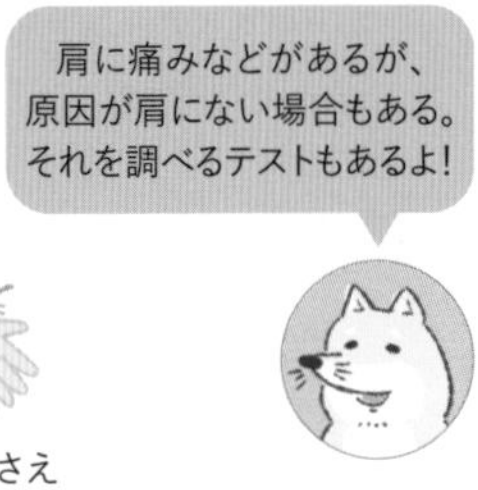
肩に痛みなどがあるが、
原因が肩にない場合もある。
それを調べるテストもあるよ!

●ヤーガソンテスト

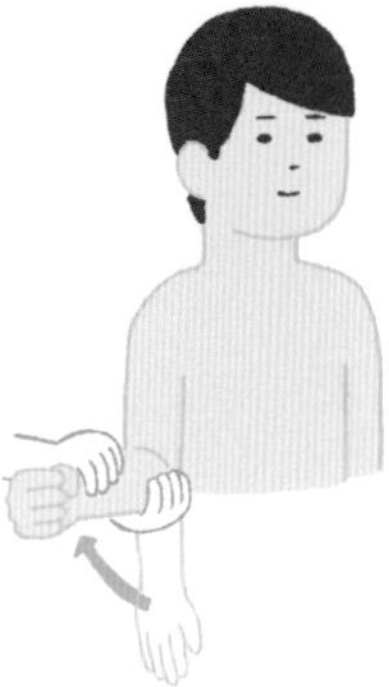

前腕を回外する。
痛みが出れば陽性。

陽性なら
上腕二頭筋長頭腱炎
の疑い!

Memo

上腕二頭筋長頭腱炎って?
上腕二頭筋長頭腱が骨に当たって炎症が起こり、肩の痛みとして症状が出る。

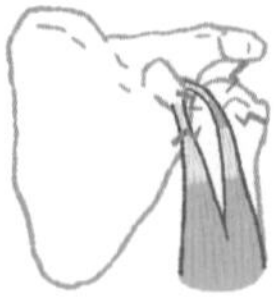

その他の診察方法②

胸郭《きょうかく》出口《でぐち》症候群《しょうこうぐん》の診察《しんさつ》

●アドソンテスト

症状が出ている方向に顔を向け、顎を上げて深呼吸してもらいながら脈をとる。

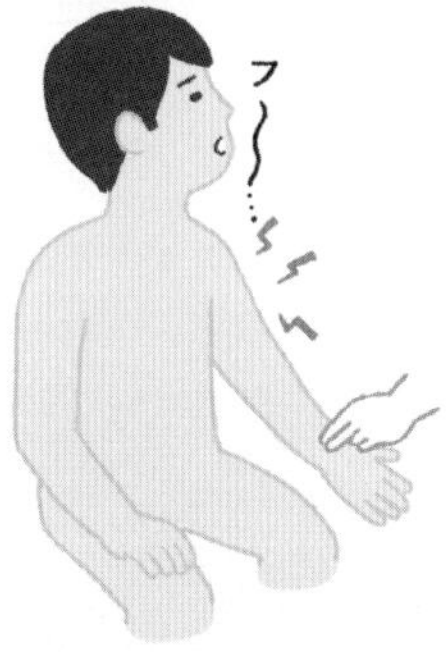

●エデンテスト

胸を張った状態から腕を後ろに持ってきて、脈をとる。

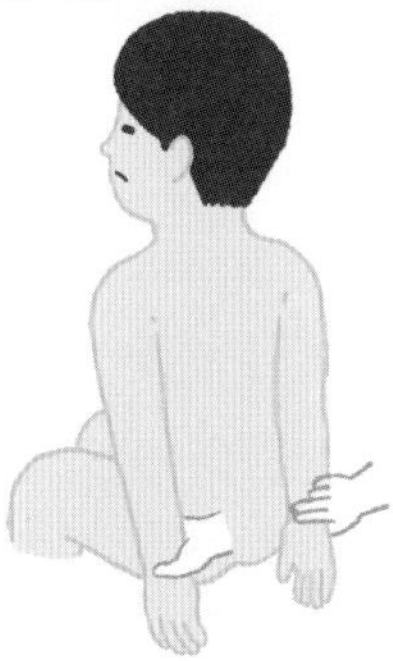

●ライトテスト

下の体勢で脈をとる。

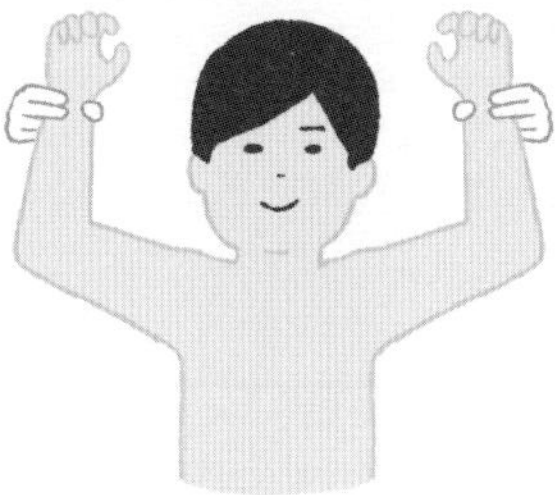

脈が弱くなるか、止まるかしたら陽性。
胸郭出口症候群の疑い!!

これらのポーズは
上肢の血管がもっとも
圧迫されやすいよ。

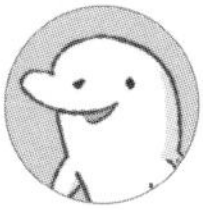

クローズアップ

胸郭《きょうかく》出口《でぐち》症候群《しょうこうぐん》とは?

神経や動脈が障害を受け、肩、腕、手にしびれや痛みが出たり、手が動かしにくくなる。
血管や神経は骨や筋肉の間をすりぬけながら手先まで走っている。所々そのすき間が狭いところがあり、そこを上のポーズでさらに狭めることができるよ。

狭窄《きょうさく》がよく起こる場所

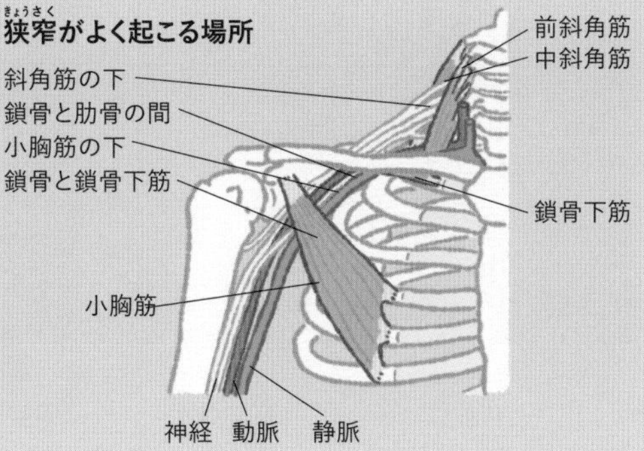

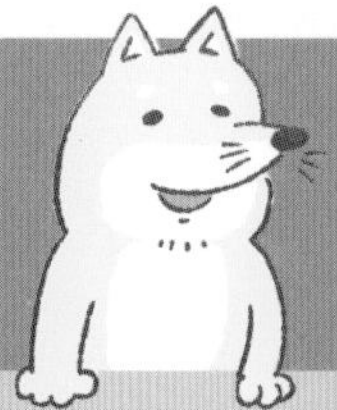

そもそもなんで？
教えて！ 菅本先生！

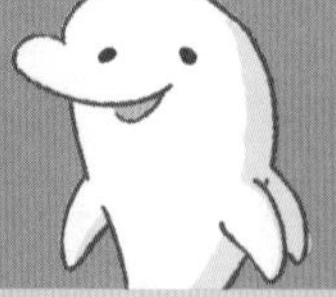

肩こりという言葉はいつから使われているの？

「肩こり」の生みの親は夏目漱石だった!?

肩こりに病んでいた夏目漱石は、「門」や「明暗」などの自著の中で、「肩こり」という言葉を使用しています。それらの本を読んだ人たちがまねをして使いだし、全国で使われるようになったといわれています。それ以前では「癖（へき）」という語を使っていたようです。

四足動物での肩甲骨はどうなっているの？

四足動物の肩甲骨は体重を支える役目

四足動物は、前足でも体重を支えています。その前足の付け根にあるのが肩甲骨です。四足動物の肩甲骨は、人間とは役目が異なります。人間では上肢をぶら下げるため、体の後ろ側（背骨近く）に位置しますが、四足動物では胴体の前側に位置しています。

肩こりは筋肉が硬くなっているって聞いたことがあるけど、本当なの？

筋肉の硬化が肩こりの原因ではない

様々な研究の成果によると、肩こりで筋肉の硬化が認められたという報告は少なく、筋肉の硬化が肩こりの原因ではないようです。肩たたきでの改善効果は筋肉が柔らかくなるのではなく、血流が改善するという体の反応です。

人体で最もよく動く関節はどこ？

最多運動回数をもつ関節は、肩関節

肩関節は、最も動く回数が多い関節です。活動している間は1分としてじっとしていることがありません。歩行の際には腕が振られ、字を書いたり、腕を前に伸ばしたりする際に肩関節は絶えず動かされています。また、肩関節は上下左右ならびに回旋と、体の中で最も大きな関節可動域を持つ関節でもあります。

CHAPTER

4

肘

そもそも
肘《ひじ》ってどんなもの？

肘関節《ひじかんせつ》はどんな役割があるの？
その役割を果たすために
どんな形である必要があり、
どんな構造になっているんだろう。

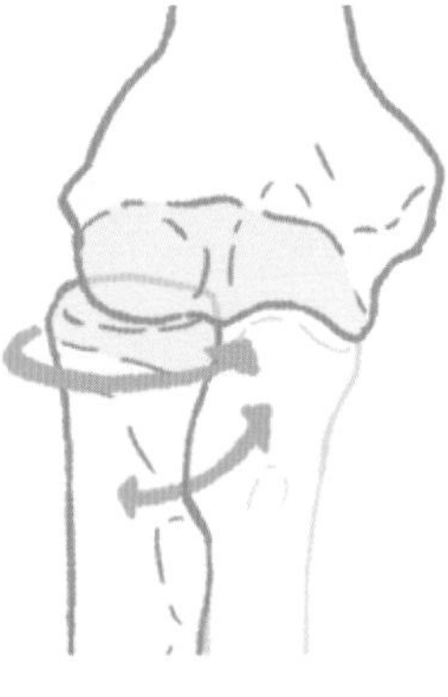

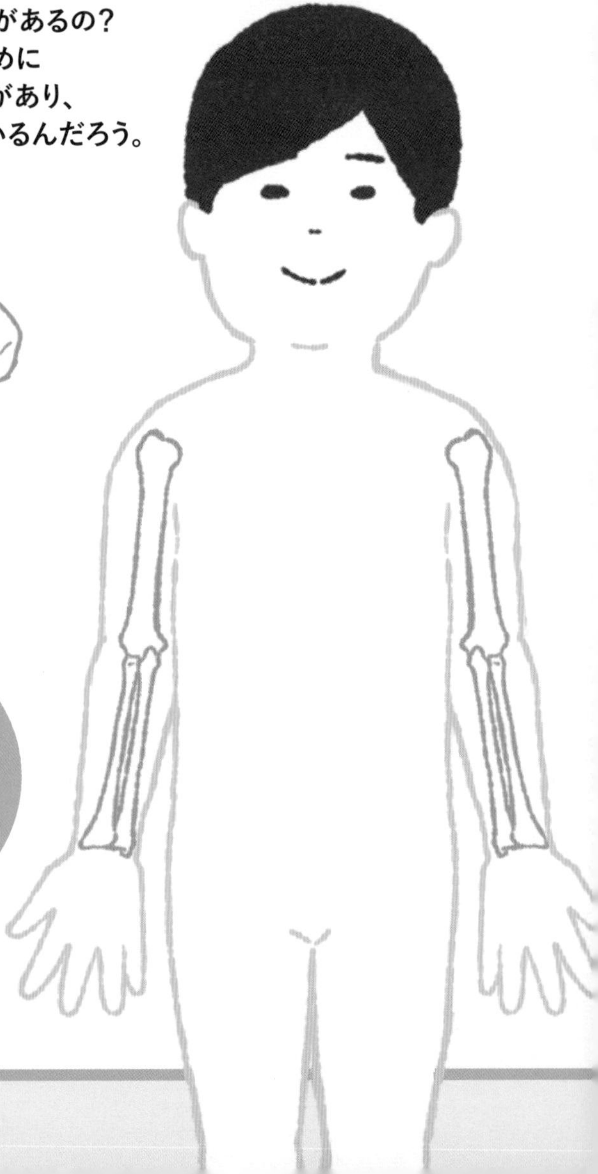

どうして
肘には3つの
関節が必要？

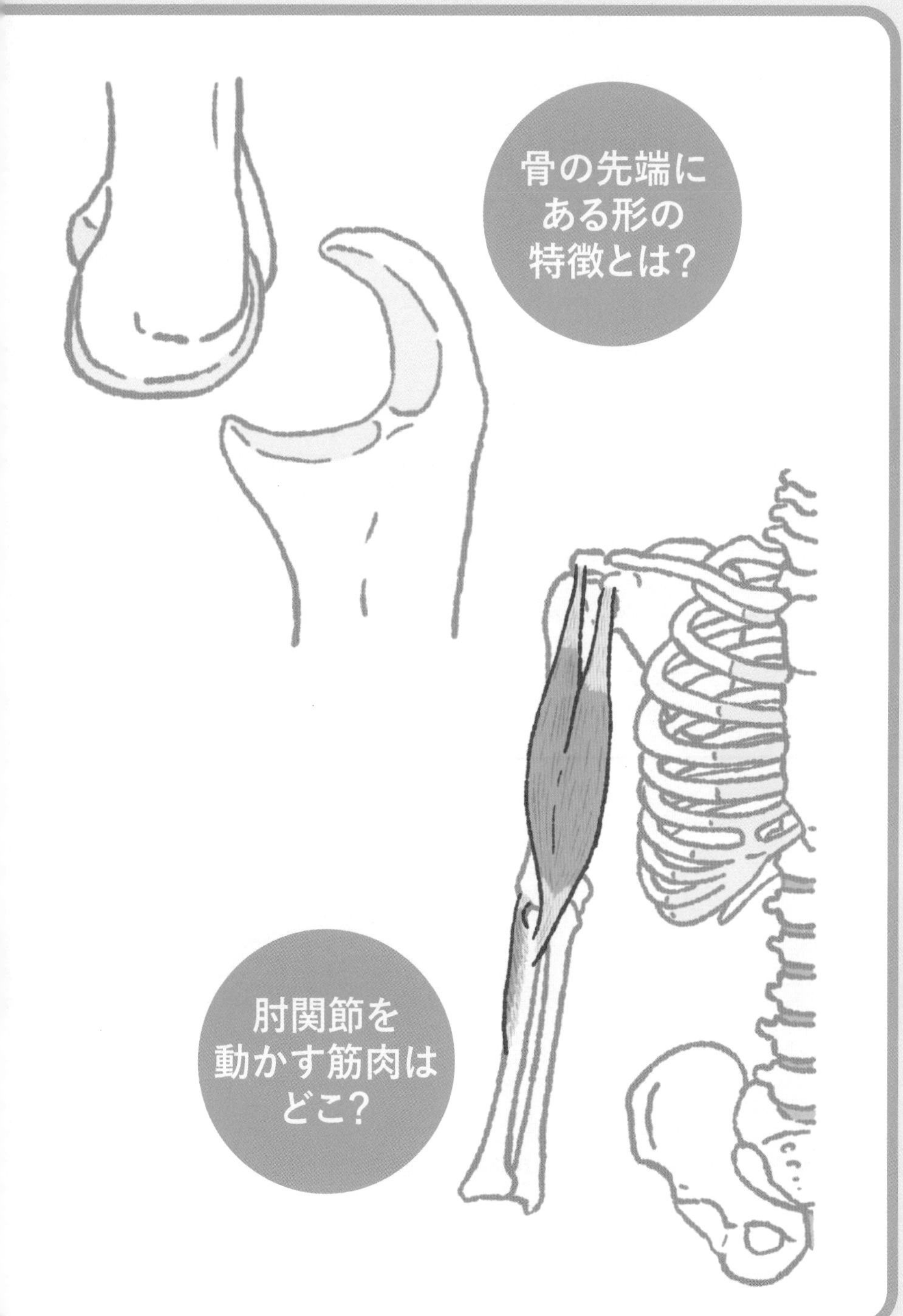
骨の先端にある形の特徴とは?
肘関節を動かす筋肉はどこ?

肘関節《ひじかんせつ》の骨解剖《こつかいぼう》

肘関節《ひじかんせつ》はどんな構造《こうぞう》をしているの？

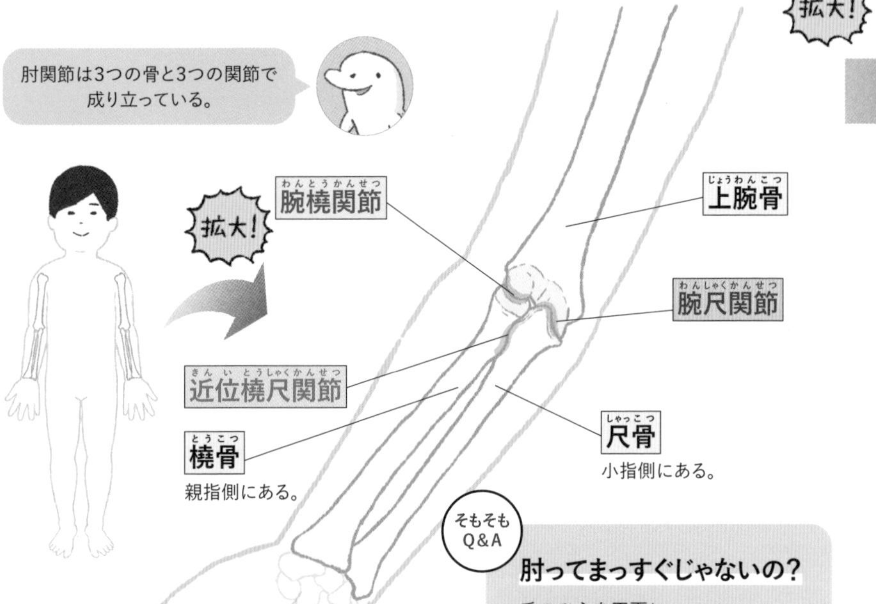

そもそもQ&A

肘ってまっすぐじゃないの？

手のひらを正面に向けて肘を伸ばしたとき肘より手のひらがやや外にあるのが正常とされる。これを運搬角（キャリングアングル）という。

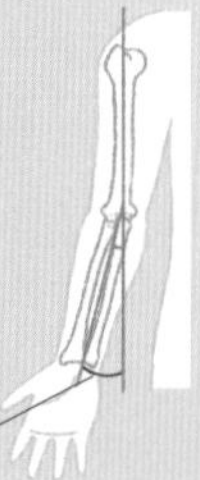

CHECK

■肘関節は上腕骨、尺骨、橈骨からなる。

肘関節 ➡ 腕尺関節、腕橈関節、近位橈尺関節の3種類の関節がある。

腕尺関節 ➡ 肘関節の屈伸に働く（腕橈関節も脇役として働く）。

腕橈関節 ➡ 前腕の回内外運動に働く。

近位橈尺関節 ➡ 前腕の回内外運動に働く。

上腕骨をピックアップ

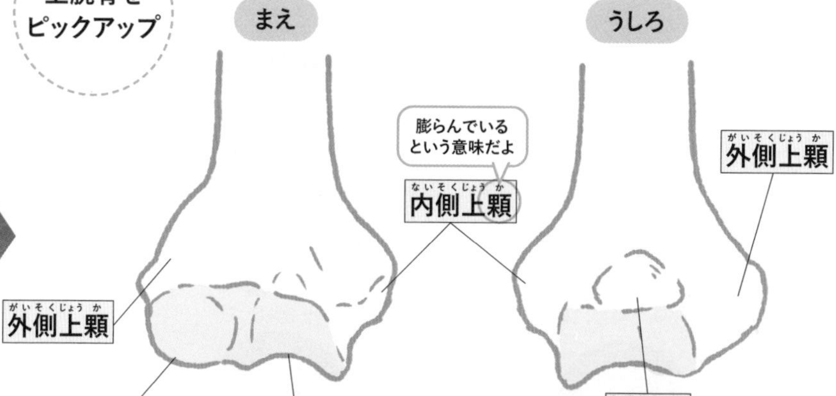

上腕骨小頭《じょうわんこつしょうとう》
橈骨に対する部分は
球のような形をしている。

上腕骨滑車《じょうわんこつかっしゃ》
尺骨に対する部分は
滑車のような形をしている。

上腕骨顆《じょうわんこつか》

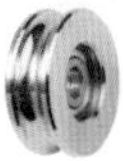

肘頭窩《ちゅうとうか》
尺骨がはまるくぼみ。
滑車のような形に
へこんでいる。

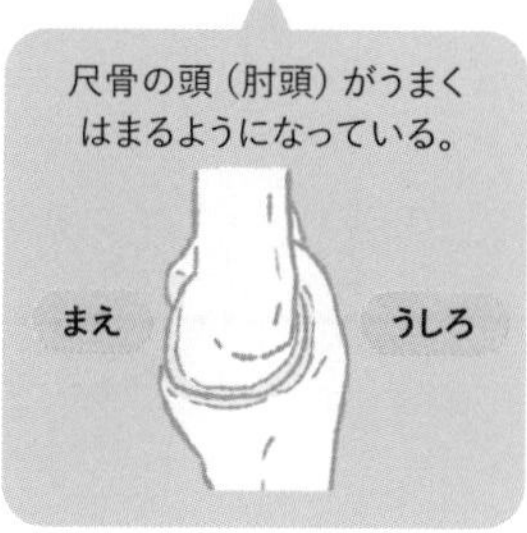

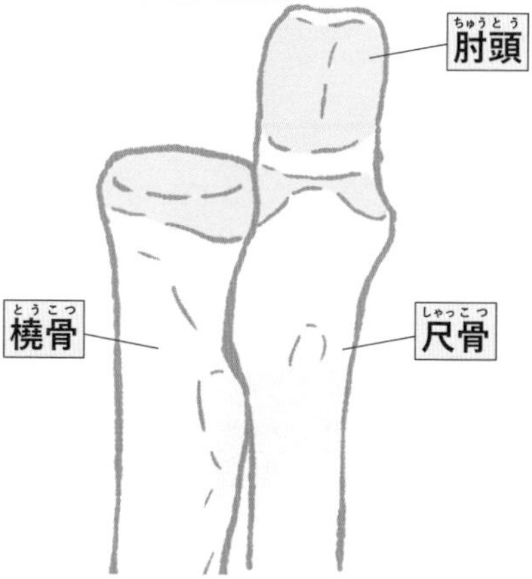

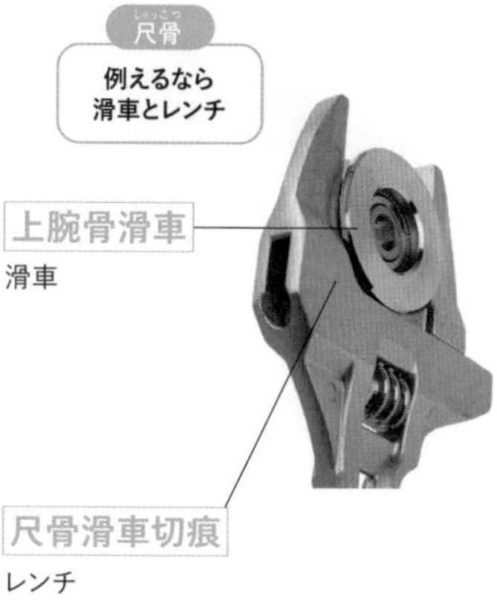

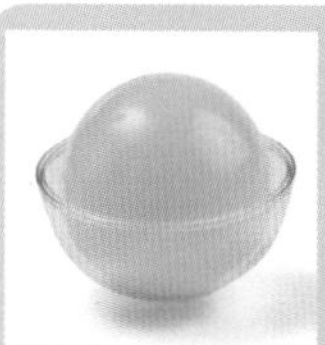

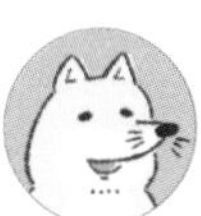

上腕骨小頭と、橈骨の関係はこのように球がクルクル動くのと似ている。

肘《ひじ》の動《うご》き

肘《ひじ》はどの方向《ほうこう》に どれくらい動《うご》くの?

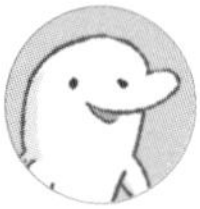

肘は、屈曲伸展と前腕の回内回外の2種類の動きをする。
動きは2種類だけど、なぜ関節は3つあるのか考えてみよう。

①肘の屈曲
動かせる角度:145°

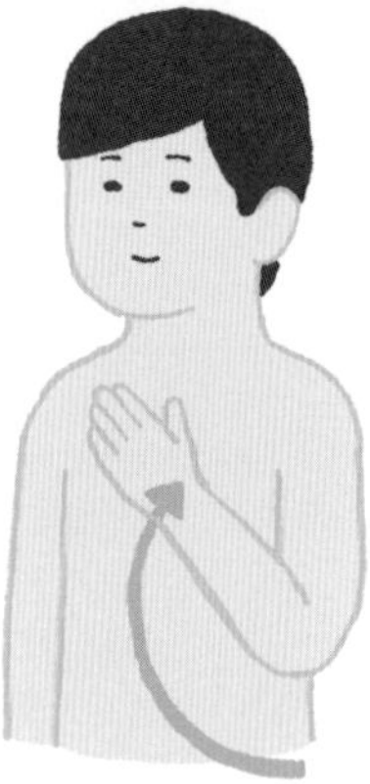

②肘の伸展
動かせる角度:5°

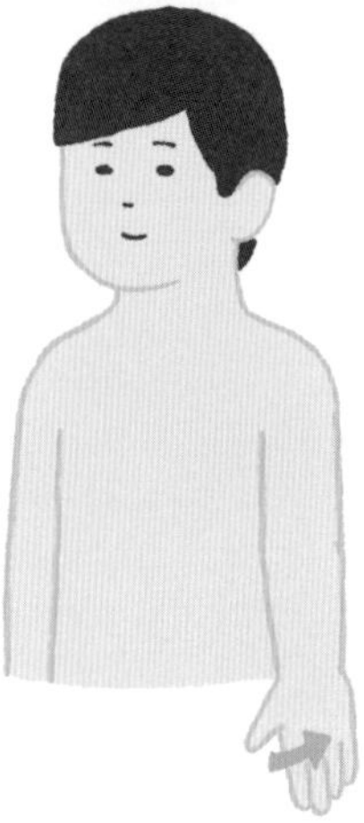

③前腕の回内
動かせる角度:90°

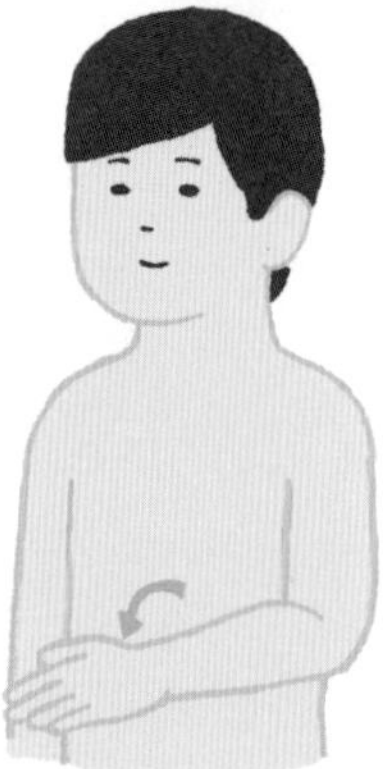

④前腕の回外
動かせる角度:90°

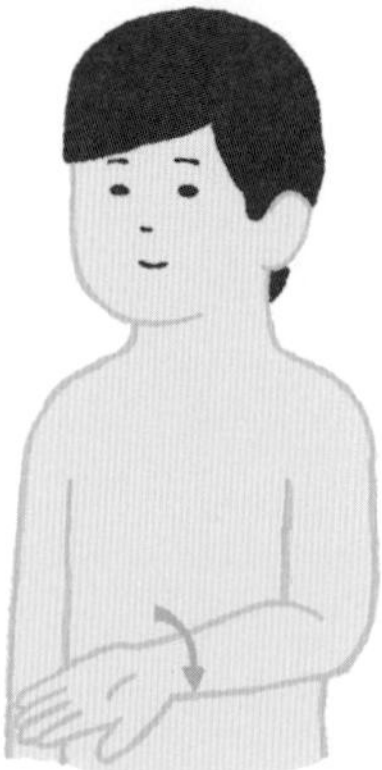

前腕《ぜんわん》の屈曲《くっきょく》・伸展動作《しんてんどうさ》

肘《ひじ》の曲《ま》げ伸《の》ばしは どの関節《かんせつ》で行《おこな》われているの？

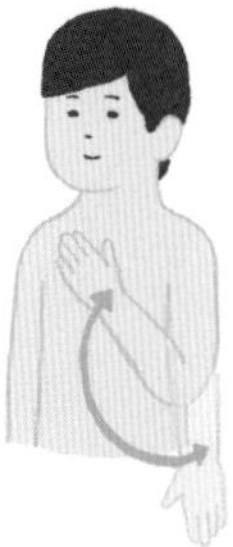

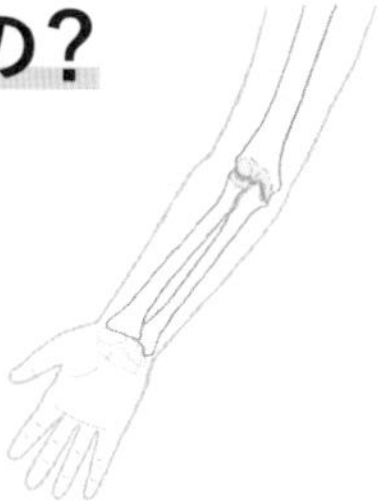

肘の曲げ伸ばしは、腕尺関節の2つの骨、
上腕骨と尺骨だけで行われている。

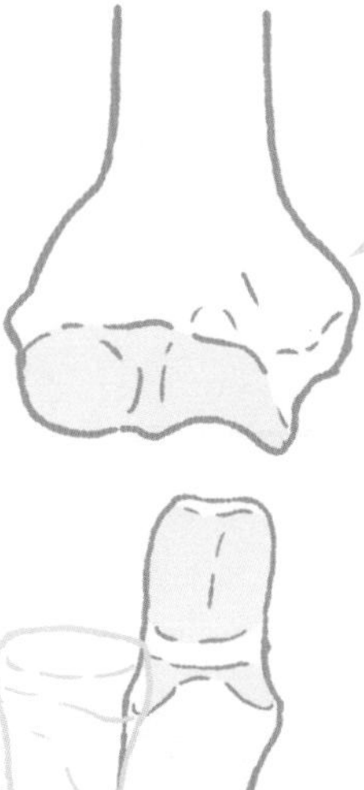

上腕骨の一部がくぼんでいるから
尺骨がはまって肘が動かせる。

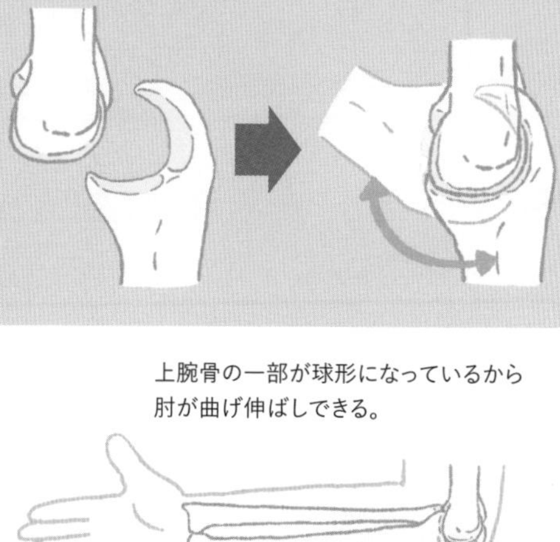

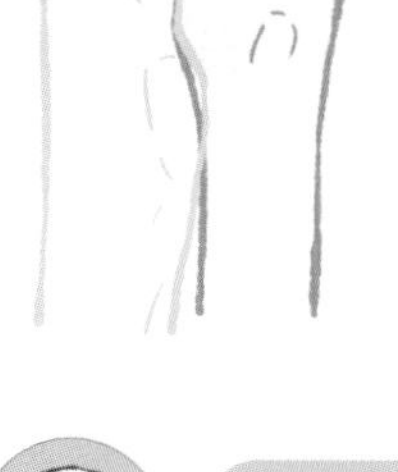

上腕骨の一部が球形になっているから
肘が曲げ伸ばしできる。

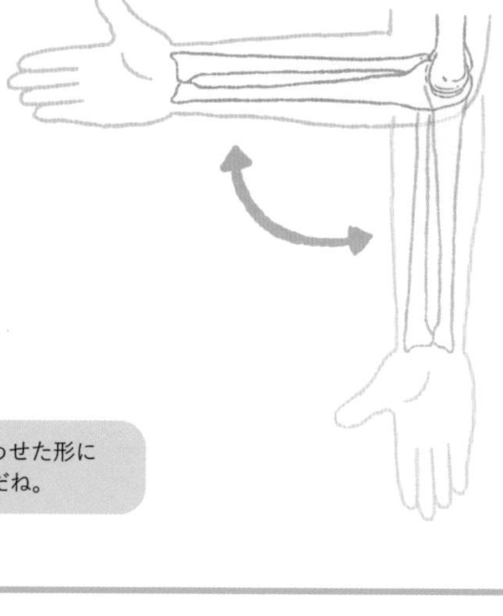

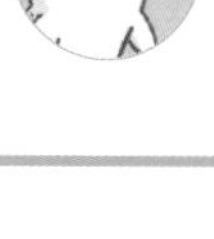

骨が肘の動きに合わせた形に
なっているんだね。

手《て》の内返《うちがえ》し、外返《そとがえ》しはどの関節《かんせつ》で行《おこな》われているの？

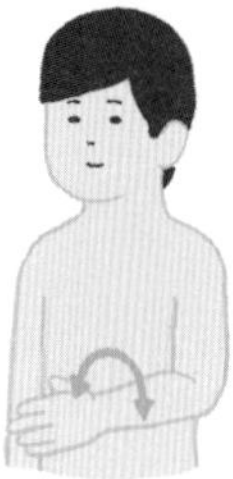

手の内返し、外返しは実は肘で行われている。
このとき、腕橈関節と近位橈尺関節に関わる骨、
つまり上腕骨と尺骨は動かず、橈骨だけが動いている。

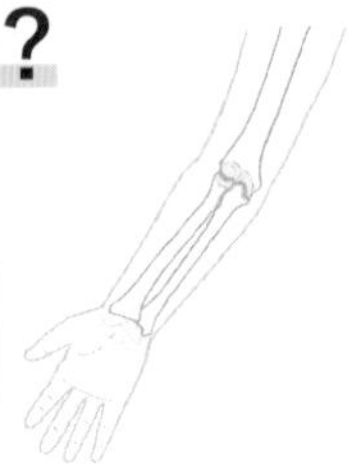

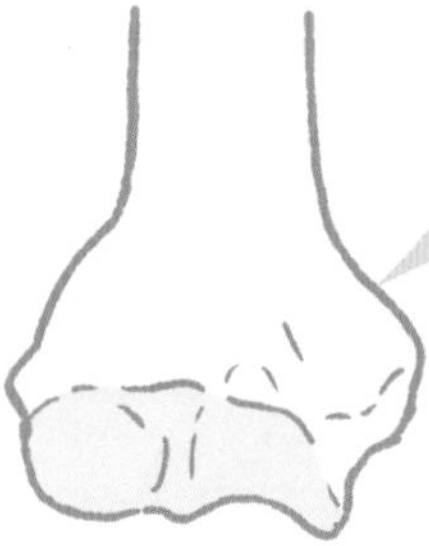

上腕骨の端が球の形をしているから
橈骨が回旋できる。

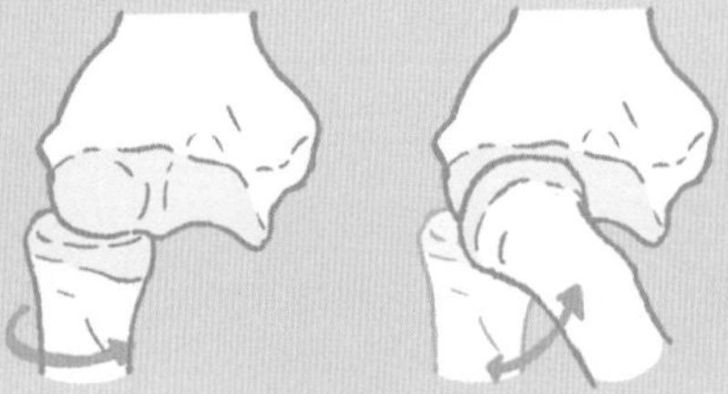

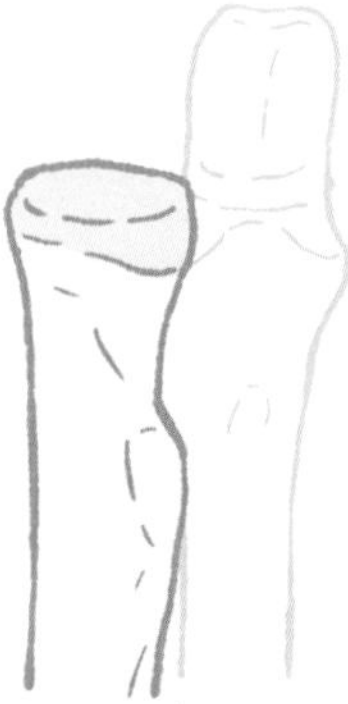

肘をみると…
橈骨が上腕骨小頭と尺骨頭の中心を
結んだ線を軸に回旋する。

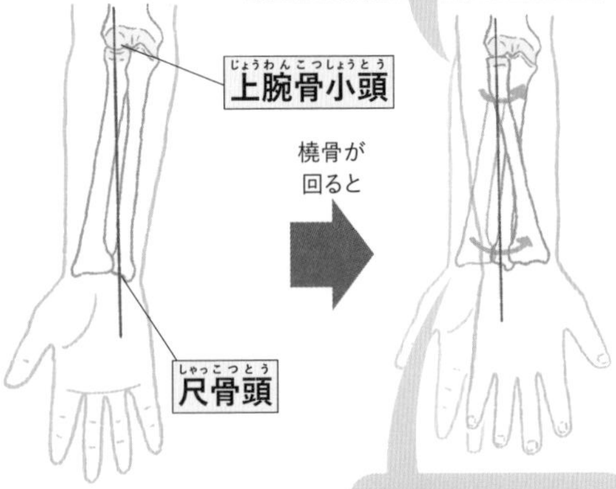

手首側をみると…
脇役として近位橈尺関節
も役立っている。

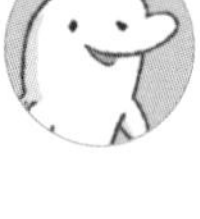

曲げ伸ばしと回旋の2つの動きができるように
上腕骨小頭は球形になっているんだね。

肘関節《ちゅうかんせつ》の機能分類《きのうぶんるい》

肘《ひじ》の3つの関節《かんせつ》は どんな機能《きのう》があるの？

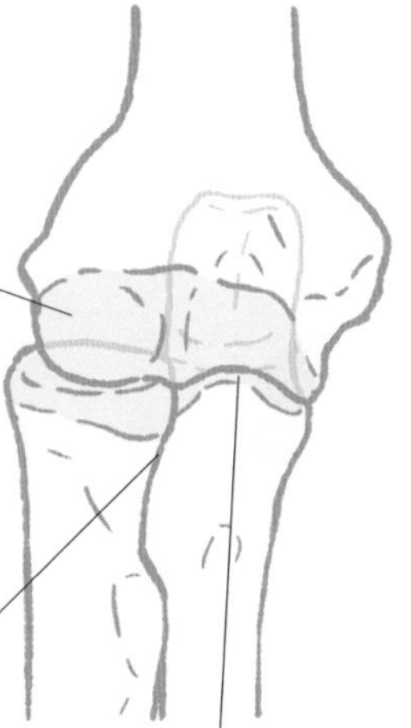

腕橈関節《わんとうかんせつ》

特徴 ▶ 球関節
機能 ▶ 前腕の回内・回外

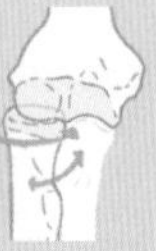

接合部分が球の形をしていて、自由度の高い動きが可能な関節を球関節という。

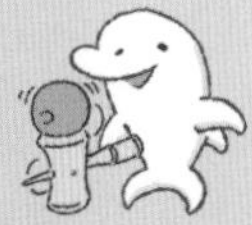

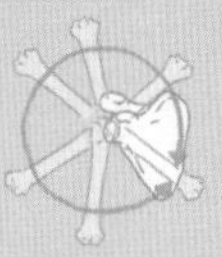

上腕骨小頭と橈骨頭が球と球を受ける皿の形になっている。

近位橈尺関節《きんいとうしゃくかんせつ》

特徴 ▶ 車軸関節
機能 ▶ 前腕の回内・回外

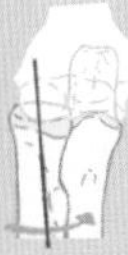

車軸は車輪の軸。関節の動きが車輪が回るように動く関節を車軸関節という。

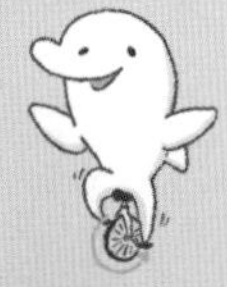

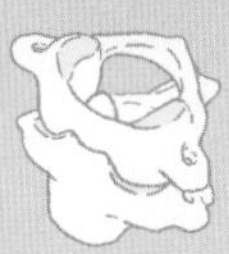

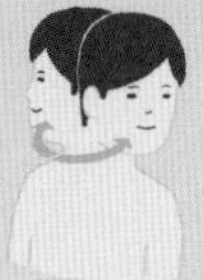

首の環軸関節も同じ車軸関節。

腕尺関節《わんしゃくかんせつ》

特徴 ▶ 蝶番（らせん）関節
機能 ▶ 肘の屈曲・伸展

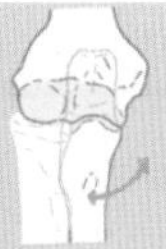

蝶番はドアについた金具。腕尺関節のように関節の動きがドアの動きに似ている関節を蝶番関節という。

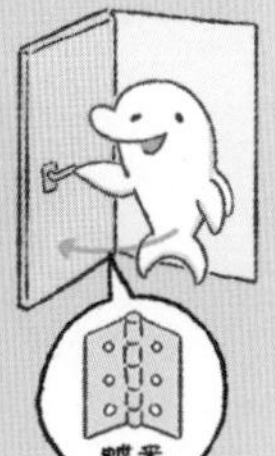

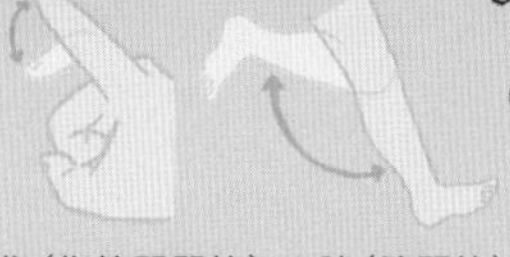

指（指節間関節）や膝（膝関節）なども同じ蝶番関節。

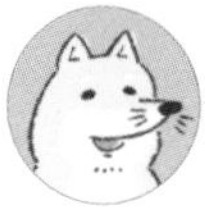

腕尺関節は厳密な蝶番関節よりも、少しだけ遊びのある動きをするのでらせん関節とも呼ばれるよ。

肘関節《ひじかんせつ》を動《うご》かす筋肉《きんにく》

肘関節《ひじかんせつ》を動《うご》かすとき どこの筋肉《きんにく》が使《つか》われるの？

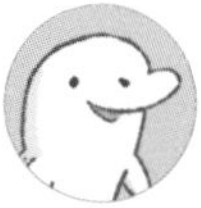

肘を曲げるときの筋肉で一番有名な筋肉は
力こぶの部分だよ。

肘の屈曲

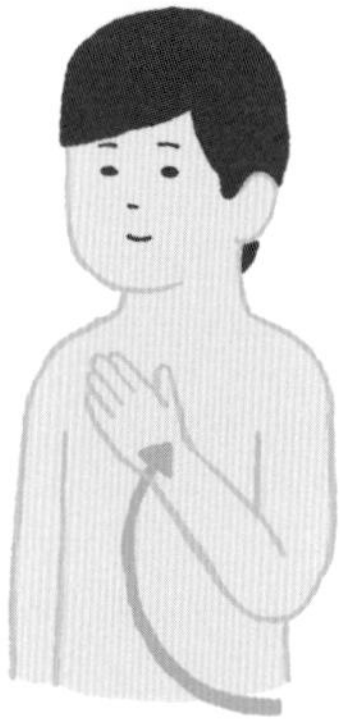

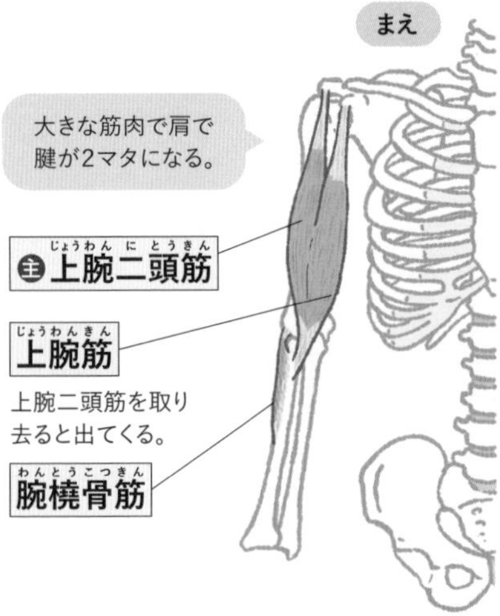
まえ
大きな筋肉で肩で
腱が2マタになる。
主 上腕二頭筋《じょうわんにとうきん》
上腕筋《じょうわんきん》
上腕二頭筋を取り
去ると出てくる。
腕橈骨筋《わんとうこつきん》

肘の伸展

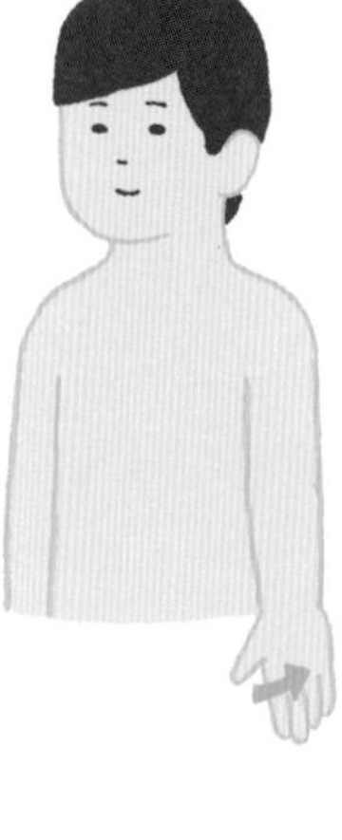

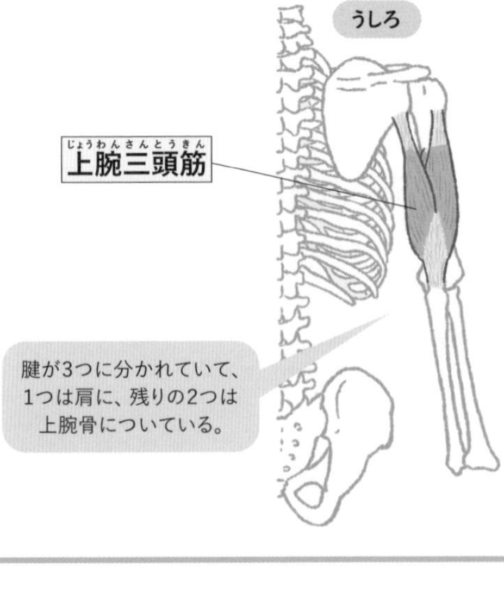
うしろ
上腕三頭筋《じょうわんさんとうきん》
腱が3つに分かれていて、
1つは肩に、残りの2つは
上腕骨についている。

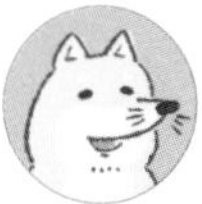

肘の動きによってどの筋肉が主役級の働きをするか、
変わってくるんだね。

前腕の回外

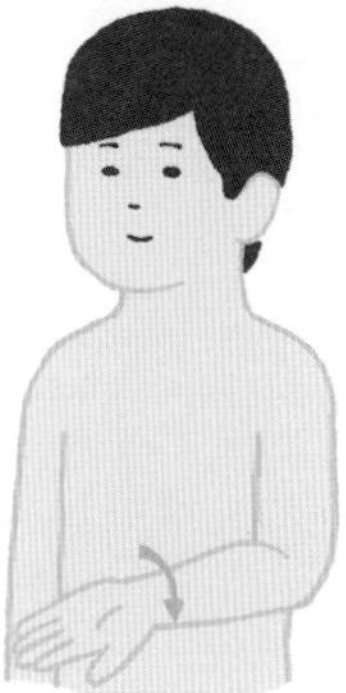

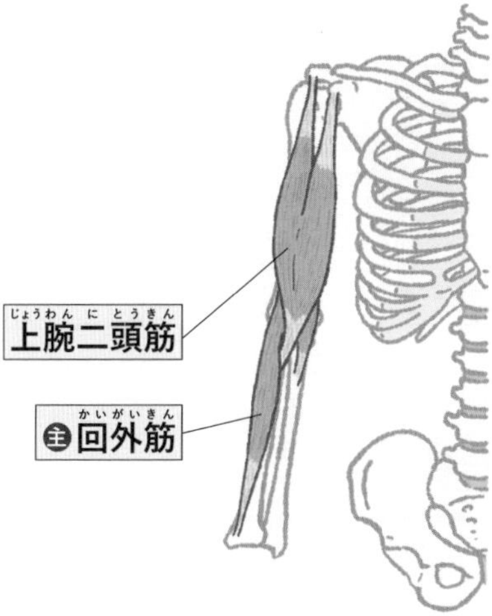

前腕の回内

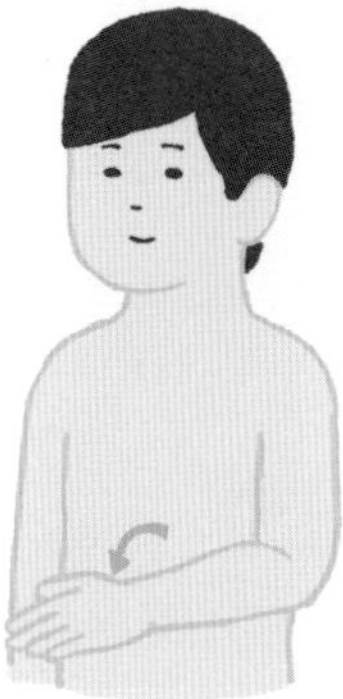

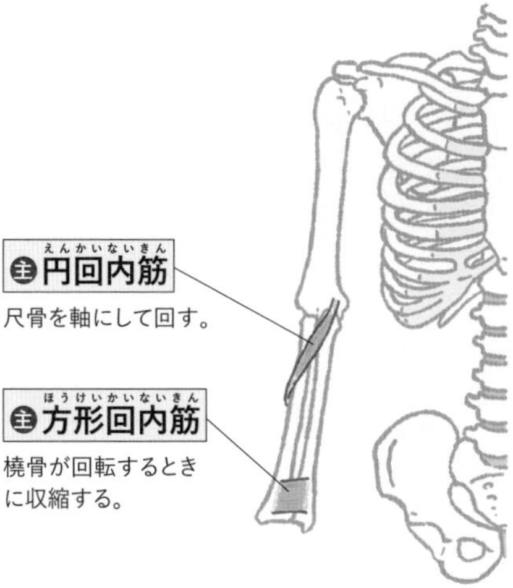

肘関節《ひじかんせつ》の靭帯《じんたい》

肘《ひじ》はどうやって安定性《あんていせい》を保《たも》っているの？

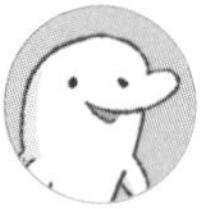

肘には3ヶ所に靭帯があり、関節の動きを
安定させ正しい動きをサポートしているよ。

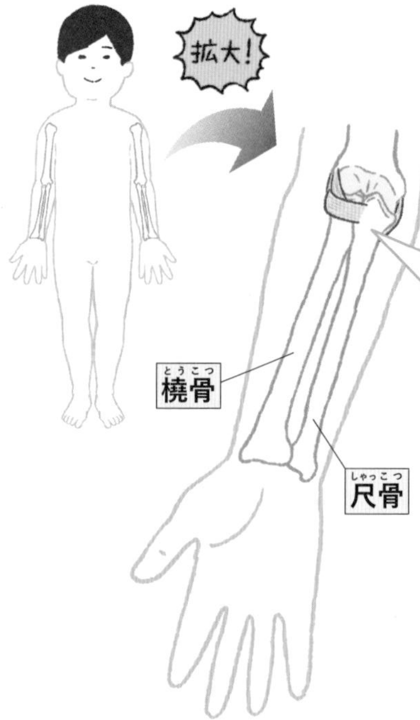

1 右腕の肘を前からみる 橈骨輪状靭帯《とうこつりんじょうじんたい》

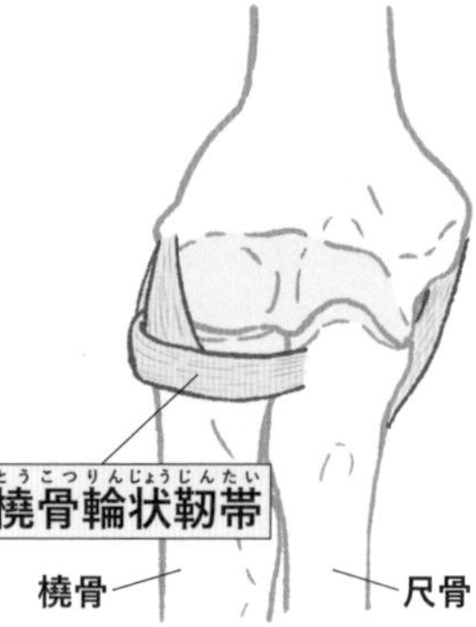

橈骨の骨頭の周りを包み、
橈骨が離れないようにする。
橈骨の回旋の動きをサポートする。

橈骨輪状靭帯《とうこつりんじょうじんたい》
例えるなら
犬の首輪とリード

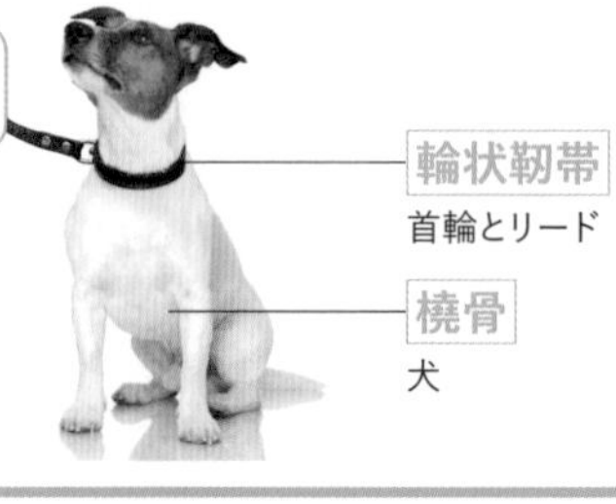

橈骨輪状靭帯は、
橈骨がどこかにいかない
ように守っているよ。

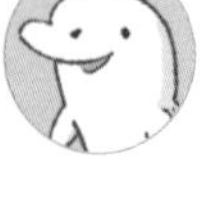

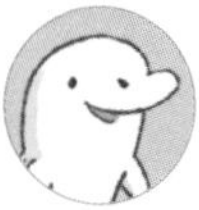

サイドの靭帯が見えにくいので、
肘の外側、内側から靭帯をみてみよう！

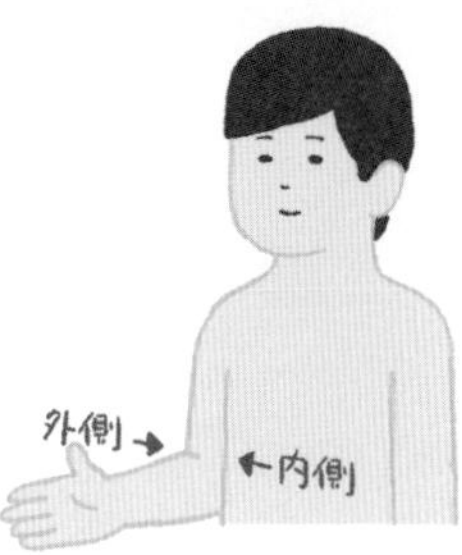

2 外側からみる 外側側副靭帯《がいそくそくふくじんたい》

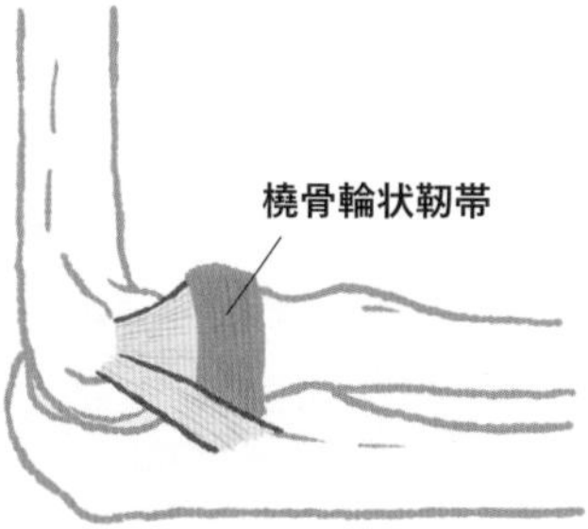

肘が親指側に
曲がらない
ようにする。

3 内側からみる 内側側副靭帯《ないそくそくふくじんたい》

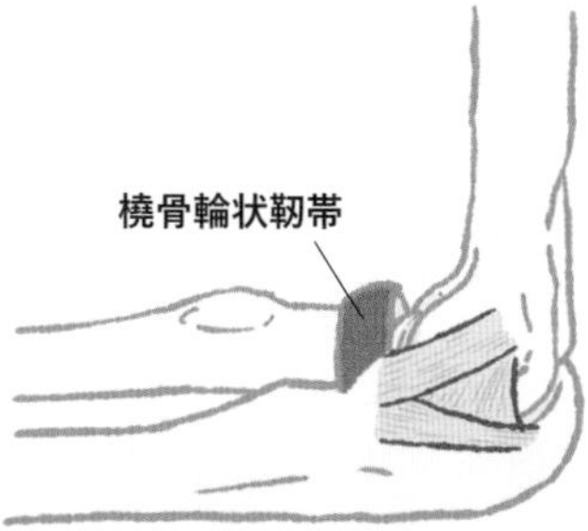

肘が小指側に曲がらないようにする。伸展はしやすいけど左右には動きにくいようにしている！

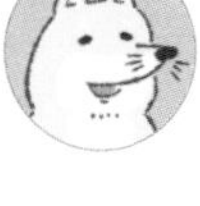

もし肘が
骨だけだったら…？

グラグラしたり
橈骨が外れたりして不安定！
だから肘には3種類の靭帯がある！
それが橈骨輪状靭帯、
外側側副靭帯、内側側副靭帯だよ。

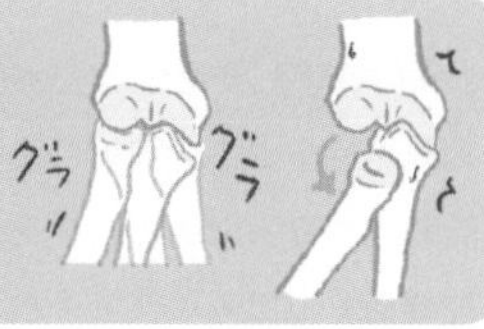

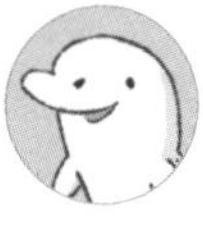

上肢《じょうし》の神経《しんけい》

肘《ひじ》にはどんな神経《しんけい》が走《はし》っているの？

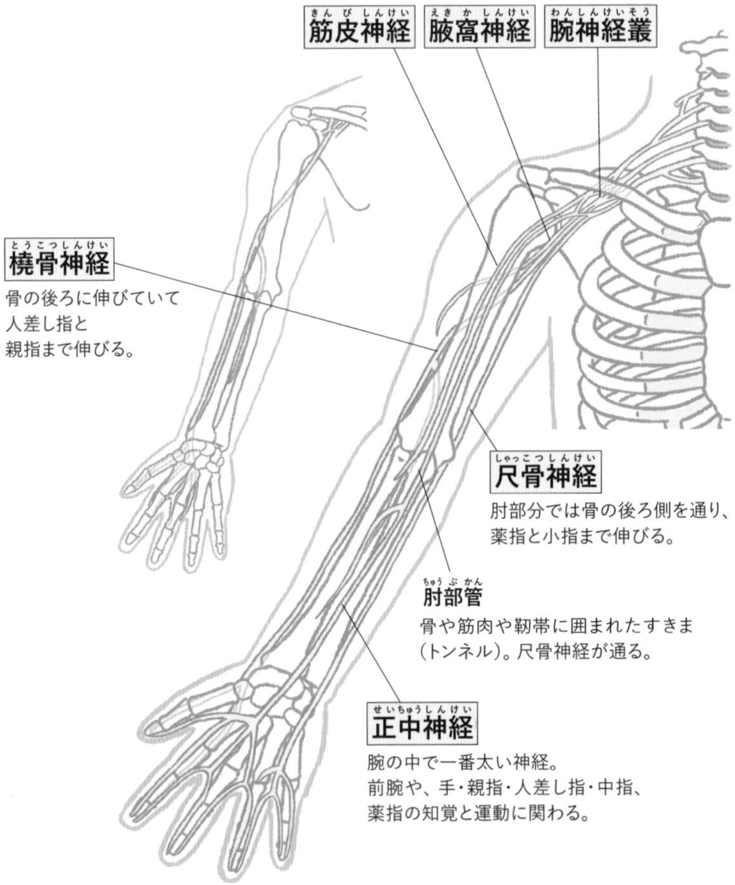
筋皮神経《きんぴしんけい》
腋窩神経《えきかしんけい》
腕神経叢《わんしんけいそう》
橈骨神経《とうこつしんけい》
骨の後ろに伸びていて
人差し指と
親指まで伸びる。
尺骨神経《しゃっこつしんけい》
肘部分では骨の後ろ側を通り、
薬指と小指まで伸びる。
肘部管《ちゅうぶかん》
骨や筋肉や靭帯に囲まれたすきま
（トンネル）。尺骨神経が通る。
正中神経《せいちゅうしんけい》
腕の中で一番太い神経。
前腕や、手・親指・人差し指・中指、
薬指の知覚と運動に関わる。

CHECK

■上肢の神経は橈骨神経と尺骨神経、正中神経がある。

橈骨神経 ➡ 腕神経叢から出て上腕骨の後ろを通って手に向かう。

尺骨神経 ➡ 上腕の内側から前腕の内側を走り、小指側の感覚と手指・手首の運動を支配。

正中神経 ➡ 腕神経叢から出て手根管を通り、手のひらに伸びる。

上肢《じょうし》の血管《けっかん》

肘《ひじ》にはどんな血管《けっかん》が走《はし》っているの？

腕を通る動脈は、通っている場所ごとに名前があるね。

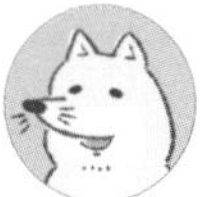

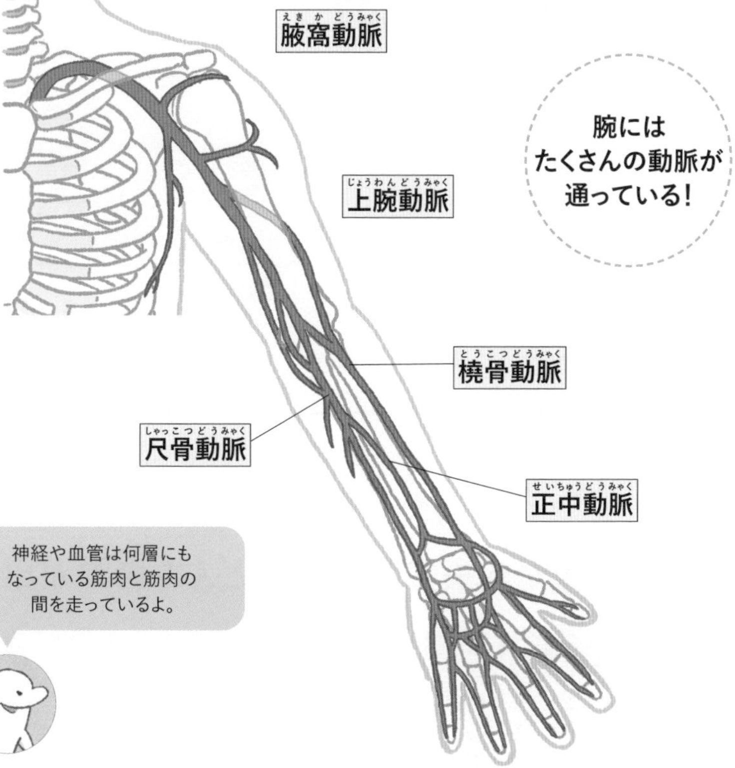

神経や血管は何層にもなっている筋肉と筋肉の間を走っているよ。

CHECK

■上肢の代表的な血管は腋窩動脈がある。

上腕動脈 ➡ 鎖骨下動脈、腋窩動脈から続く動脈。肘窩で橈骨動脈、尺骨動脈に分かれる。

橈骨動脈 ➡ 前腕の親指側を橈骨にそって通り、手のひらで尺骨動脈と合流する。

尺骨動脈 ➡ 前腕の小指側を尺骨にそって通り、手のひらで橈骨動脈と合流する。

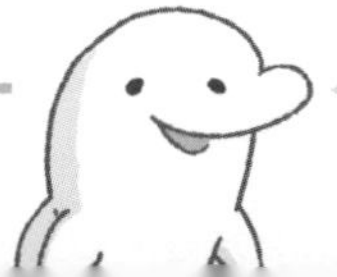

次から疾患をみていこう。

疾患 上腕骨《じょうわんこつ》顆《か》上骨折《じょうこっせつ》

原因 ➡転倒などの外傷で生じる。

症状 ➡肘の痛み。

治療 ➡骨折部での転位(骨のずれ)が少ない場合には、整復後、X線を見ながらピン固定術を行う。転位が大きな場合には、手術で整復固定術を行う。

メモ ➡小児によく発症する骨折。

骨折部位 どの骨《ほね》が折《お》れるの？

上腕骨顆上骨折

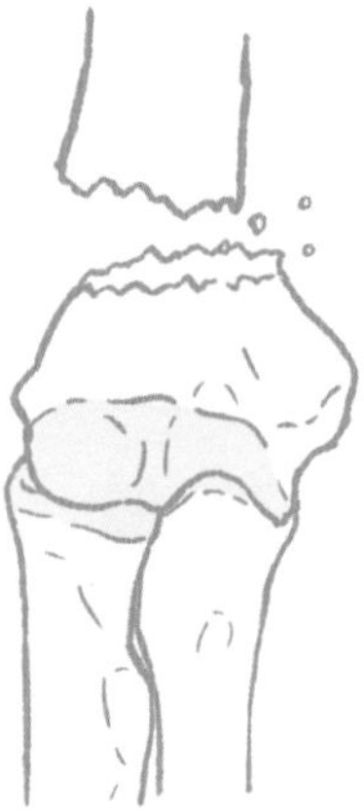

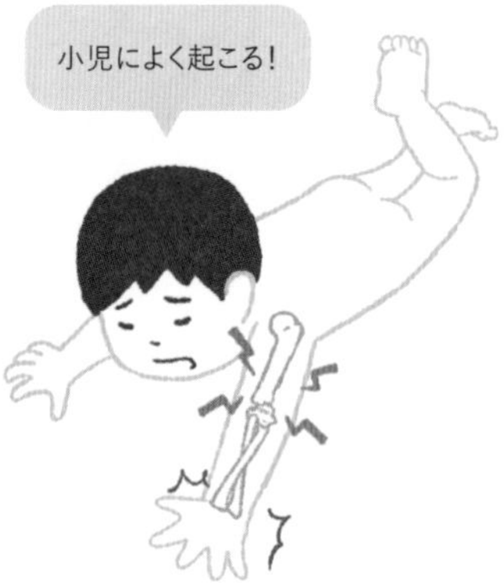
小児によく起こる！

骨折の変形治癒 骨《ほね》が成長《せいちょう》するとともにどんな影響《えいきょう》が出《で》るの？

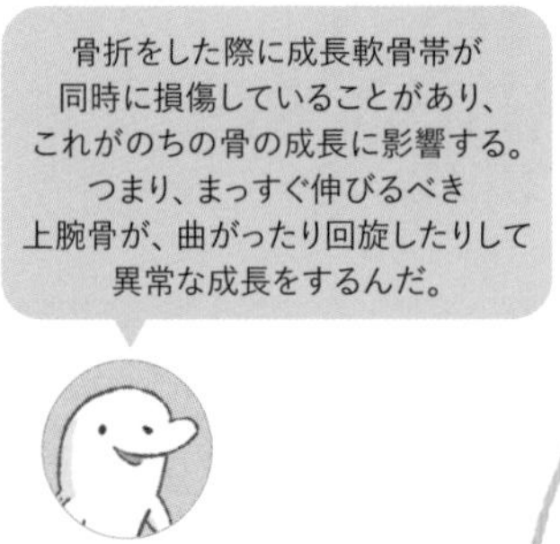
骨折をした際に成長軟骨帯が
同時に損傷していることがあり、
これがのちの骨の成長に影響する。
つまり、まっすぐ伸びるべき
上腕骨が、曲がったり回旋したりして
異常な成長をするんだ。

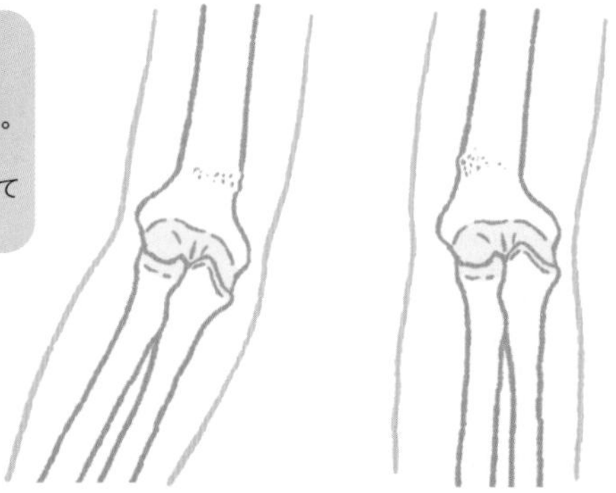

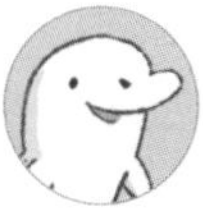

骨折時に成長軟骨帯がダメージを受けると
骨の成長が妨げられる。

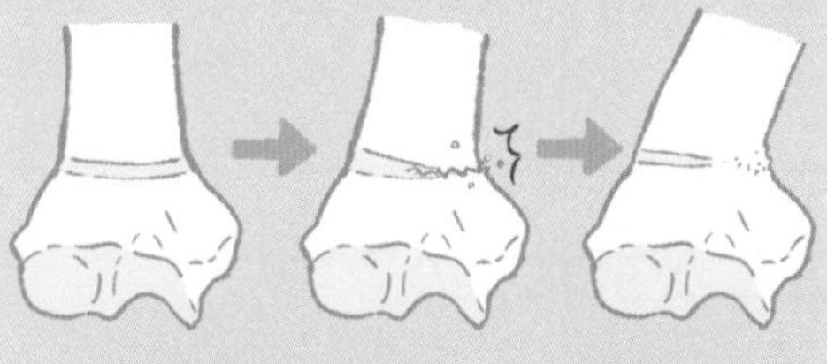

内側の成長軟骨が障害
成長が止まる!

おさらい

骨の成長

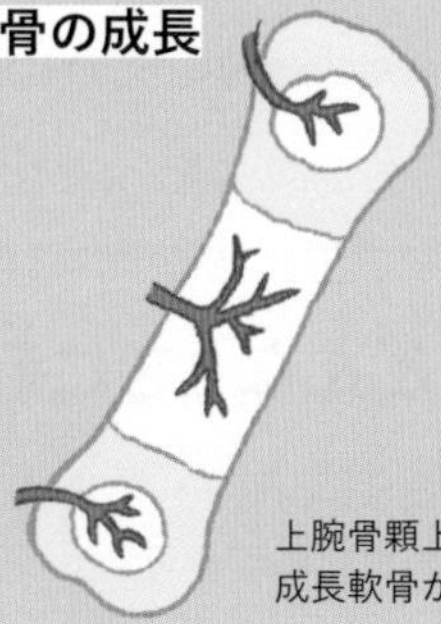

上腕骨顆上に
成長軟骨がある

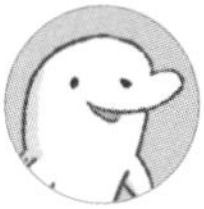

成長するにつれ、
キャリングアングルが悪化するよ!

外反肘
外に曲がっている。

内反肘
内に曲がっている。

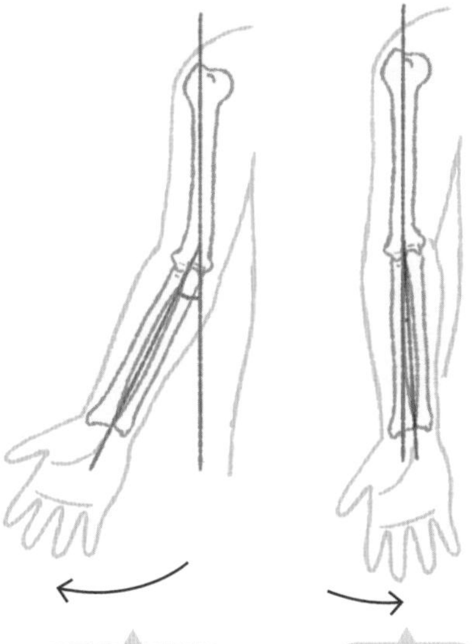

曲がりが大きい!

逆にふれる

おさらい

キャリングアングル

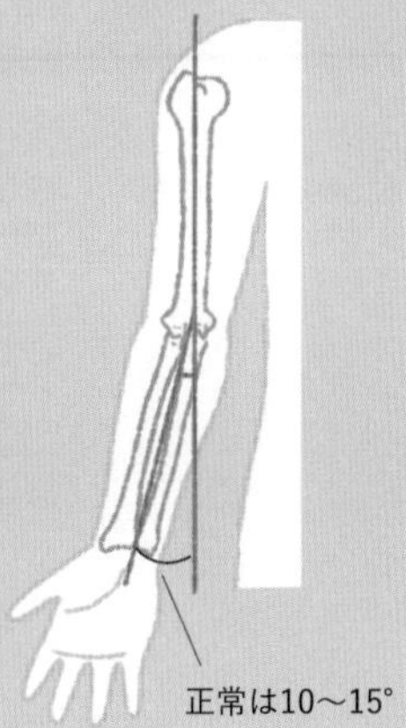

正常は10〜15°

痛みなどはなく、生活にも
支障がないことが多いよ。

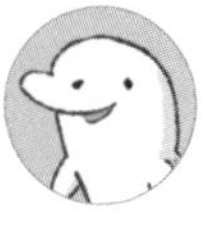

疾患 肘頭骨折《ちゅうとうこっせつ》

原因 ➡転倒の際に、肘頭を地面に直接ぶつけることで受傷する。

症状 ➡肘の痛み。

診断・治療 ➡X線画像検査。整復後、X線を見ながらピンまたはプレート固定術を行う。

メモ ➡肘からの転倒では最も多い骨折。

病因 どんなときに起《お》こりどこが折《お》れるの？

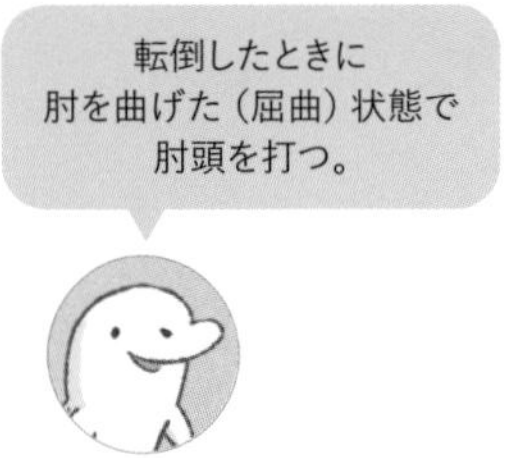
転倒したときに
肘を曲げた（屈曲）状態で
肘頭を打つ。

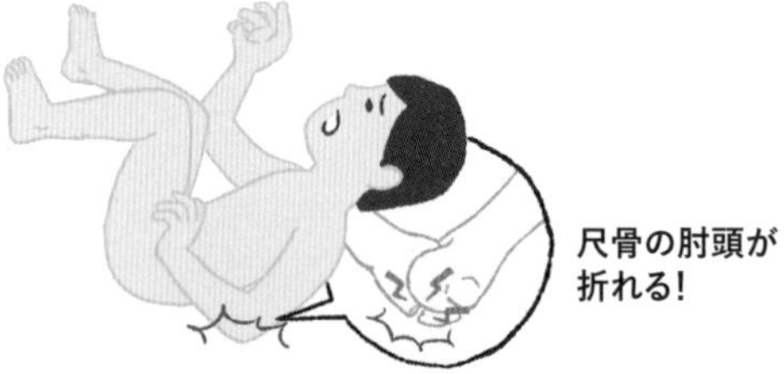
尺骨の肘頭が
折れる！

疾患 その他《た》の上肢《じょうし》の骨折《こっせつ》

●Monteggia《モンテジア》 骨折
尺骨骨幹部の骨折と
橈骨骨頭の脱臼。

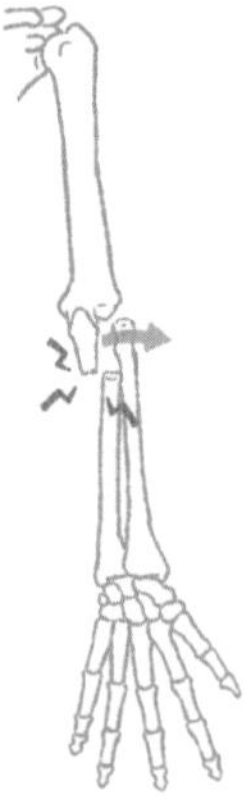

●Galeazzi《ガレアッチ》 骨折
尺骨遠位骨幹部の骨折と
遠位橈尺関節の脱臼。

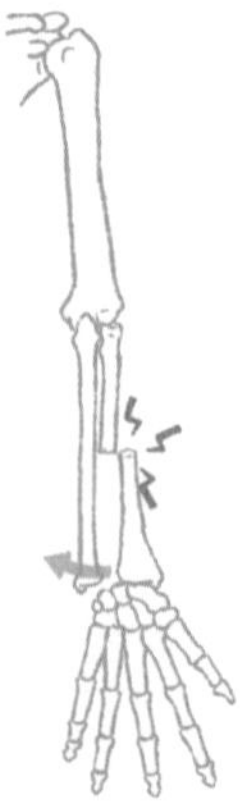

●Colles《コレス》 骨折
手関節伸展骨折。

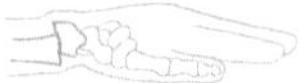

●Smith《スミス》 骨折
手関節屈曲骨折。

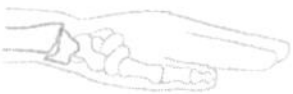

●Barton《バートン》 骨折
橈骨遠位部の
関節内骨折。

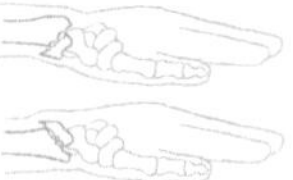

●Mallet《マレット》 指
槌指（突き指）末節骨背側
の骨折を伴うこともある。

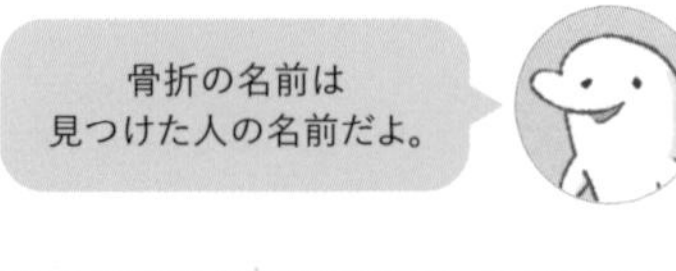
骨折の名前は
見つけた人の名前だよ。

疾患 肘《ちゅう》部《ぶ》管症候群《かんしょうこうぐん》

原因 ➡肘部管(尺骨の背面にある尺骨神経溝周辺)で尺骨が圧迫を受けて発症する。圧迫をなぜ受けるのかは不明。

症状 ➡薬小指のしびれ、尺骨神経麻痺。

診断 ➡診察(圧迫部をたたくと指先にしびれや痛みが走る「ティネルサイン」)。

治療 ➡重症になれば、尺骨神経移行術を行う。

病態 どこが悪《わる》くなるの?

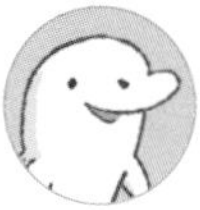

肘の内側には、尺骨や靭帯や筋肉に囲まれたトンネルがある。このトンネル内で尺骨の変形や靭帯の肥厚などで尺骨神経が圧迫される病気だよ。

肘部管症候群

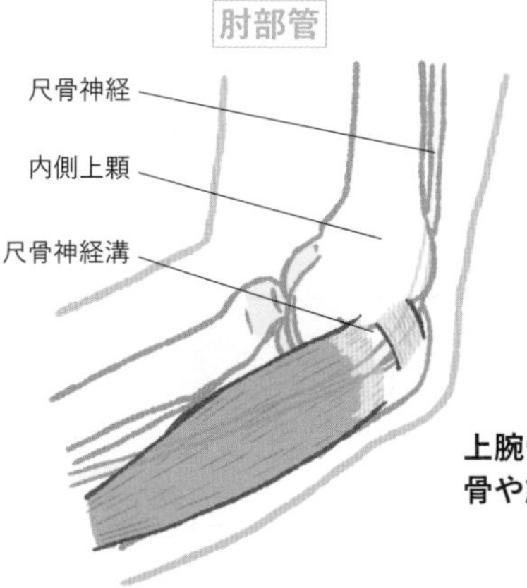

肘関節の後面を尺骨神経が走っていることに注目しよう。

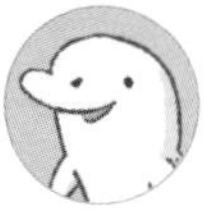

上腕骨内顆にある尺骨神経が骨や筋肉や靭帯に圧迫されている!

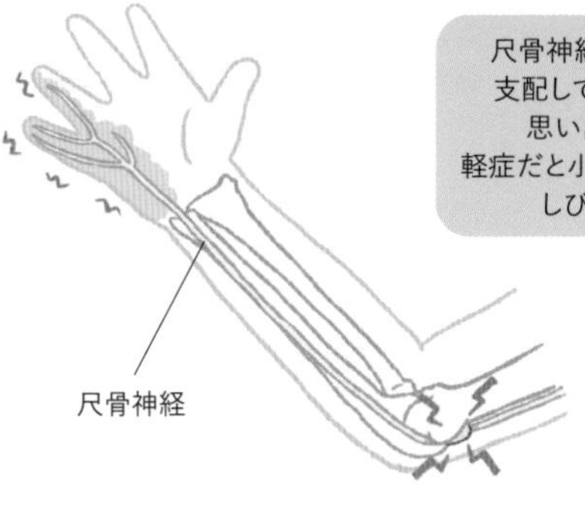

尺骨神経がどこを支配しているかを思い出そう。軽症だと小指や薬指がしびれる。

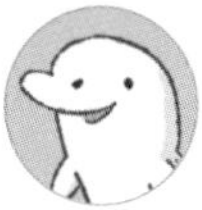

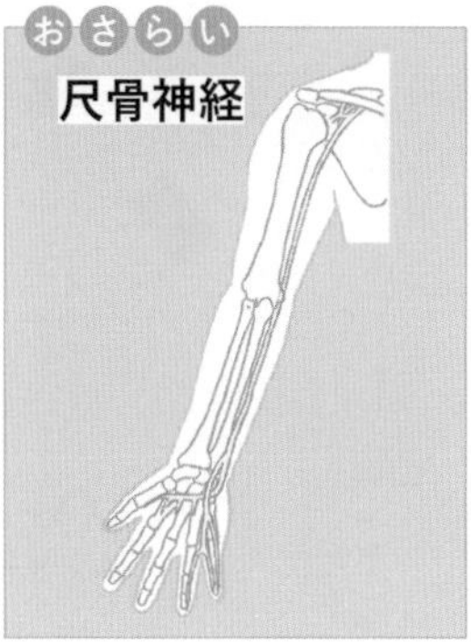

疾患 テニス肘《ひじ》

原因 ➡手首を伸展させる、または手指を伸展させる筋肉が付着している上腕骨外側上顆の骨腱接合部に炎症が起きる。

症状 ➡手首を伸展させる、または手指を伸展させる際に上腕骨外側上顆に痛みが出る。

治療 ➡安静、装具(テニスエルボー装具など)。

メモ ➡テニス選手だけではなく、手をよく使う人に発症しやすい。

症状 どんな症状《しょうじょう》が出《で》るの?

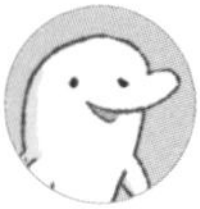

手首を伸展させる、または手指を伸展させるときに、
肘の外側から前腕にかけて痛みが出る。

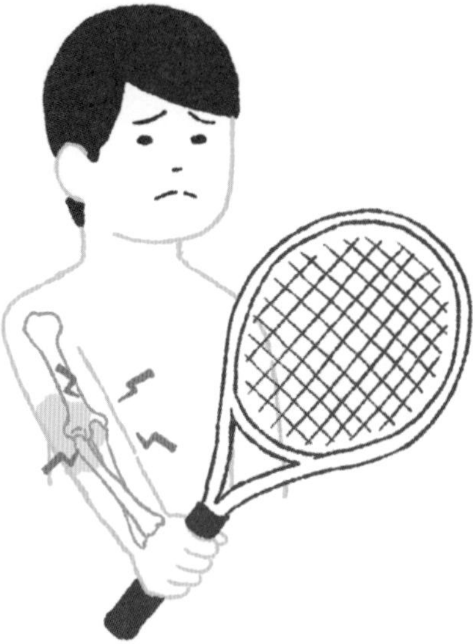

手首を伸展する（反らす）と
痛みが出る。

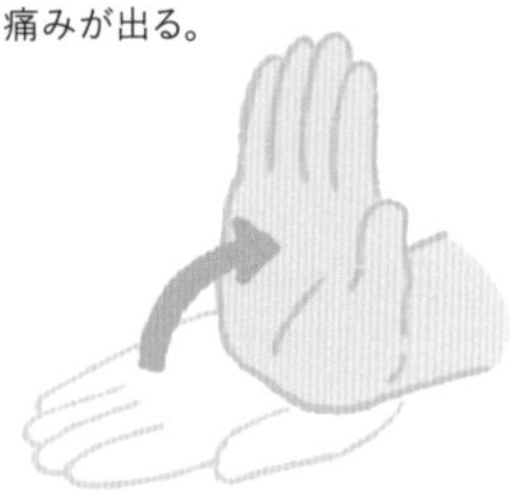

指（特に中指）を
反らす（伸展する）と
痛みが出る。

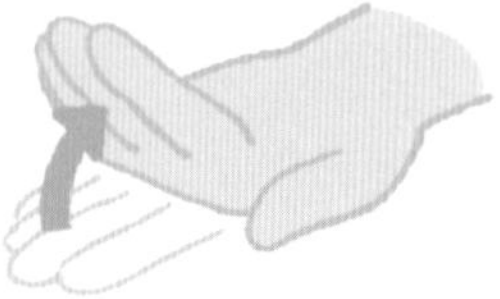

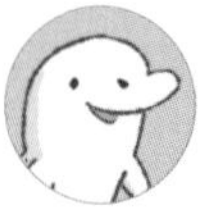

ラケットでボールを打つ
テニス愛好家に多いんだって!

病態

なぜ炎症《えんしょう》が起《お》こるの?

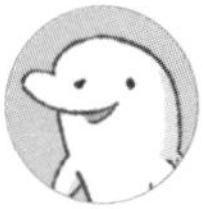

手首を伸展させる、または手指を伸展させる筋肉が
付着している上腕骨外側上顆の骨腱接合部に炎症が起きる。

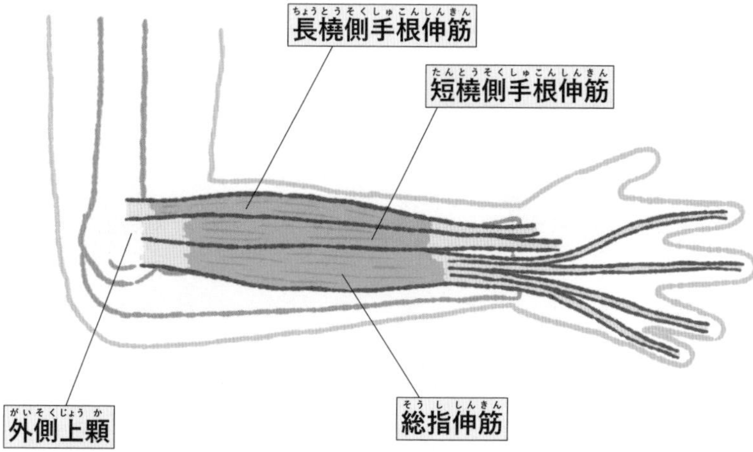

治療

どんな診断方法《しんだんほうほう》があるの?

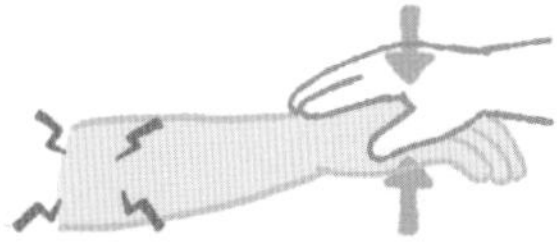

●**Thomsen テスト**
患者さんに肘を伸ばして
手首を反らしてもらい、
その手首を押さえる。

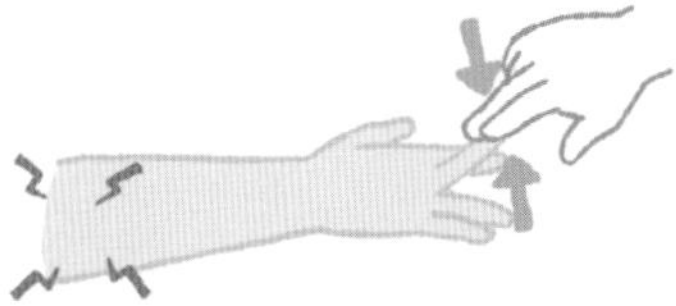

●**中指伸展テスト**
患者さんに肘を伸ばして
中指を反らしてもらい、
その中指を押さえる。

●**Chair テスト**
患者さんに肘を伸ばして
椅子を持ち上げてもらう。

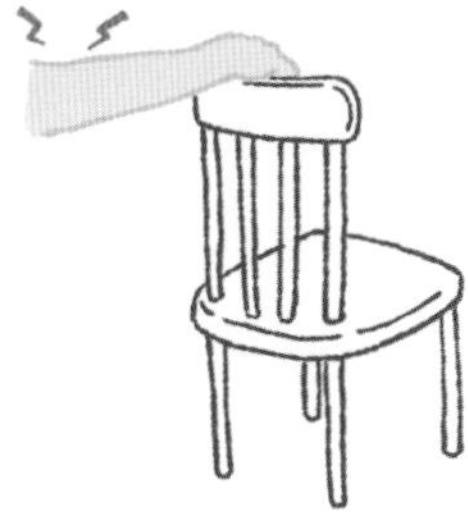

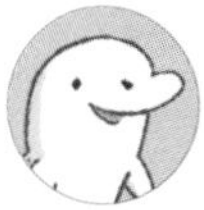

痛みが出たら、陽性だよ!

疾患 リトルリーグ肘《ひじ》

原因 ➡ピッチングなどでは、投げる瞬間に上腕骨小頭と橈骨頭が絶えず衝突しあっている。その力が、上腕骨小頭や橈骨頭を変形させる。

症状 ➡肘の痛み。

治療 ➡基本的には安静。遊離骨片がある場合には、切除または整復固定術を行う。

メモ ➡小児の骨が成長しきれていないときに、野球などを繰り返しさせることで発症する。

病態 どんな動作《どうさ》でどんな力《ちから》が加《くわ》わると起《お》こるの？

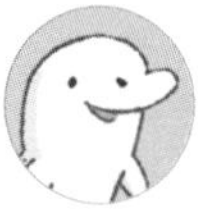

こどもの柔らかい骨でピッチングを繰り返すことで橈骨頭と上腕骨小頭が何度も衝突して骨が障害される。

おさらい

腕橈関節《わんとうかんせつ》

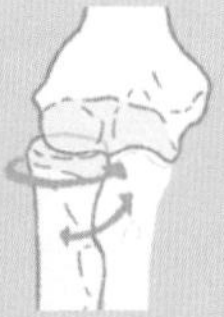

前腕の回内・回外動作を行う。

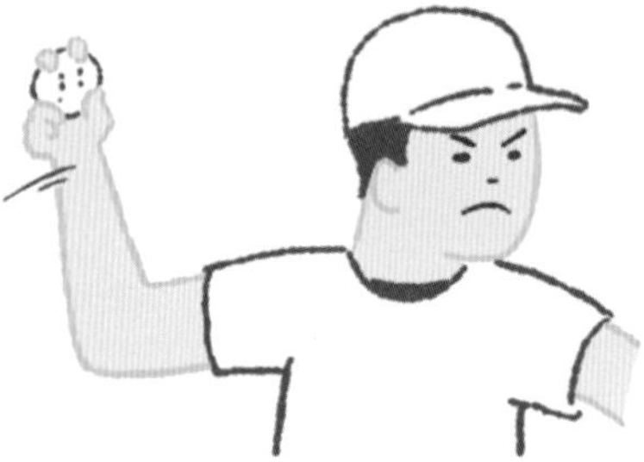

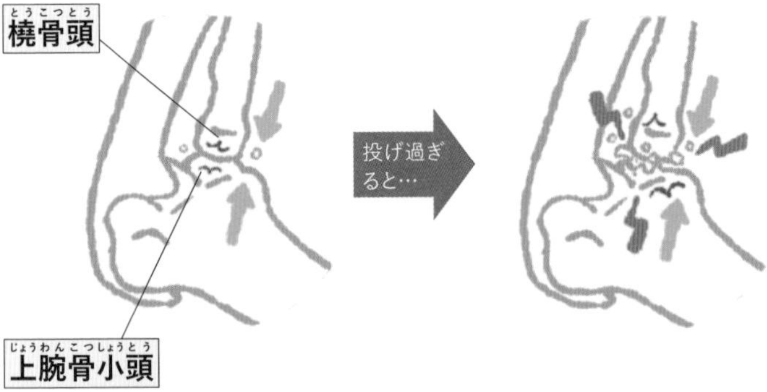

欠けた骨は時間が経つと大きくなるよ。欠けた骨を除去する手術は欠けた骨をねずみに見立てて「ねずみ取り」と呼ばれるよ。

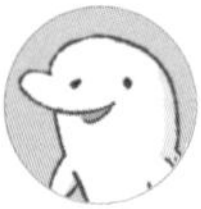

疾患 フォルクマン拘縮《こうしゅく》

原因 ➡ 出血は筋肉内では起きているが、筋膜に包まれたままなので、その中の圧が非常に上昇する。それが周りを走る血管や神経を圧迫して生じる(コンパートメント症候群)。

症状 ➡ 前腕の疼痛、腫脹、脈拍の欠如、手指の運動麻痺、手指のチアノーゼなど。

診断・治療 ➡ 診察(特徴的な手の形)、X線画像検査(骨折の有無を判断)。緊急に減張切開術が必要となる。

病態 フォルクマン拘縮《こうしゅく》になる過程《かてい》は?

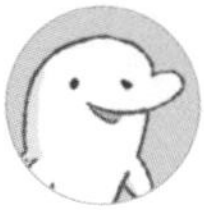

前腕部や肘に重度の外傷(骨折や挫傷)を受けた際に、内部では筋肉や血管からは大量の出血が生じているよ。

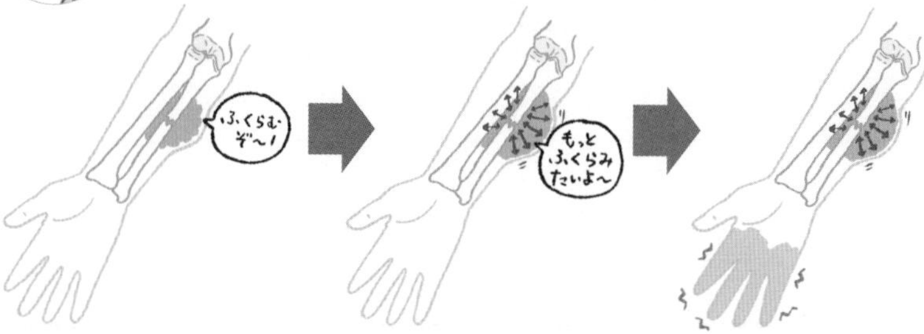
ふくらむぞ〜!
もっとふくらみたいよ〜

①骨折して大量に出血してその部分が大きくふくらむ(骨は血液を作るところ)。

②しかし筋膜や皮膚があるため外部に十分にふくらめず、その分内部に圧力が高まる(コンパートメント症候群)。

③高まった圧のために血流が悪くなり、神経は圧迫される。

症状 どんな症状《しょうじょう》が出《で》るの?

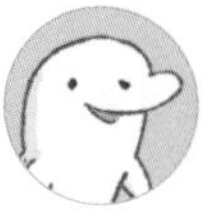

骨折したときに出る血で、血管・筋肉・神経が圧迫されることで起こるよ。

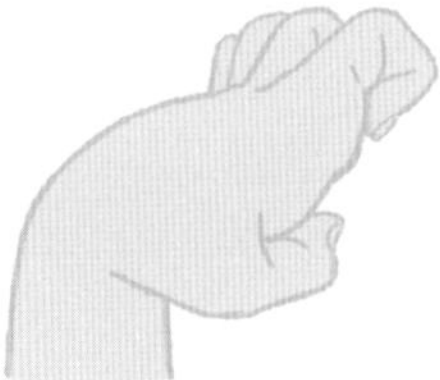

特徴的な手

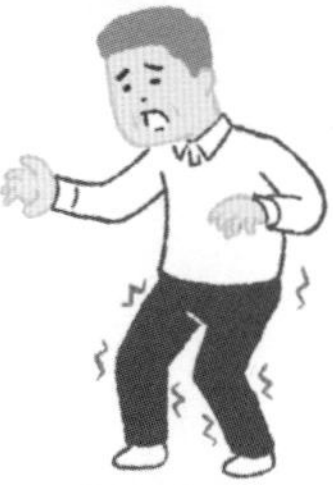

運動麻痺

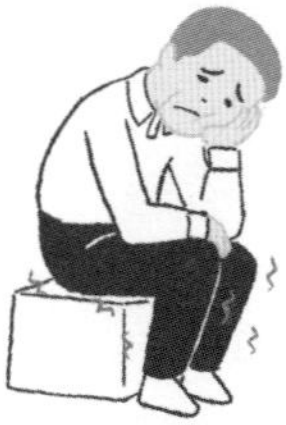

痛み、しびれなど…

Column

コンパートメント症候群ってなに?

買ったお肉をふんづけちゃった!

わー! 袋の中が血でパンパン…!
コンパートメント症候群を起こしてるみたい!

コンパートメント症候群ってなに?

骨折や筋肉の損傷により皮膚および筋膜内部の
圧力がすごく高くなっている状態のことだよ。

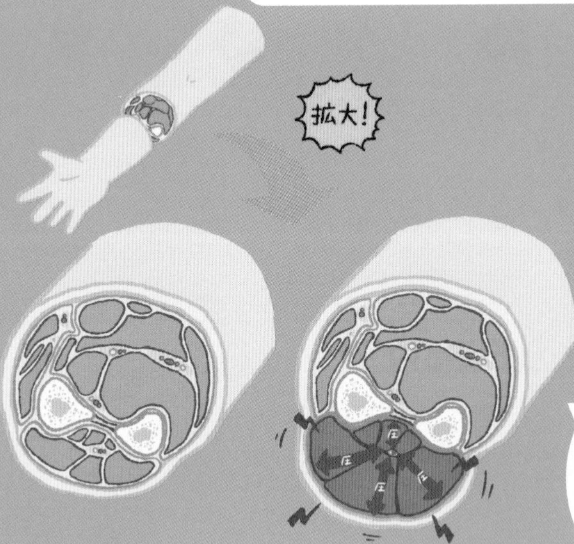

大怪我をすると
筋膜内で大量出血する!
500ml〜1Lの
出血もざら!

どんな困りごとがあるの?

高まった圧のために血流が悪くなり
神経が圧迫されたりするよ。

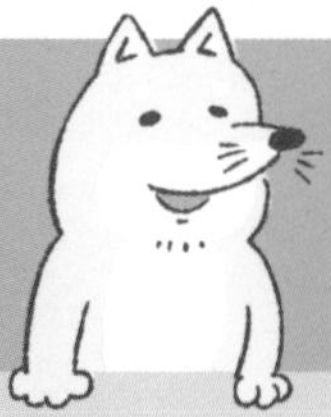

そもそもなんで?

教えて! 菅本先生!

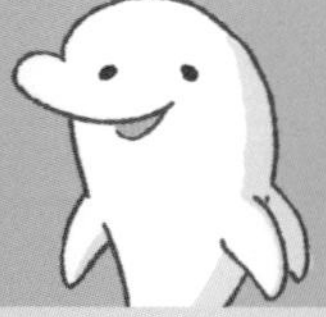

肘を机の角にぶつけると、どうして手の指がびりびりするの?

尺骨神経への刺激

びりびり感は、肘の内側を走っている尺骨神経への刺激です。神経は筋肉などの柔らかい臓器間を通ることが多く、これらはクッションの効果があります。しかし、肘の部分の尺骨神経は、クッションのない尺骨神経溝という固い上腕骨の窪みの上を走るので、打撲の影響を直接受けてしまうのです。

「滑液包」ってなに?

滑液包の機能を知ろう

滑液包は、運動の摩擦を少なくするための滑液が入っているふくろ。膝蓋骨のような皮膚のすぐ下にある表在性の滑液包は、皮膚の上からの圧を和らげるクッションの役目をします。一方、肩・肘・股・膝、趾などにある深在性の滑液包は、腱または筋が動くときの摩擦を少なくするために存在します。

肘はなぜ英語で「エルボー」と言うの? 肘と腕の漢字の成り立ちも教えて!

「エルボー」は長さを表す単位だった

エル(ell)はもともと長さの単位として用いられていました。同様にelbow(肘)も肩から手首までの長さを指す身体尺でした。漢字の肘は、もともと「月」偏に肘を曲げた形を表す「丑」と書かれていました。一方、「腕」の「宛」は二人が丸く屈む形を示し、「腕」は曲がる手首を表していたようです。

鳥はどのようにして羽ばたいているの?

羽ばたきのメカニズム

一見、鳥は翼を上下させるだけで飛んでいそうですが、飛ぶための「風切羽」という特殊な羽に、回旋というひねり動作を加えながら繊細な飛び方をしています。この動作をさせるためには二本の骨が必要です。ちょうど人間が前腕を2本の骨(橈骨と尺骨)で回内回外させるのと同じ原理で動かしているのです。

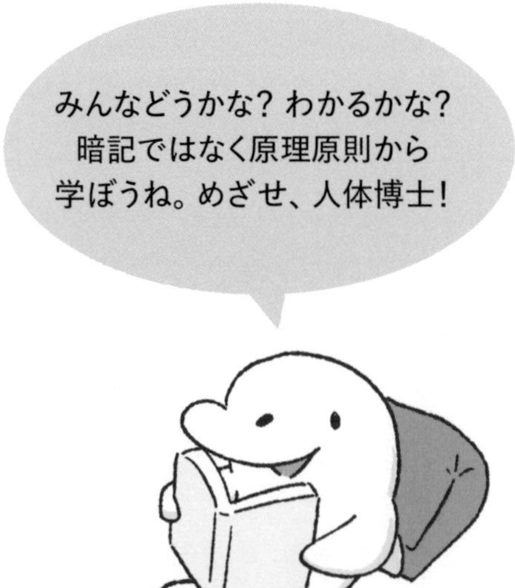
みんなどうかな？ わかるかな？
暗記ではなく原理原則から
学ぼうね。めざせ、人体博士！

CHAPTER 5

手

そもそも
手ってどんなもの？

手はどんな役割があるの？
その役割を果たすために
どんな形である必要があり、
どんな構造になっているんだろう。

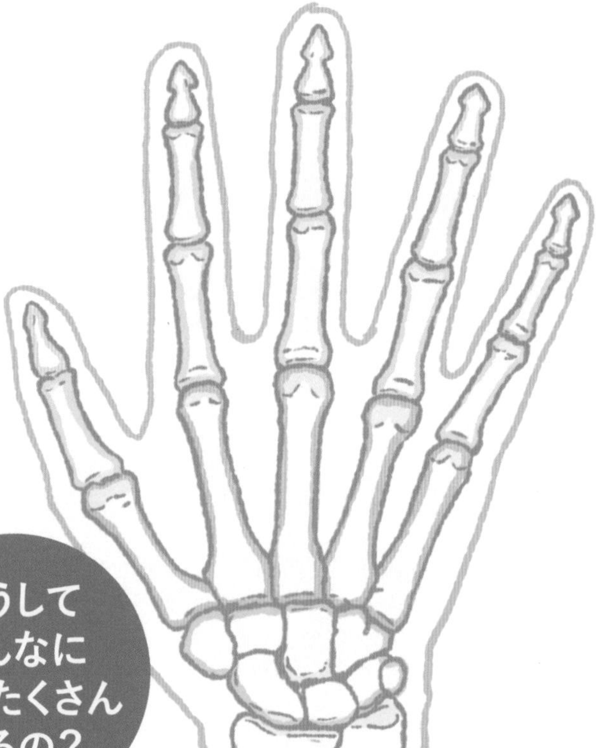

どうして
こんなに
骨がたくさん
あるの？

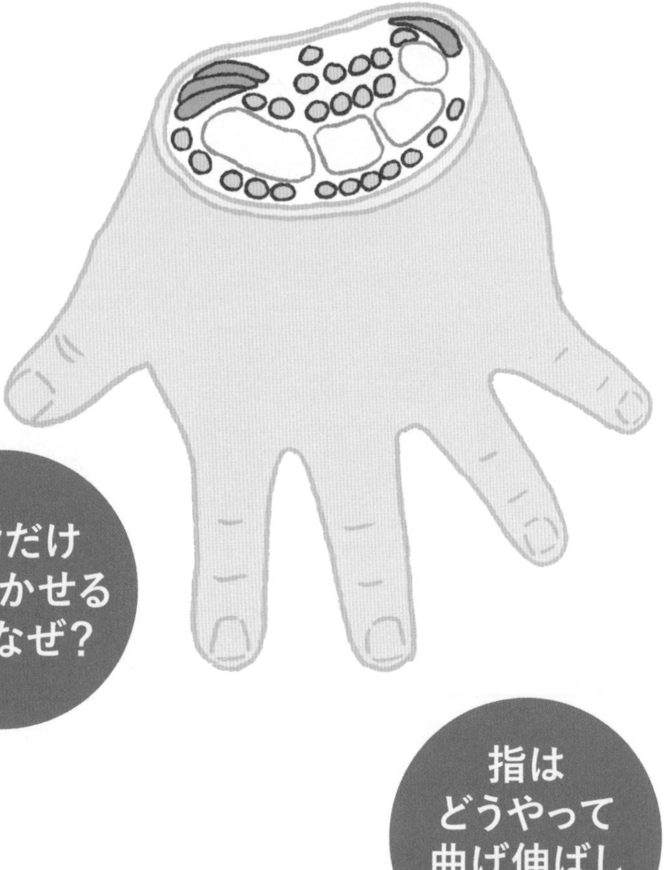

親指だけ
よく動かせる
のはなぜ？

指は
どうやって
曲げ伸ばし
しているの？

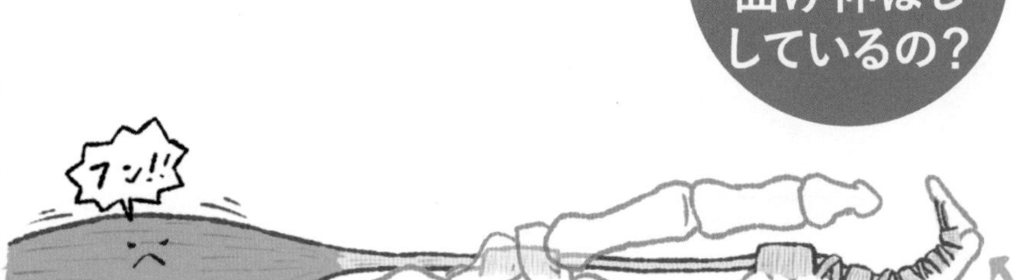

手《て》の骨解剖《こつかいぼう》

手《て》はどんな構造《こうぞう》をしているの？

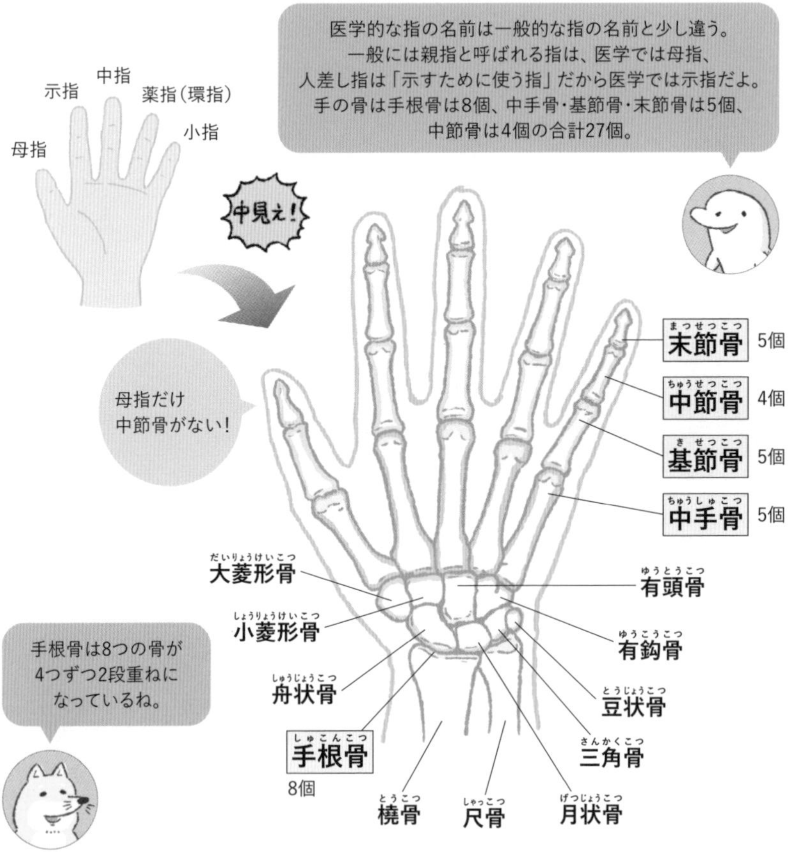

CHECK

末節骨 ➡ 指の先にある。5個。

中節骨 ➡ 指の真ん中にある。4個。親指にはない。

基節骨 ➡ 指の根元にある。5個。

中手骨 ➡ 手の甲にある。5個。手のひらを作る。

手根骨 ➡ 手根部にある8個の短い骨。

手《て》にある7つの関節《かんせつ》

関節《かんせつ》ごとに手《て》は どんな動《うご》きをするの？

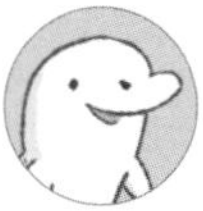

手の複雑な動きはたくさんの骨や筋肉によって
実現しているんだよ。関節もこんなにたくさんある！

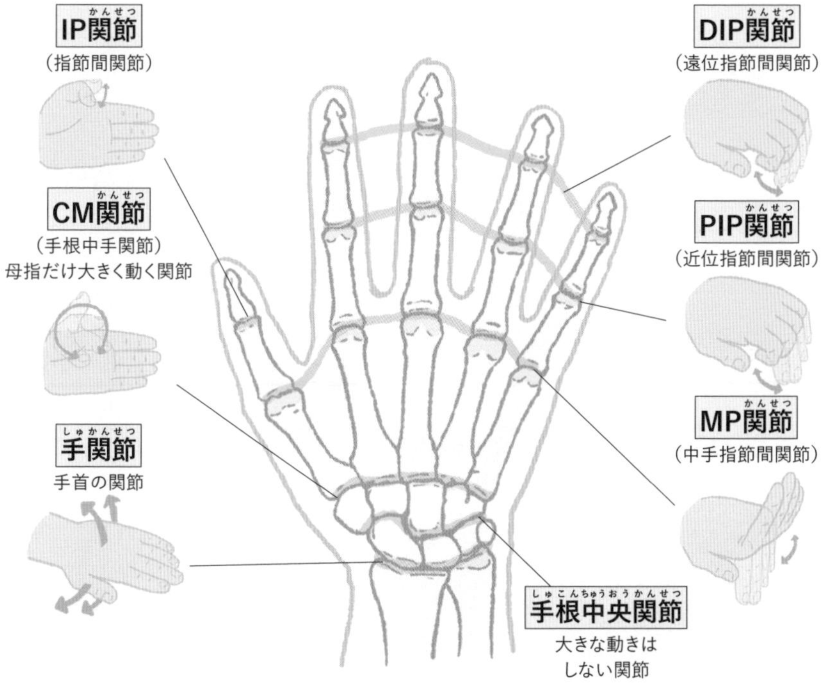

このアルファベットは何？ CMやMPはその関節の英語名から来ている
CM（Carpo Metacarpal）関節
MP（Metacarpo Phalangeal）関節
IP（InterPhalangeal）関節…「InterPhalangeal」は「指節間」という意味
PIP（Proximal InterPhalangeal）関節…「Proximal」は「近い」という意味
DIP（Distal InterPhalangeal）関節…「Distal」は「遠い」という意味

英語名の頭文字で
呼ばれることが
多いんだって！

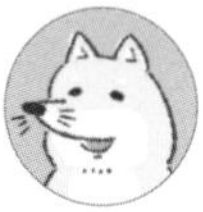

手《て》に関係《かんけい》する筋肉《きんにく》（手《て》のひら）

手《て》を動《うご》かす筋肉《きんにく》はどれ？

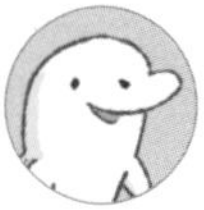

手を動かす筋肉は、長い腱を持つ筋肉（外在筋）や、手や足にしかない特徴を持つ筋肉（内在筋）など、いくつかある。まずは手のひらの筋肉からみてみよう

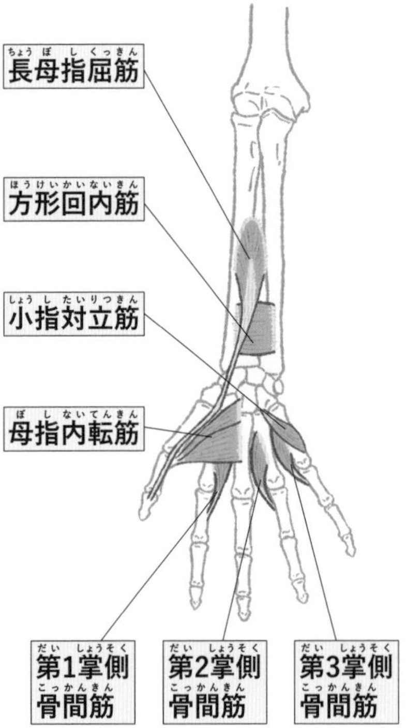

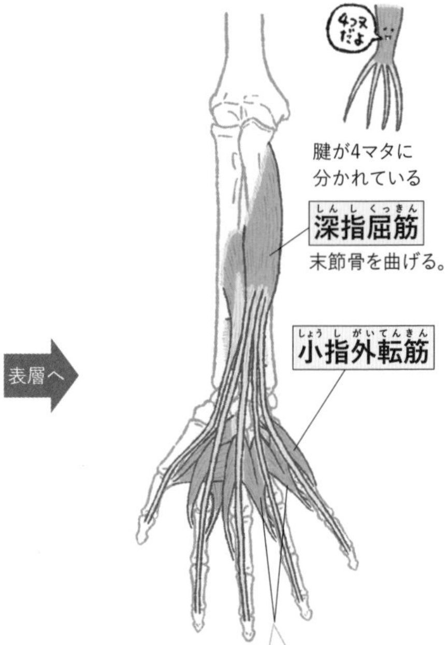

虫様筋は腱と骨をくっつけている。

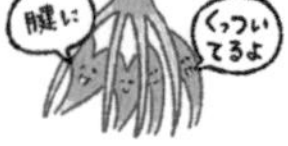

虫様筋は遠位部は基節骨、近位部は深指屈筋の腱にくっついている！ 指の第3関節を曲げる筋肉。

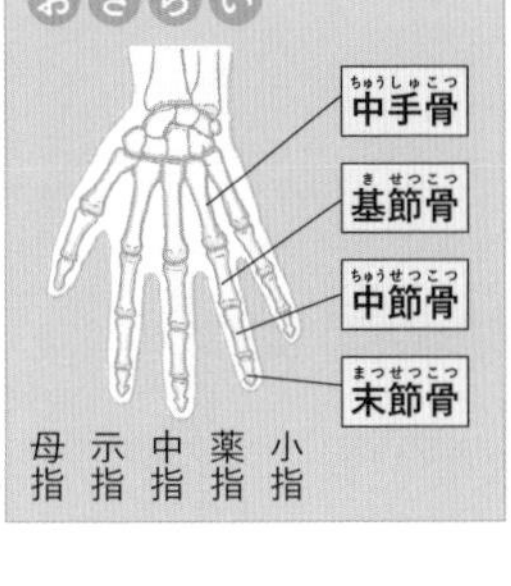

示指から小指までの4本の指それぞれに、
浅指屈筋と深指屈筋が走っているよ。

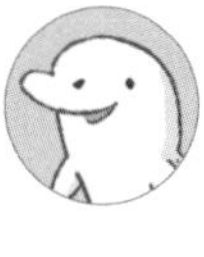

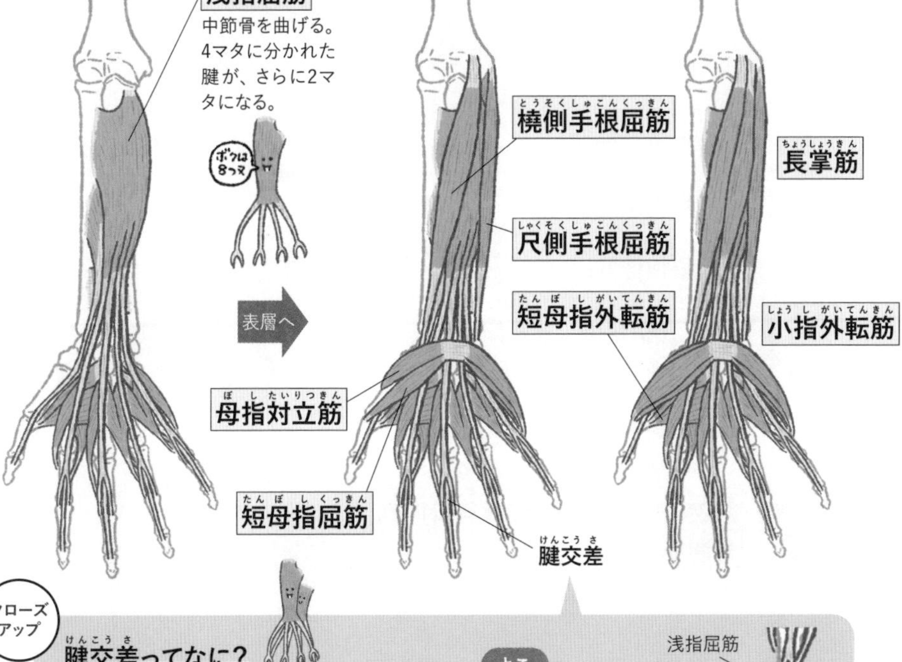

クローズアップ

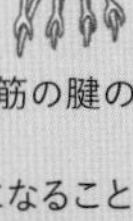

腱交差《けんこうさ》ってなに?

2マタに分かれた浅指屈筋の腱の間から深指屈筋の腱が出てくる。
腱が交差して上下が逆になることを腱交差という。前腕での、表層と深層の筋肉は、指での深層と表層の腱になり、位置（層）が逆になっているので、交差が必要になる。

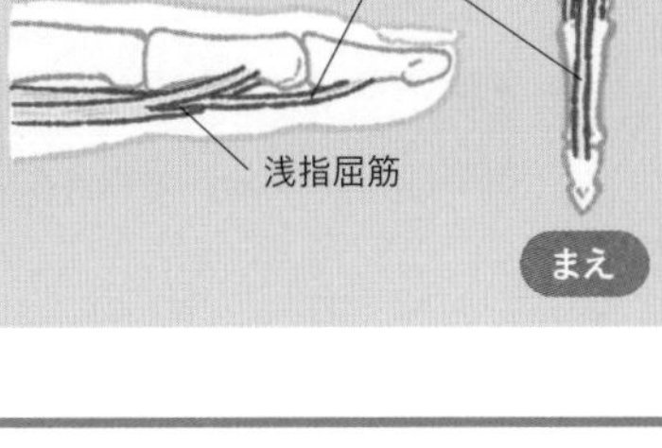

手《て》に関係《かんけい》する筋肉《きんにく》(手《て》の甲《こう》)

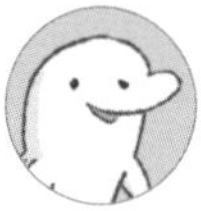

次に手の甲側についている筋肉をみてみよう。

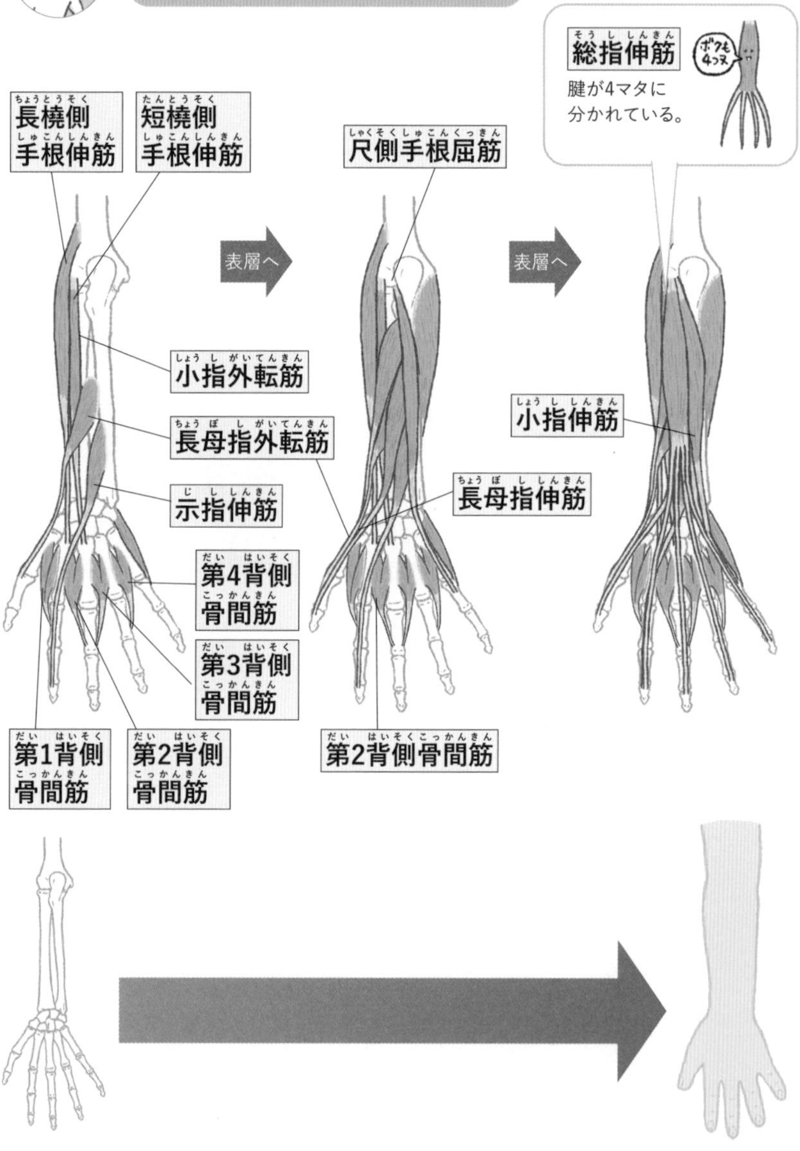

手首《てくび》の筋肉《きんにく》の腱《けん》の位置《いち》

手首《てくび》にはどんな筋肉《きんにく》がついているの？

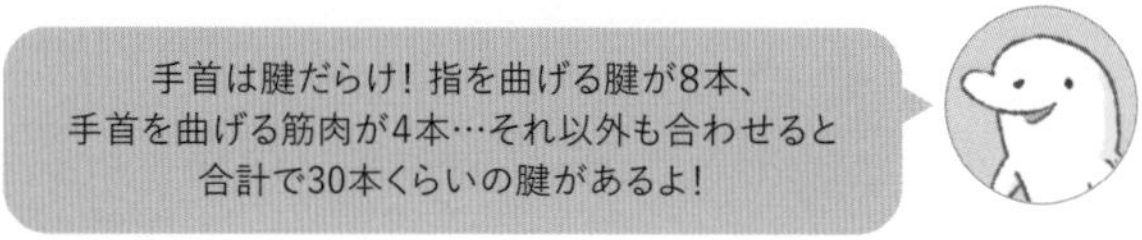

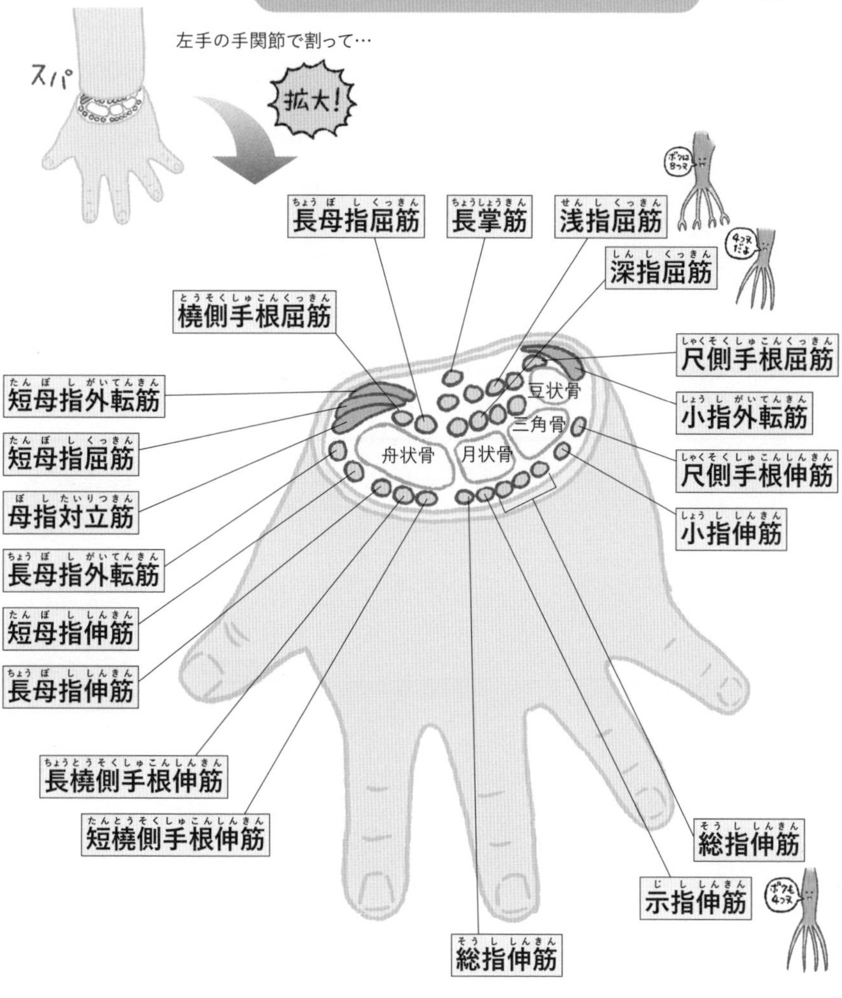

母指以外《ぼしいがい》の動《うご》き

母指以外《ぼしいがい》はどの方向《ほうこう》に どれくらい動《うご》くの？

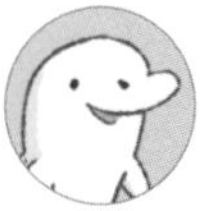

まずは母指以外の指を動かしてみよう。

①外転
中指から遠ざかる動き

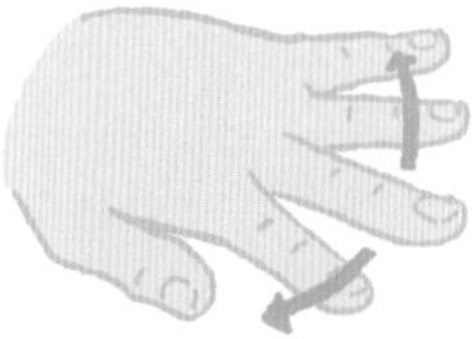

②内転
中指に近づく動き

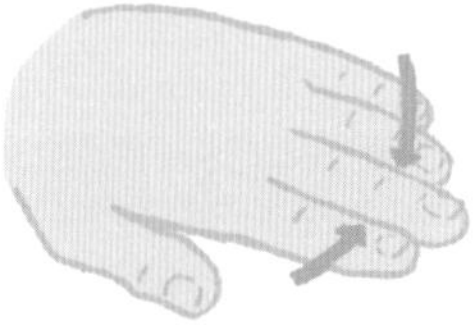

③MP関節の屈曲
動かせる角度:90°

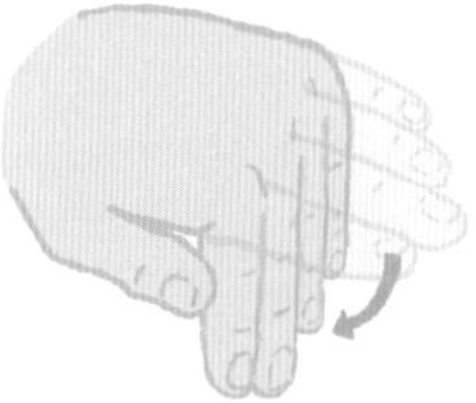

④MP関節の伸展
動かせる角度:45°

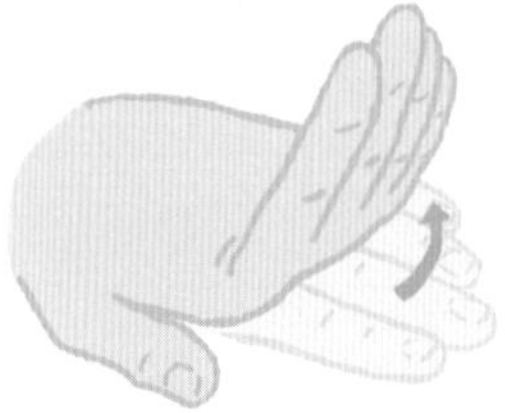

⑤PIP関節の屈曲
動かせる角度:100°

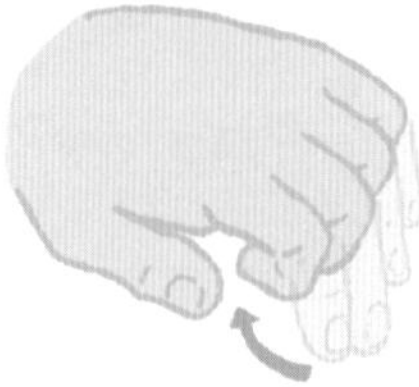

⑥PIP関節の伸展
動かせる角度:0°

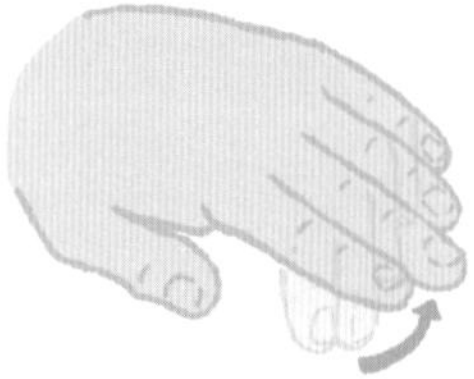

⑦DIP関節の屈曲
動かせる角度:80°

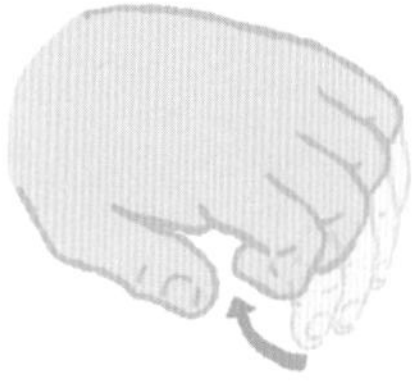

⑧DIP関節の伸展
動かせる角度:0°

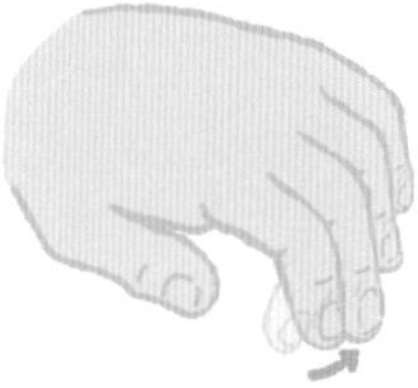

Memo

中指の内転・外転は？
中指の場合は、母指側の外転、小指側の外転と表現するよ。

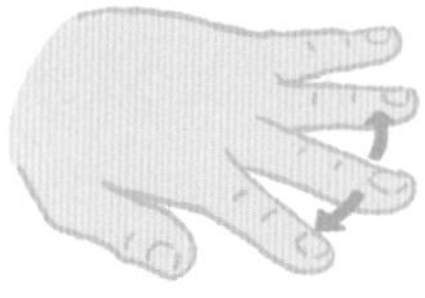

母指《ぼし》以外《いがい》の指《ゆび》を動《うご》かす筋肉《きんにく》

母指《ぼし》以外《いがい》の指《ゆび》を動《うご》かすとき どの筋肉《きんにく》が使《つか》われているの？

①外転に働く筋肉

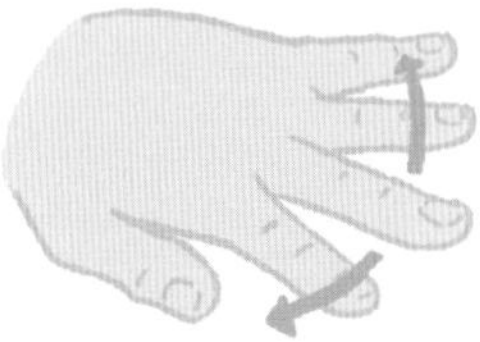

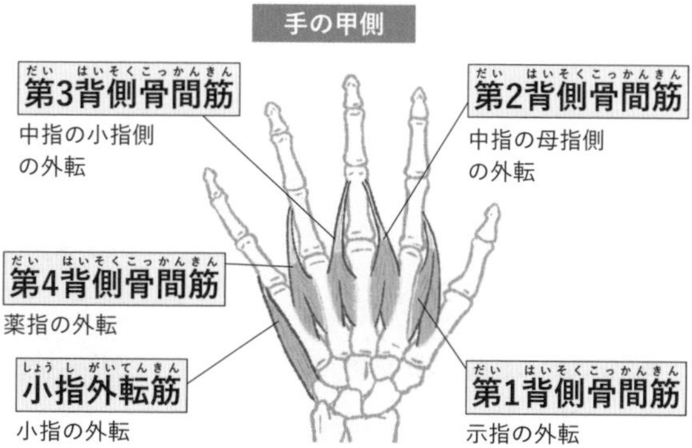

②内転に働く筋肉

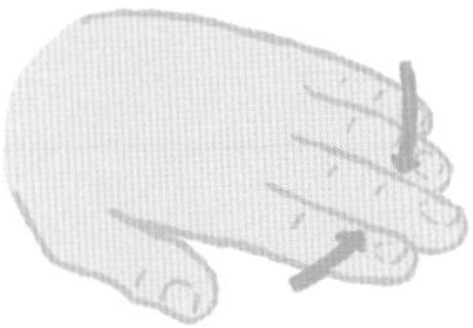

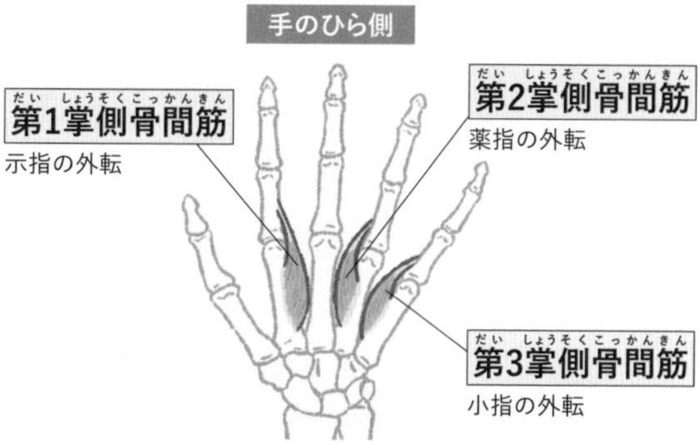

③MP関節の屈曲で動く筋肉

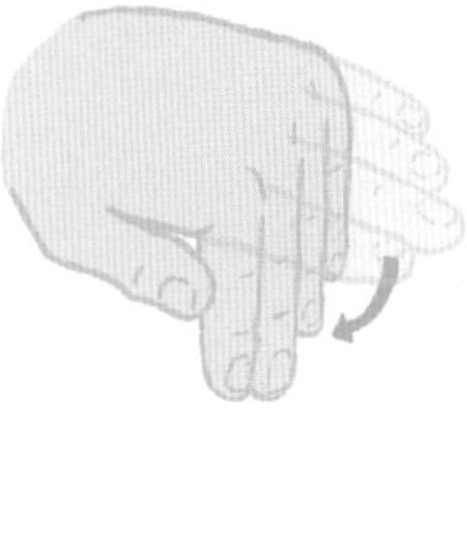

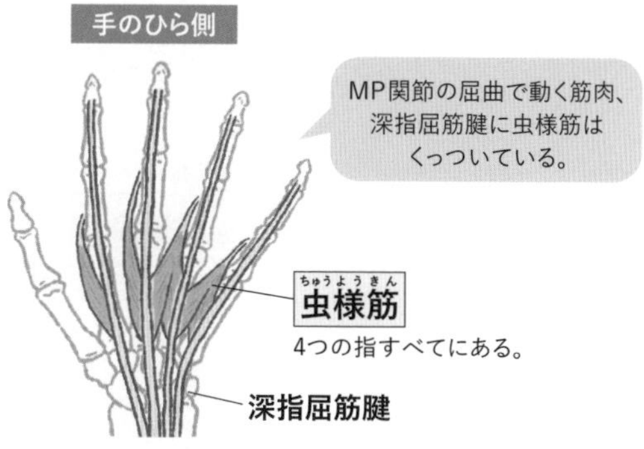

母指以外《ぼしいがい》の指《ゆび》を動《うご》かす筋肉《きんにく》

④MP関節の伸展で動く筋肉

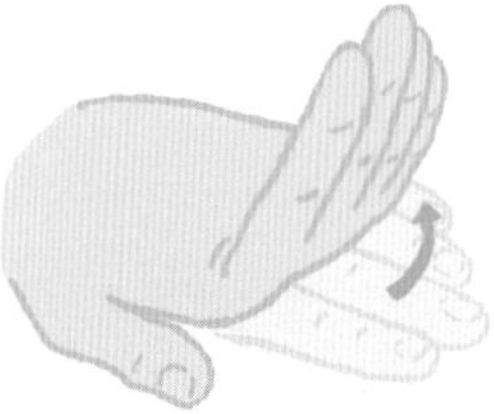

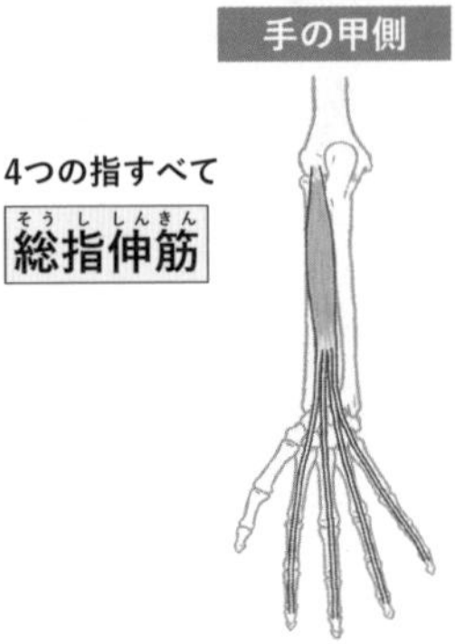

⑤PIP関節の屈曲で動く筋肉

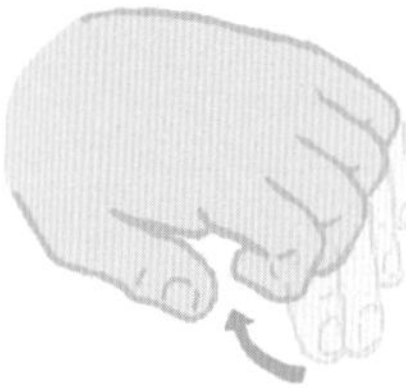

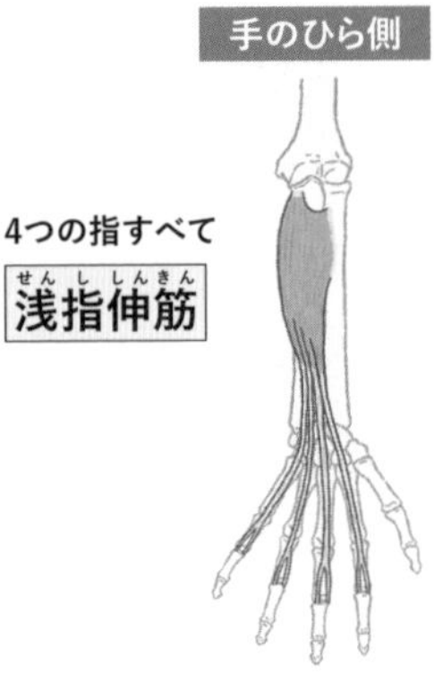

⑥PIP関節の伸展で動く筋肉

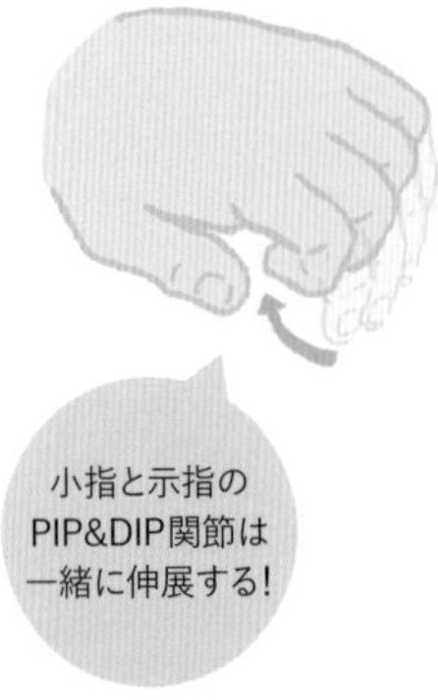

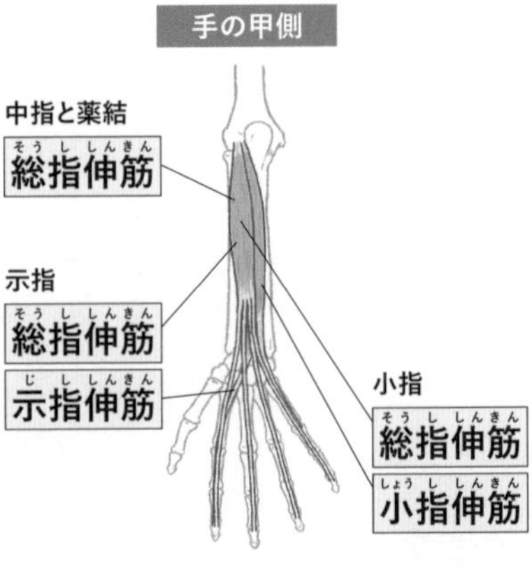

⑦DIP関節の屈曲で動く筋肉

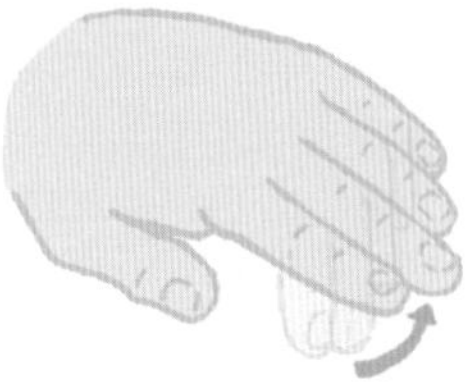

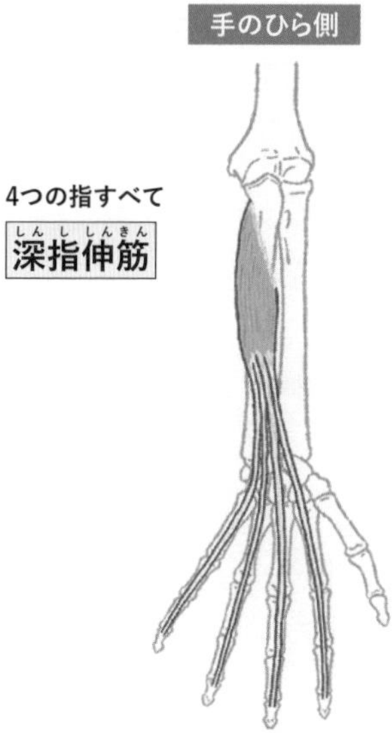

⑧DIP関節の伸展で動く筋肉

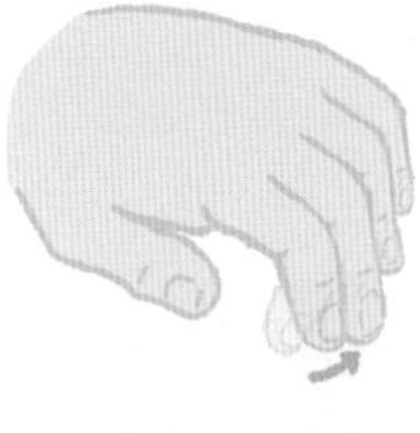

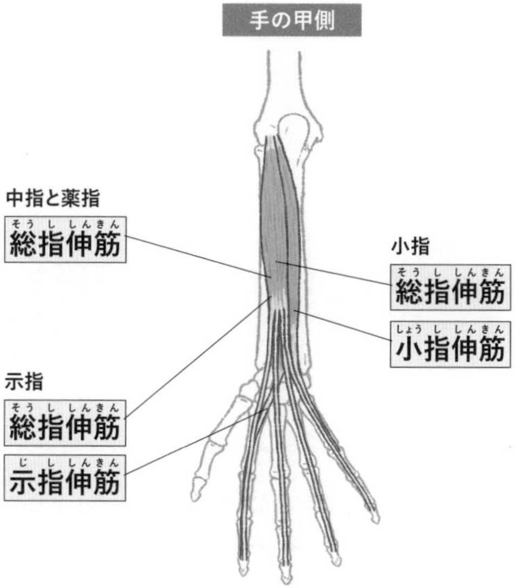

PIP関節とDIP関節の伸展は
同じ筋肉が働くけれど、
屈曲はそれぞれ別の筋肉が
動くというのがポイントだよ。

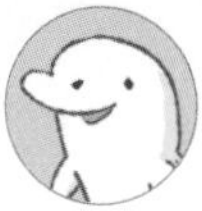

母指《ぼし》の動《うご》き

母指《ぼし》はどの方向《ほうこう》に どれくらい動《うご》くの?

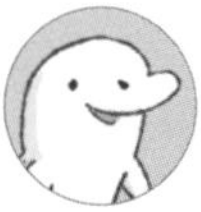

診断のときに使う動きはこれだけだけど、
母指のCM関節はもっと動くよ!

①CM関節の橈側外転
動かせる角度:60°

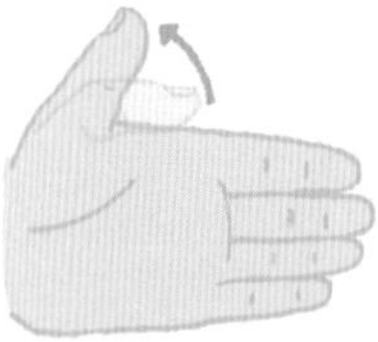

②CM関節の橈側内転
動かせる角度:0°

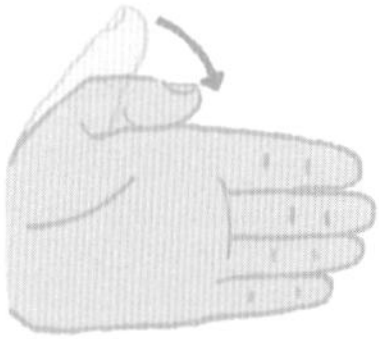

③CM関節の掌側外転
動かせる角度:90°

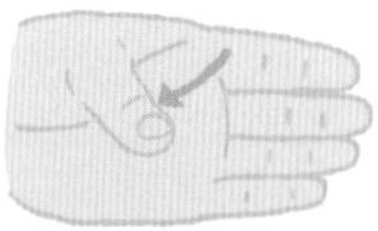

④CM関節の掌側内転
動かせる角度:0°

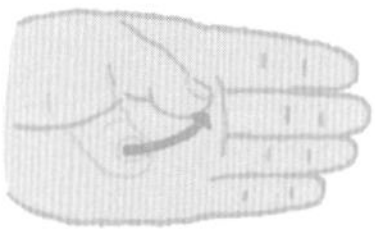

⑤MP関節の屈曲
動かせる角度:60°

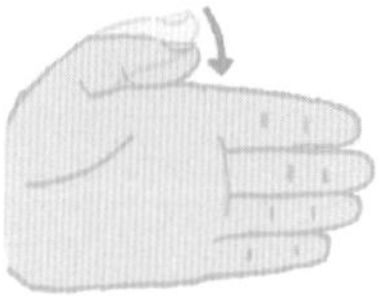

⑥MP関節の伸展
動かせる角度:10°

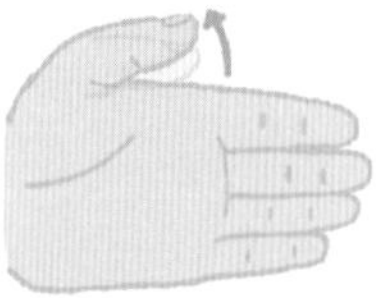

⑦IP関節の屈曲
動かせる角度:80°

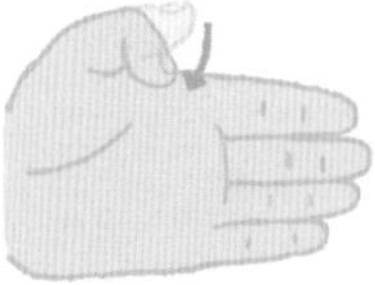

⑧IP関節の伸展
動かせる角度:10°

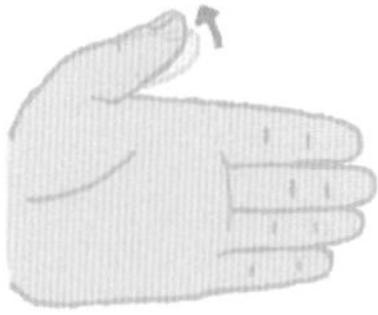

母指のもう一つの動き
母指の対立

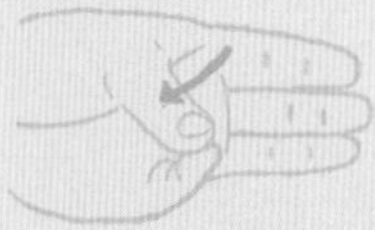

CHECK

■それぞれの動きが可能なように様々な筋肉もあるのでそれを覚えよう。

母指のIP関節から、示指から小指のDIP、PIP関節まで ➡ 屈伸しかできない。

母指から小指のMP関節 ➡ 主には屈伸しかできないが、少しだけ内外転も可能。

母指のCM関節 ➡ 鞍関節であり、いろいろな方向に動かせる。

母指《ぼし》の動《うご》きのメカニズム

母指《ぼし》はどうしていろいろな方向《ほうこう》に動《うご》かすことができるの？

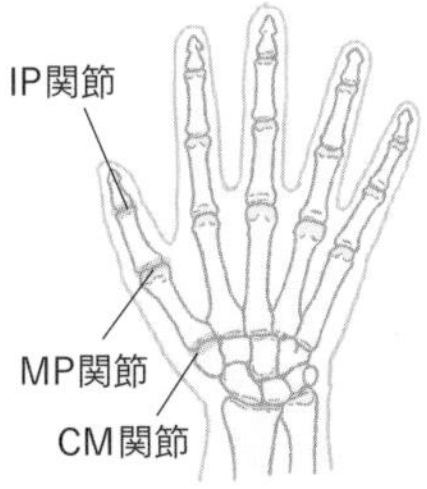

母指のMP・IP 関節、他の指のPIP・DIP 関節は
一方向にしか動かないけど、
母指のCM 関節はいろいろな方向に動くね。

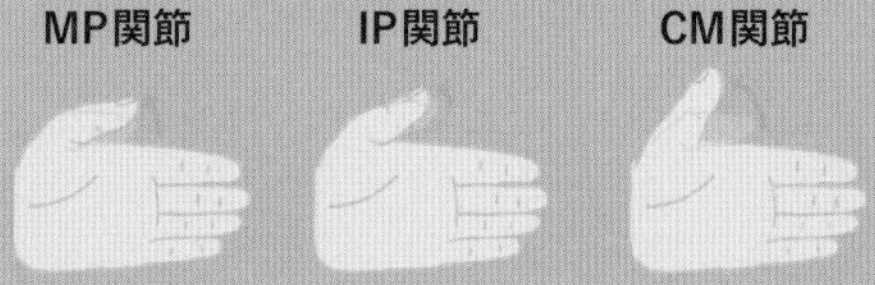

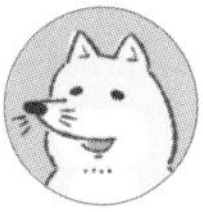

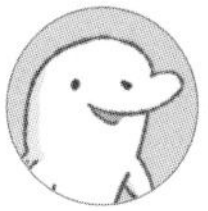

この母指のCM 関節が、
他の動物との大きな違いとも言われるんだ。
いろいろな動きができる秘密は骨の形にあるよ。

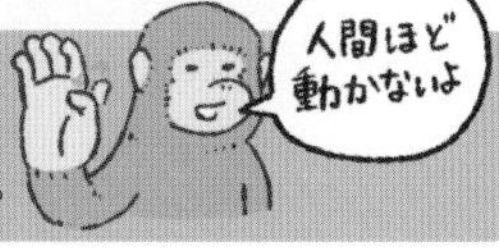

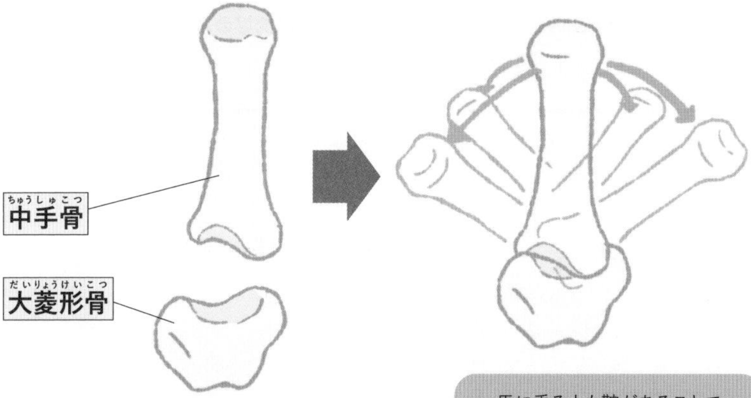

こんな形だと
いろいろな動きができる！
形が「鞍《くら》」に似ているので
鞍関節《くらかんせつ》というよ。

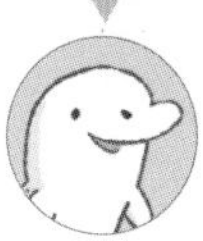

馬に乗る人も鞍があることで
いろいろな方向に動くことができる。

「鞍」ってなに？

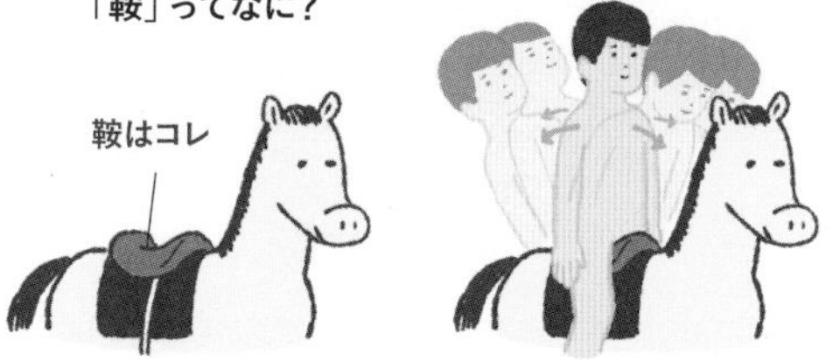

母《ぼ》指《し》を動《うご》かす筋《きん》肉《にく》

母《ぼ》指《し》を動《うご》かすとき どの筋《きん》肉《にく》が使《つか》われているの？

①CM関節の橈側外転で動く筋肉

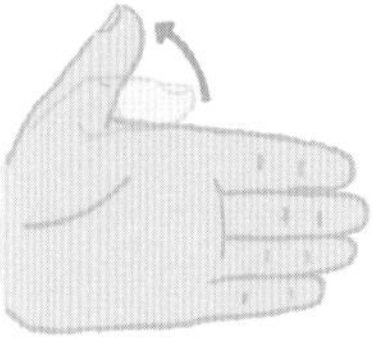

長《ちょう》母《ぼ》指《し》外《がい》転《てん》筋《きん》

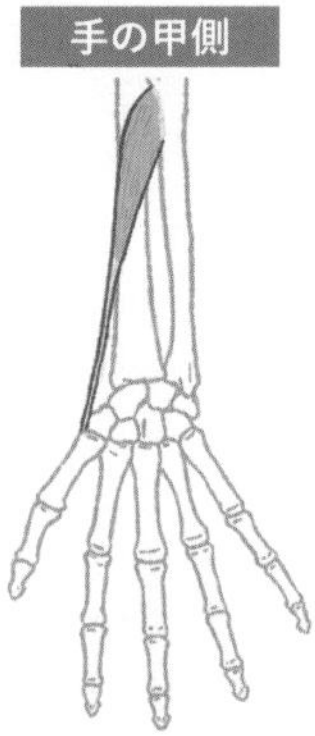

②CM関節の橈側内転で動く筋肉

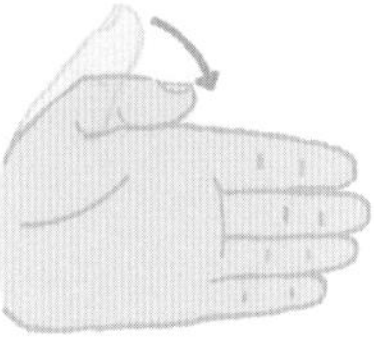

母《ぼ》指《し》内《ない》転《てん》筋《きん》

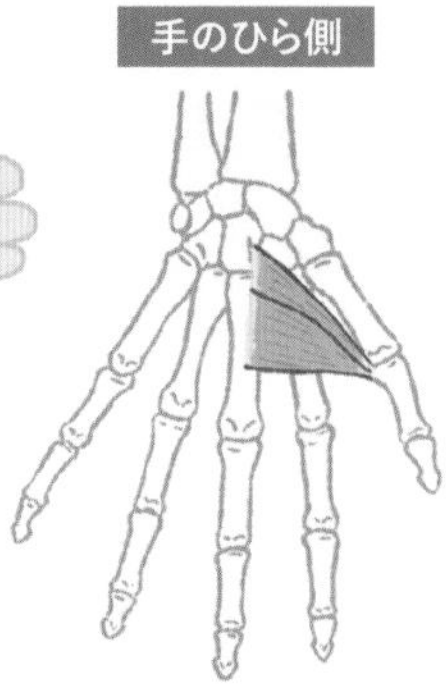

③CM関節の掌側外転で動く筋肉

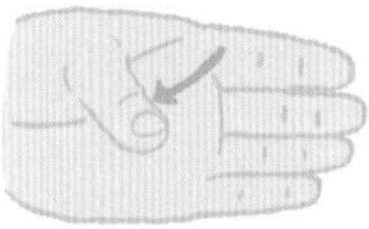

短《たん》母《ぼ》指《し》外《がい》転《てん》筋《きん》

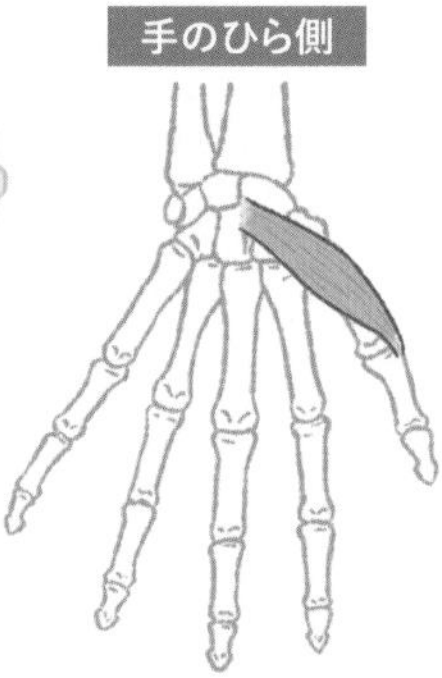

④CM関節の掌側内転で動く筋肉

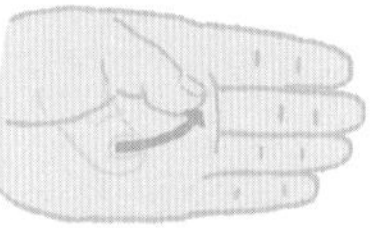

母《ぼ》指《し》内《ない》転《てん》筋《きん》

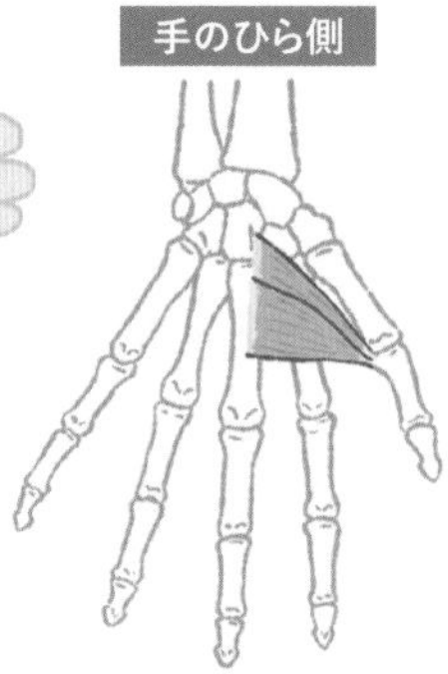

Memo

母指の
もう一つの動き
母指の対立で
動く筋肉

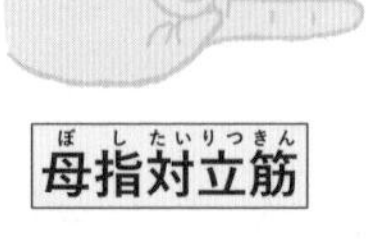

母《ぼ》指《し》対《たい》立《りつ》筋《きん》

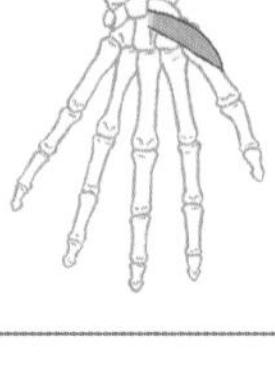

⑤MP関節の屈曲で動く筋肉

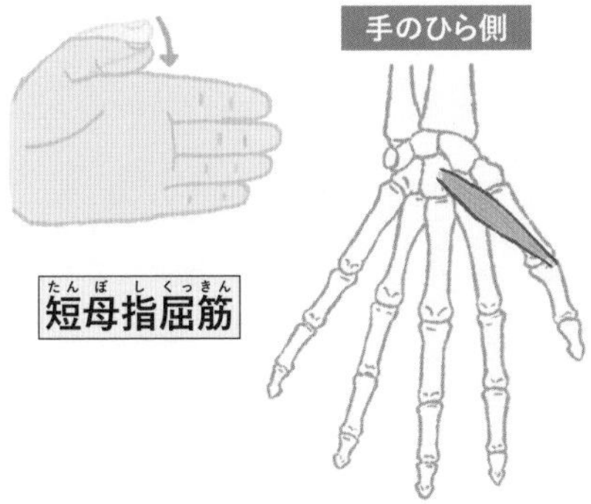

⑥MP関節の伸展で動く筋肉

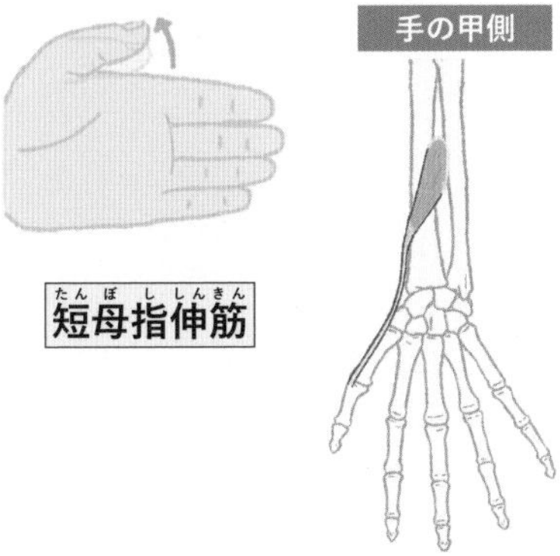

⑦IP関節の屈曲で動く筋肉

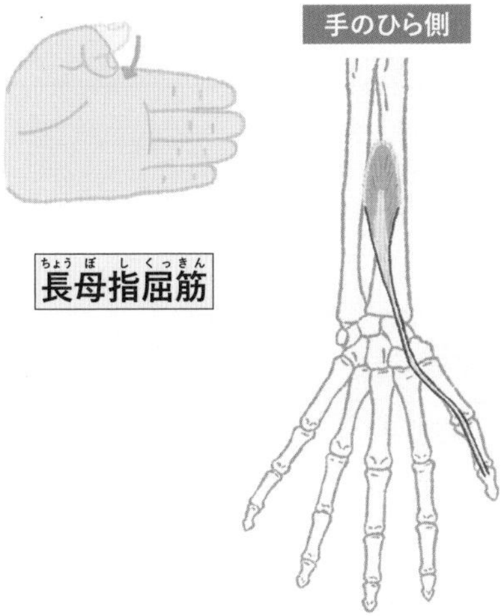

⑧IP関節の伸展で動く筋肉

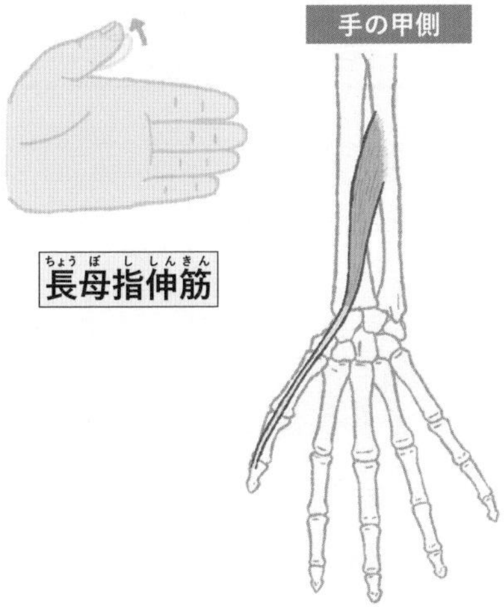

手関節《しゅかんせつ》に関係《かんけい》する筋肉《きんにく》

手首《てくび》を動《うご》かすとき どの筋肉《きんにく》が使《つか》われているの？

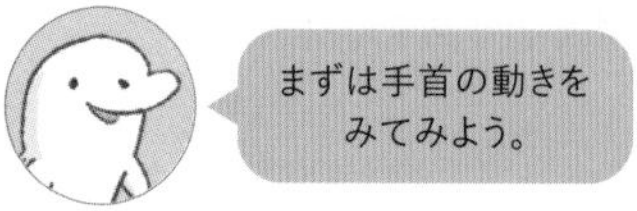
まずは手首の動きをみてみよう。

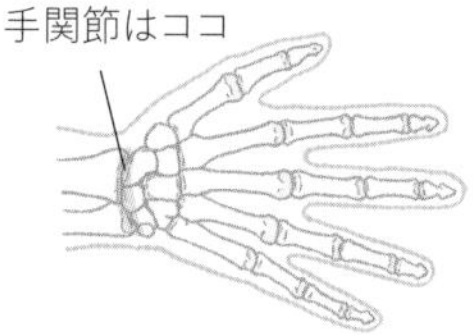
手関節はココ

①掌屈（屈曲）
動かせる角度:90°

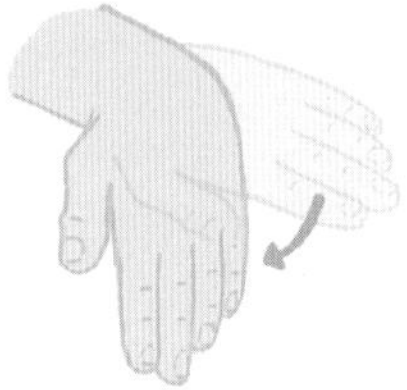

②背屈（伸展）
動かせる角度:70°

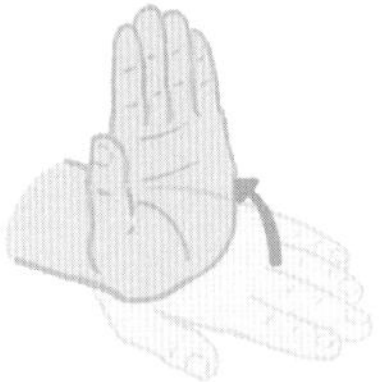

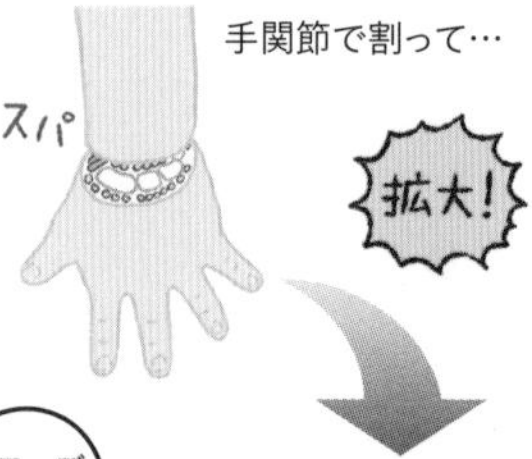
手関節で割って…
スパ
拡大!

③橈屈
動かせる角度:25°

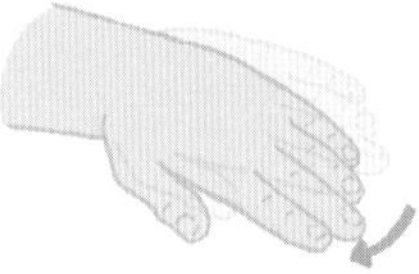

④尺屈
動かせる角度:55°

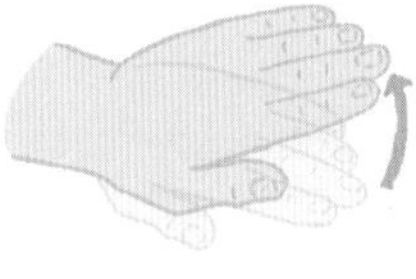

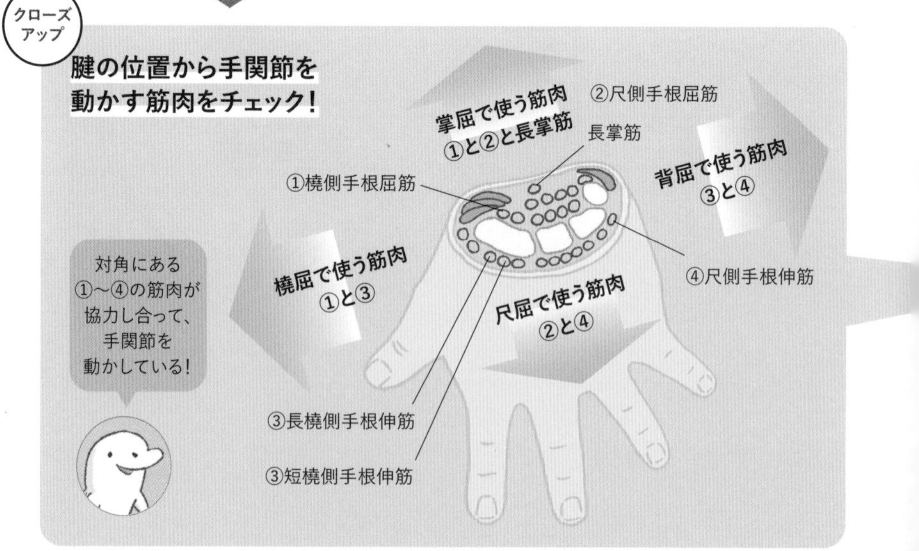
クローズアップ
腱の位置から手関節を
動かす筋肉をチェック!
掌屈で使う筋肉
①と②と長掌筋
②尺側手根屈筋
長掌筋
背屈で使う筋肉
③と④
①橈側手根屈筋
橈屈で使う筋肉
①と③
尺屈で使う筋肉
②と④
④尺側手根伸筋
対角にある
①～④の筋肉が
協力し合って、
手関節を
動かしている!
③長橈側手根伸筋
③短橈側手根伸筋

①掌屈（屈曲）で動く筋肉

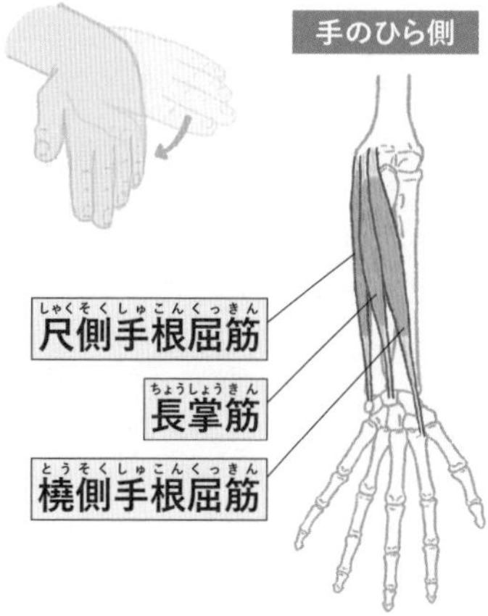

②背屈（伸展）で動く筋肉

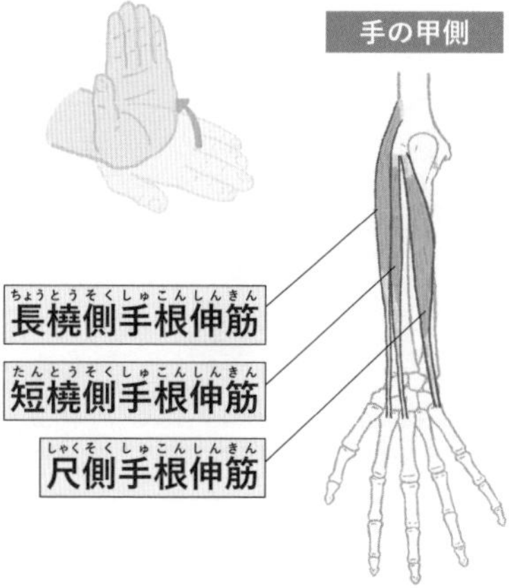

③橈屈で動く筋肉

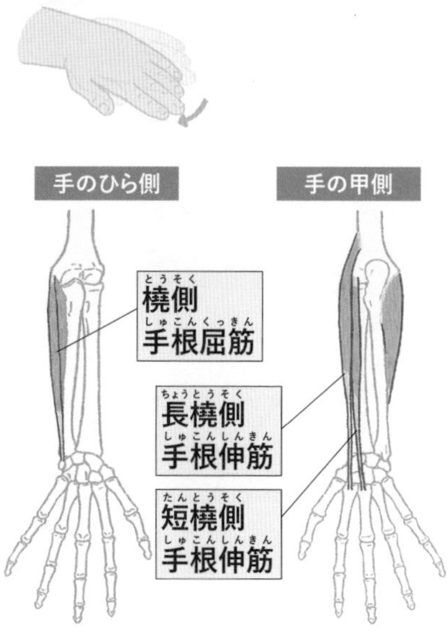

④尺屈で動く筋肉

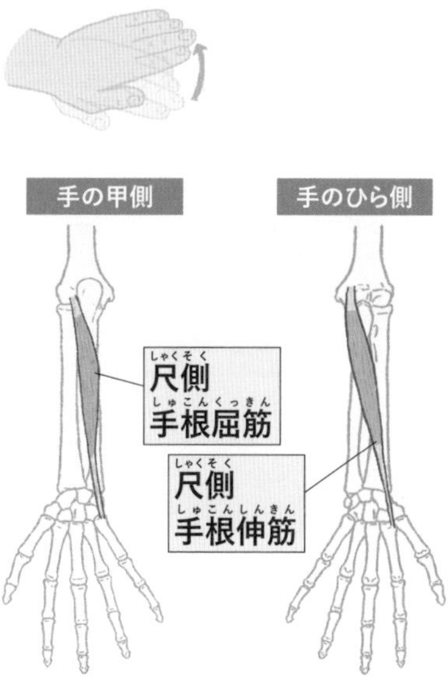

指《ゆび》の2種類《しゅるい》の腱鞘《けんしょう》

どうして指《ゆび》はスムーズに曲《ま》げ伸《の》ばしできるの？

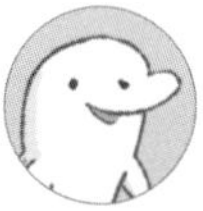

指の曲げ伸ばしには、靭帯性腱鞘《じんたいせいけんしょう》と、滑膜性腱鞘《かつまくせいけんしょう》の2種類の腱鞘が活躍するよ。まずは靭帯性腱鞘をみてみよう。

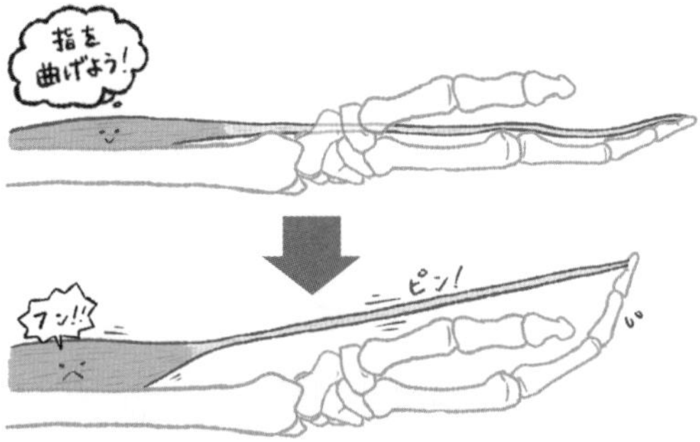

指を曲げよう!
フン!!
ピン!

もし、指を筋肉だけで曲げようとすると…

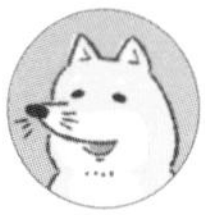

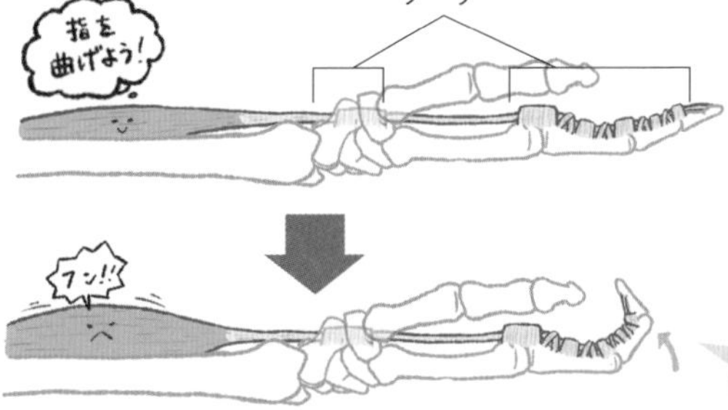

指を曲げよう!
プーリー
フン!!

腱が骨から離れてしまい、うまく指を曲げられない…。指をうまく曲げるために、腱をおさえる靭帯性腱鞘がある。

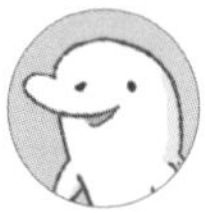

靭帯性腱鞘は靭帯でできている。

靭帯性腱鞘《じんたいせいけんしょう》

例えるなら
釣り竿のガイド

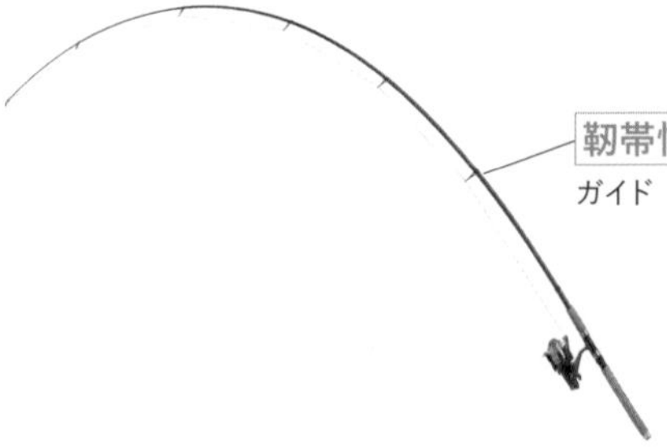

靭帯性腱鞘
ガイド

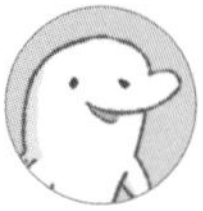

もし、靭帯性腱鞘だけでおさえていたら、
指が動くたびに腱が骨にこすれて、うまく動かなかったり、傷んでしまう。
だから腱がスムーズに動かせるように、
腱の滑りを良くする滑膜性腱鞘があるんだ!

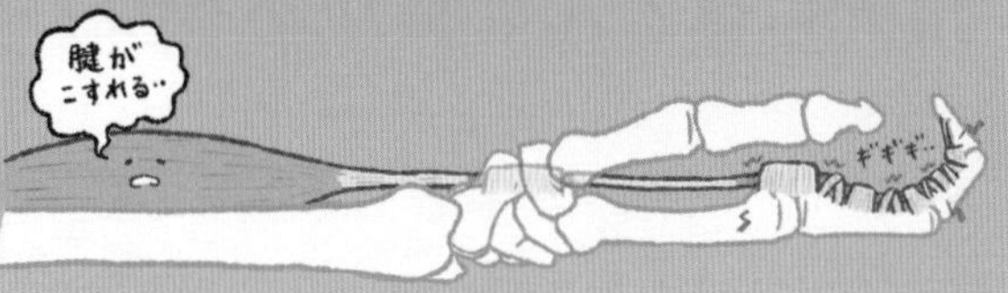

滑膜性腱鞘《かつまくせいけんしょう》があると…

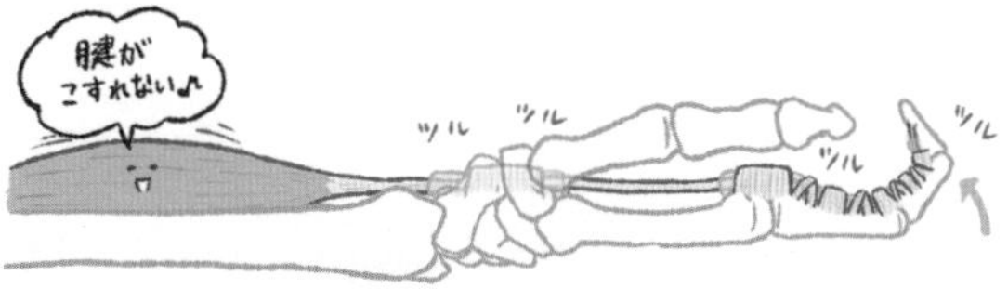

靭帯性腱鞘の役目は、
関節を曲げる際に浮き上がら
ないように抑え込むこと。
これが浮き上がると指がうまく
曲げられない。滑膜性腱鞘は
腱がそのトンネルの中を
滑るように作られている。

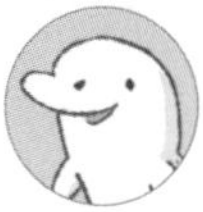

手にある靭帯性腱鞘《じんたいせいけんしょう》と滑膜性腱鞘《かつまくせいけんしょう》の場所

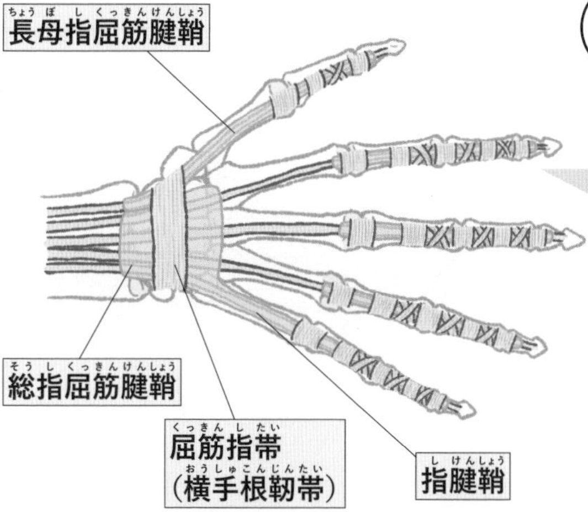

クローズアップ

骨と腱と
滑膜性腱鞘《かつまくせいけんしょう》の関係

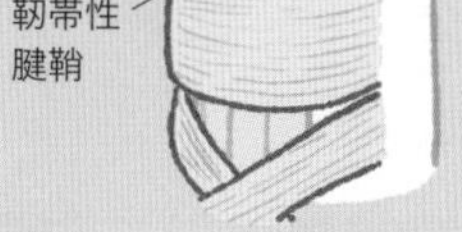

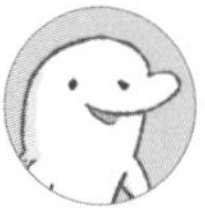

上のイラストは赤色が靭帯性腱鞘、水色が滑膜性腱鞘だよ。

指伸筋《ししんきん》の腱《けん》

指先《ゆびさき》にはどんな腱《けん》があるの？

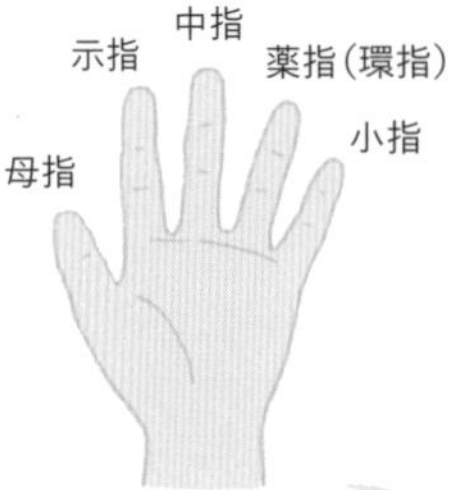

指伸筋（総指伸筋・示指伸筋など）の腱は、
違う筋肉の腱とくっついて、
PIP関節を伸ばす中央索と、
DIP関節を伸ばす側索（両側に1本ずつ）の
3つに分かれる。

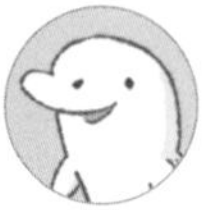

上から示指をみる

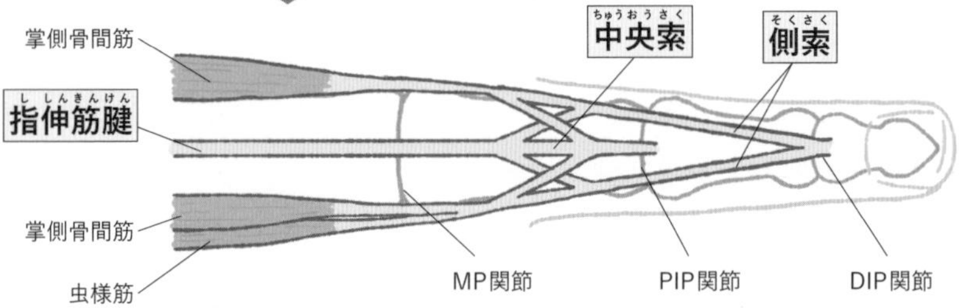

横から示指をみる

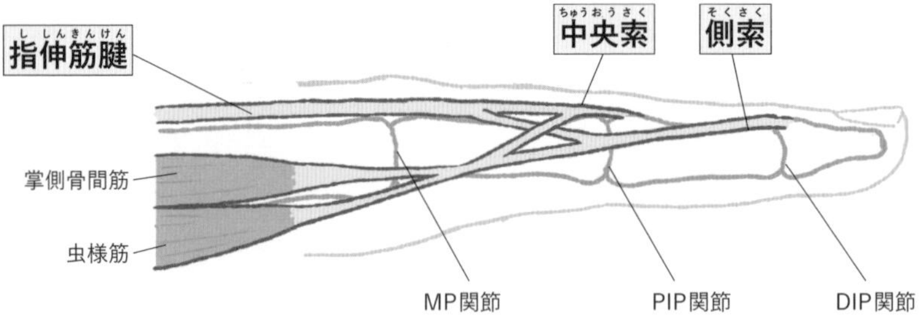

CHECK

■指を伸ばす腱を伸筋腱、指を曲げる腱を屈筋腱という。

伸筋腱 ➡ 人差し指と小指には2本、そのほかの指は1本ある。

屈筋腱 ➡ 親指に1本、そのほかの指には2本ずつある。

上肢《じょうし》の神経《しんけい》

手《て》にはどんな神経《しんけい》が どこに走《はし》っているの？

手に関わる代表的な神経は
正中神経・尺骨神経・橈骨神経の3つ。

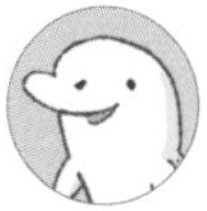

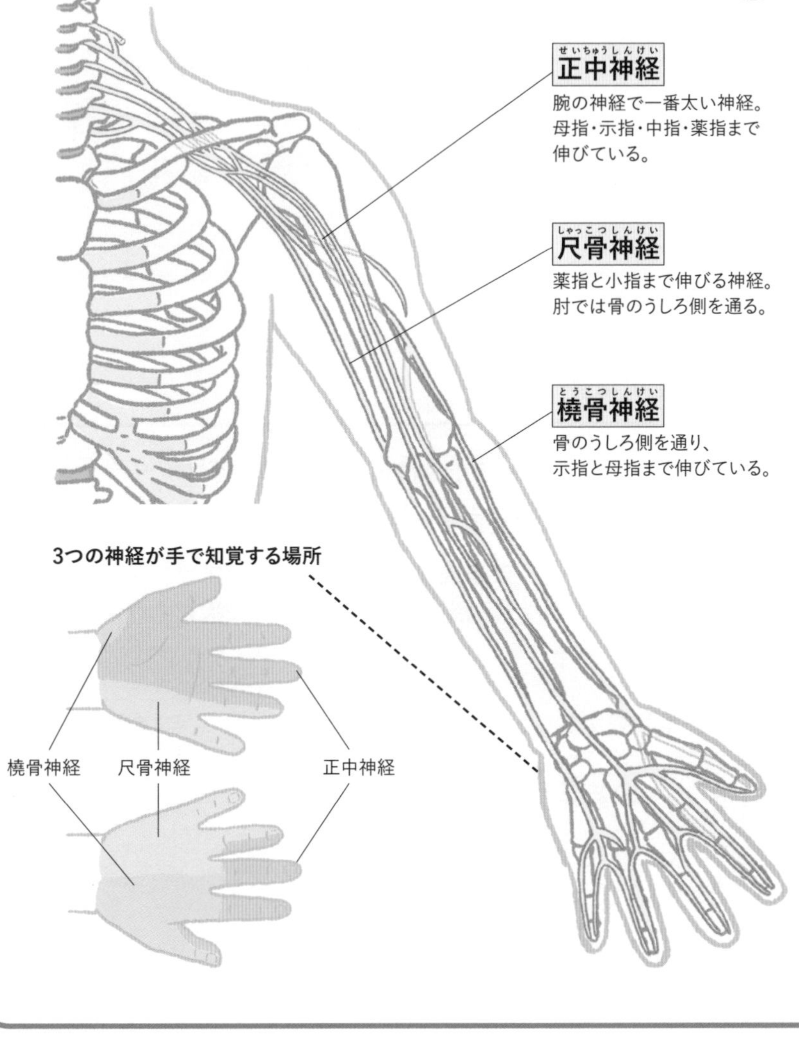

正中神経《せいちゅうしんけい》
腕の神経で一番太い神経。
母指・示指・中指・薬指まで
伸びている。
尺骨神経《しゃっこつしんけい》
薬指と小指まで伸びる神経。
肘では骨のうしろ側を通る。
橈骨神経《とうこつしんけい》
骨のうしろ側を通り、
示指と母指まで伸びている。
3つの神経が手で知覚する場所
橈骨神経
尺骨神経
正中神経

正中神経《せいちゅうしんけい》で動《うご》く筋肉《きんにく》

正中神経《せいちゅうしんけい》で動《うご》く筋肉《きんにく》はどれ?

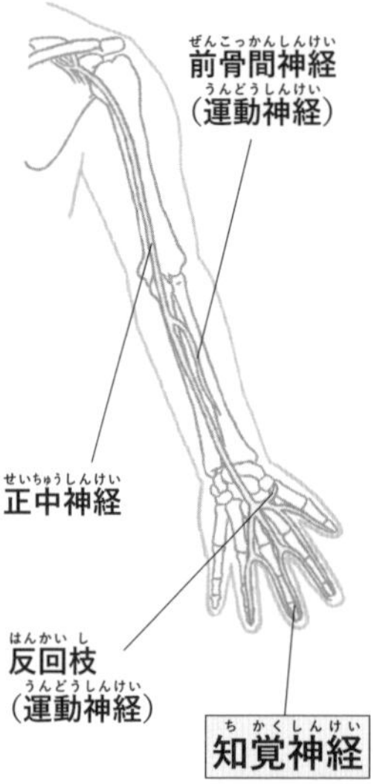

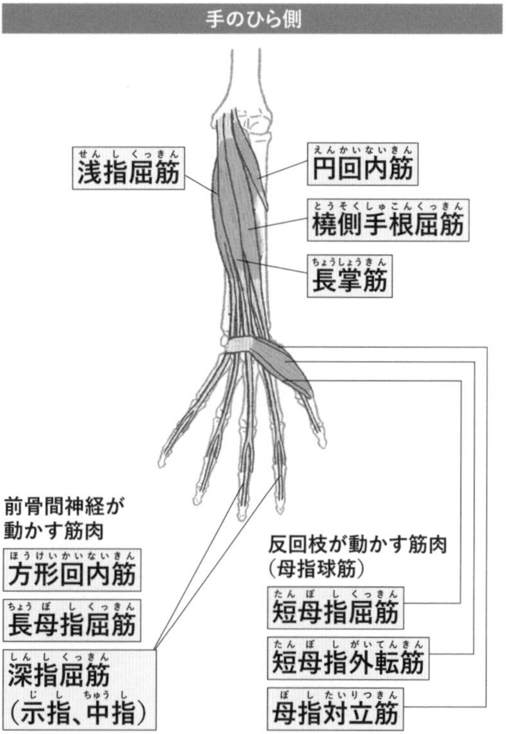

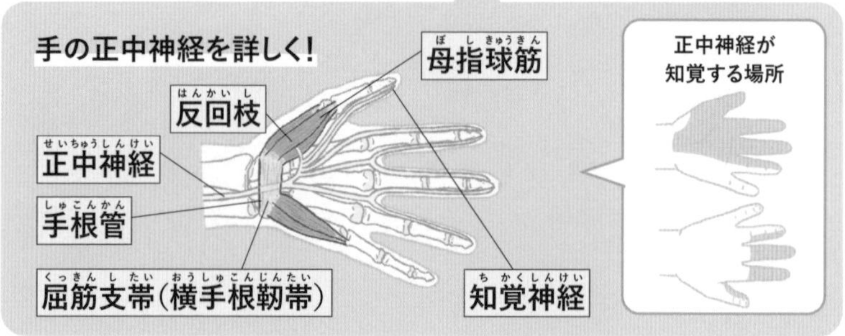

尺骨神経《しゃっこつしんけい》で動《うご》く筋肉《きんにく》

尺骨神経《しゃっこつしんけい》で動《うご》く筋肉《きんにく》はどれ？

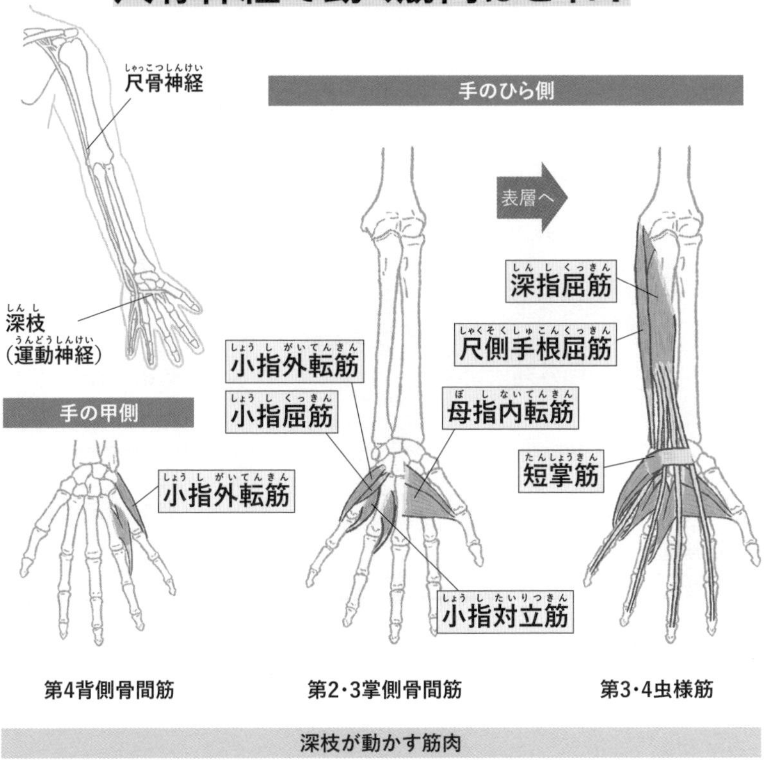

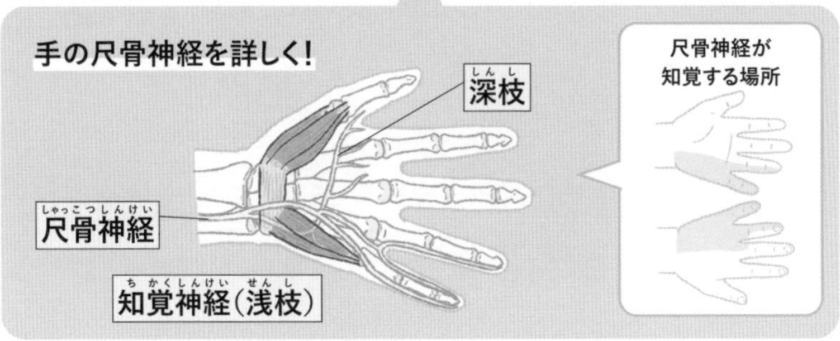

橈骨神経《とうこつしんけい》で動《うご》く筋肉《きんにく》

橈骨神経《とうこつしんけい》で動《うご》く筋肉《きんにく》はどれ？

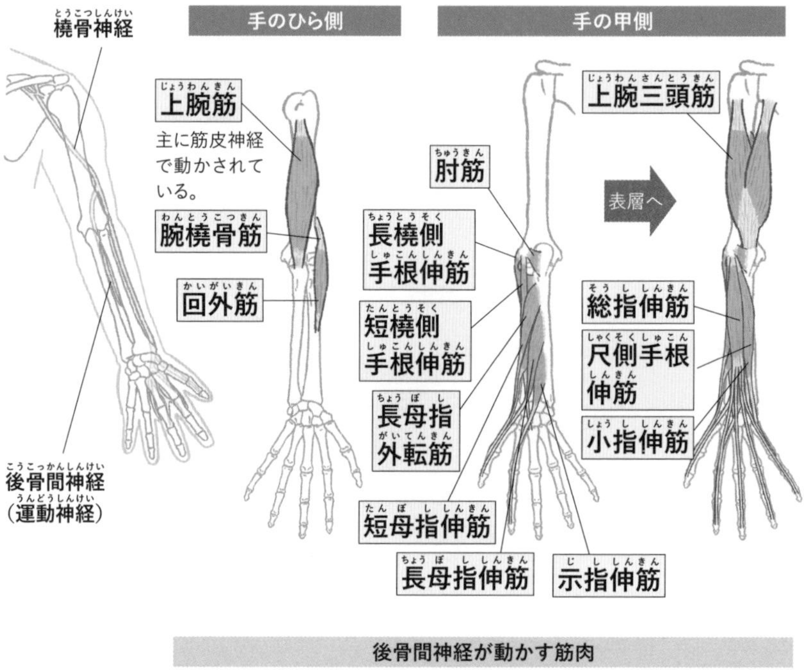

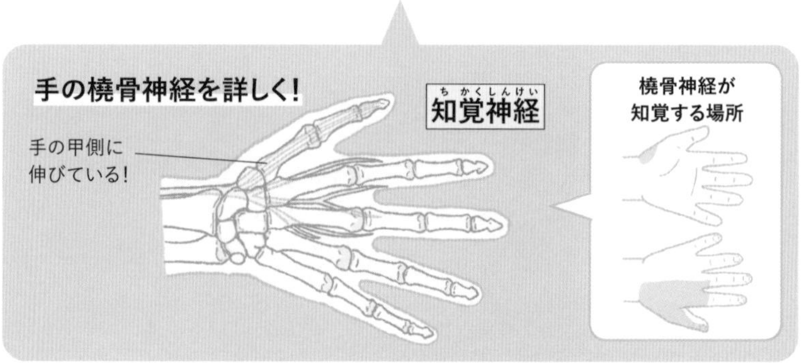

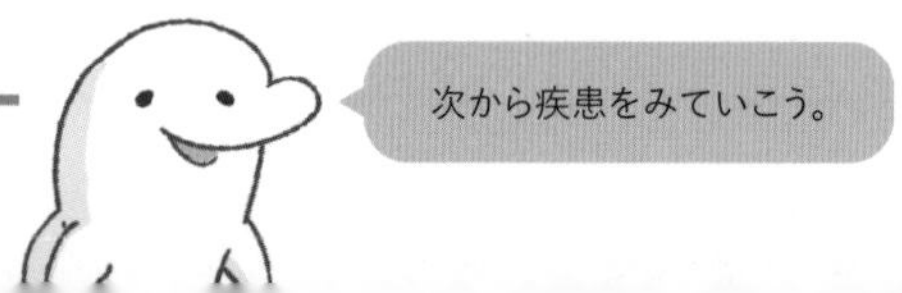

疾患 正中神経《せいちゅうしんけい》の運動障害《うんどうしょうがい》

原因 ➡ 外傷などが多い。

症状 ➡ 上腕部、上腕骨顆上部、前骨間神経、手根管部に出やすい。障害される好発部位があること、また、それぞれで症状が異なることも理解しよう。

診断・治療 ➡ 診察、X線画像診断(骨折の有無の判定)。電気生理学検査。場所によってどんな異常があるのかで、リハビリの方法、用いられる装具、手術も変わってくる。

正中神経障害 障害《しょうがい》されやすい場所《ばしょ》はどこ?

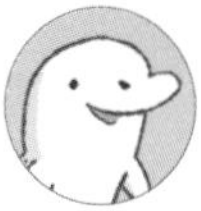

神経がどこを支配しているかを把握しよう。
支配している場所に症状が起こるよ。
神経を川に例えて、どの場所でどんな障害が起きるのかイメージしてみよう。

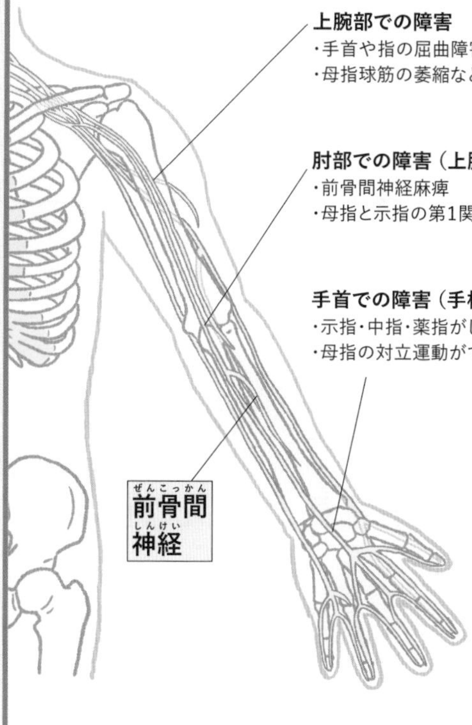

上腕部での障害

・手首や指の屈曲障害
・母指球筋の萎縮など広範囲での障害。

まれに起こる!

肘部での障害 (上腕骨顆上骨折)

・前骨間神経麻痺
・母指と示指の第1関節の屈曲ができなくなる。

手首での障害 (手根管症候群)

・示指・中指・薬指がしびれる
・母指の対立運動ができない。

それなりに起こる!

おさらい

神経《しんけい》

障害があった場所が脊髄や脳に近づくほど重い症状になる。

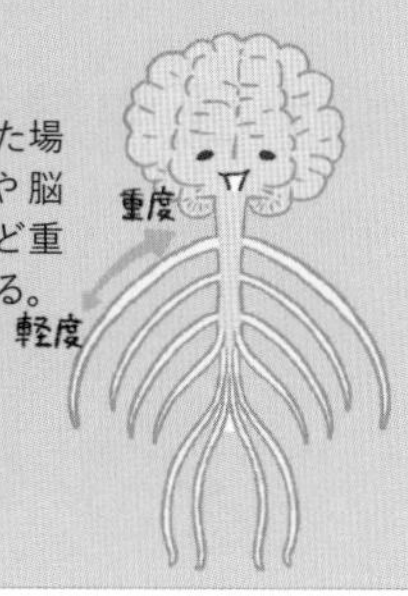

症状 神経《しんけい》が麻痺《まひ》するとどうなるの？

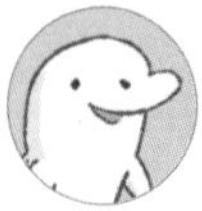

障害された神経の場所によって手の変形が起こる。

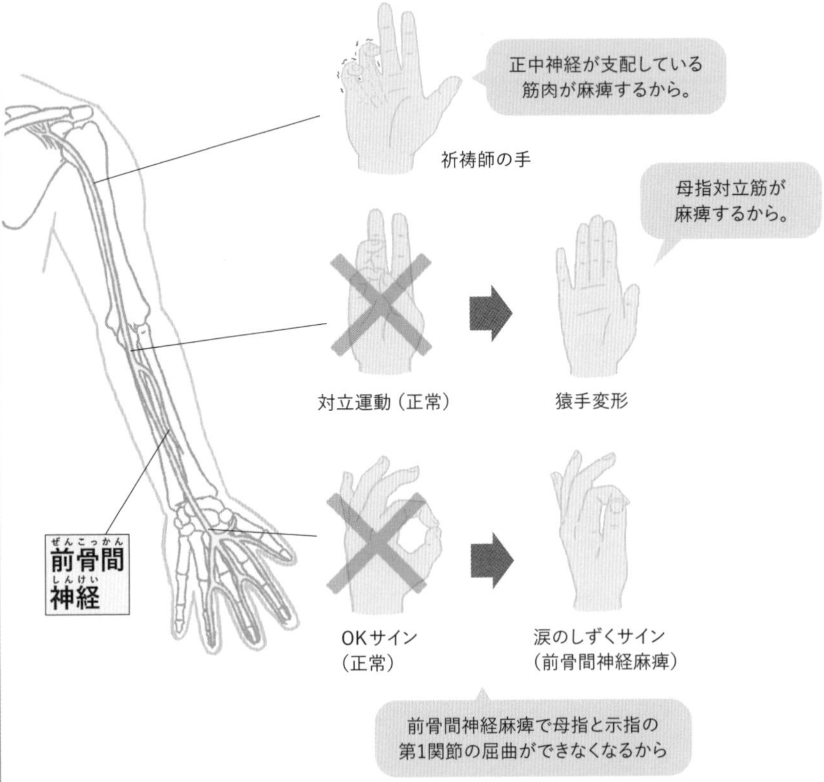

正中神経が支配している
筋肉が麻痺するから。
祈祷師の手
母指対立筋が
麻痺するから。
対立運動（正常）
猿手変形
前骨間《ぜんこっかん》
神経《しんけい》
OKサイン
（正常）
涙のしずくサイン
（前骨間神経麻痺）
前骨間神経麻痺で母指と示指の
第1関節の屈曲ができなくなるから

装具療法 正中神経麻痺《せいちゅうしんけいまひ》に対《たい》する装具《そうぐ》ってどんなもの？

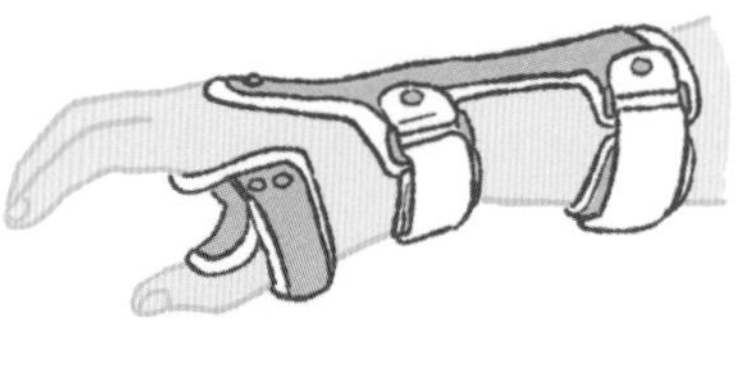

長（Rancho《ランチョ》）短（Bennett《ベネット》）対立装具。
母指は対立位をとる目的があるよ。

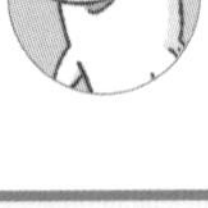

疾患 尺骨神経《しゃっこつしんけい》の運動障害《うんどうしょうがい》

原因 ➡肘部管症候群など。

症状 ➡尺骨神経の知覚神経領域を理解しよう。また、神経が作用する運動も勉強しよう。

診断・治療 ➡診察、X線画像診断(骨折の有無の判定)、電気生理学検査。ナックルベンダーなどの装具、尺骨神経移行術などを行う。

メモ ➡外傷もあるが多くは肘部管症候群で発症する。

知覚障害 どんな障害《しょうがい》がどこに現《あらわ》れるの?

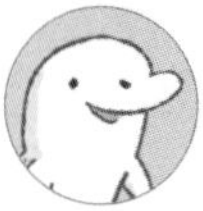

薬指と小指が痺れたり、手の一部が動かなくなるよ。
尺骨神経は肘部での圧迫が起こりやすいんだ(肘部管症候群)!

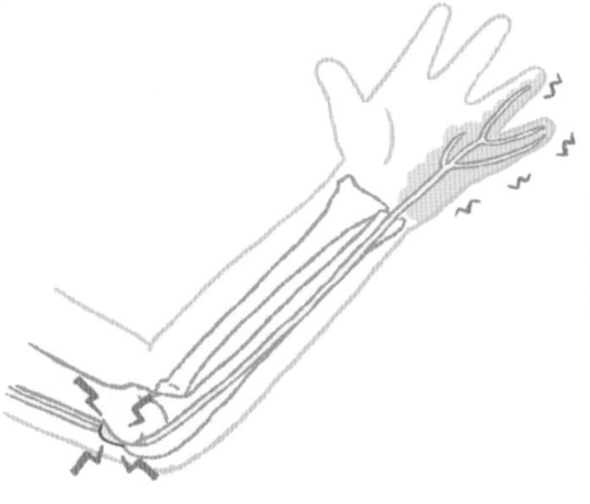

尺骨神経の知覚神経は
薬指と小指。
だからここに
痺れが出るんだね。

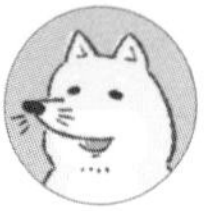

運動障害 尺骨神経《しゃっこつしんけい》の運動麻痺《うんどうまひ》ではどんな手《て》になるの?

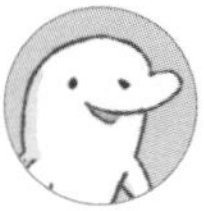

尺骨神経の障害で手の変形が起こるよ。
鷲《わし》手《で》変形《へんけい》というよ。

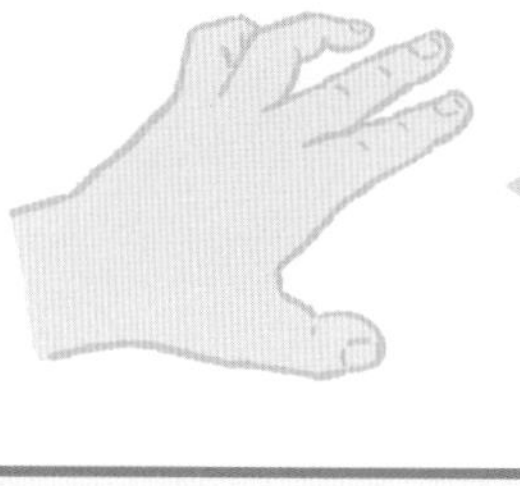

薬指と小指が屈曲できなくなる!

Froment《フローマン》サイン

紙をつまむ親指を比べてみよう

正常　　　　Fromentサイン

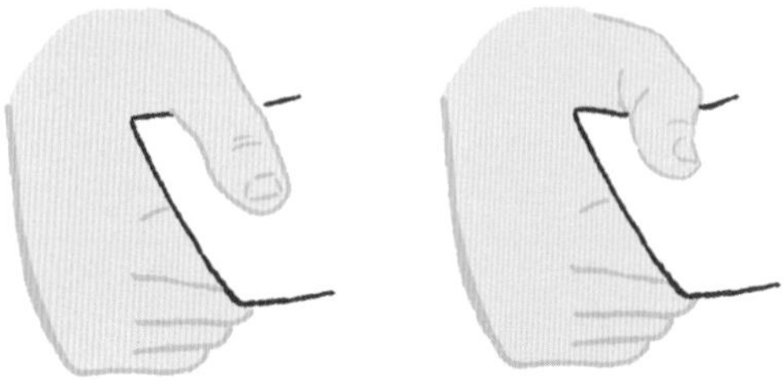

反対方向に引っ張るときに
母指の第1関節が
曲がれば陽性。

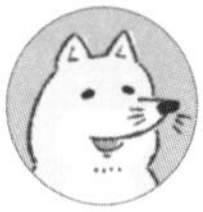

なんでこんなつまみ方になるの？

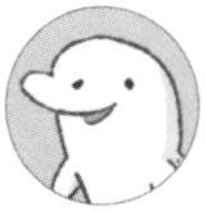

母指内転筋が動かなくなる代わりに、
長母指屈筋が動いてしまうんだ。

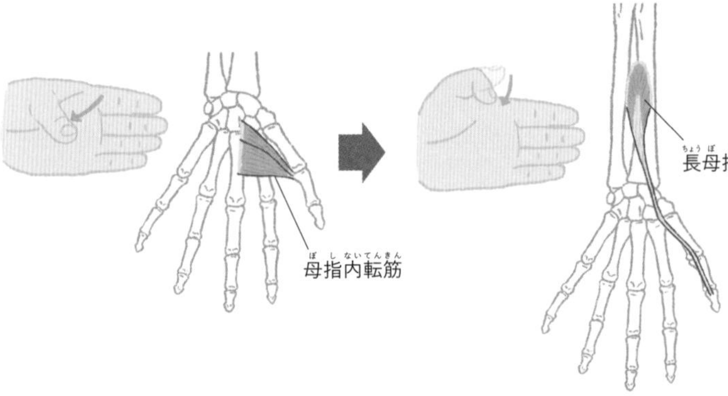

装具療法　尺骨神経麻痺《しゃっこつしんけいまひ》に対《たい》する装具《そうぐ》ってどんなもの？

●ナックルベンダー

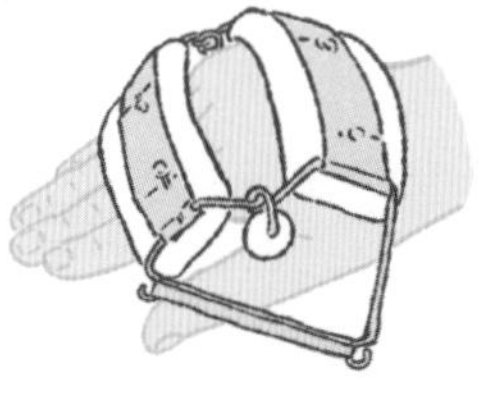

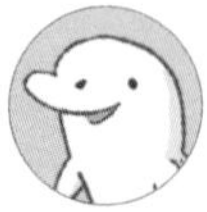

手首をゴムやバネで曲げて
MP関節を屈曲するくらいに矯正する。
他に虫様筋カフという装具もある。

疾患 橈骨神経《とうこつしんけい》の運動障害《うんどうしょうがい》

原因 ➡外傷、腕枕など。

症状 ➡橈骨神経の知覚神経領域を理解しよう。また、神経が作用する運動も勉強しよう(上腕部と前腕部で出現症状は異なるため)。

診断・治療 ➡診察、X線画像診断(骨折の有無の判定)、電気生理学検査。コックアップスプリントなどの装具。

症状 どこに障害《しょうがい》が現《あらわ》れるの?

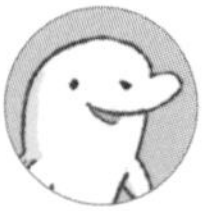

母指、示指、中指のあたりの手の甲が痺れる。

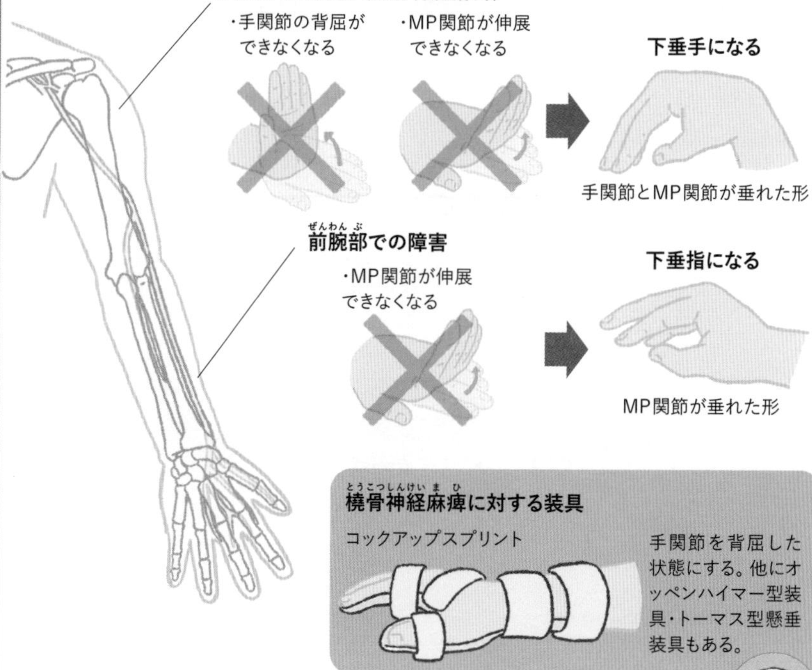

上腕部での障害(橈骨神経麻痺《とうこつしんけいまひ》)
・手関節の背屈ができなくなる
・MP関節が伸展できなくなる
下垂手になる
手関節とMP関節が垂れた形
前腕部《ぜんわんぶ》での障害
・MP関節が伸展できなくなる
下垂指になる
MP関節が垂れた形

橈骨神経麻痺《とうこつしんけいまひ》に対する装具

コックアップスプリント

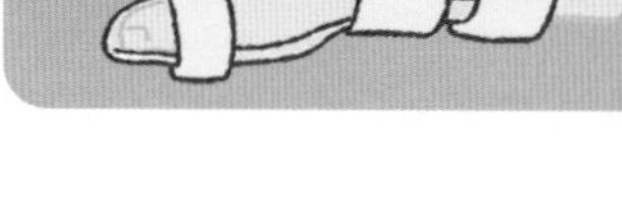

手関節を背屈した状態にする。他にオッペンハイマー型装具・トーマス型懸垂装具もある。

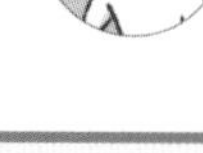

CHAPTER 5 手

疾患 バネ指《ゆび》

原因 ➡手のひら側にある靭帯性腱鞘が肥厚し、その中を走る腱および滑膜性腱鞘がつかえる。靭帯性腱鞘が肥厚する理由は不明。様々な年齢で発症し、どの指にでも起こる。

症状 ➡指の伸展ができない、またはできにくい。屈曲は可能である。

診断・治療 ➡診察。軽症であれば保存的治療（時間とともに軽快する）。重度であれば腱鞘切開術を行う。

名前の由来 どうしてバネ指《ゆび》と呼《よ》ばれるの？

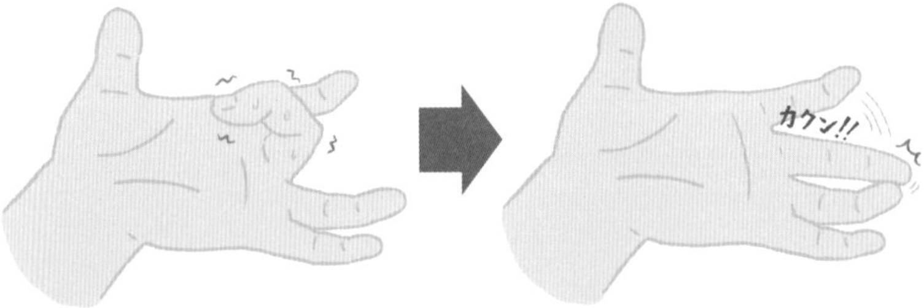

指がスムーズに伸びなくなり……

バネが弾けたように伸びる。

病態 なぜバネ指《ゆび》になるの？

靭帯性腱鞘が太くなったりして、靭帯性腱鞘に腱が引っかかる。
なぜ太くなるのかは不明！ 様々な年齢で発症して、どの指にも起こるよ。

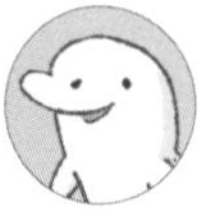

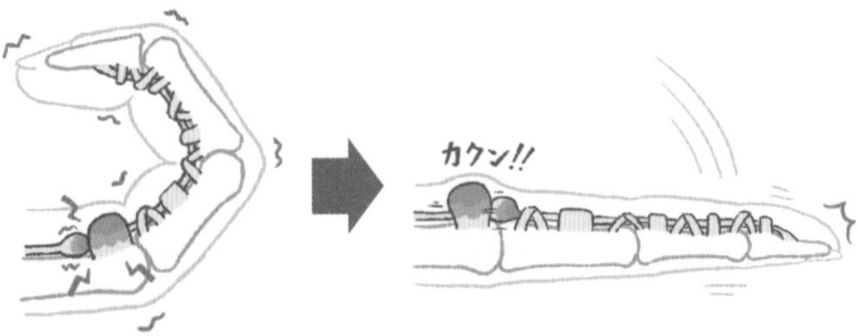

靭帯性腱鞘に腱が引っかかり……

弾けるように伸びる。

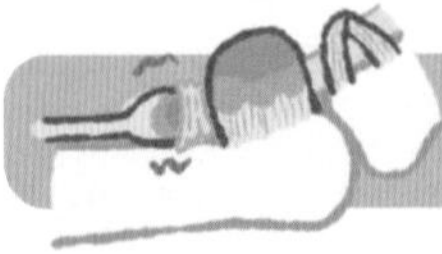

滑膜性腱鞘がたわみ、
伸びるときに一気に移動するよ！

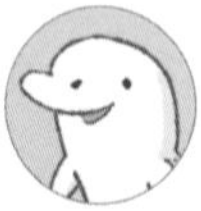

疾患 ドケルバン病《びょう》

原因 ➡短母指伸筋腱、長母指外転筋腱がプーリー（靭帯性腱鞘）に引っかかる。その原因は不明。

症状 ➡母指を屈曲させ手首を尺屈させると痛みが誘発される。

診断・治療 ➡診察。軽症であれば保存的治療（時間とともに軽快する）。重度であれば腱鞘切開術を行う。

メモ ➡母指の伸展時に母指の背側に痛みが走る。

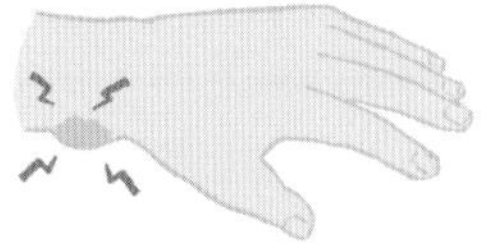

病態 どこがどう悪《わる》くなるの？

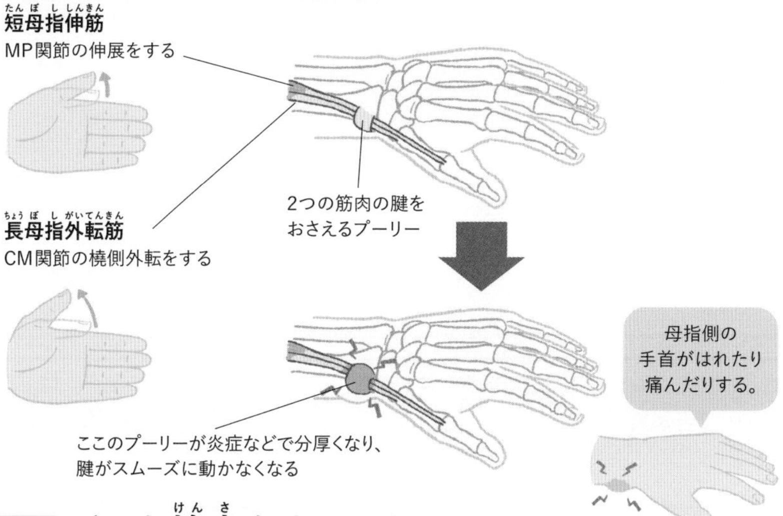

短母指伸筋《たんぼししんきん》
MP関節の伸展をする
長母指外転筋《ちょうぼしがいてんきん》
CM関節の橈側外転をする
2つの筋肉の腱をおさえるプーリー
ここのプーリーが炎症などで分厚くなり、腱がスムーズに動かなくなる
母指側の手首がはれたり痛んだりする。

診察 どんな検査《けんさ》をするの？

●**アイヒホッフテスト（フィンケルシュタインテスト）**

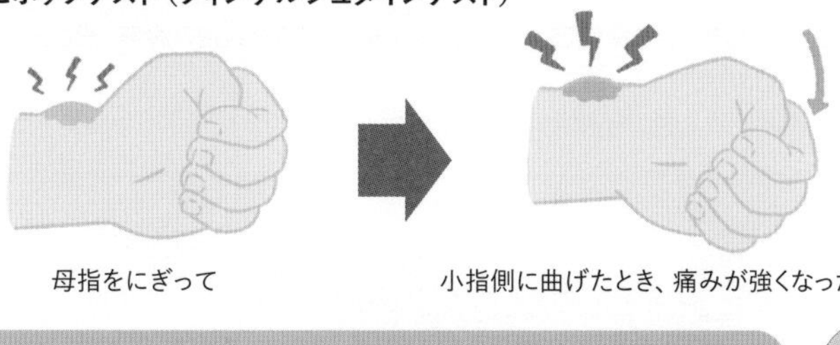

母指をにぎって　小指側に曲げたとき、痛みが強くなったら陽性。

重症の人は手術をして分厚くなったプーリーを切開して引っかかりをとるよ。切った後、切開された靭帯性腱鞘は再び膜が張って治る。

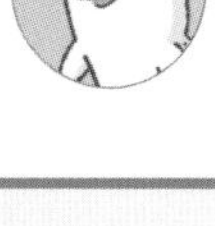

疾患 母指《ぼし》のCM《シーエム》関節症《かんせつしょう》

原因 ➡加齢などにより、母指のCM関節が変形する。

症状 ➡母指の痛み。

診断・治療 ➡診察、X線検査。軽症であれば保存的治療。重度であれば固定術など様々な手術方法がある。

メモ ➡母指とCM関節はよく動くので、その分、最も早くガタがくる。

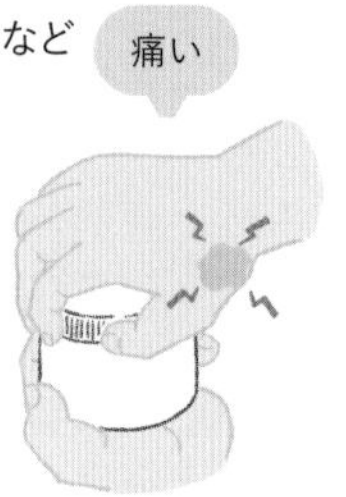

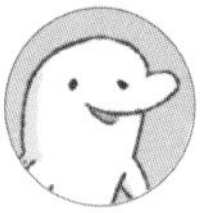

母指は手の指の中でも
最も動く回数が多いんだったよね。

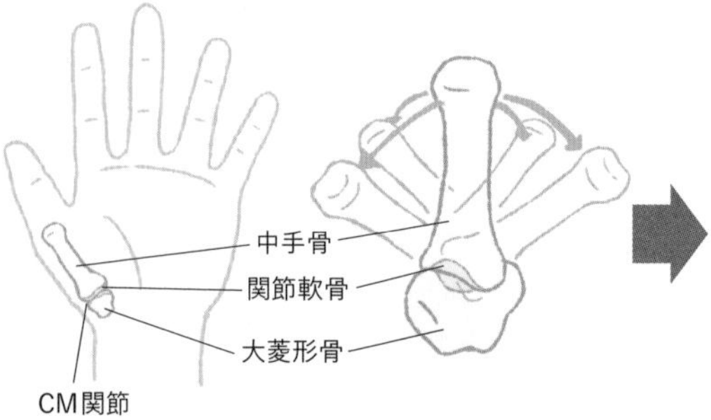

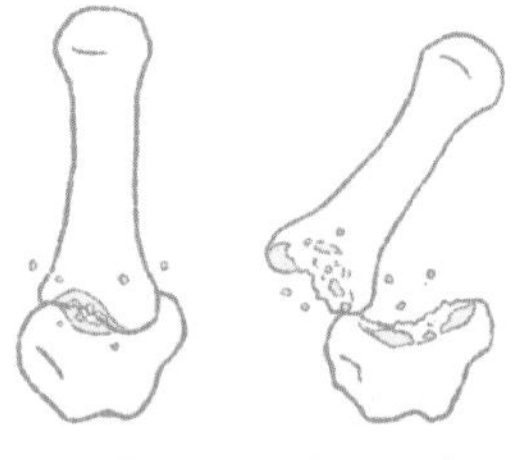

老化で軟骨がすり減り骨が変形したり脱臼したりする。

疾患 ヘバーデン結節《けっせつ》

原因 ➡不明。

症状 ➡腫脹した関節の痛み。

診断・治療 ➡診察、X線検査（DIP関節の変形）。基本的に保存的治療（投薬、湿布）。重度であれば手術も行う。

メモ ➡中高年になって、手指のDIP関節に痛みと腫脹が出る。関節リウマチと混同される。

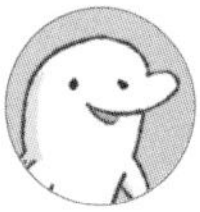

関節リウマチとよく間違われやすい。
関節リウマチではDIP関節ではなく
PIP関節が、変形することが多いよ。

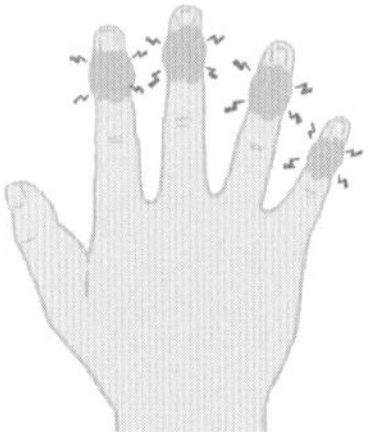

疾患 手根管症候群《しゅこんかんしょうこうぐん》

原因 ➡横手根靭帯の肥厚による、その下を走る正中神経の圧迫。

症状 ➡猿手、OKサインができない。

診断・治療 ➡診察、ファーレンテスト、電気生理学検査。基本的に保存的治療（投薬、湿布）。重度であれば手術（横手根靭帯切離術）も行う。

メモ ➡妊娠前後の女性や透析患者なども含めて多くの人に起こりえる。

病態 健康《けんこう》な人《ひと》とどう違《ちが》うの？

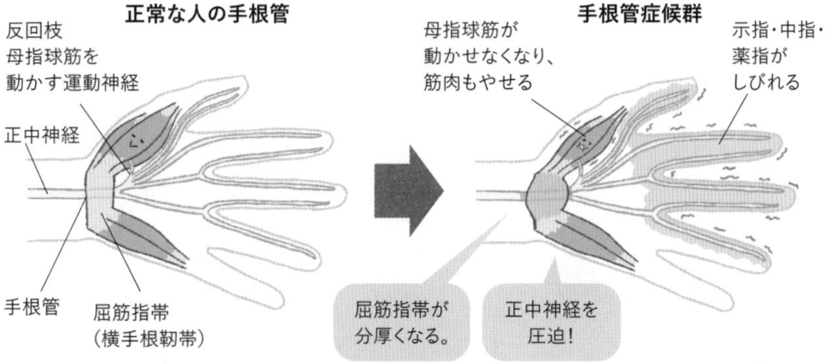

正常な人の手根管
反回枝
母指球筋を
動かす運動神経
正中神経
手根管
屈筋指帯
（横手根靭帯）
手根管症候群
母指球筋が
動かせなくなり、
筋肉もやせる
示指・中指・
薬指が
しびれる
屈筋指帯が
分厚くなる。
正中神経を
圧迫！

症状 どんな症状《しょうじょう》が現《あらわ》れるの？

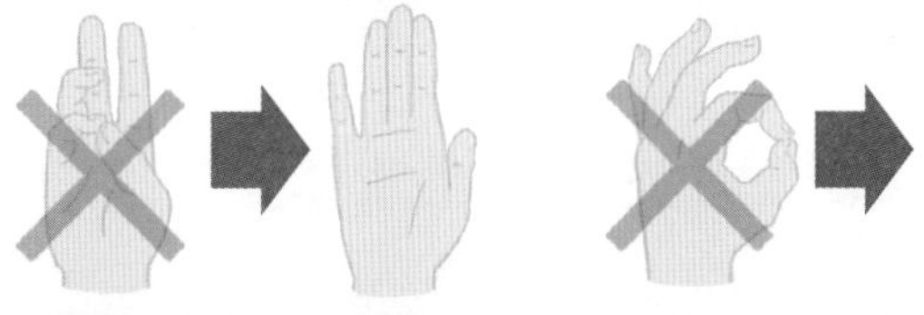

対立運動（正常） 猿手変形 OKサイン（正常） OKサインが作れない

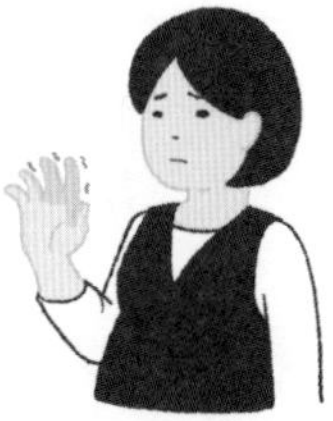

治療 どんな検査《けんさ》をするの？

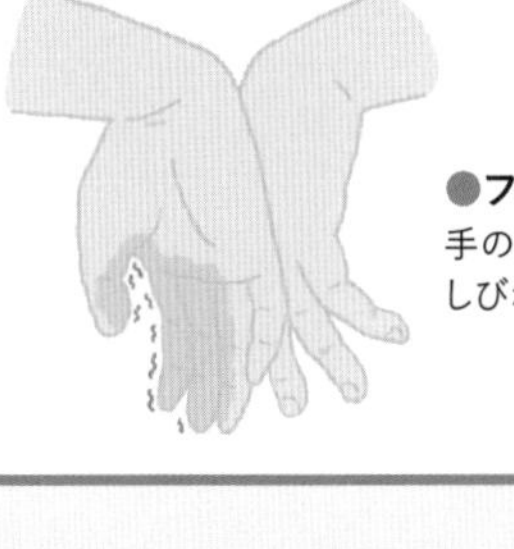

●**ファーレンテスト**
手の甲を合わせて手首を曲げ、
しびれが強くなると陽性。

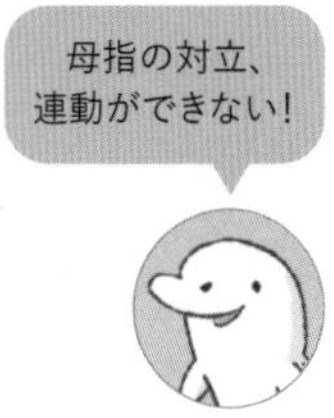

母指の対立、
連動ができない！

疾患 ガングリオン

原因 ➡不明。

症状 ➡症状はないが、腱や神経の横にできたときには、その圧迫症状が出る。

診断・治療 ➡診察、MRI検査。基本的に経過観察で、場合により穿刺吸引。症状が出れば切除術を行う。

メモ ➡関節に連通する袋ができる。その袋をガングリオンという。

病態 ガングリオンてどんな症状《しょうじょう》?

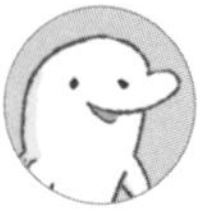

米粒大からピンポン球くらいの大きさの腫瘤ができるよ。

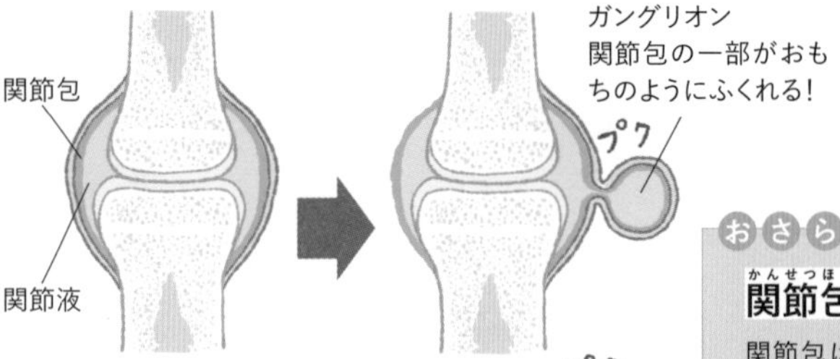
関節包
関節液
ガングリオン
関節包の一部がおもちのようにふくれる!
プク

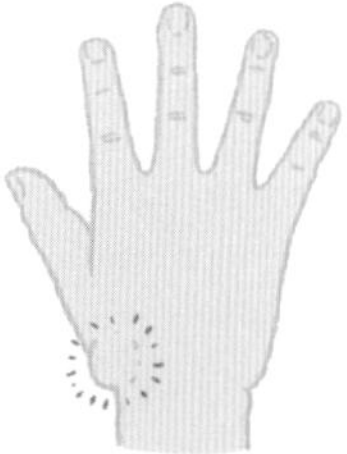

癌とは関係ないよ

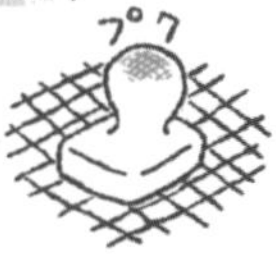
プク

おさらい

関節包《かんせつほう》

関節包はすべての関節にある。中には関節液が入っていて、関節液が潤滑油の役割をして関節がスムーズに動く。

好発部位 ガングリオンができやすい場所《ばしょ》は?

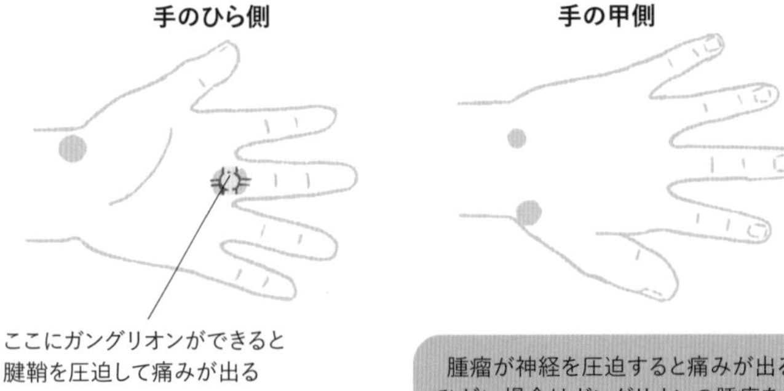
手のひら側
手の甲側
ここにガングリオンができると
腱鞘を圧迫して痛みが出る

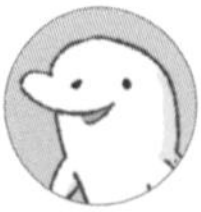

腫瘤が神経を圧迫すると痛みが出ることもある。ひどい場合はガングリオンの腫瘤を手術でとるよ。

疾患 マレット指《ゆび》

原因 ➡指先が壁や地面に当たるなどした際に、DIP関節は一瞬極度に折れ曲がる。その際に伸筋腱が骨から断裂する。

症状 ➡ケガしたDIP関節の痛み、腫脹。いわゆる突き指である。

診断・治療 ➡診察、X線検査。基本的に保存的治療（装具、投薬、湿布）。重度であれば手術も行う。

病態 どんな状態《じょうたい》の指《ゆび》をいうの？

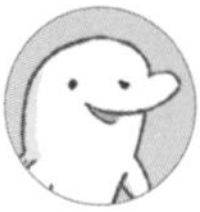

いわゆるつき指。ボールなどが指先に当たることで起こるんだけど、マレット指には2つのタイプがあるよ。

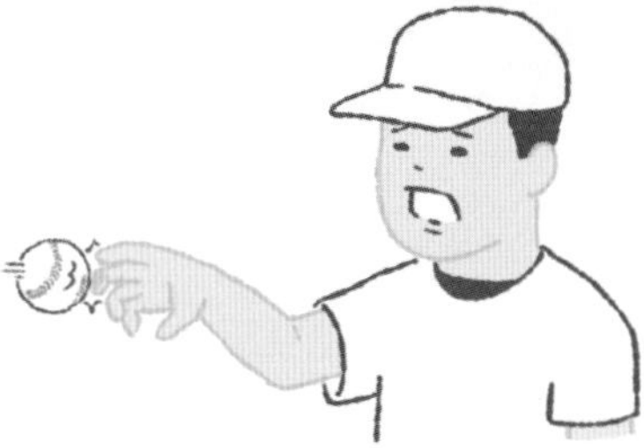

指の DIP関節が曲がったままになり、指先を伸ばそうとしても伸びない。

おさらい

伸筋腱《しんきんけん》

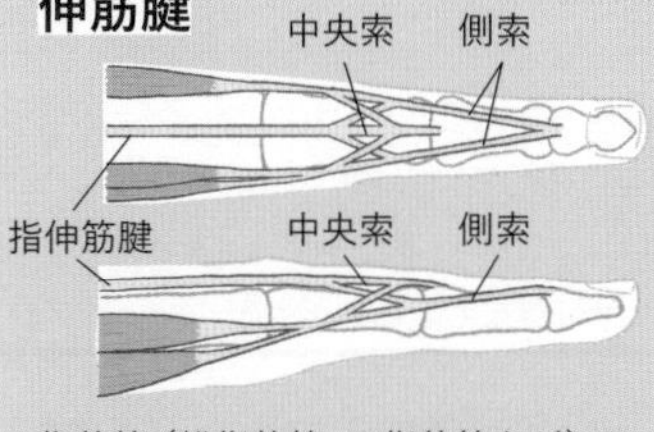

指伸筋（総指伸筋・示指伸筋など）の腱は、IP関節を伸ばす中央索と、DIP関節を伸ばす側索の3つに分かれる。

重度の突き指だね！

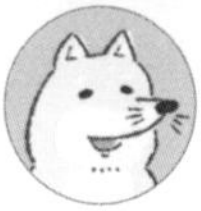

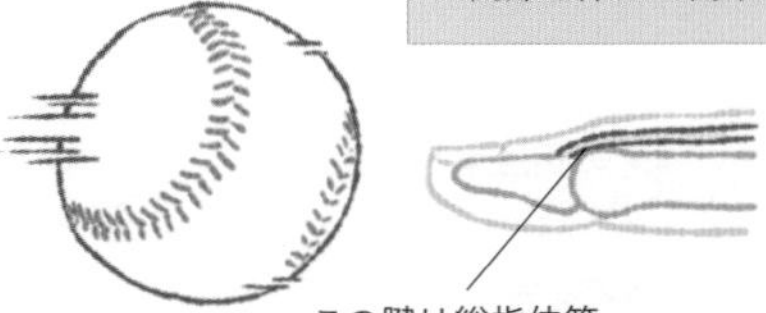

この腱は総指伸筋

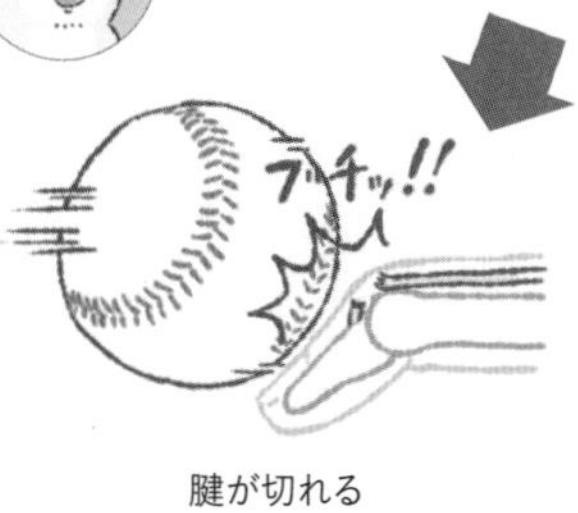

腱が切れる

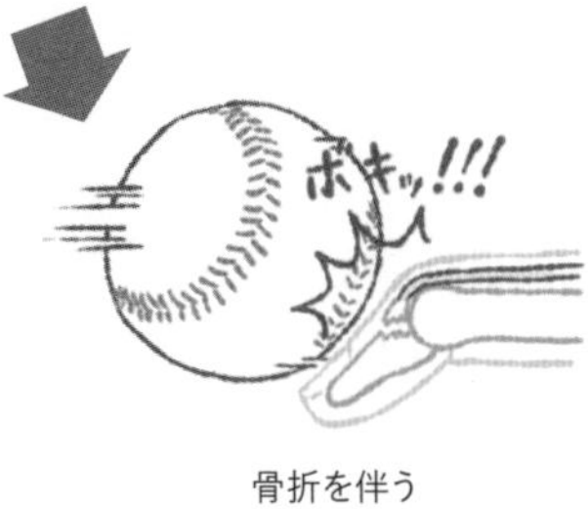

骨折を伴う

疾患 舟状骨骨折《しゅうじょうこつこっせつ》

原因 ➡手首にある手根骨のうち、舟状骨が骨折する。手をついて転倒したときに受傷する可能性がある。舟状骨はくっつきにくく、偽関節となることが多い有名な骨折。

症状 ➡手首の痛み、腫脹。

診断・治療 ➡診察、X線検査。基本的に保存的治療（ギプス、装具、投薬、シップ）。重度であれば（スクリュー）観血的固定手術も行う。

病態 どこが折《お》れるの？

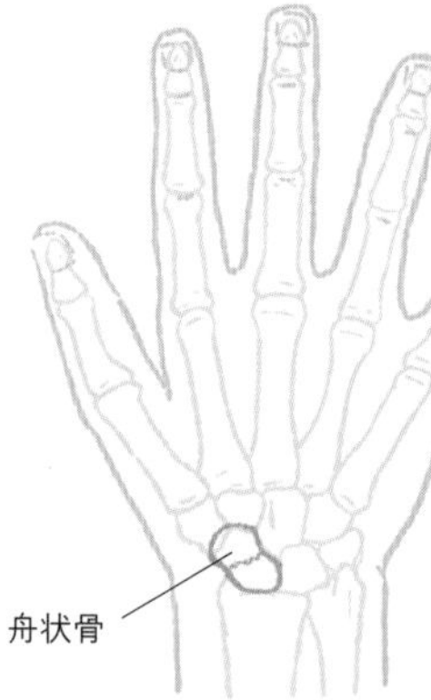
舟状骨

転倒して折ることが多い。

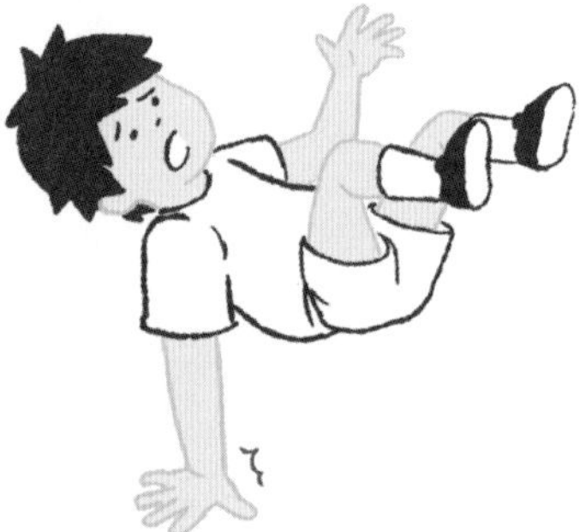

X線検査 どうやって診断《しんだん》するの？

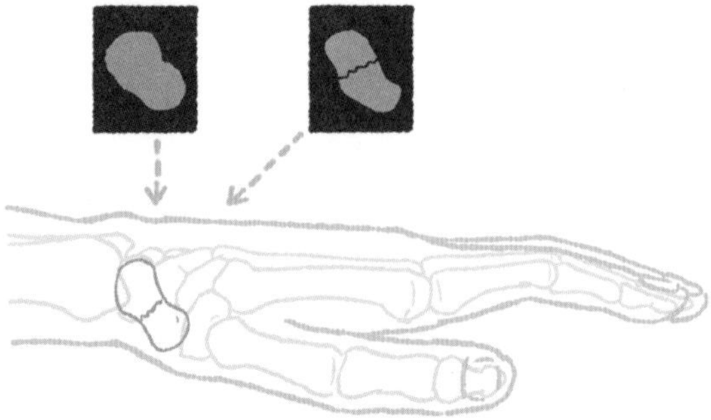
正面だと映りにくい
偽関節の可能性も
見抜きづらい！
45° の角度をつけると
映りやすい！

舟状骨骨折はレントゲンで映りにくい折れ方をするため、角度をつけてレントゲンをとるよ。

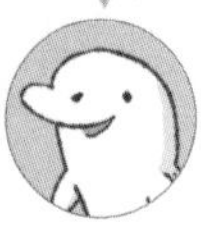

おさらい

偽関節《ぎかんせつ》

骨折した骨を、骨がくっつく時期を逸すると骨はくっつかなくなり、偽の関節ができる。

疾患 橈骨遠《とうこつえん》位《い》端骨折《たんこっせつ》

特徴 ➡高齢者の4代骨折の一つ。

原因 ➡転倒の際、手をついて重傷。

症状 ➡手首の痛み。

診断 ➡X線画像。

治療 ➡ギプス固定　骨のずれが大きい場合には観血的整復固定術。

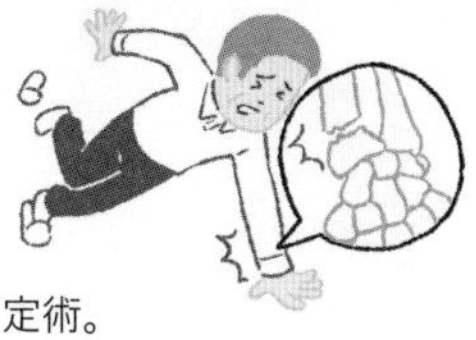

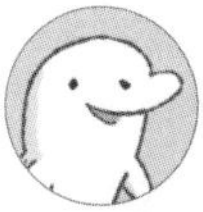

老化によって、こけやすくなった人がなりやすいよ。

おさらい

橈骨遠《とうこつえん》位《い》端《たん》

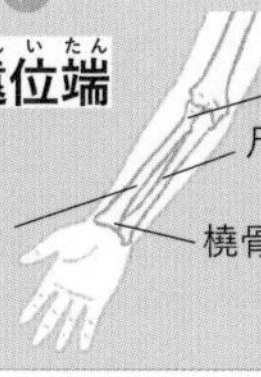

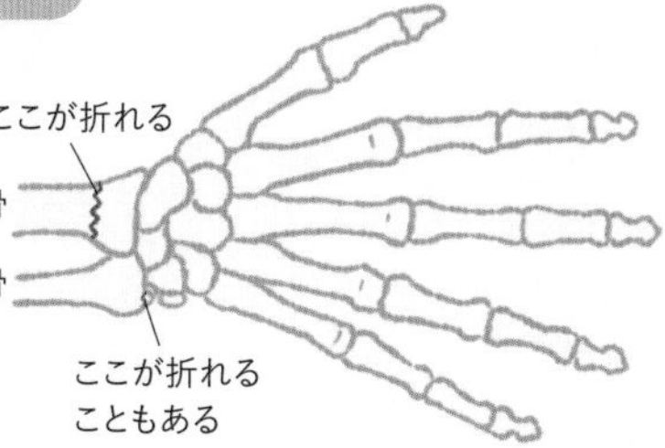

疾患 ベネット骨折《こっせつ》

原因 ➡母指を広げたまま手をついた際に、母指が外転されるために生じる。

症状 ➡母指の痛み、腫脹。

診断 ➡診察、X線検査。

治療 ➡基本的に手術(整復固定術)を行う。

メモ ➡母指を外転されて(また裂き状態で)手をついたことで起きる骨折。

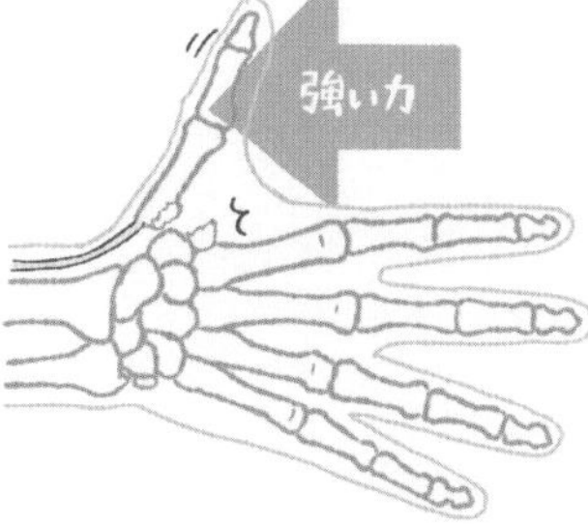

骨片には、母指内転筋などがくっつき、中手骨には外転筋がくっついて、筋肉が骨片をずらして脱臼してしまう。

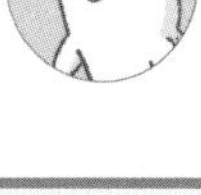

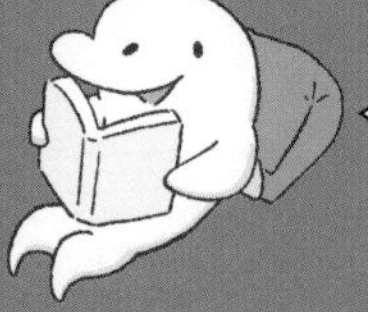

ここからは関節リウマチによる手の障害をみていくよ!

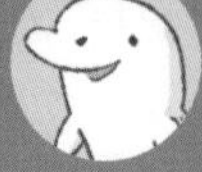

関節リウマチとは、滑膜に炎症が起こり、
関節に腫れや痛みが出るだけでなく、骨や軟骨にも
変形や破壊が起こる疾患だよ。

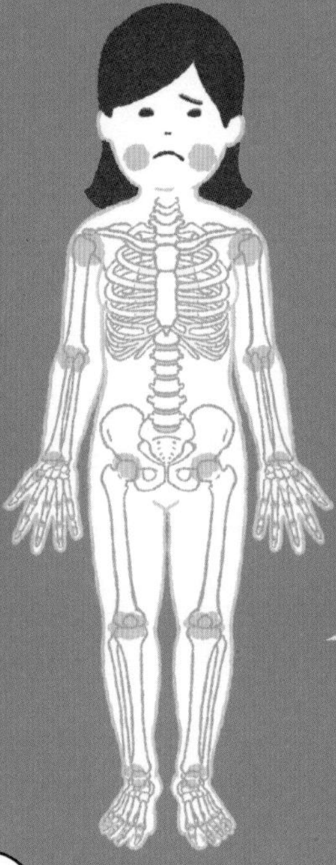

おさらい

関節《かんせつ》リウマチによる環軸椎《かんじくつい》亜《あ》脱臼《だっきゅう》

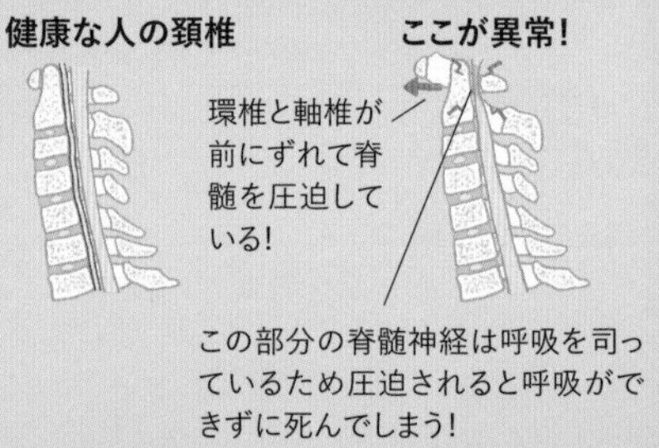
健康な人の頸椎
ここが異常!
環椎と軸椎が前にずれて脊髄を圧迫している!
この部分の脊髄神経は呼吸を司っているため圧迫されると呼吸ができずに死んでしまう!

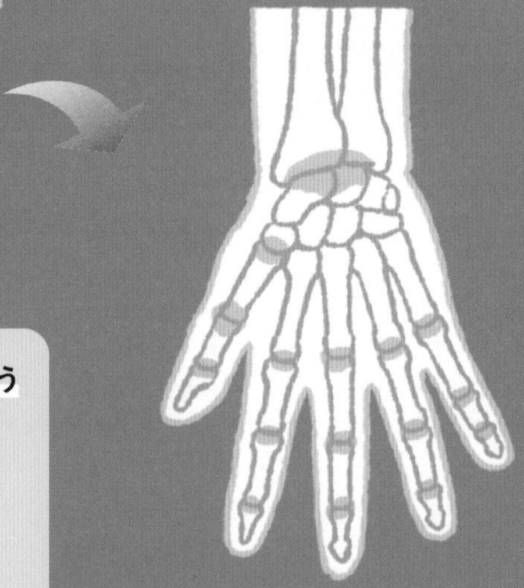

クローズアップ

関節《かんせつ》の中《なか》をみてみよう

関節液と骨膜が増えて
関節がパンパンに腫れる!

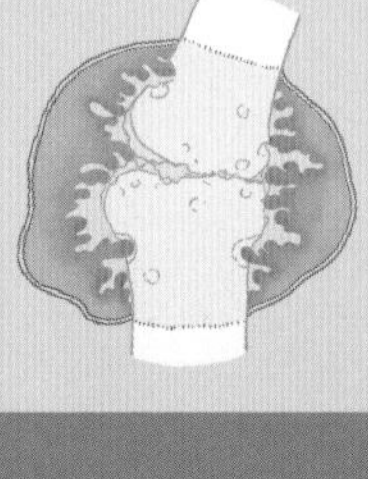

次ページからくわしくみていこう!
関節リウマチのメカニズムは
P293で解説するよ。

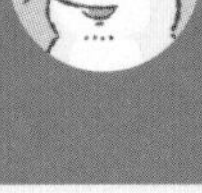

疾患 手《て》の関節《かんせつ》リウマチによる尺側伸筋腱断裂《しゃくそくしんきんけんだんれつ》

原因 ➡薬指・小指の伸筋腱が、尺骨頭背側で断裂する（尺骨頭が背側へ脱臼する）。

症状 ➡薬指・小指の自動伸展不能、ただし、屈曲は可能。

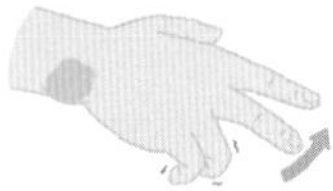

診断・治療 ➡診察、X線検査。軽症の場合は装具。重症の場合は腱移行、腱移植術（必要に応じて尺骨頭形成術）を行う。

メモ ➡関節リウマチでは骨関節以外に、腱やそれを支える側索なども障害を受ける。

病態 どこがどうして悪《わる》くなるの？

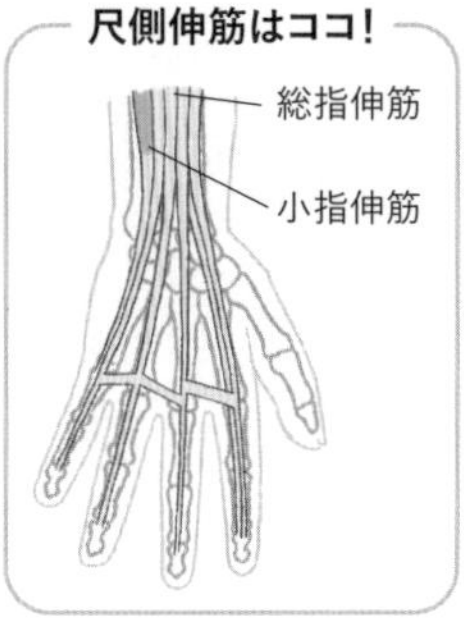

①炎症や変形した骨の摩擦で少しずつ断裂する。

②総指伸筋の4・5番目が断裂する。

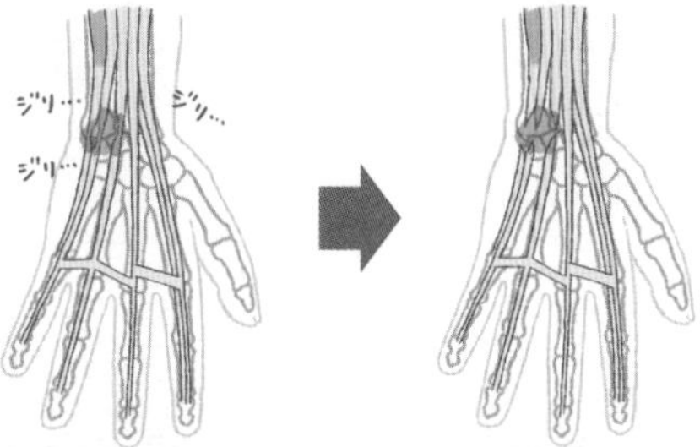

腱は切れる直前まで伸び縮みできるので、切れると急に症状が出るよ。

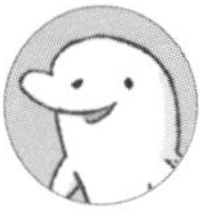

治療 どんな手術《しゅじゅつ》をするの？

①腱の移行手術

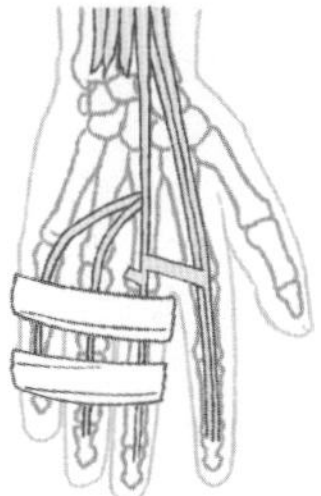

薬指と小指の切れた腱を中指にくっつける。

②腱の移植手術

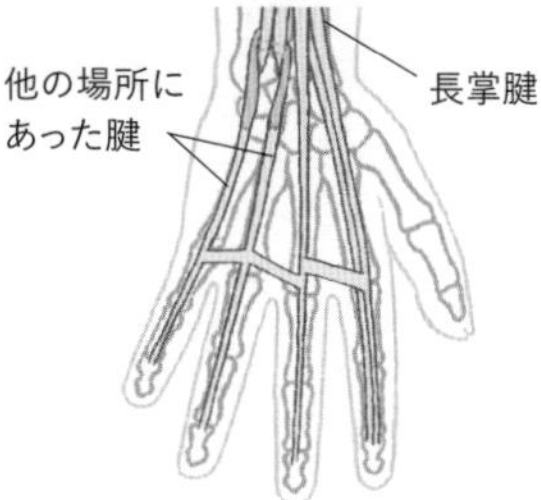

他の場所にあった腱（例えば長掌腱）を切れた部分に移植する。

伸筋腱のみが障害される。放っておくと、薬指・小指が伸ばせず不便なので手術を行う。

必要に応じて尺骨の関節形成術を行う。

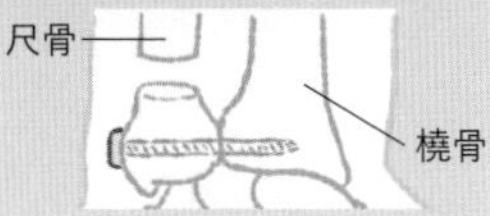

疾患 関節《かんせつ》リウマチによる手《て》の障害《しょうがい》　指《ゆび》の変形《へんけい》

原因 ➡腱や側索の障害。

症状 ➡スワンネック変形、ボタンホール変形、Z型変形、尺側偏位など。

診断・治療 ➡診察、X線検査。装具や手術。

メモ ➡関節リウマチでは骨関節以外に、腱やそれを支える側索なども障害を受ける。

指関節の変形過程　手《て》が変形《へんけい》する過程《かてい》は？

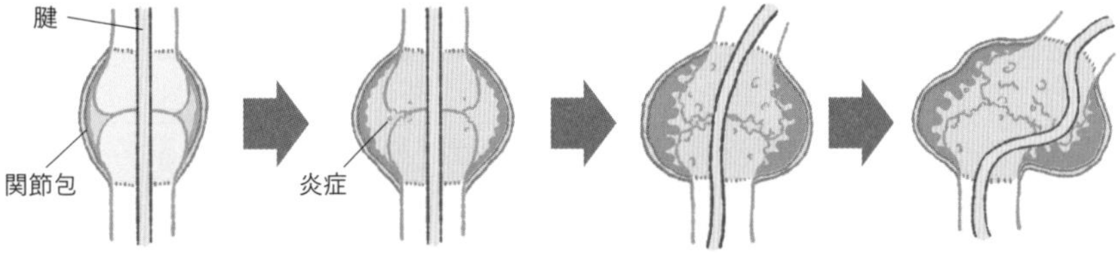

正常　**関節の炎症**　**・関節の破壊 ・靭帯と関節包がゆるむ ・腱の位置のずれ**　**変形・脱臼**

手の特徴的な変形様式　主《おも》な手《て》の変形《へんけい》の形《かたち》は？

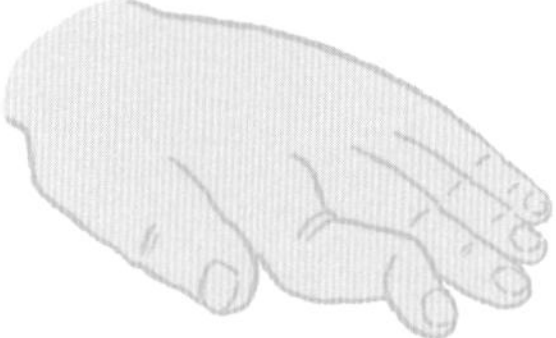

1.スワンネック変形
指が白鳥の首のように変形する。

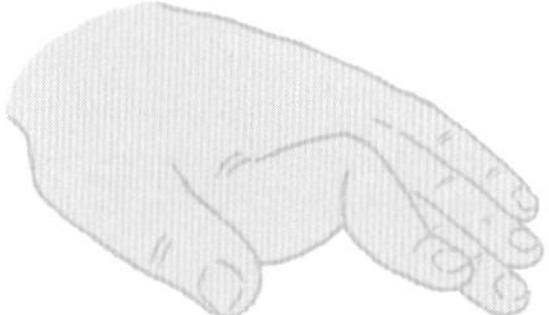

2.ボタンホール変形
指がボタンの裁縫をする人の手のように変形する。

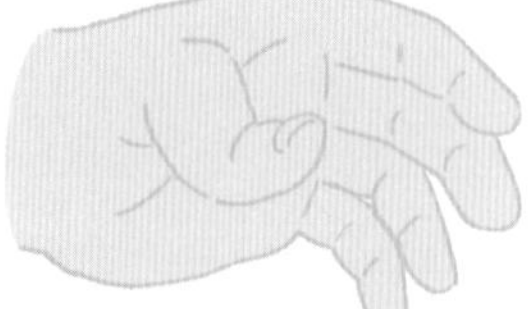

3.Z型変形
親指がZ 型に変形する。

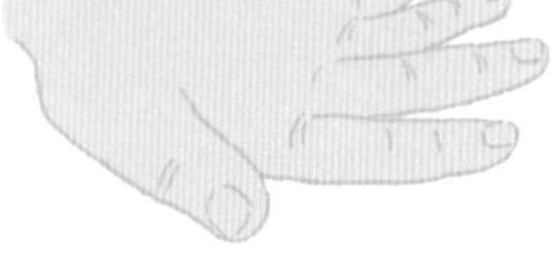

4.尺側偏位
2～5指が尺側（尺骨のある側）に倒れこむ。

スワンネック変形

スワンネック変形《へんけい》の過程《かてい》

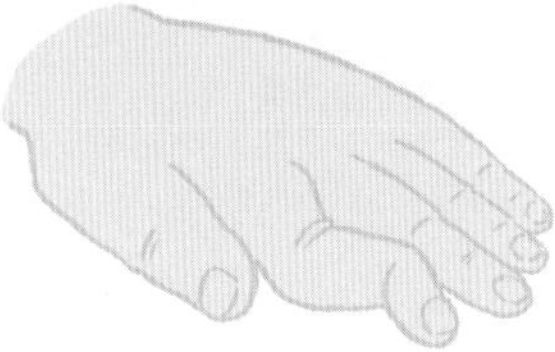

①MP関節の炎症。

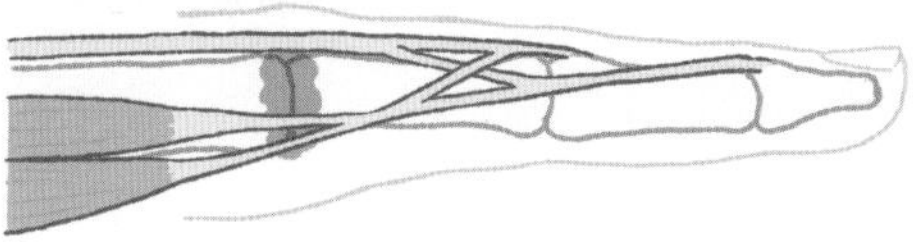

②MP関節が掌側（手のひら側）に脱臼する。

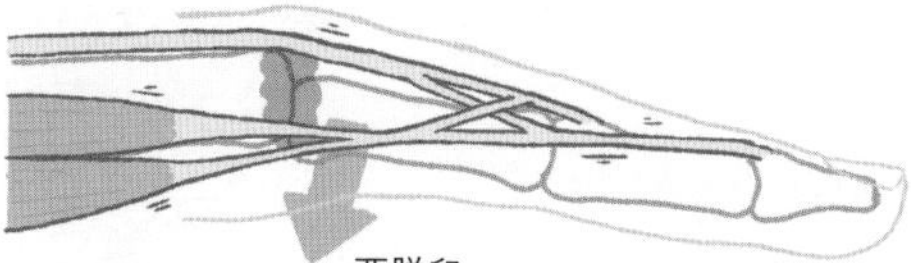

MP関節は必ず掌側に
脱臼するよ。

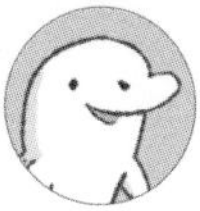

③側索は上にずれ、PIP関節は過伸展・DIP関節が屈曲。

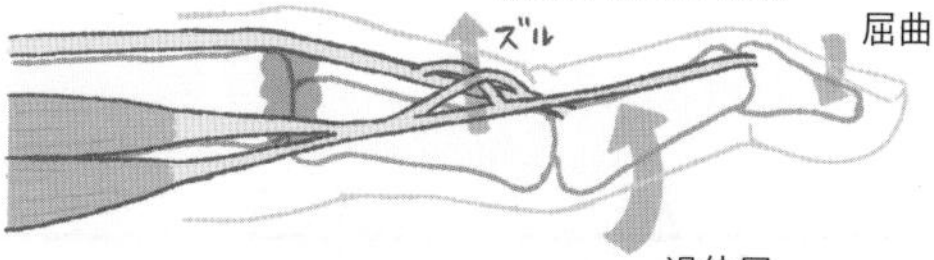

ボタンホール変形

ボタンホール変形《へんけい》の過程《かてい》

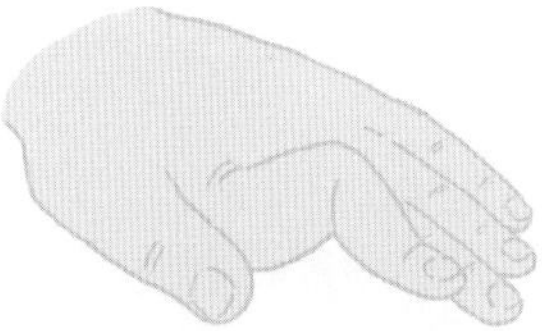

①PIP関節の炎症で関節包が溶け、中央索が切れる。

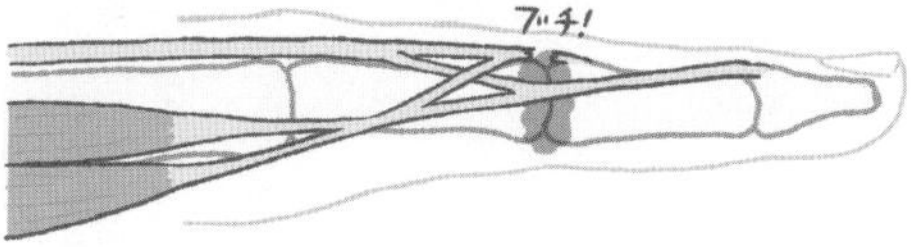

ボタンの裁縫をする人の手が
職業病でこんな形に変形するから、
こんな名前だよ。

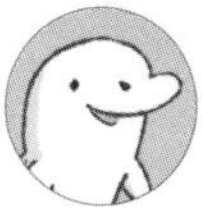

②側索は下にずれ、PIP関節は屈曲、DIP関節は過伸展。

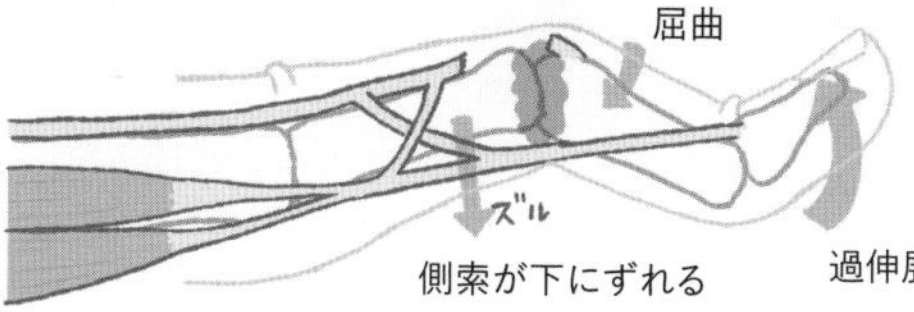

Z型変形

Z型《がた》変形《へんけい》の過程《かてい》

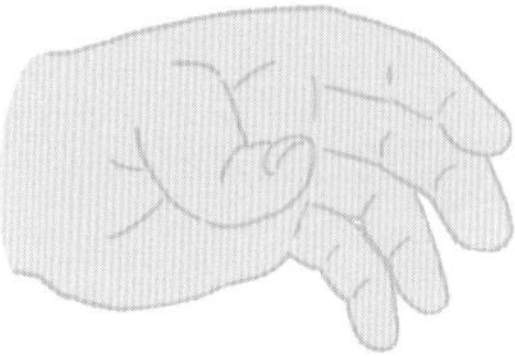

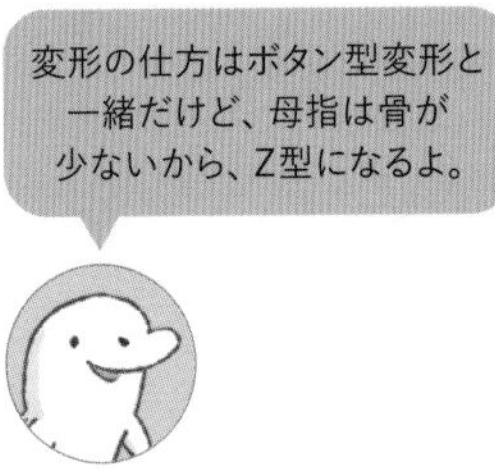
変形の仕方はボタン型変形と
一緒だけど、母指は骨が
少ないから、Z型になるよ。

①短母指伸筋腱
（他の指では中央索）
が断裂する。

②長母指伸筋腱
（他の指では側索）が
下にずれ、MP関節が屈曲、
IP関節が過伸展する。

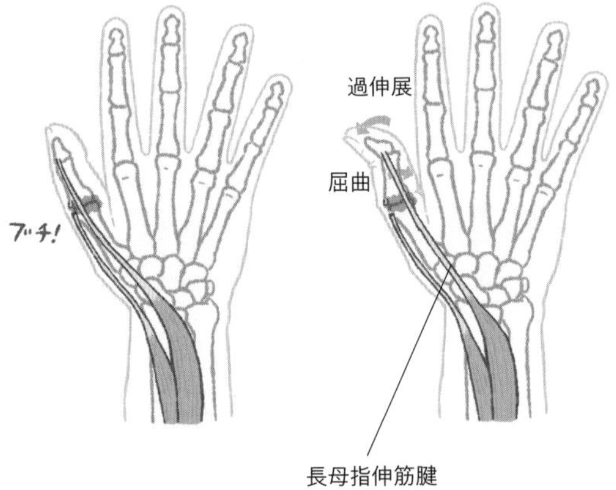
ブチ!
過伸展
屈曲
長母指伸筋腱

尺側偏位

尺側《しゃくそく》偏位《へんい》の過程《かてい》

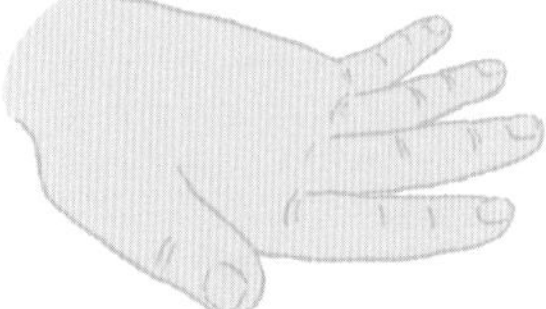

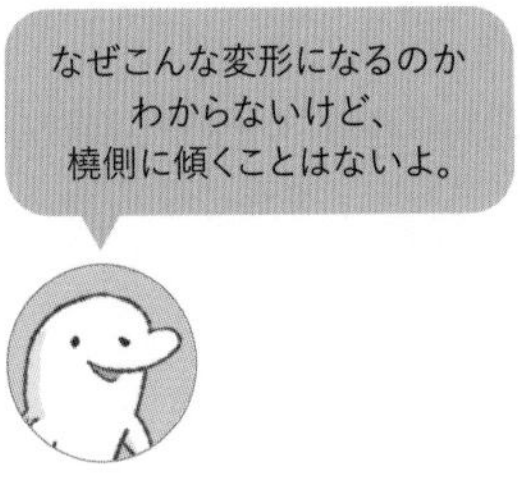
なぜこんな変形になるのか
わからないけど、
橈側に傾くことはないよ。

①MP関節の炎症により、
背側関節包・側副靱帯・
指背腱膜がゆるむ。

②MP関節の中央に位置して
いた伸筋腱が尺側に脱臼。

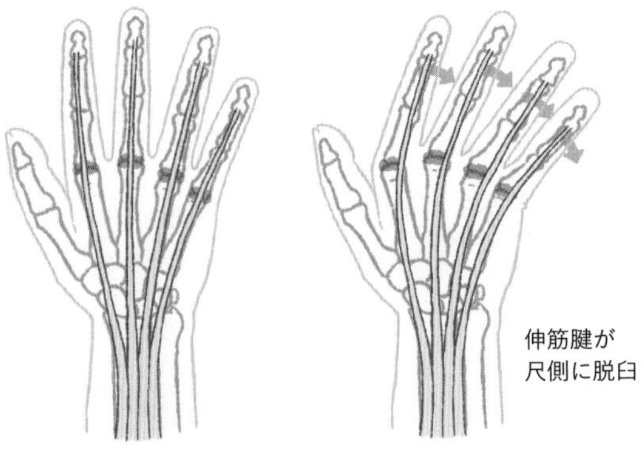
伸筋腱が
尺側に脱臼

疾患 デュプイトラン拘縮《こうしゅく》

原因 ➡滑膜性腱鞘の硬化と肥厚。しかし、その原因は不明。

症状 ➡手指の他動伸展不能。

診断・治療 ➡診察。装具や滑膜性腱鞘切除術。

メモ ➡手指は曲げることができるが、他動的にも硬くなって伸ばすことができない。

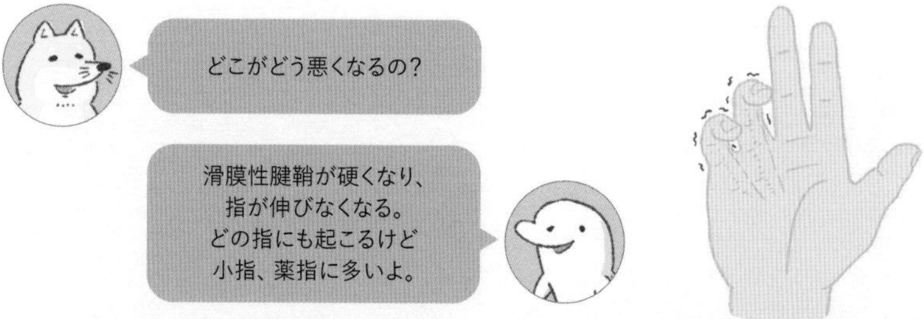
どこがどう悪くなるの？
滑膜性腱鞘が硬くなり、
指が伸びなくなる。
どの指にも起こるけど
小指、薬指に多いよ。

疾患 キーンベック病《びょう》（月状骨《げつじょうこつ》壊《え》死《し》）

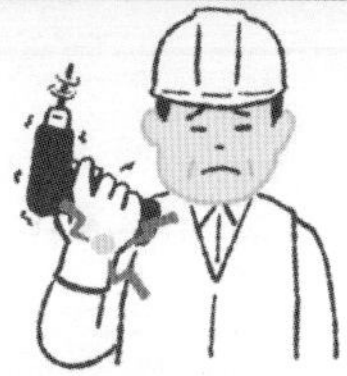

原因 ➡月状骨の壊死。

症状 ➡手関節の痛みと可動域制限。

診断・治療 ➡診察、X線検査、MRI。保存的治療。
場合により様々な手術が行われる。

メモ ➡手首に振動などの衝撃が繰り返し生じることでも起きるといわれるが原因不明。

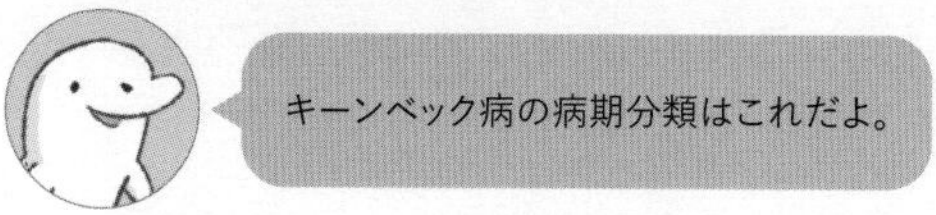
キーンベック病の病期分類はこれだよ。

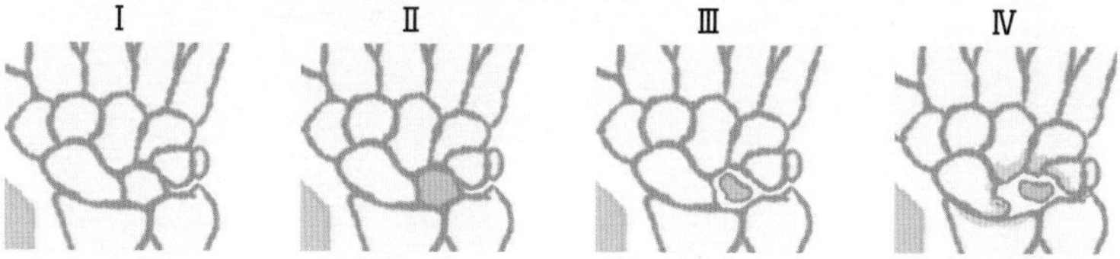
Ⅰ
Ⅱ
Ⅲ
Ⅳ

X線では正常
MRIなどで異常

月状骨が死ぬ
（壊死）

月状骨が小さくなる
（変形）

月状骨の変形の影響で
他の骨も変形

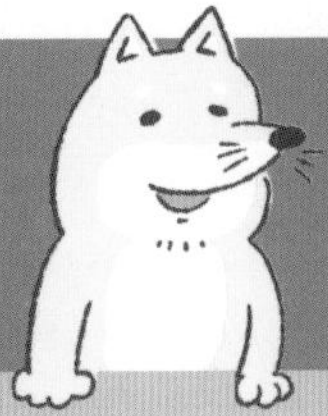

そもそもなんで？

教えて！菅本先生！

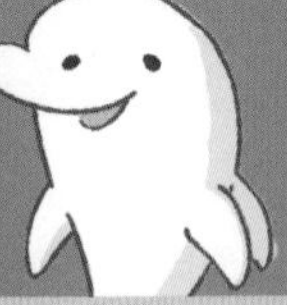

どうして関節は時々ポキッと音が鳴るの？

関節包の気泡が破裂

諸説あります。関節包の中には関節液があります。関節を曲げたり伸ばしたりするときに関節液中の圧力は常にどこでも一定というわけではなく、圧が大きくなる場所や小さくなる場所ができるのです。一瞬ですが大きく圧が減少した場所では、関節液中で気泡が発生します。その気泡が破裂するときの音だと言われています。

イモリは足が切れても、また生えてくるというのは本当？

イモリの四肢の再生

イモリの足を切断すると、周囲から表皮細胞が増殖して、「再生芽」と呼ばれる細胞の塊でケガを治そうとします。再生芽は皮膚の真皮にあり、なんにでも変化することができるのです。その結果、表皮や軟骨、腱が切断される前と同じ形に再生されるのです。

指はどのようにできていくの？

指の形成とアポトーシス

手指の形成過程では、まずグローブのような手の原型となる塊ができます。次に指と指の間に形成された水かきのような部分は、わざわざ一度作ったものなのに、アポトーシス（プログラム細胞死）という面倒な過程（水かきの部分を腐らせてなくしてしまう）を経て、最終的に手指の部分だけが残る形となります。

人とサルの手に違いはあるの？

進化に見る親指の重要性

人は親指と向き合う他の4本の指で物をつかみます（母指の対立）が、サルは親指と他の4本の指は同じ向きにしか動きません。つまり、母指対立筋の大小が人間とサルを分ける手での大きな違いなのです。しかし、サルは種子骨が大きく飛び出していて、指と種子骨の間に物を挟むようにしてこの弱点を克服しています。

補講

関節リウマチ

関節リウマチとはどんな疾患なんだろう。
どんな状態を指すんだろう。
多くの人に起こるけれど
謎に包まれた関節リウマチを
特別に掘り下げます。

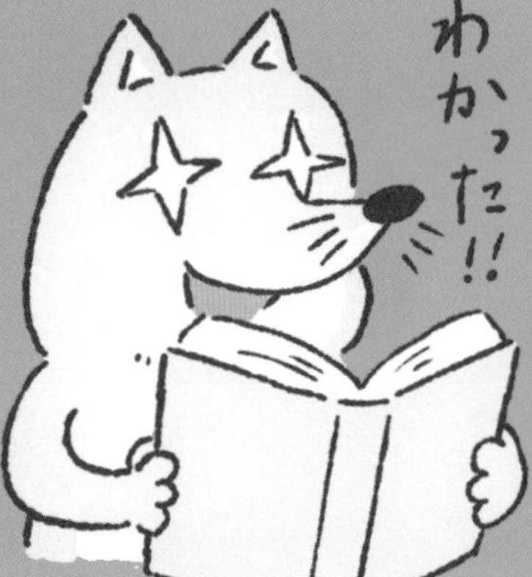

関節《かんせつ》リウマチの症状《しょうじょう》

どんな症状《しょうじょう》が出《で》るの？

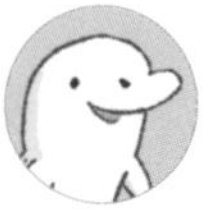

関節リウマチになると関節包の内側にある滑膜が
炎症を起こしながら異常に増殖する。
炎症で骨や軟骨や靭帯まで痛める（溶かしてしまう）こともあるよ。

正常な関節

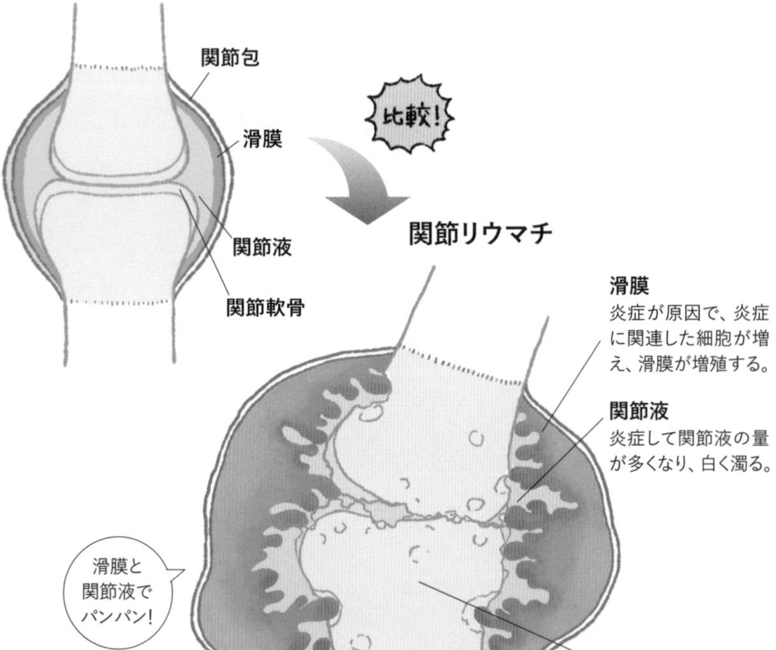
関節包
滑膜
関節液
関節軟骨
比較!
関節リウマチ
滑膜
炎症が原因で、炎症に関連した細胞が増え、滑膜が増殖する。
関節液
炎症して関節液の量が多くなり、白く濁る。
骨と関節軟骨
変形・破壊が起こる。
滑膜と関節液でパンパン!

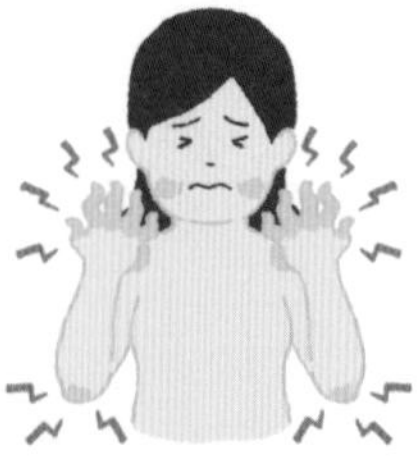

リウマチは体のあちこちに症状が出る。特に困るのは、
整形外科関連の臓器（骨、関節、腱）で、
手足にある小さな関節で起こりやすいんだ。

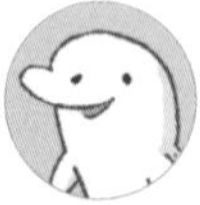

免疫細胞《めんえきさいぼう》

なにが原因《げんいん》で関節《かんせつ》リウマチが起《お》こるの？

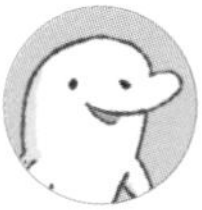

なぜ起こるのかの原因は不明。関節リウマチは免疫に異常が起こる病気（自己免疫疾患）と言われているよ。まずはそもそも免疫とはなにかを見ていこう。

免疫とは外敵（菌やウイルス）が体の中に入ってきたときに戦う体の機能のこと。免疫細胞という細胞たちが体中にいて、外敵の侵入を見張っていて、見つけ次第攻撃してくれるんだ。

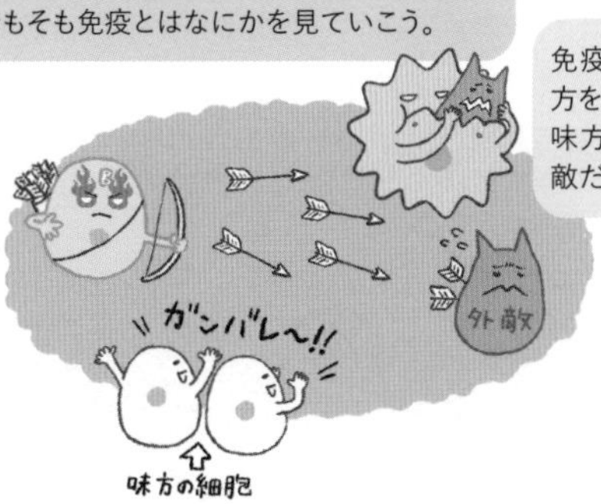
ガンバレ〜!!
外敵
味方の細胞

免疫細胞は外敵と味方を見分けられるから、味方は攻撃せず、外敵だけを攻撃する。

関節リウマチに関係する免疫細胞たち

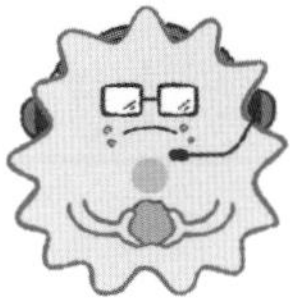

①樹状細胞

免疫の司令塔。外敵や異物を食べて、敵の情報（抗原）をT細胞に伝える抗原提示細胞。外界に触れる鼻腔などに存在する。

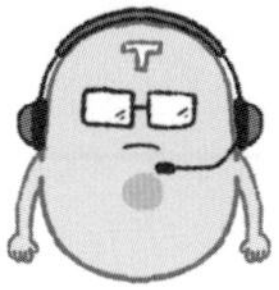

②T細胞

ヘルパーT細胞やキラーT細胞などがある。マクロファージや樹状細胞の情報（抗原）から、B細胞に攻撃を命令する。直接抗原と戦っていないが、他の細胞をサポートしている。

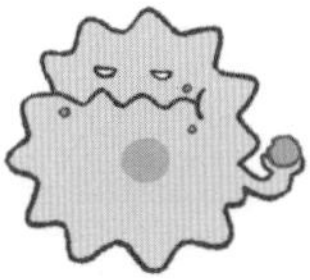

③マクロファージ

外敵や異物を食べる。外敵の情報（抗原）をT細胞にも伝えたりする抗原提示細胞でもある。

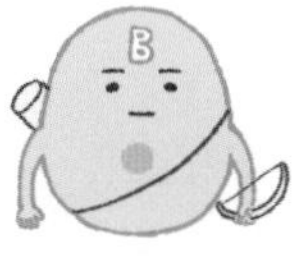

④B細胞

T細胞の命令があると、抗体を作って敵を攻撃する。

そもそもQ&A

抗原提示細胞《こうげんていじさいぼう》とは

①③④などを総称したもの。抗原とは「敵である」という証拠のようなもの。樹状細胞、単球、マクロファージ、B細胞があり、ウイルス感染細胞などの断片を抗原として自己の細胞表面上に提示し、T細胞を活性化する。

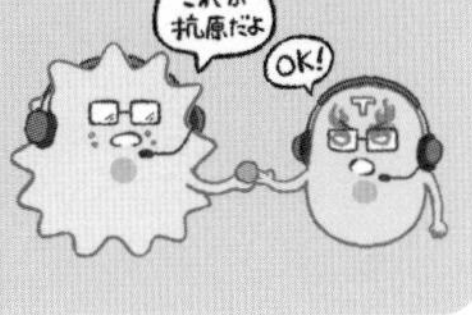
これが抗原だよ
OK!

関節《かんせつ》リウマチになると、免疫《めんえき》がどう異常《いじょう》になるの？

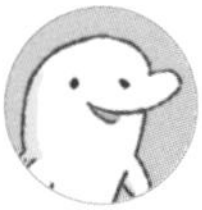

自己免疫疾患の場合、免疫細胞たちが、自分の体の細胞を外敵と思って攻撃してしまうよ（自己免疫）。正常な免疫と比べてみよう！

正常な免疫 免疫細胞たちは外敵を見つけると炎症性サイトカインという物質を出して外敵を攻撃する。それを炎症という。免疫細胞たちの攻撃は、対象がいなくなるまで続く。

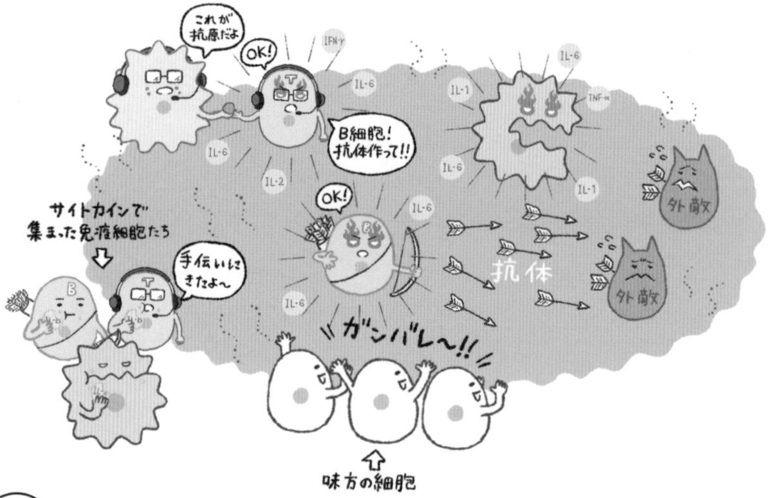

クローズアップ

サイトカインってなに？

細胞で作られて分泌される、タンパク質で作られた物質。様々な細胞で様々なサイトカインが作られており、体の中に約800種類以上存在していると言われる。細胞同士の情報伝達が主な役割。サイトカインの一部が炎症性サイトカインと呼ばれ、IL−1、IL−6、IL−8、TNF、ケモカインなど、免疫に関与し炎症反応を促進している。

関節リウマチに関係する主なサイトカイン

細胞	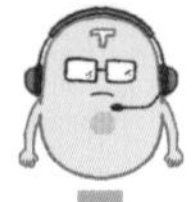	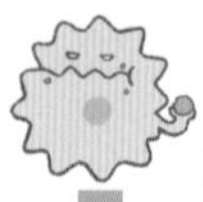	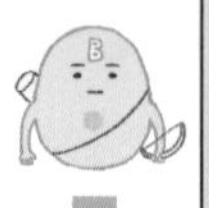
作られるサイトカイン	IFN-γ IL-2 IL-6	TNF-α IL-1 IL-6	IL-6

おさらい

免疫細胞《めんえきさいぼう》 正常な免疫細胞は味方は攻撃せず敵だけを攻撃できる。

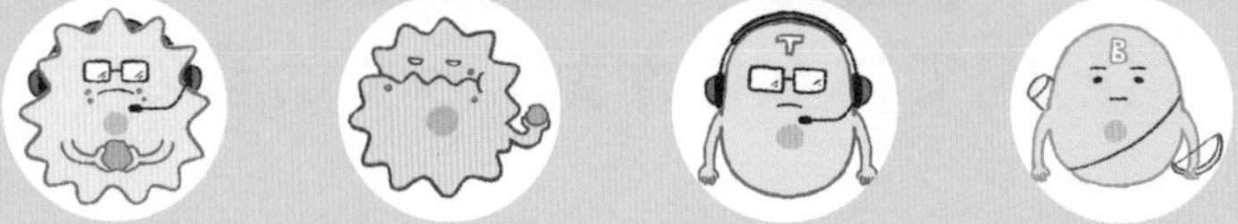

樹状細胞　**マクロファージ**　**T細胞**　**B細胞**

自己免疫疾患 免疫細胞が誤って、自分の細胞や骨、関節、内臓を炎症性サイトカインで攻撃してしまう。

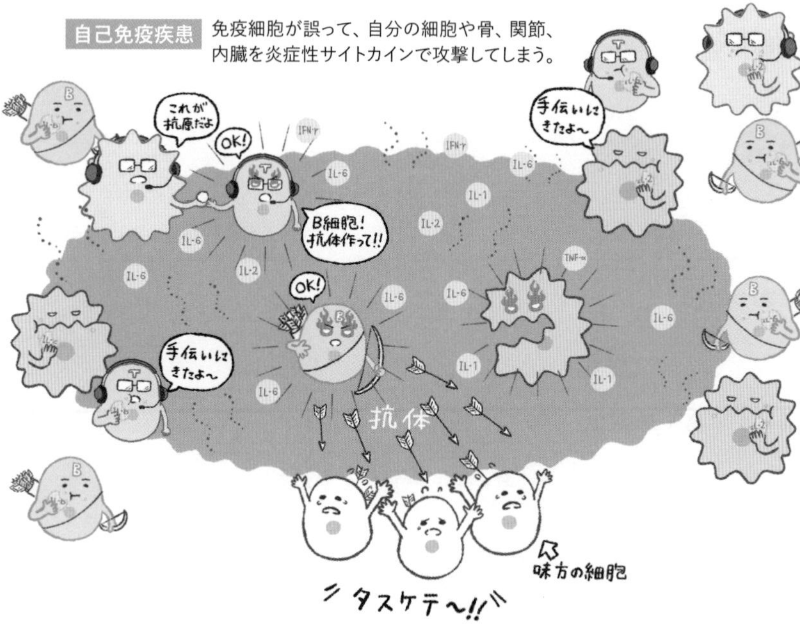

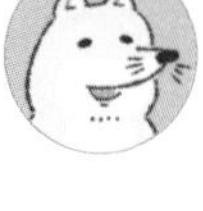

自己免疫疾患のときは、自分の細胞を攻撃してしまう困りごとの主因になるんだね。

関節リウマチでは細胞から炎症性サイトカインが出続けるので、免疫細胞もどんどん増え、炎症もひどくなる！さらに、他の細胞にも影響が出て、炎症以外にも様々な困りごとが起こるんだよ。次ページからみていこう。

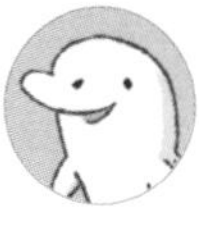

関節《かんせつ》リウマチの病態《びょうたい》

関節《かんせつ》リウマチのとき、関節内《かんせつない》ではなにが起《お》こっているの？

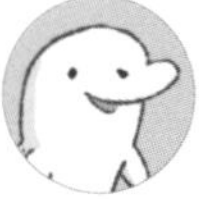

関節リウマチでは滑膜が戦場となり免疫細胞が異常に機能している。そうすると炎症性サイトカインが一度にたくさん放出されるよ。

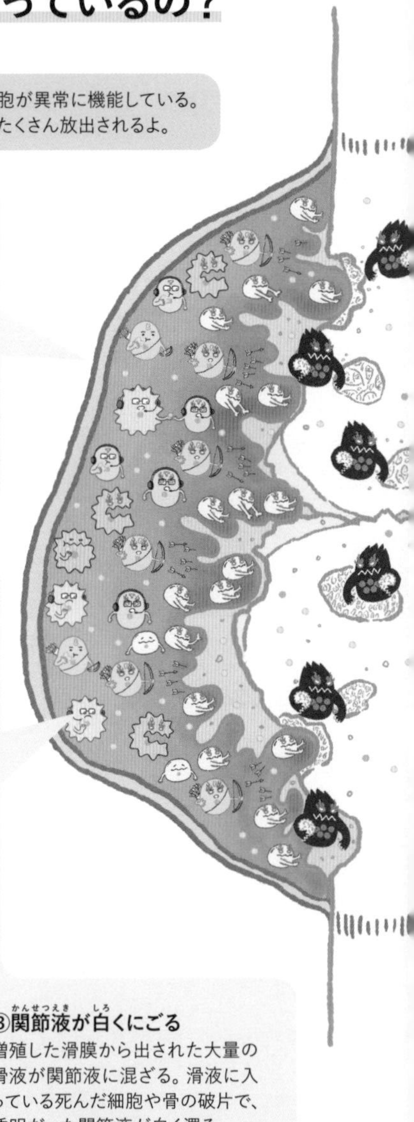

1 滑膜《かつまく》に免疫細胞《めんえきさいぼう》が集《あつ》まる

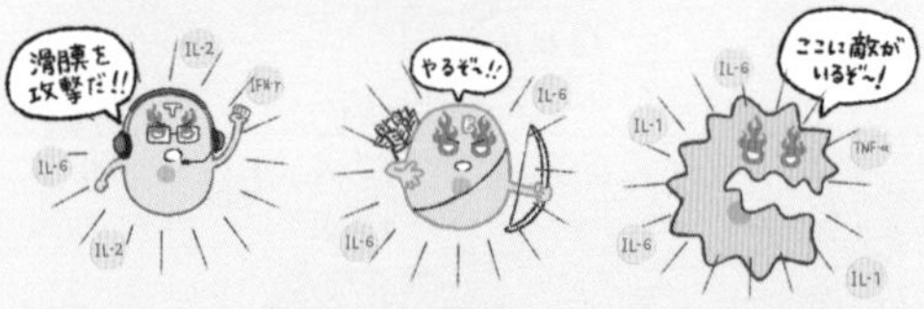

免疫細胞から炎症性サイトカインが出され、さらに免疫細胞が滑膜に集まる。

2 滑膜《かつまく》・関節液《かんせつえき》の異常《いじょう》

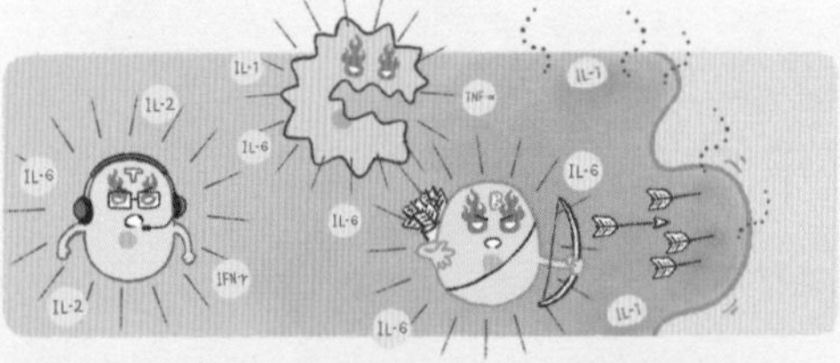

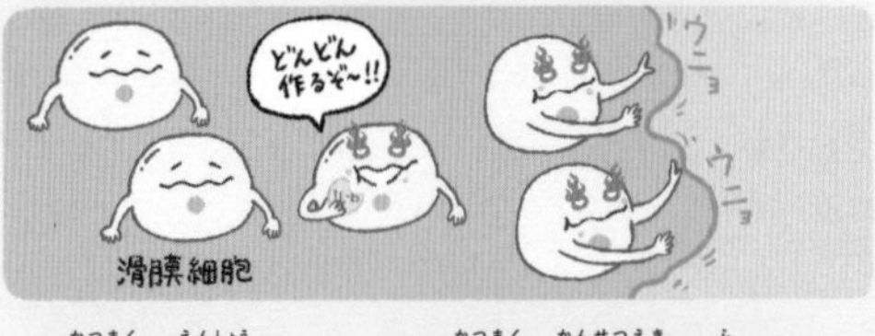

①滑膜《かつまく》の炎症《えんしょう》

炎症性サイトカインや免疫細胞の攻撃で滑膜が炎症を起こす。

②滑膜《かつまく》と関節液《かんせつえき》が増《ふ》える

滑膜や関節液を作る滑膜細胞も増殖&活性化する。炎症により炎症細胞が増え、滑膜が増殖する。

③関節液《かんせつえき》が白《しろ》くにごる

増殖した滑膜から出された大量の滑液が関節液に混ざる。滑液に入っている死んだ細胞や骨の破片で、透明だった関節液が白く濁る。

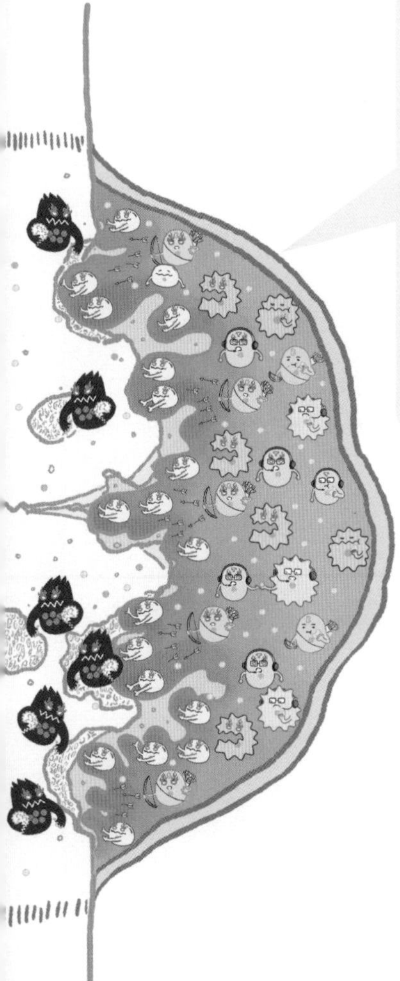

3 骨《ほね》・軟骨《なんこつ》の破壊《はかい》

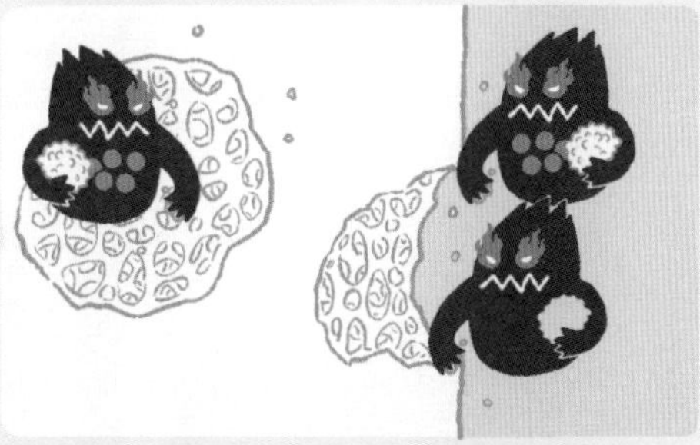

骨芽細胞に発現するRANKLなどの影響で破骨細胞が増殖・活性化。破骨細胞が骨や軟骨を破壊する。

クローズアップ

RANKL《ランクル》

RANKLは破骨細胞前駆細胞が破骨細胞になるためのサイトカイン。

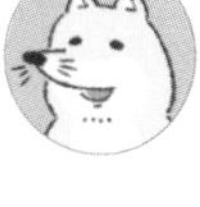

関節リウマチでは、炎症性サイトカインの影響で、
滑膜細胞や破骨細胞に異常な行動を取らせてしまうんだね。

関節《かんせつ》リウマチの特徴《とくちょう》

関節《かんせつ》リウマチは
どんな人《ひと》がいつごろなるの？

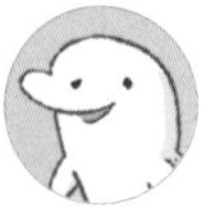

リウマチと診断された年齢の
統計をグラフで見てみよう！

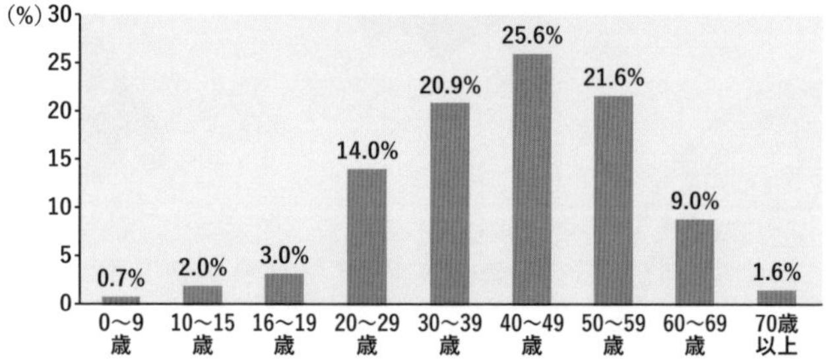

「2000年リウマチ白書」㈳日本リウマチ友の会

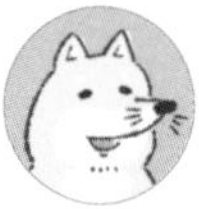

女性に多く発症する（男女比は1：4）。
30～50代に多い。

関節リウマチが起こりやすい場所

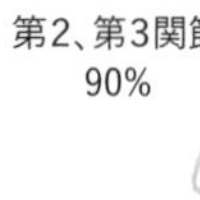

関節リウマチの症状は細かな骨の関節が多い、
手と足に症状が出やすいよ。

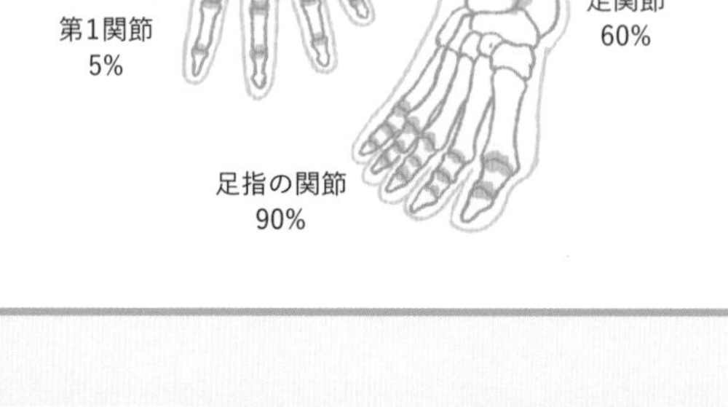

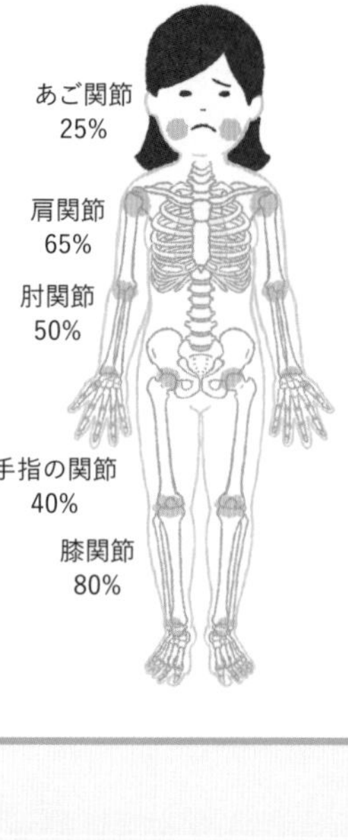

関節《かんせつ》リウマチの診断《しんだん》

どうやって診断《しんだん》をするの？

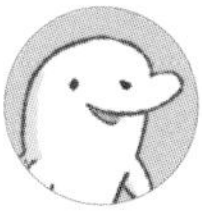

関節リウマチは4つの視点から総合的に診断する。
関節リウマチの原因は一つではないと考えられている。
そのため1～4の項目を総合的に判断して
点数の多いものを関節リウマチとしている。
そのために症状など多項目で点数化して合計点で判断するよ。

1 関節の症状

A.腫脹または疼痛のある関節数	点数
大関節が1ヶ所	0
大関節が2～10ヶ所	1
小関節が1～3ヶ所	2
小関節が4～10ヶ所	3
1つの小関節を含む11ヶ所以上	5

2 血液検査

B.自己抗体	点数
RF、抗CCP抗体が共に陰性	0
RF、抗CCP抗体のいずれかが弱陽性	2
RF、抗CCP抗体のいずれかが強陽性	3

3 炎症反応

C.炎症反応	点数
CRP、血沈が共に正常	0
CRP、血沈のいずれかが異常高値	1

4 罹病期間

D.罹病期間	点数
6週未満	0
6週以上	1

リウマチの診断（2010 ACR/EULAR 関節リウマチ分類基準）

関節《かんせつ》リウマチの重症度《じゅうしょうど》の分類《ぶんるい》

どのくらいリウマチが重《おも》いのかは、どうやってわかるの?

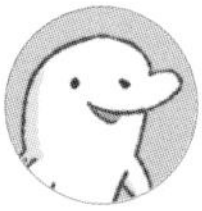

全身がどれくらい重いリウマチかざっくり評価する
スタインブロッカー分類と、毎年の経過を見て
一つ一つの関節を個別に評価するラルセン分類があるよ。

リウマチの重症度分類1　スタインブロッカー分類

1 骨関節の変形の程度（ステージ分類）

関節破壊の重症度を診る（体中の関節を総合的に判断。一つ一つの関節評価ではない）。

ステージ1（早期）	ステージ2（中期）	ステージ3（進行期）	ステージ4（末期）
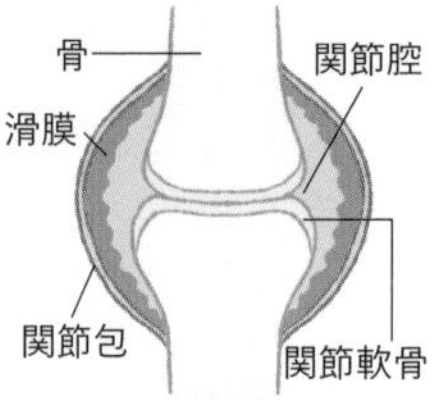	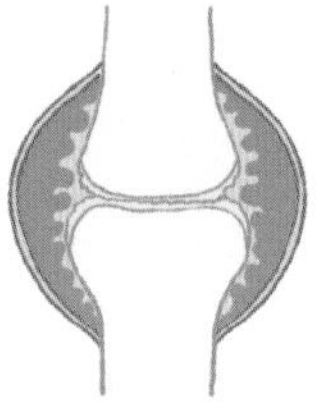	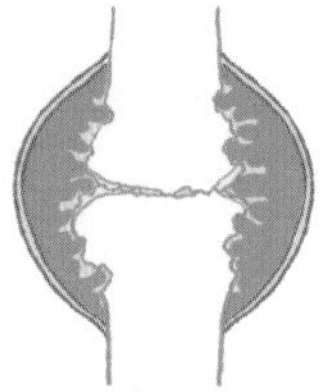	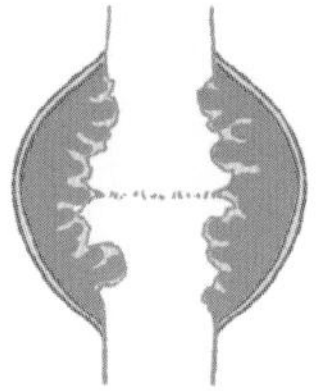
骨・軟骨の破壊は見られないが滑膜が増殖している。	軟骨破壊により、骨の間が狭くなる。	骨が破壊される。	関節の硬直・固定

2 日常生活の不自由度（クラス分類）

機能障害の進行度を評価する。

クラス1	クラス2	クラス3	クラス4
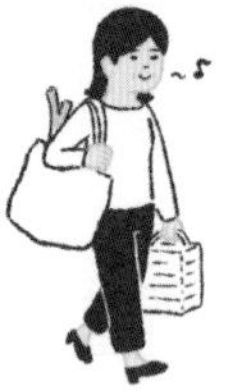	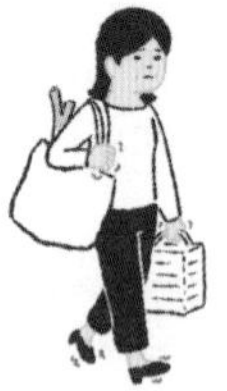	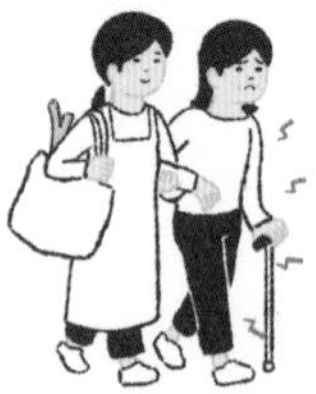	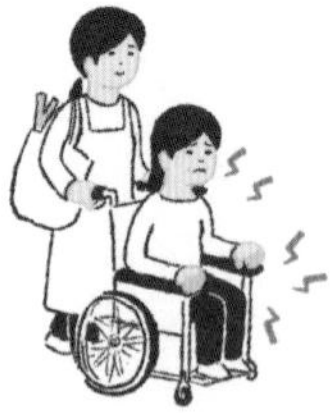
ほぼ正常。生活や仕事に支障なし。	多少障害はあるが普通に生活できる。	身の回りの動作は可能だが、外出時は介助が必要。	寝たきり、もしくは車椅子で全ての行動が制限される。

リウマチの重症度分類2 ラルセン分類

一つ一つの関節の骨の変形の程度をレントゲンで6 段階で評価する。

Grade0 **正常**	辺縁部骨化など、関節炎と関係のない変化はあっても良い。	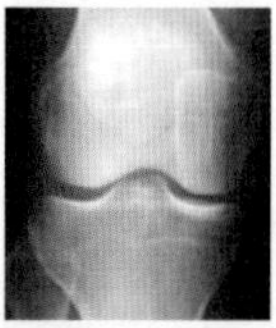
Grade1 **軽度の異常**	関節周辺部軟部組織腫脹、関節周囲の骨萎縮、軽度の関節裂隙狭小化のうち一つ以上が存在。	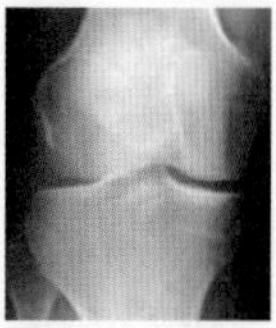
Grade2 **初期変化**	小びらんと関節裂隙狭小化がみられる。荷重関節の骨びらんは除外する。	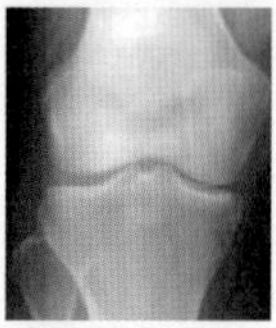
Grade3 **中等度破壊性変化**	骨びらんと関節裂隙狭小化があり、侵食像はいずれの関節にもみられる。	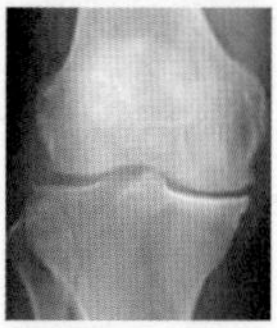
Grade4 **高度破壊性変化**	骨びらんと関節裂隙狭小化があり、荷重関節の骨変形をみる。	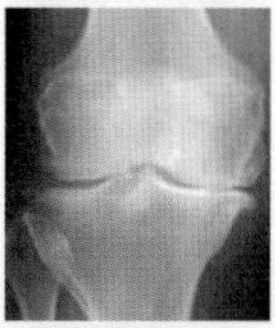
Grade5 **ムチランス型変形**	本来の関節構造が消失し、荷重関節に著しい変化をみる。脱臼や骨性強直は分類には考慮しない。	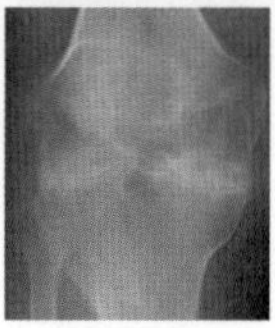

スタインブロッカー分類は患者さんに説明するときに便利で
ラルセン分類はお医者さんが一つ一つの関節の重症度を把握するのに便利だよ。

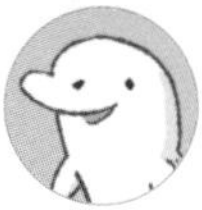

関節《かんせつ》リウマチの治療《ちりょう》

どうやって治療《ちりょう》するの？

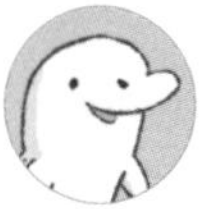

薬物療法を基本としているんだけど、
手術療法が必要となる場合もあるよ。
関節の炎症や関節の破壊を軽減させる目的で
行われる、薬物療法を見ていこう！

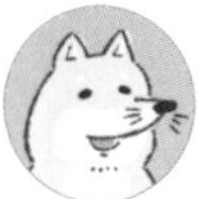

どんな薬があるの？

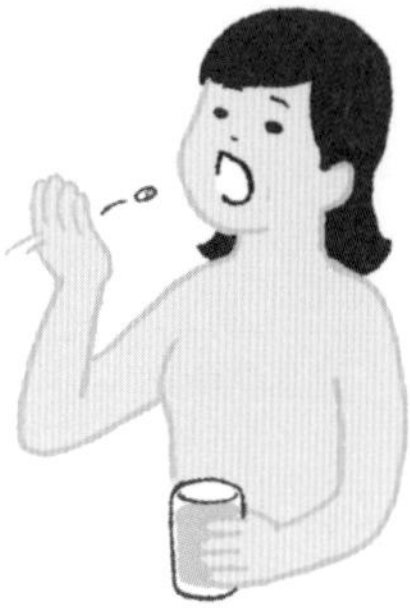

●非ステロイド性消炎鎮痛剤
ロキソニン、ボルタレンといった痛み止め。

●副腎皮質ホルモン（ステロイド）
炎症を強く抑える。よく効くが、骨粗鬆症を増悪させる副作用がある。

●抗リウマチ薬
免疫を抑える薬。しかし自分の抵抗力を下げてしまう副作用がある。メトトレキサート、ブシラミン、サラゾスルファピリジンなど安価でリウマチの初期に使われることが多い。

●生物学的製剤（より進歩したもの）
炎症の原因である特定の炎症性サイトカインだけを集中的にブロックする。高価なものが多い。

イメージしよう！

生物学的製剤《せいぶつがくてきせいざい》

火事のときに家全体よりも火元に水をかけた方が効果が高い。同じように、炎症性サイトカイン（火元）だけをブロックするよ。

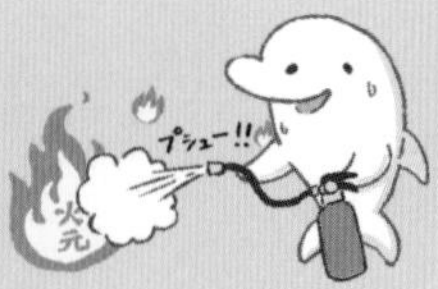

生物学的製剤は値段が高い！
最近では関節リウマチの初期で使われるよ。

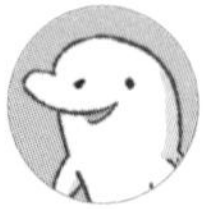

クローズアップ

生物学的製剤《せいぶつがくてきせいざい》の作用ってなに？

生物学的製剤がどの細胞から出る、どんなサイトカインをブロックしているかをチェックしよう。

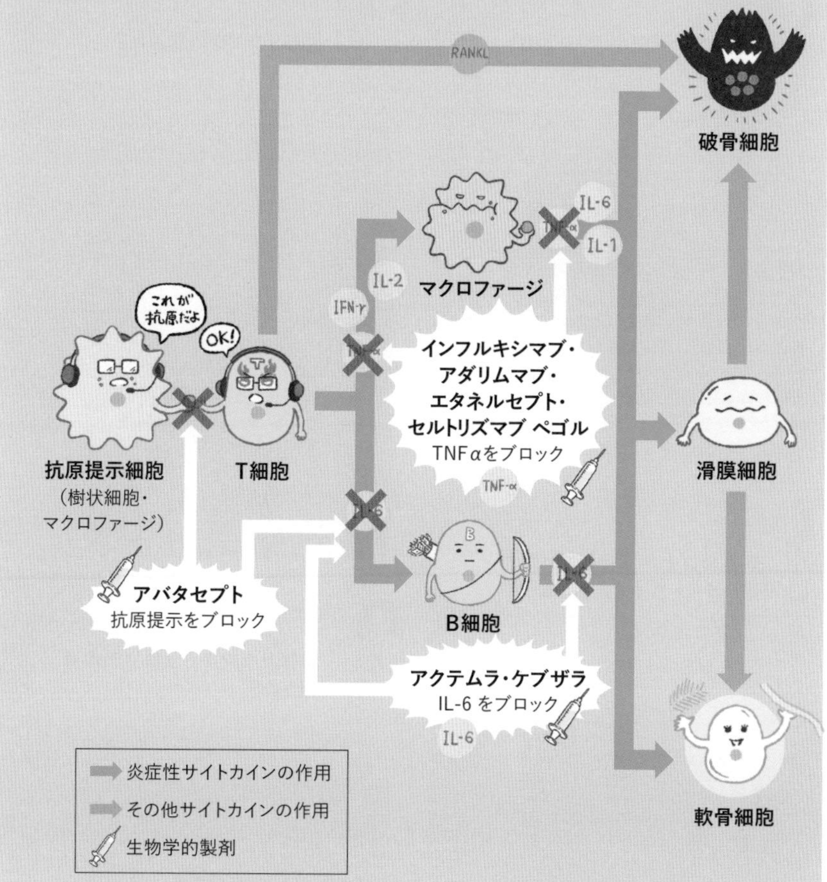

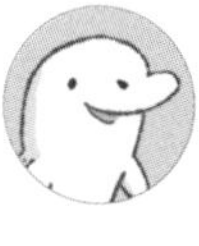

生物学的製剤は、
他の自己免疫疾患でも
使われることがあるんだよ。

おさらい

炎症性サイトカイン

TNF-α IFN-γ IL-2 IL-1 IL-6

滑膜から出る異常なサイトカイン。
免疫を司るリンパ腺、滑膜細胞などから出る。

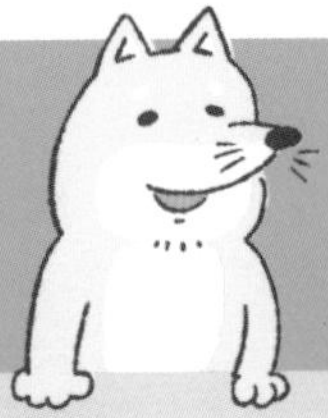

そもそもなんで？
教えて！菅本先生！

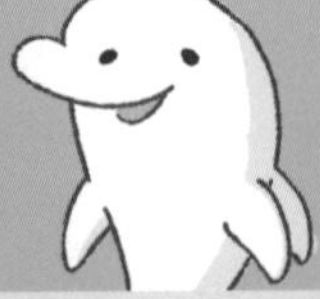

フランスの画家ルノワールは、リウマチだったって本当？

痛みに苦しみながらの創作活動

本当です。ルノワールは関節リウマチに苦しんでいました。47歳で発症したようですが、当時は有効な薬はなく、79年間の生涯を閉じるまでの約30年間、痛みと腫れに耐えながら創作活動を続けたのです。

新型コロナが流行していますが、サイトカインストームってなに？

免疫の暴走！サイトカインストーム

通常は体に侵入するウイルスなどの外敵の量に合わせてサイトカイン（ウイルスを撃退するために免疫細胞から分泌されるタンパク質）も産生されます。しかし、その量をうまく調節できず、サイトカインが体中で産生されすぎてしまうことをサイトカインストーム（免疫暴走）といいます。ひどい場合には全身状態の悪化や血栓形成、ひいては死亡に繋がります。

関節リウマチの語源は？

ヒポクラテスが考えた？

古代ギリシャのヒポクラテスは、"Phlegma"と称する液体が脳から全身に"流れ"て、種々の病気を引き起こすと考えていました。ギリシャ語の"rheuma＝流れ"が関節リウマチ（RA）の語源とされています。しかし、関節リウマチは、もともとヨーロッパにはなく、アメリカ大陸の風土病で、コロンブスのアメリカ大陸発見後、ヨーロッパ大陸に拡がったという説もあります。

関節リウマチとリウマチ熱は違うの？

溶連菌感染によるリウマチ熱

これらは名前が同じですが、原因は全く異なります。関節リウマチは膠原（こうげん）病の一つですが、リウマチ熱はA群連鎖球菌（Group A Streptococci）の感染で起きます。関節痛などの症状が似ているので、昔は同じ疾患と考えられていた時代もありました。

CHAPTER 6

股

そもそも
股関節って
どんなもの?

**股関節はどんな役割があるの?
その役割を果たすために
どんな形である必要があり、
どんな構造になっているんだろう。**

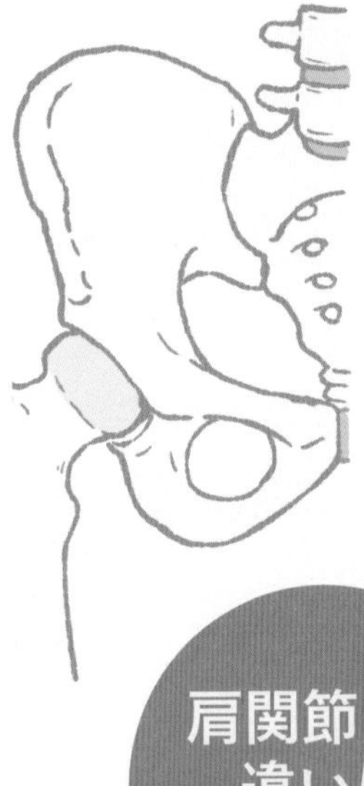

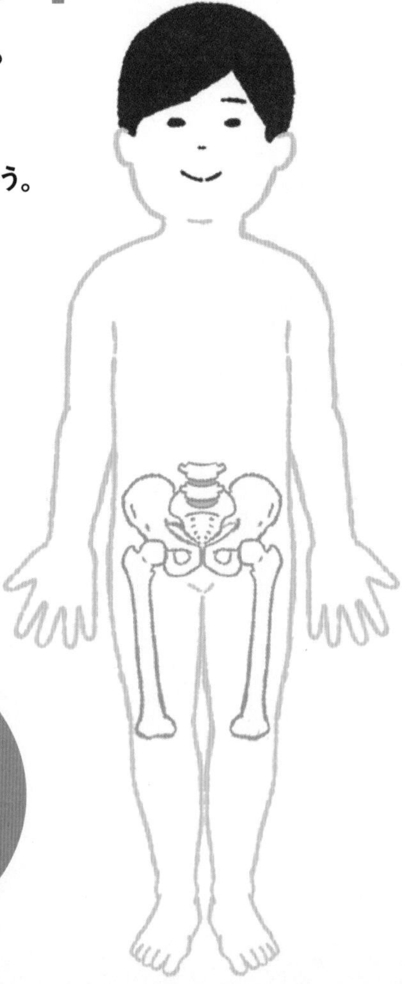

肩関節との
違いは
なんだろう?

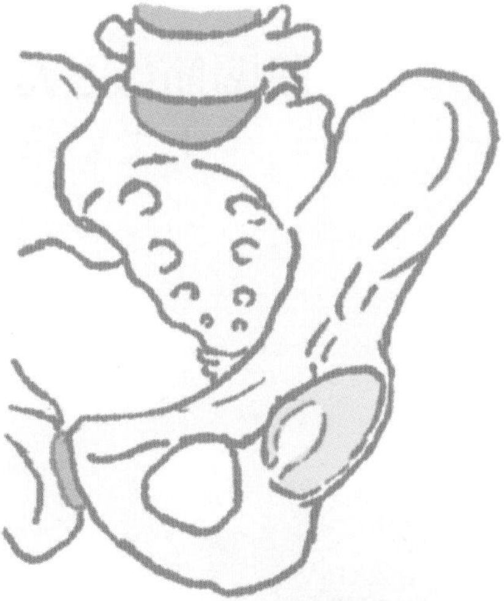

なんで骨が
傾いているん
だろう?

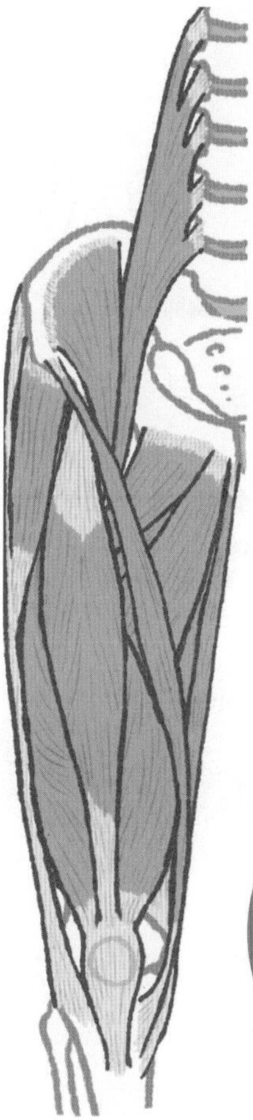

股関節を
動かす筋肉
はどこ?

股関節《こかんせつ》の骨解剖《こつかいぼう》

股関節《こかんせつ》はどんな構造《こうぞう》をしているの？

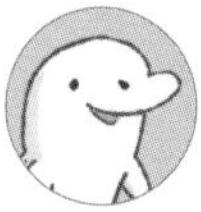

股関節は
両脚の付け根にあり、
骨盤寛骨臼と大腿骨を
つないでいるよ。仙骨と
寛骨と尾骨を合わせた
ものを骨盤というよ。

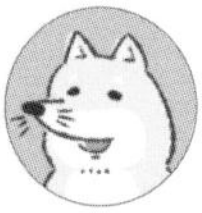

大腿骨の端っこは
丸い球の形だね。
球とくぼんだ臼が
ピタッと組み合わさって、
いろいろな方向に骨を
回すことができるんだね。

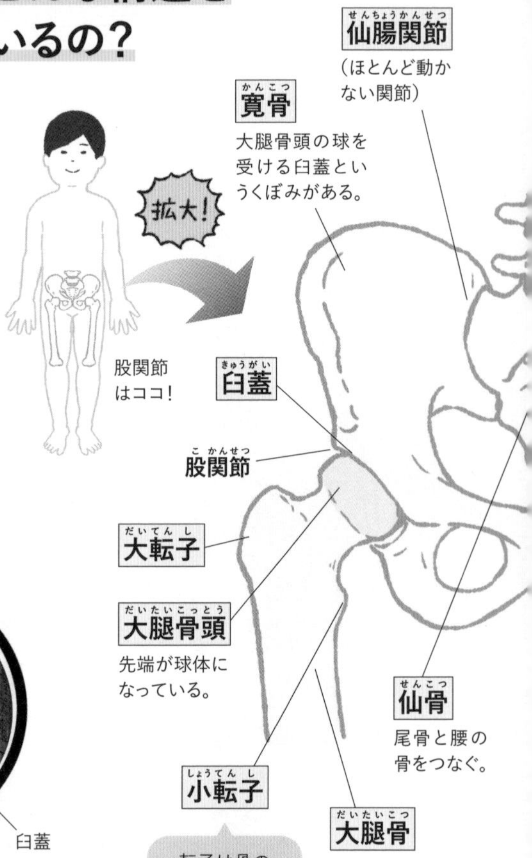

転子は骨の
コブのことだよ。

股関節《こかんせつ》

例えるなら
地球儀

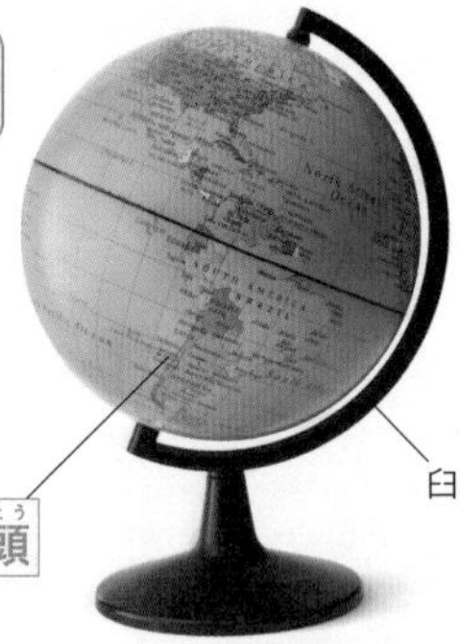

CHECK

■股関節とは両脚の付け根にあり、骨盤寛骨臼と大腿骨を連結している。

骨盤 ➡ 寛骨（腸骨、恥骨、坐骨の総称）と仙骨、尾骨で構成される。

大腿骨頭 ➡ 球体をしており、寛骨のくぼみ（臼蓋）に組み合わさっている。

臼蓋 ➡ 大腿骨頭の球体を受けるために、凹んだ球形をしている。

クローズアップ

臼蓋

寛骨臼（寛骨のおわん状の部分）の縁を指す。大腿骨の骨頭の1/2を臼蓋が覆う。
球とくぼんだ臼がピタッと組み合わさり、いろいろな方向に回すことができる。肩と違い遊びがないので、全体重をかけて、何十年過ごしてもびくともしない。

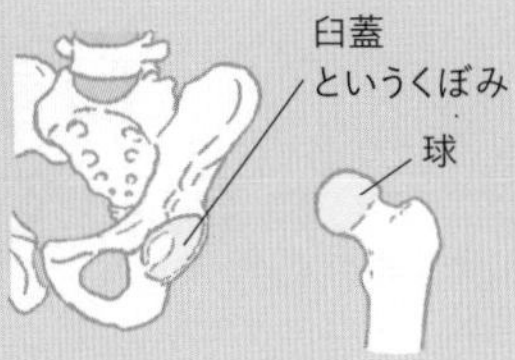

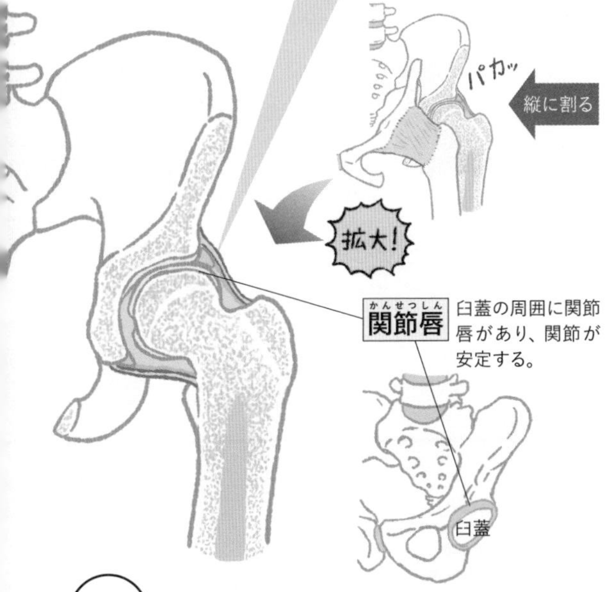

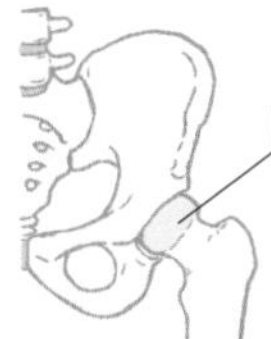

股関節は関節包に包まれている。

臼蓋の周囲に関節唇があり、関節が安定する。

Memo

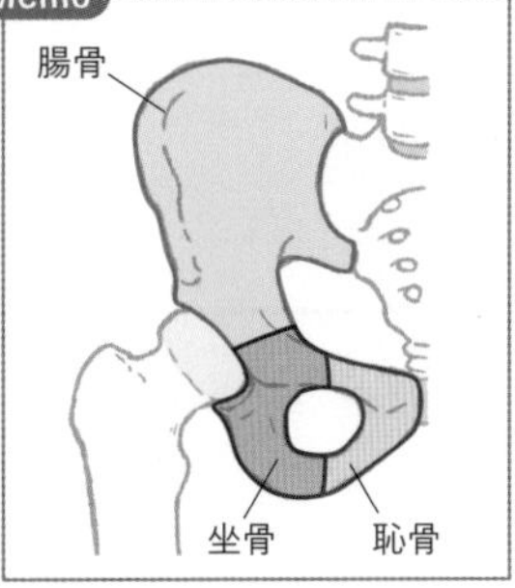

そもそもQ&A

人間の骨盤と、四つ足動物の骨盤はどう違うの？

四足歩行だったときはもっと寛骨が狭かったが、二足歩行になったとき、胃や腸が下に落ちてきて、内臓を全部受け止められるように受け皿のような形になった。人の骨盤は内臓が収まる形なので、二足歩行しやすい。特に女性は胎児が過ごしやすいようにやや骨盤が広がっている。

●人間と四つ足動物との骨盤の形の違い

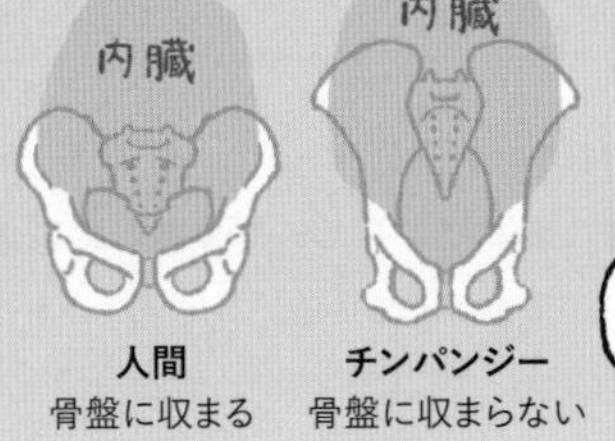

人間
骨盤に収まる

チンパンジー
骨盤に収まらない

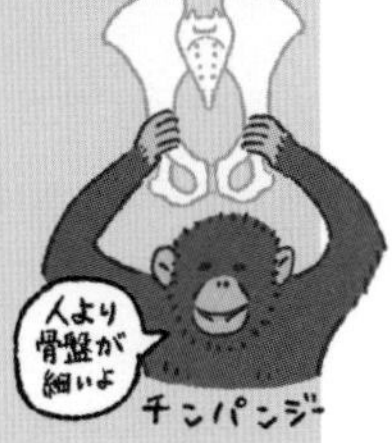

股関節面《こかんせつめん》の角度《かくど》

臼蓋《きゅうがい》はどの方向《ほうこう》に 向《む》いていると正常《せいじょう》なの？

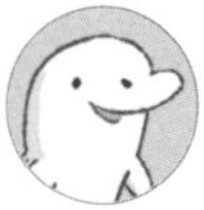

股関節の角度のバランスが崩れたときに病気と診断されるので、
正常な角度を知っておこう。

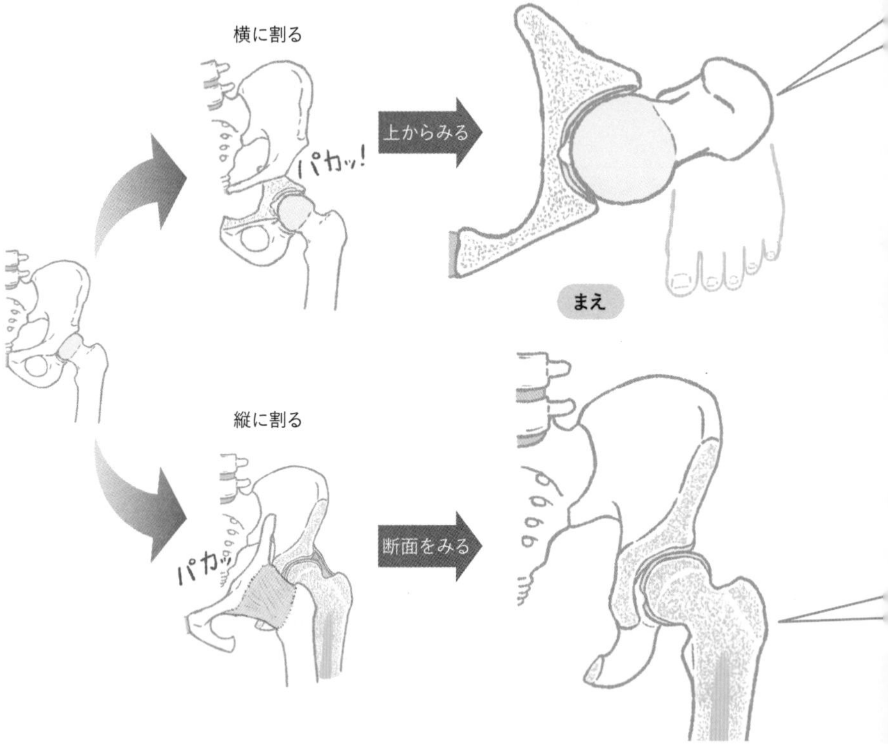

CHECK

■股関節の臼蓋は斜め前を向いている。

大腿骨頸部 ➡ 約15度前捻している。頚体角は約120度から130度である。

股関節臼蓋 ➡ 約20度前捻している。

臼蓋の被覆率 ➡ CE角→約25度であり、骨頭を覆っている。
CE角の他、Sharp角（約45度）でも評価される。

正常　　異常

大腿骨頸部は
斜め前を向いている
（大腿骨の前捻）

大腿骨前捻角
（傾き具合をみる）
正常な角度：15°

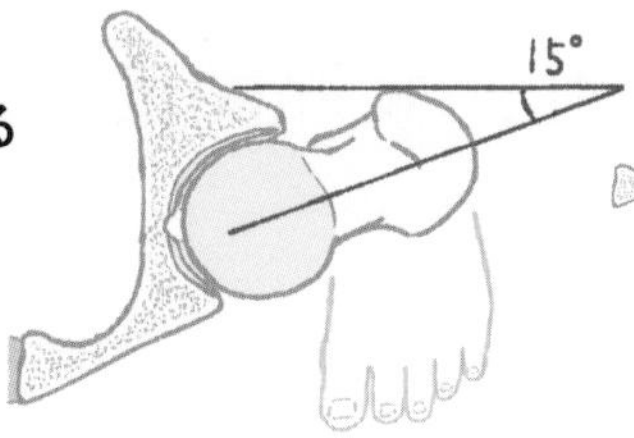

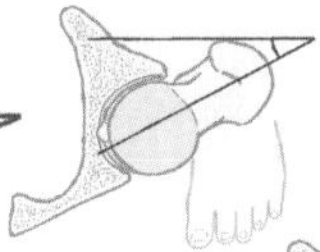

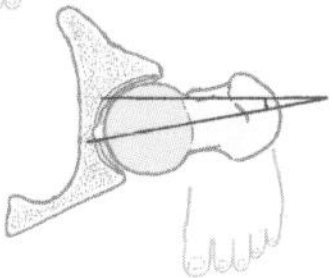

臼蓋も
斜め前を向いている
（臼蓋の前捻）

寛骨臼前捻角
（傾き具合をみる）
正常な角度：20°

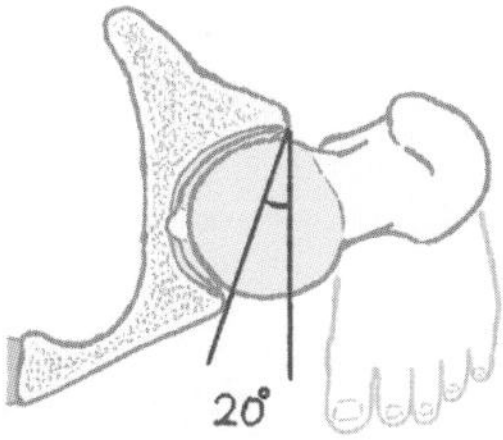

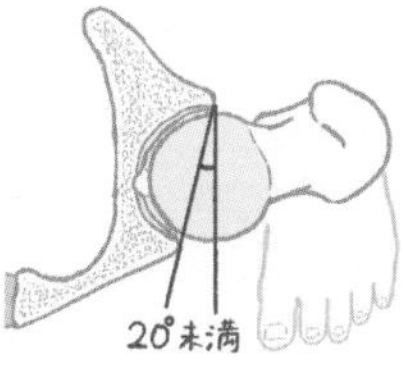

正常　　異常

臼蓋上部は
大腿骨頭に
かぶさっている

CE角
（かぶさり具合をみる）
正常な角度：25°

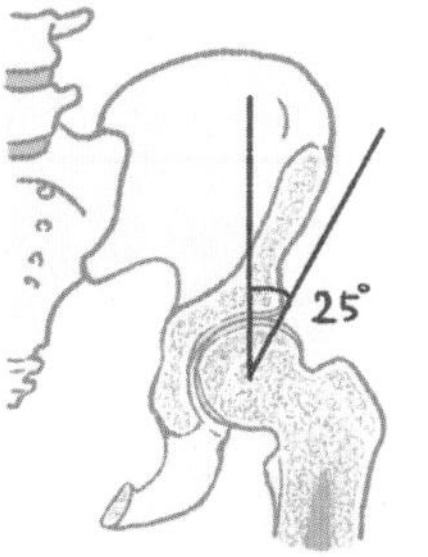

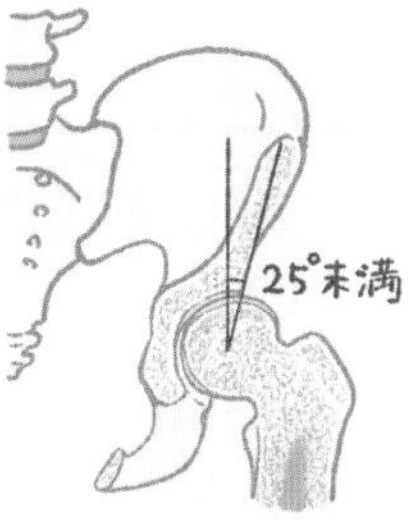

大腿骨頸部は
斜め上を向いている

頸体角
（傾き具合をみる）
正常な角度：120～130°

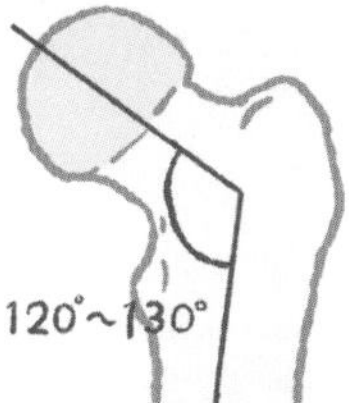

臼蓋上部のかぶさりの
測り方2

かぶさり具合を
寛骨の涙痕を
基準に測る
Sharp角もある。
正常な角度：45°

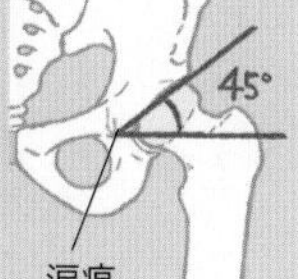

股関節《こかんせつ》に関係《かんけい》する筋肉《きんにく》

股関節《こかんせつ》を動《うご》かす筋肉《きんにく》はどれ?

まえ

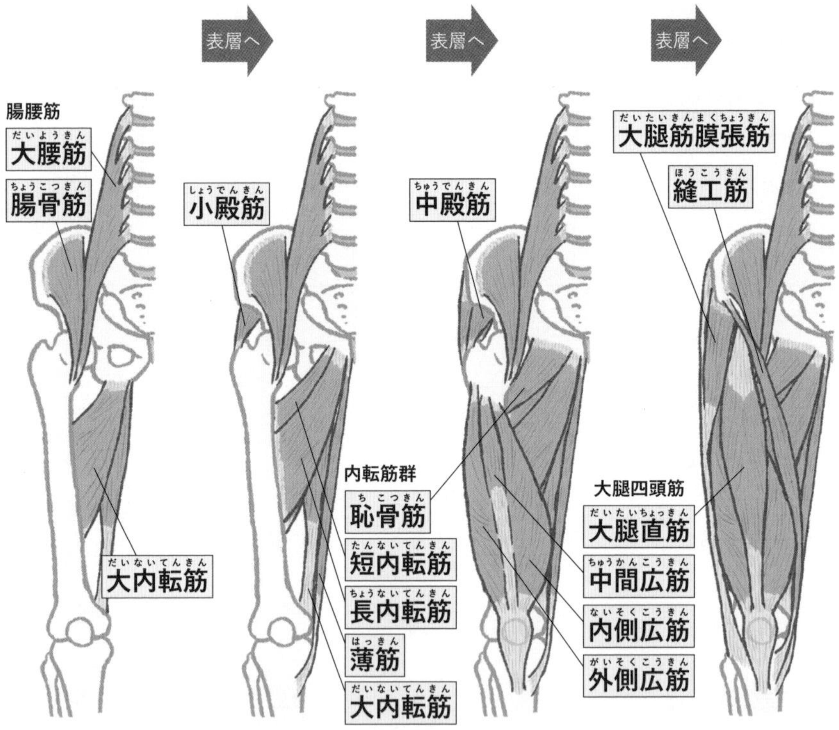

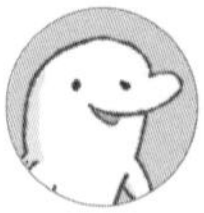

股関節を曲げる筋肉は股関節周りにあるのではなく、
腰についているのがポイント!

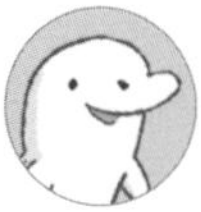

腸骨筋《ちょうこつきん》+大腰筋《だいようきん》=腸腰筋《ちょうようきん》は
股関節を曲げる筋肉だよ。

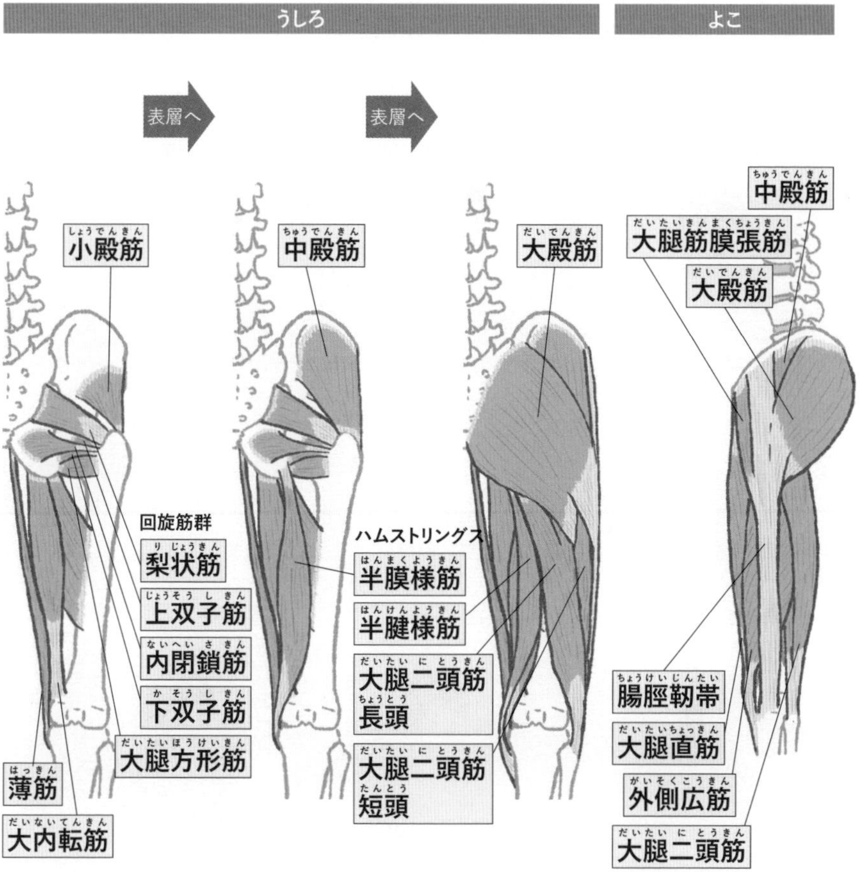

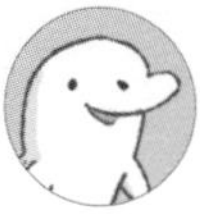

大腿四頭筋やハムストリングスは、膝を動かすときに
主役になる筋肉。股関節の動きには少ししか役に立たない。

股関節《こかんせつ》の動《うご》き

股関節《こかんせつ》はどの方向《ほうこう》に どれくらい動《うご》くの？

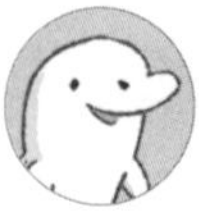

診断で使われる股関節の動きはこの6つ！

①屈曲
動かせる角度：125°

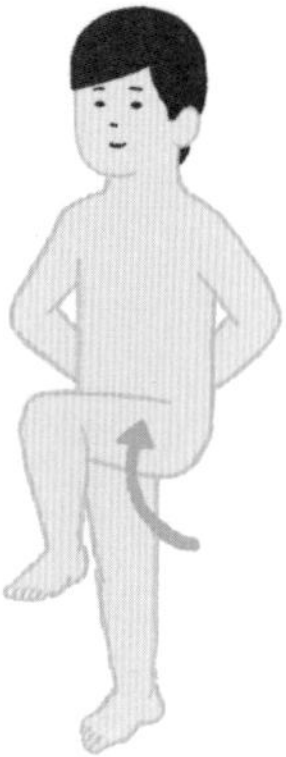

②伸展
動かせる角度：15°

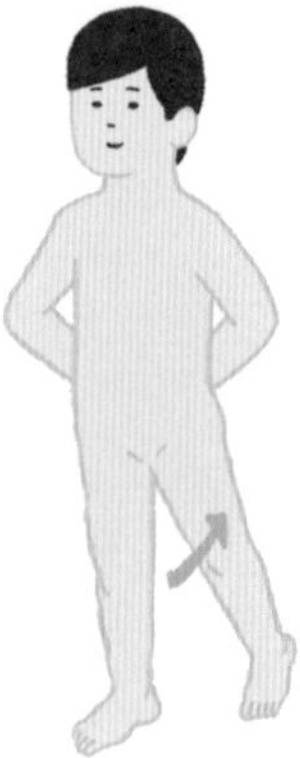

③外転
動かせる角度：45°

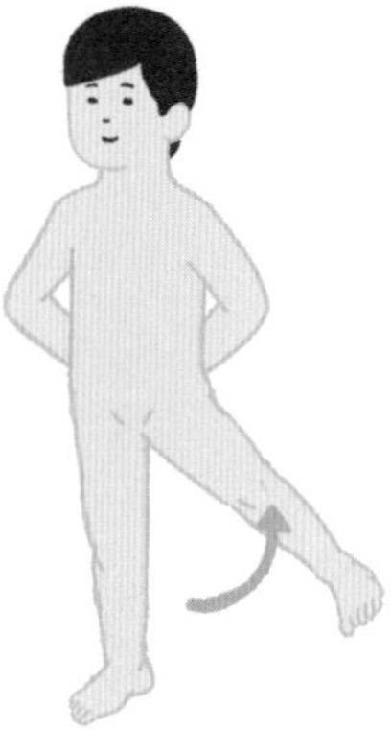

④内転
動かせる角度：20°

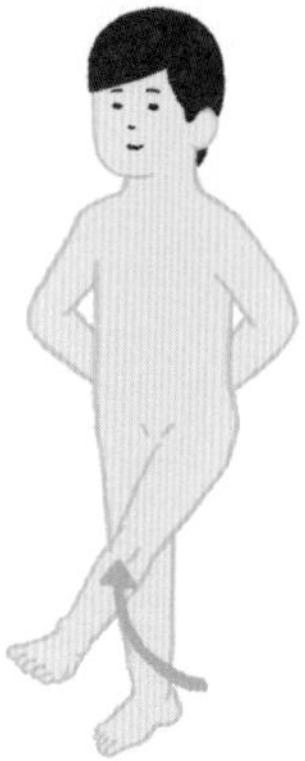

⑤外旋
動かせる角度：45°

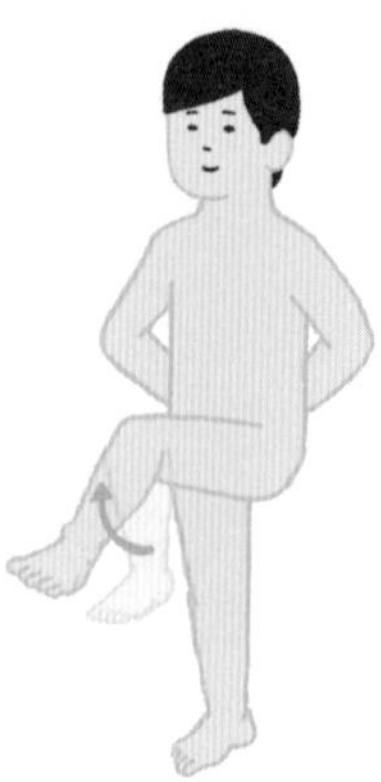

⑥内旋
動かせる角度：45°

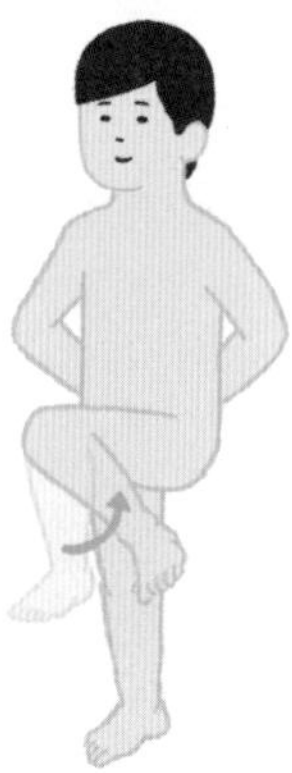

股関節《こかんせつ》を動《うご》かす筋肉《きんにく》

股関節《こかんせつ》を動《うご》かすとき どの筋肉《きんにく》が使《つか》われているの?

屈曲・伸展・外転は一部の筋肉が主役になって股関節を動かす。
他の動きは、いろいろな筋肉が協力し合って動かしているよ。

①屈曲

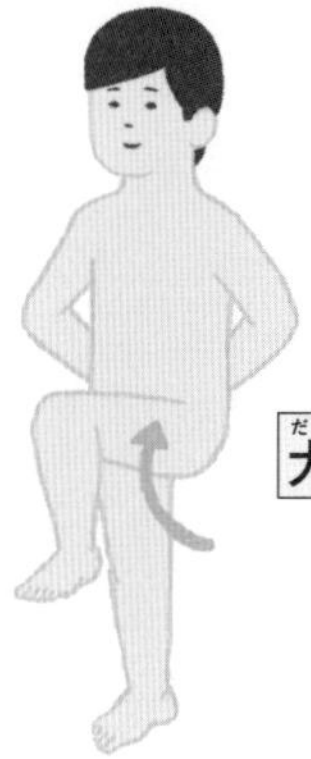

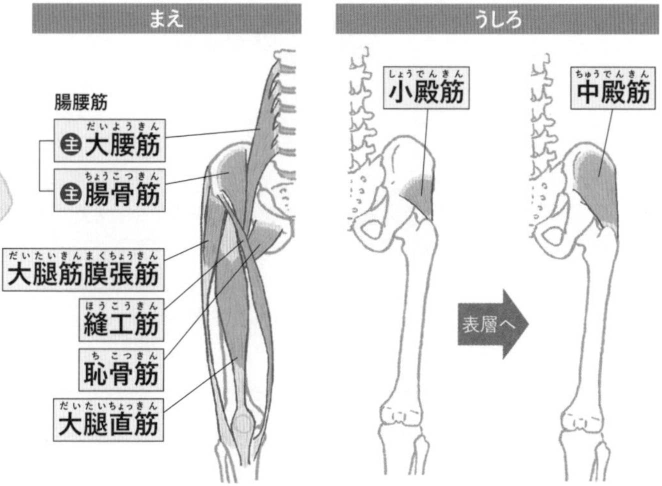

②伸展

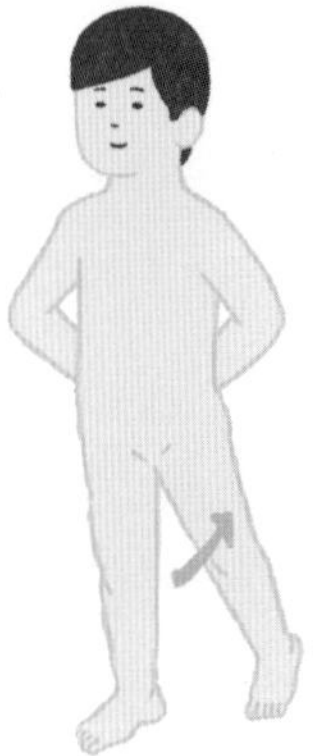

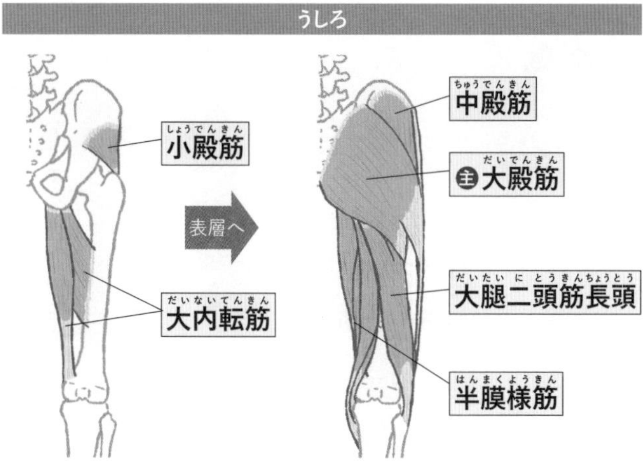

③外転

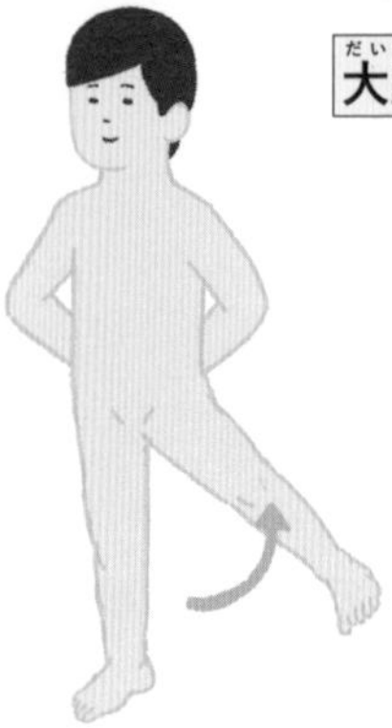

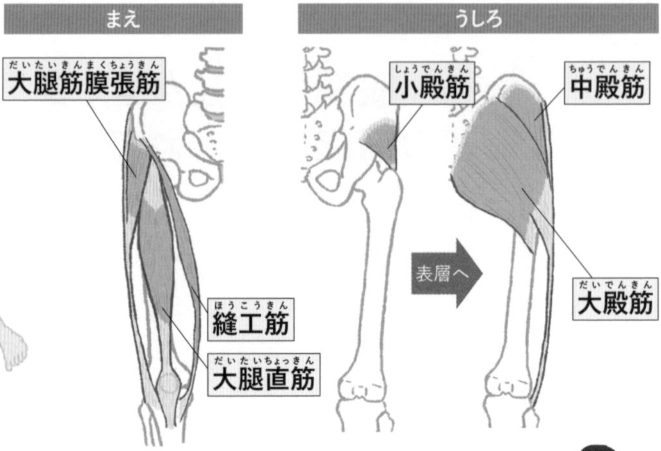

そもそも Q&A

なんで人はまっすぐ立てるの？

股関節の重要な動きの一つが「立つ」ということ。「まっすぐ立つ」「1本足で立つ」「歩く」ができるのは、外転で使う筋肉があるからなんだよ。外転で動く筋肉が股関節で最も重要なんだ。

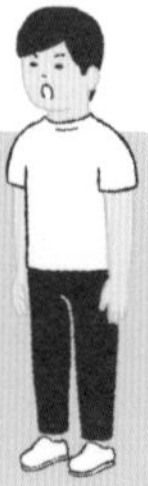

④内転

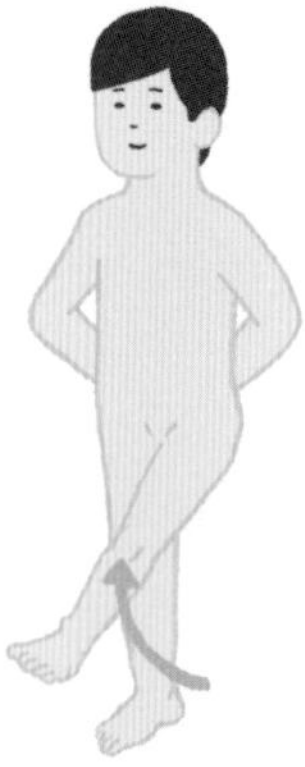

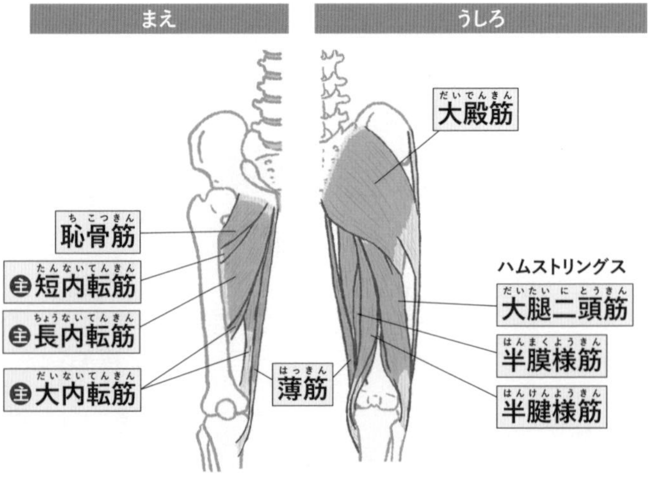

⑤外旋

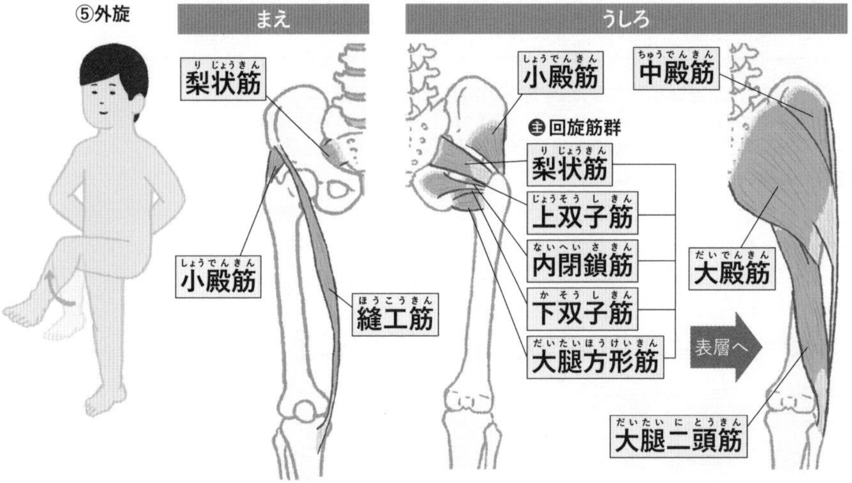
まえ
梨状筋《りじょうきん》
小殿筋《しょうでんきん》
縫工筋《ほうこうきん》
うしろ
小殿筋《しょうでんきん》
主 回旋筋群
梨状筋《りじょうきん》
上双子筋《じょうそうしきん》
内閉鎖筋《ないへいさきん》
下双子筋《かそうしきん》
大腿方形筋《だいたいほうけいきん》
中殿筋《ちゅうでんきん》
大殿筋《だいでんきん》
表層へ
大腿二頭筋《だいたいにとうきん》

⑥内旋

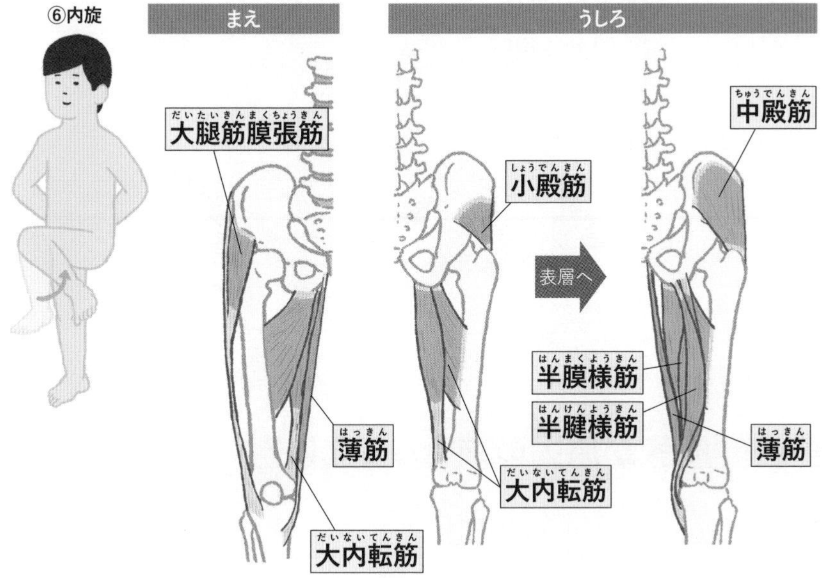
まえ
大腿筋膜張筋《だいたいきんまくちょうきん》
薄筋《はっきん》
大内転筋《だいないてんきん》
うしろ
小殿筋《しょうでんきん》
表層へ
大内転筋《だいないてんきん》
中殿筋《ちゅうでんきん》
半膜様筋《はんまくようきん》
半腱様筋《はんけんようきん》
薄筋《はっきん》

次から疾患をみていこう。

疾患 跛行《はこう》

原因 ➡神経(腰部脊柱管狭窄症)が原因の場合は間欠性跛行。
骨関節が原因(例えば骨の長さが違うなど)の場合は硬性墜落性跛行。
筋力(中殿筋力の低下など)が原因の場合は軟性墜落性跛行。

症状 ➡歩行の左右非対称。

症状 ➡診察(トレンデレンブルグ徴候があるかどうか)、X線検査、MRI。

症状 ➡それぞれの原因で、治療方法も大きく変わる。

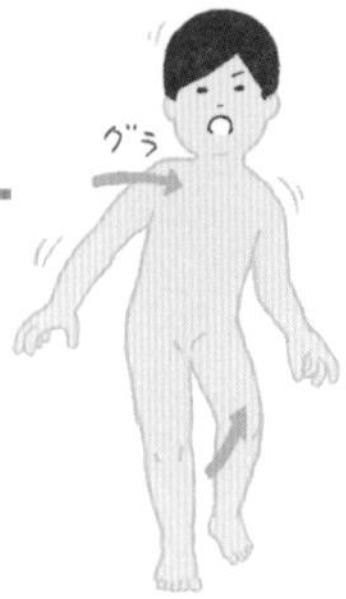

間欠性跛行 神経《しんけい》が原因《げんいん》の跛行《はこう》ってなに?

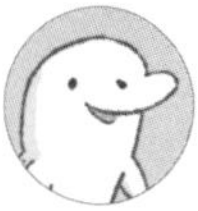

一番有名なのは腰部脊柱管狭窄症だよ。

おさらい

間欠性跛行《かんけつせいはこう》

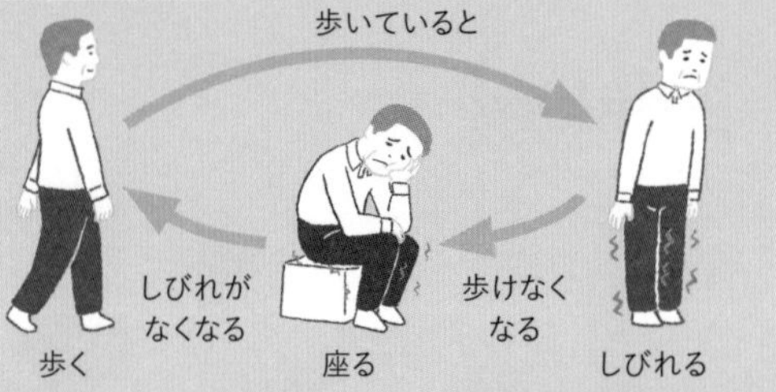

椅子に座っているときには全くしびれないのに、立って歩くと5分もしないうちに足がしびれ始め、足を引き摺りながら歩くこと。

硬性墜落性跛行 骨《ほね》が原因《げんいん》の跛行《はこう》ってなに?

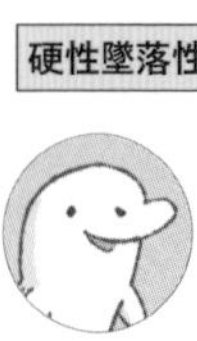

いろいろな病気が原因で、
生まれつき左右の足の骨の長さに
違いがあり跛行になることがあるよ。

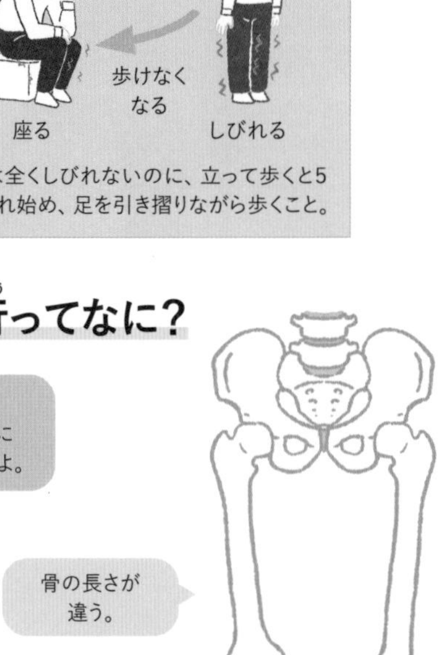

軟性墜落性跛行　筋肉《きんにく》が原因《げんいん》の跛行《はこう》ってなに？

股関節の外転で使う筋肉の筋力が弱って跛行になる。
代表的なものがトレンデレンブルグ徴候。
外転運動の主役、中殿筋が麻痺した時の特徴的な跛行だよ。
正常な状態とどう違うのか比べてみよう！

●正常の歩行

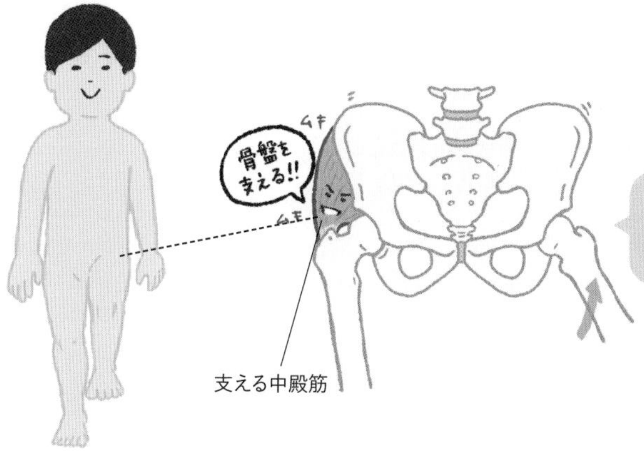

中殿筋が
骨盤を支えるので
安定する。

●トレンデレンベルグ徴候

右側が患側（病気がある側）の場合をみてみよう。

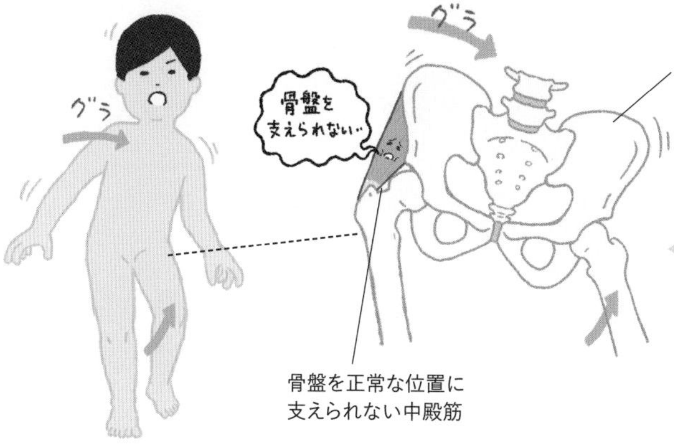

骨盤が倒れる

外転運動の主役である
中殿筋が麻痺して
骨盤を支えられず、
上げた足側に体が倒れる。

疾患 大腿骨近《だいたいこつきん》位《い》部《ぶ》骨折《こっせつ》

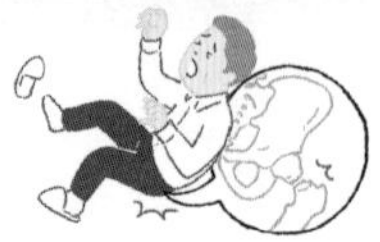

原因 ➡転倒によって大腿骨頚部周辺が骨折する。

症状 ➡股関節痛。

診断・治療 ➡診察、X線検査、MRI。ずれが小さい場合には骨接合術（釘やプレートでの固定）。ずれが大きいときには人工骨頭置換術（時に人工股関節置換術）が行われる。

メモ ➡骨折部での骨のずれ方の大小が重要となる（ガーデン分類）。

骨折部位と分類 骨折《こっせつ》の場所《ばしょ》によってどんな分類《ぶんるい》があるの？

骨折時に骨頭に血流があるかどうかが大切！

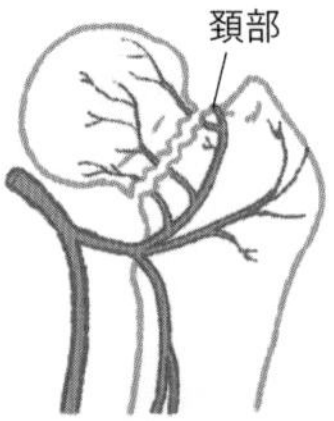

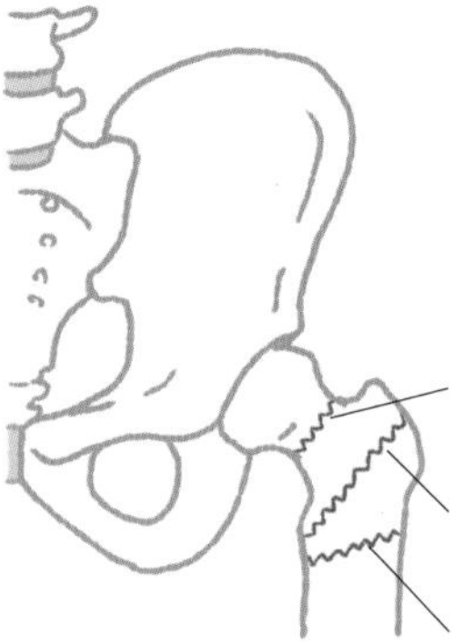

折れる場所と名前

ここが折れると大腿骨頚部骨折

ここが折れると大腿骨転子部骨折

ここが折れると大腿骨転子下骨折

骨頭に血液を送るのが頚部以外にない。頚部が骨折すると骨頭に栄養が行かなくなり壊死したり、骨がくっつかなくなるよ。

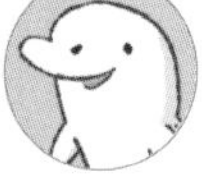

おさらい

ガーデン分類《ぶんるい》 骨折は骨片のずれ方で4分類して血流を予測できる。

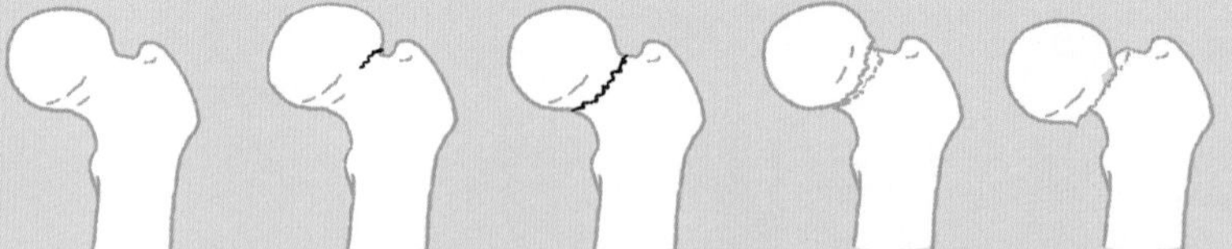

正常　**ステージ1**　**ステージ2**　**ステージ3**　**ステージ4**

大腿骨近位部骨折は高齢者の4大骨折の一つ。
年間4万人以上が受傷する。骨折部での骨のずれ方の大小が重要で、
大きなずれがある場合には大腿骨骨頭への血流が障害される確率が高くなる。
血流がなくなっている場合には骨頭が壊死し、骨折部は骨癒合しないんだ。

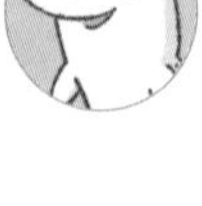

手術　どんな手術《しゅじゅつ》をして治《なお》すの？

骨頭への血流の有無や、重症度で手術が違う。

●骨接合術

大腿骨転子部骨折や
大腿骨転子下骨折のとき。
骨頭への血流がある。

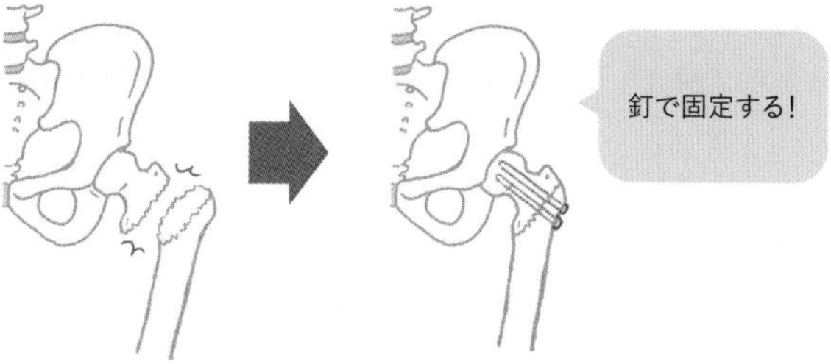
釘で固定する！

●人工骨頭置換術

大腿骨頚部骨折のとき。
骨頭への血流がとだえ、
偽関節になるのを防ぐ。

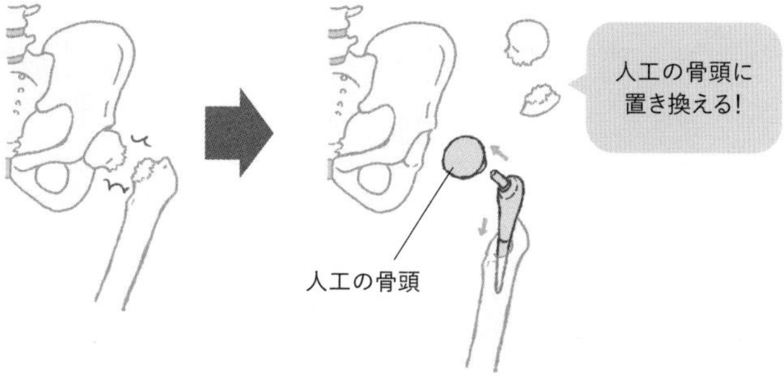
人工の骨頭に
置き換える！
人工の骨頭

●人工股関節置換術

大腿骨頭置換術では、のちに臼蓋が金属で変形する可能性があると予想される場合には、最初から人工股関節置換術が選択される。

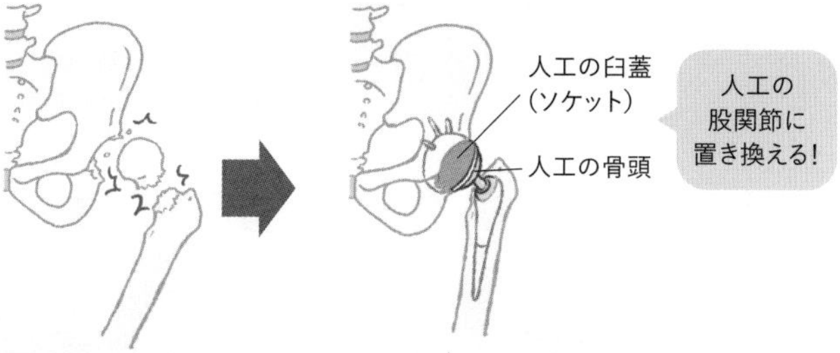
人工の臼蓋
（ソケット）
人工の骨頭
人工の
股関節に
置き換える！

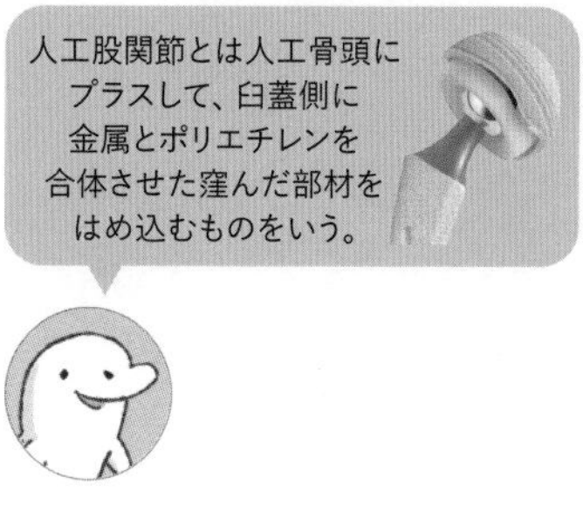
人工股関節とは人工骨頭に
プラスして、臼蓋側に
金属とポリエチレンを
合体させた窪んだ部材を
はめ込むものをいう。

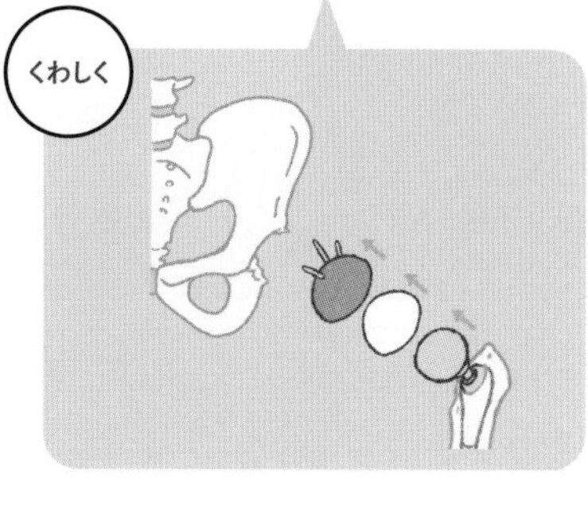
くわしく

疾患 変形性股関節症《へんけいせいこかんせつしょう》

原因 ➡不明であるが、80％は先天性股関節脱臼や臼蓋形成不全など、こどものときの病気や発育障害等の二次的原因で発症する。20％は一次性ではっきりした原因が不明。

症状 ➡股関節痛。

診断・治療 ➡診察、X線検査、MRI。前期から初期には臼蓋形成術、寛骨臼回転骨切り術など。進行期や末期では、人工股関節置換術が行われる。

変形性股関節症 一次性《いちじせい》と二次性《にじせい》はどう違《ちが》うの？

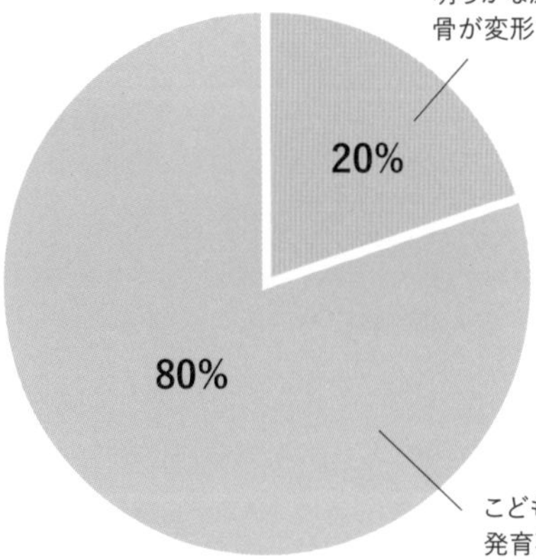

おさらい

股関節《こかんせつ》

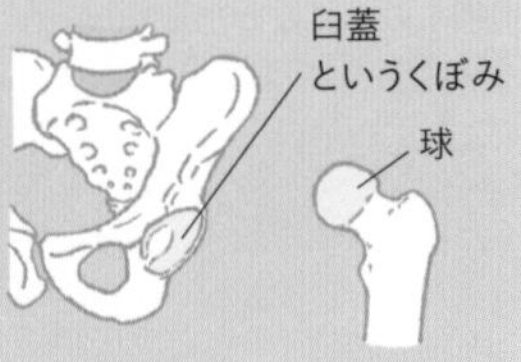

正常な股関節は臼と球の形。

正常《せいじょう》な股関節《こかんせつ》

例えるなら**コレ！**

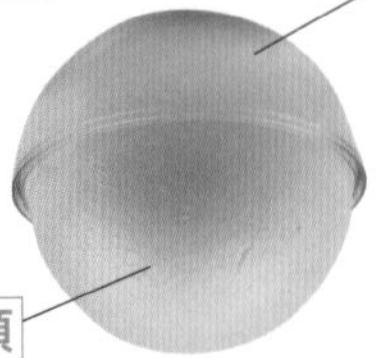

臼蓋形成不全《きゅうがいけいせいふぜん》

例えるなら**コレ！**

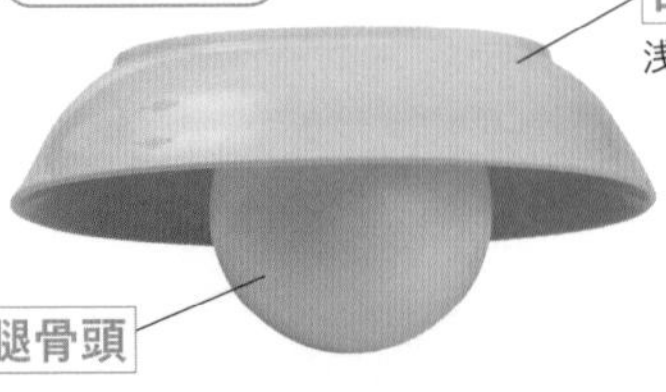

臼蓋形成不全は生まれつき、股関節が臼《うす》と球《きゅう》の形ではない。発育に従って股関節の臼蓋の形が浅くなっていく。

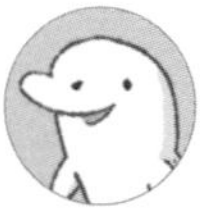

病態　健康《けんこう》な人《ひと》とどう違《ちが》うの？

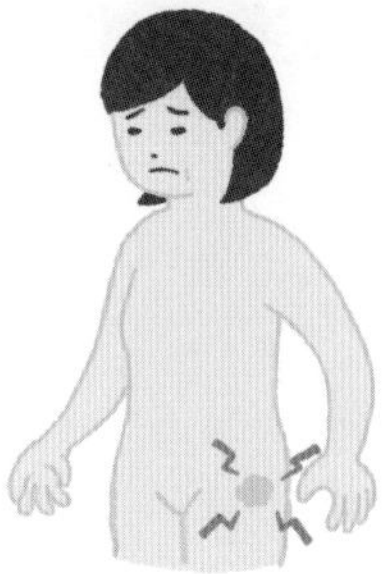

20代の女性に
起こりやすい。
（10人中1～2人）

臼蓋形成不全のポイントは2つ！
①臼蓋の半径が、骨頭の半径より大きい。
②臼蓋のかぶりが、小さい。

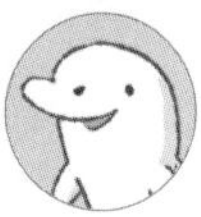

健康な人

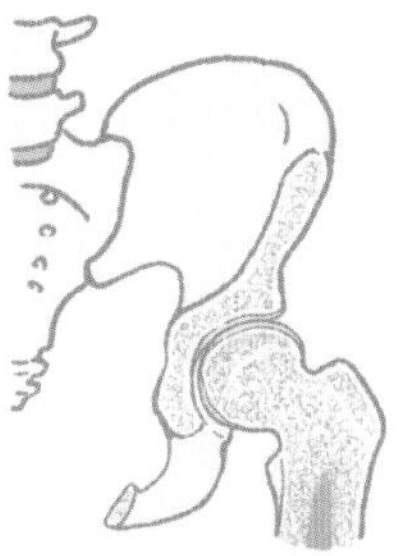

股関節臼蓋形成不全

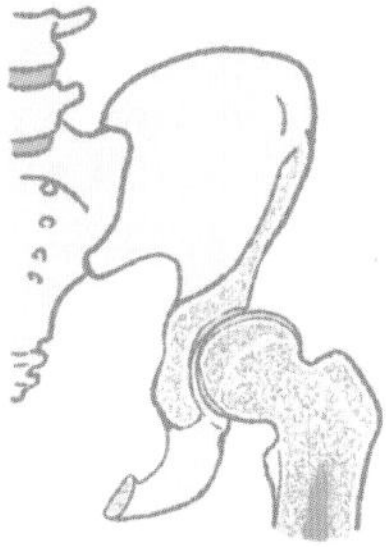

臼蓋のかぶりが小さい！

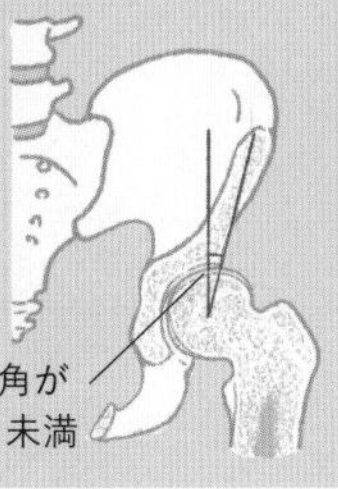

影響　臼蓋《きゅうがい》のかぶりが小《ちい》さいとどう困《こま》るの？

健康な人

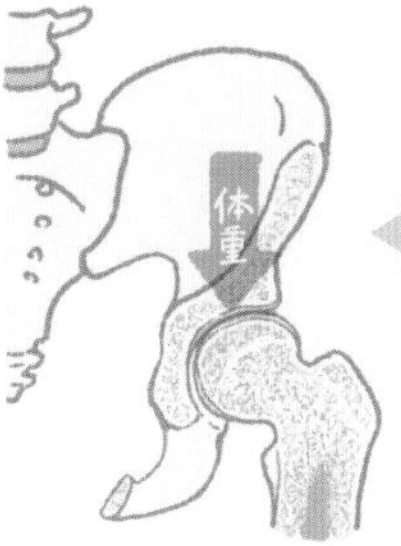

体重の
負担が
少ない。

股関節臼蓋形成不全

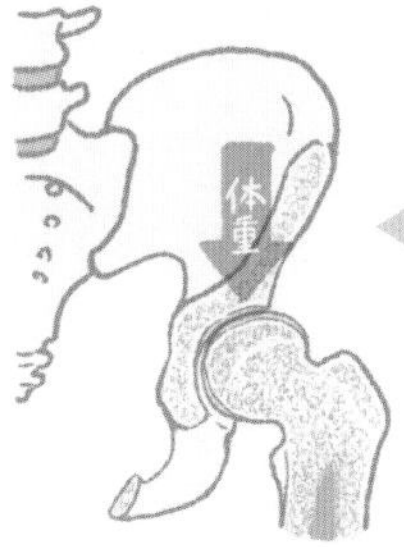

体重を支える
面積が小さいので、
臼蓋の一部に負荷
が大きくかかる！

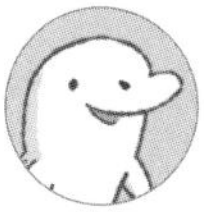

球状の骨頭を十分に受け止めるだけの臼蓋の面積が必要！
臼蓋形成不全がある場合、30～40歳になると、変形性股関節症になり始める。

進行と治療

臼蓋形成不全《きゅうがいけいせいふぜん》から変形性股関節症《へんけいせいこかんせつしょう》へどう進行《しんこう》するの？

前期

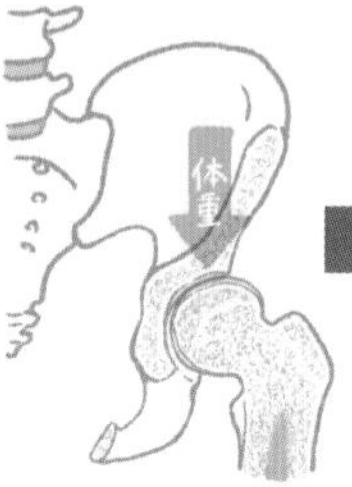

臼蓋のかぶさりが小さく、一部に負荷がかかる。

初期

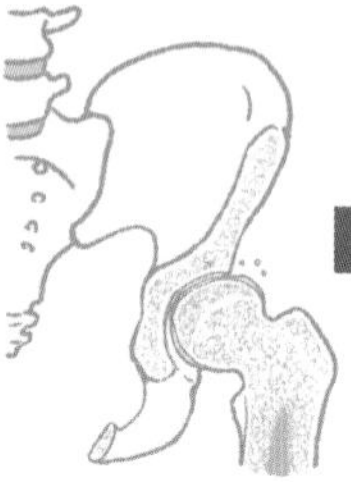

関節軟骨がすり減り、関節のすき間が小さくなる。

進行期

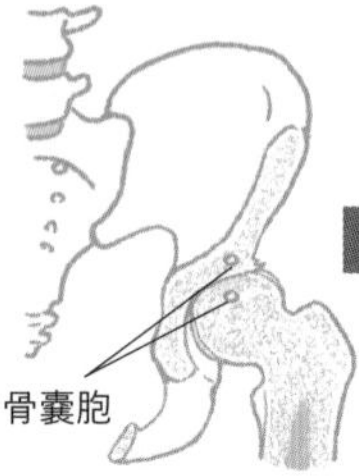

すき間がなくなり骨が変形する。この頃から痛みが強くなる。場合により骨嚢胞《こつのうほう》ができる。

末期

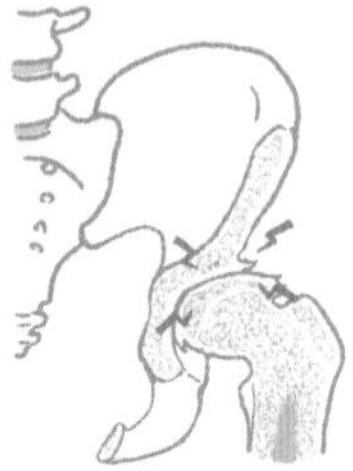

関節軟骨がなくなり骨と骨がくっつく。関節可動域がなくなる。

どうやって治療するの？

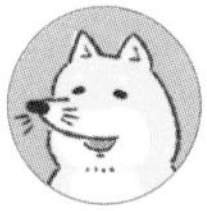

治療

寛骨臼回転《かんこつきゅうかいてん》骨《ほね》切《き》り術《じゅつ》などの骨《ほね》切《き》り術《じゅつ》

（前期～初期なら）

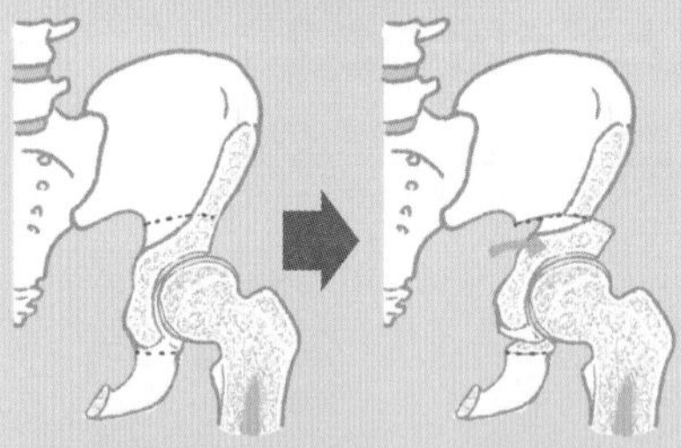

この部分を　回転!

変形性股関節症になる前に臼蓋のかぶさりを大きくする。

治療

人工《じんこう》股《こ》関節《かんせつ》置《ち》換術《かんほう》

（進行期～末期なら）

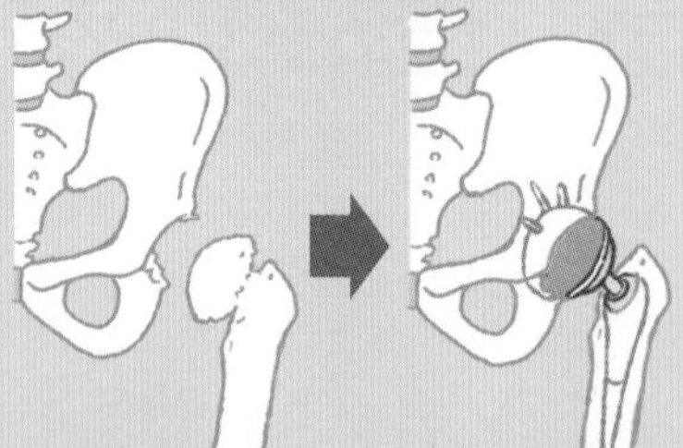

骨頭を切除して　人工股関節に置き換え!

傷んだ関節を取り除き、人工の関節にする。

人工股関節は20～30年もち、痛みもなくなるのでオススメ!

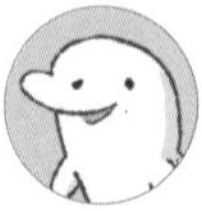

人工股関節置換術後のリスク

人工《じんこう》股《こ》関節《かんせつ》の困《こま》りごとは?

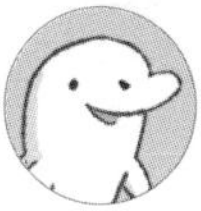

手術で筋肉や関節包を切り離すので構造が弱くなり
脱臼の可能性があるよ。

前方アプローチ
股の皮膚の前側を切り、前方から人工股関節を挿入する方法。

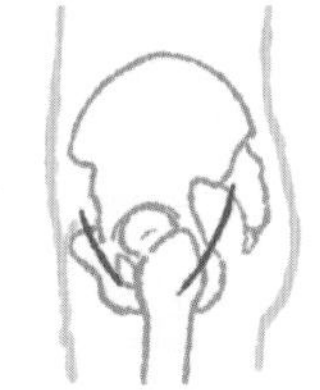

後方アプローチ
殿部の皮膚を切り、後方から人工股関節を挿入する方法。

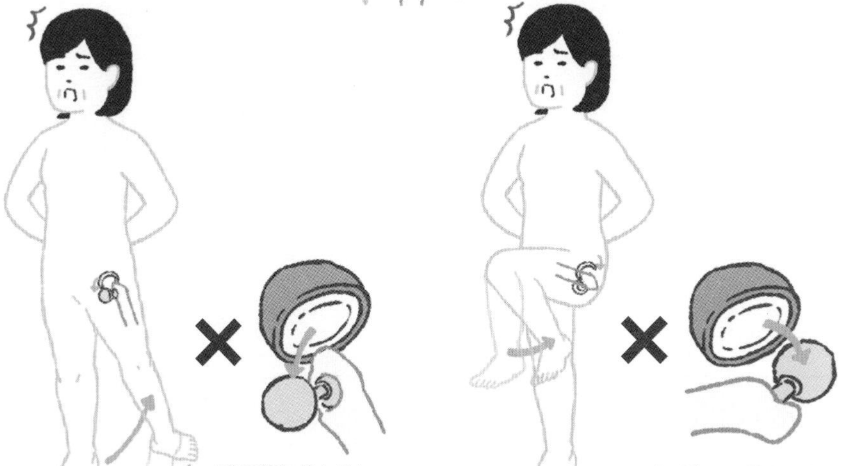

球が前に外れる!

球が後ろに外れる!

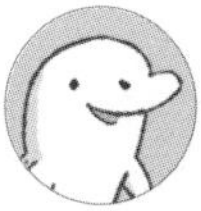

手術の多くは後方アプローチで行われるため
日常生活では過屈曲+内旋の姿勢に気をつけよう!

危険な姿勢　　**安全な姿勢**

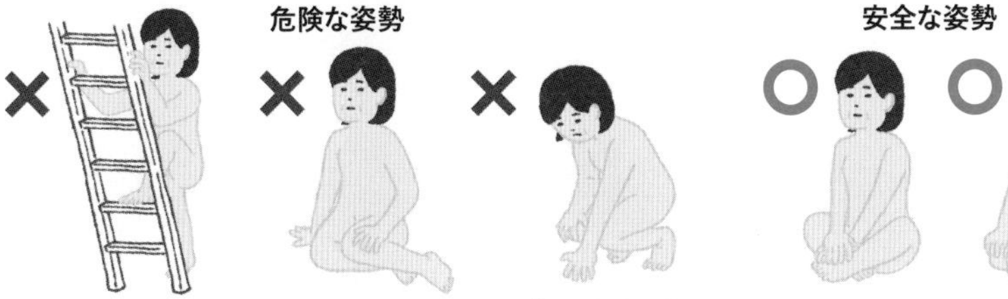

高いところによじ登る　横座り　落としたものをしゃがんで拾う　あぐら　正座

疾患 特発性大腿骨頭壊死症《とっぱつせいだいたいこっとうえししょう》

原因 ➡アルコール依存やステロイド薬を投与されている患者など以外にも発症する。骨頭への血流障害で起きるが、血流障害の原因は不明。

症状 ➡股関節痛。大腿骨頭が壊死によって変形し、痛みが出る。若年者でも発症する。

診断・治療 ➡診察、X線検査、MRI。前期から初期には、大腿骨回転骨切り術など。進行期や末期では、人工股関節置換術が行われる。

経過 どんなふうに進行《しんこう》するの？

おさらい

骨梁《こつりょう》

骨には海綿骨という部分があり、スポンジ状（骨梁）になっている。

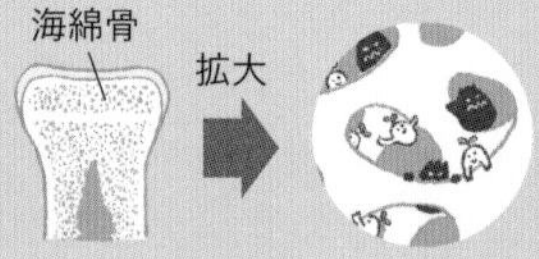

海綿骨
拡大

骨梁にはたくさんの骨細胞が住んでいる。

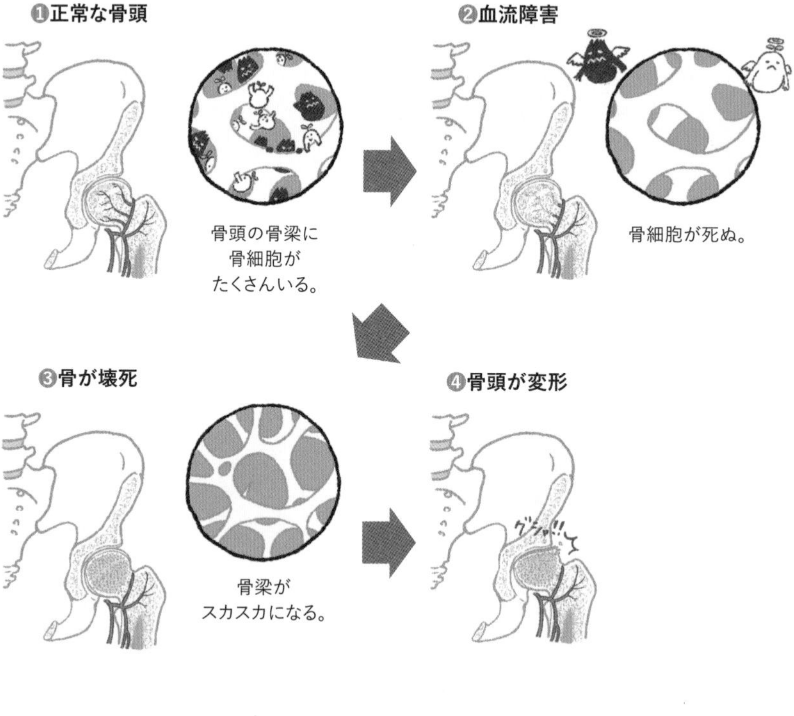

❶正常な骨頭
骨頭の骨梁に
骨細胞が
たくさんいる。
❷血流障害
骨細胞が死ぬ。
❸骨が壊死
骨梁が
スカスカになる。
❹骨頭が変形
グシャ!!

疾患 発育性股関節形成不全《はついくせいこかんせつけいせいふぜん》 小児《しょうに》の股関節疾患《こかんせつしっかん》①

原因 ➡原因は不明であるが生まれつき股関節が脱臼している赤ん坊。
症状 ➡脚の左右非対称など(脱臼は片側が多いため)。
診断 ➡診察、X線検査、MRI。
治療 ➡多くは装具(リーメンビューゲル装具など)で保存的治療を行う。
メモ ➡以前は先天性股関節脱臼と言われていた。

診察 どのように診断《しんだん》するの？

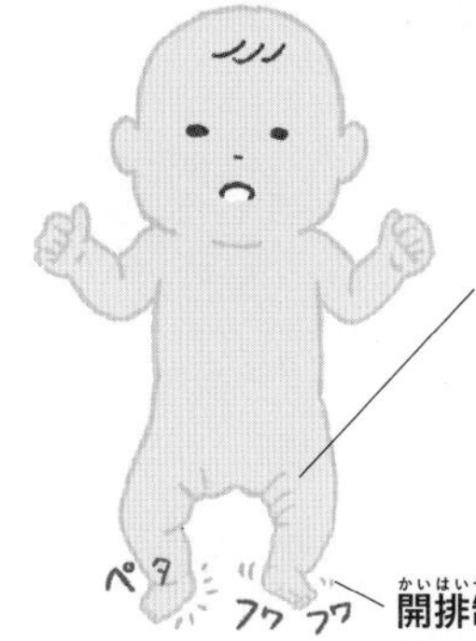

大腿皮溝《だいたいひこう》の非対称《ひたいしょう》
太もものシワの数が左右で違う。大腿骨長は同じだが脱臼があればその分、脚が縮んで見える。

開排制限《かいはいせいげん》
片方の足が地面につかない。

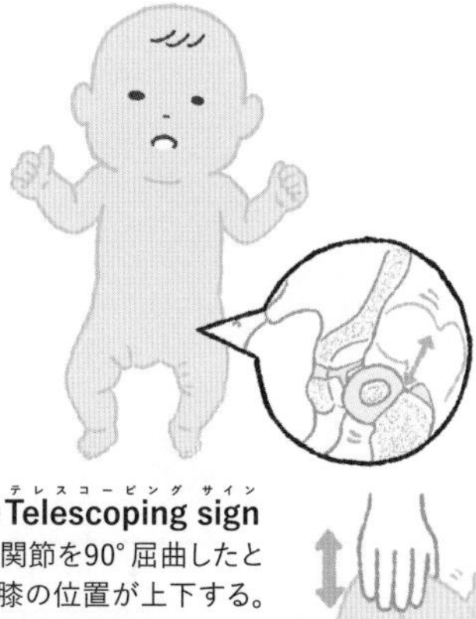

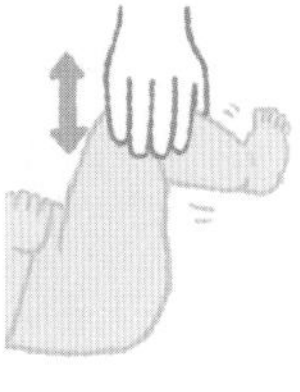

● **Telescoping sign《テレスコーピング サイン》**
股関節を90°屈曲したとき膝の位置が上下する。外れた股関節が入ったり(整復)、再び脱臼したりするため。

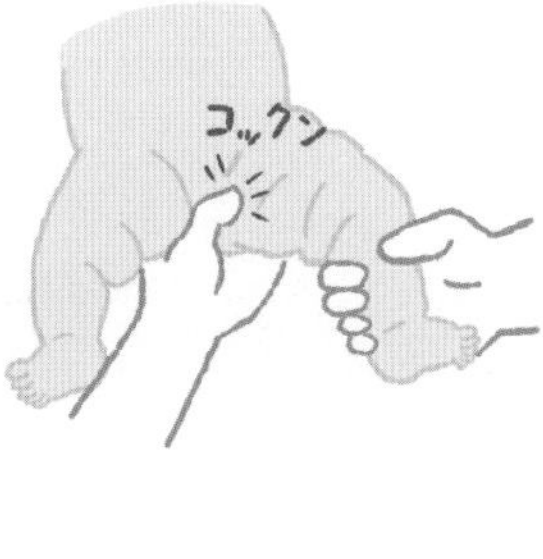

● **Click sign《クリック サイン》**
股関節の脱臼が整復の際、クリック音を感じる。

● **Rosernelaton《ローザーネラトン》線で診察**
坐骨結節と上前腸骨棘を結んだ線。

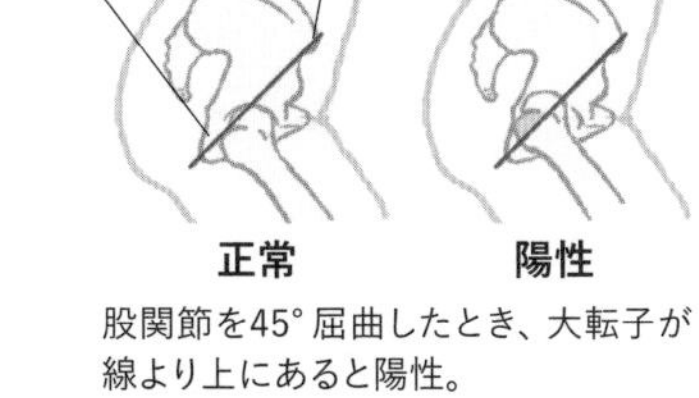

股関節を45°屈曲したとき、大転子が線より上にあると陽性。

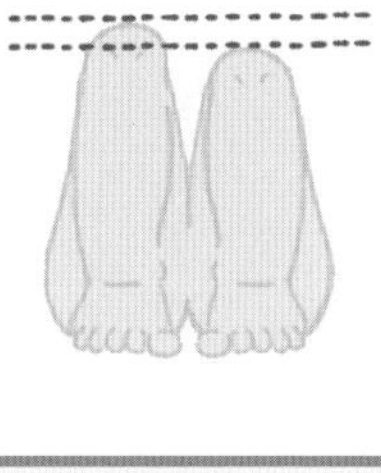

● **Allis sign《アリス サイン》**
仰向けになって膝を立てたとき、膝の高さが違う。大腿骨が股関節脱臼により相対的に短くなるため。

疾患 **ペルテス病《びょう》　小児《しょうに》の股関節疾患《こかんせつしっかん》②**

原因 ➡原因は不明であるが4〜8歳の男児に女児の5倍多く発症する。

症状 ➡股関節痛、股関節の外転、内旋障害　トレンデレンブルグ徴候。

診断・治療 ➡診察、X線検査、MRI。基本的には装具療法（免荷装具）。骨頭壊死部が大きい場合には、大腿骨頭骨切り術が行われる。

メモ ➡小児期に大腿骨頭の血流障害による壊死で発症する。

症状 どんな困《こま》りごとがあるの？

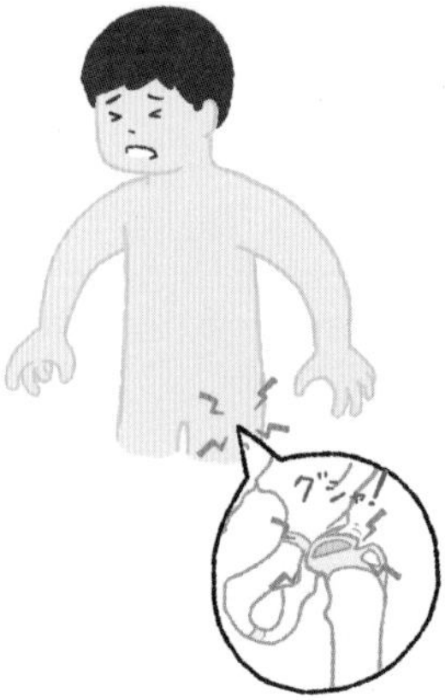

股関節は
外転や内旋が
しにくくなる。

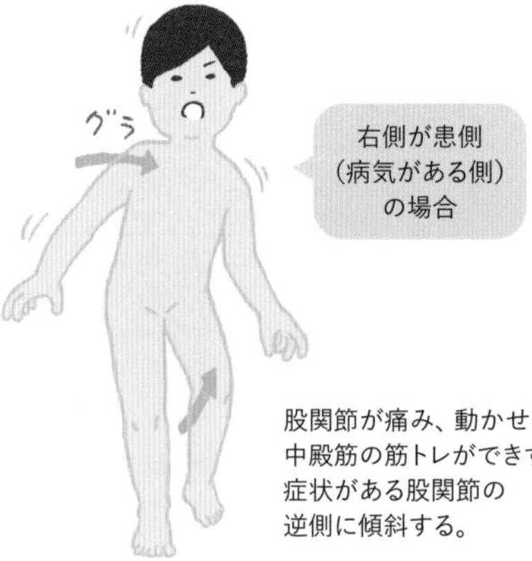

股関節が痛み、動かせず、
中殿筋の筋トレができず、
症状がある股関節の
逆側に傾斜する。

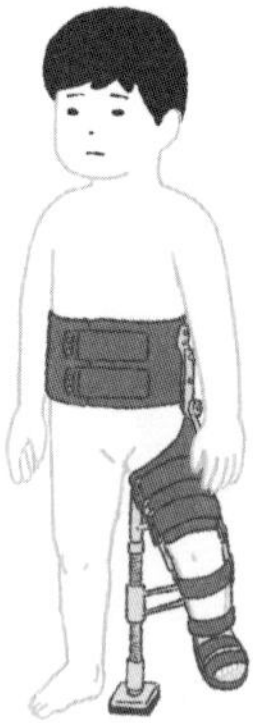

骨頭の壊死した部分に
負荷がかからないように
装具をつける。

おさらい

トレンデレンベルグ徴候《ちょうこう》

中殿筋が骨盤を支えられず、歩くときに
上げた足側に体が倒れる。

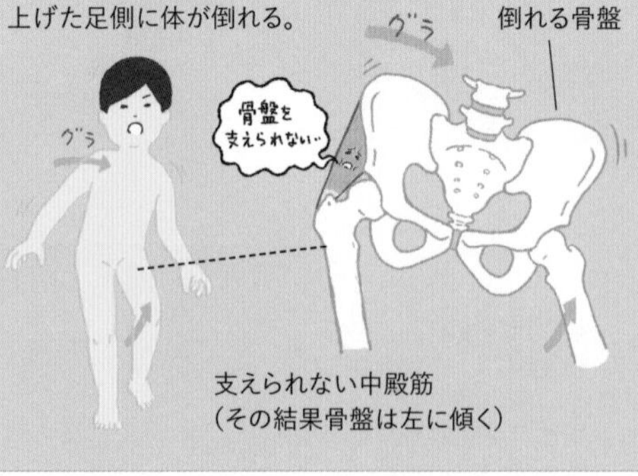

X線画像と軟骨　レントゲンでの診察《しんさつ》での困《こま》りごとは?

●赤ちゃんの骨をレントゲンで撮影してみる

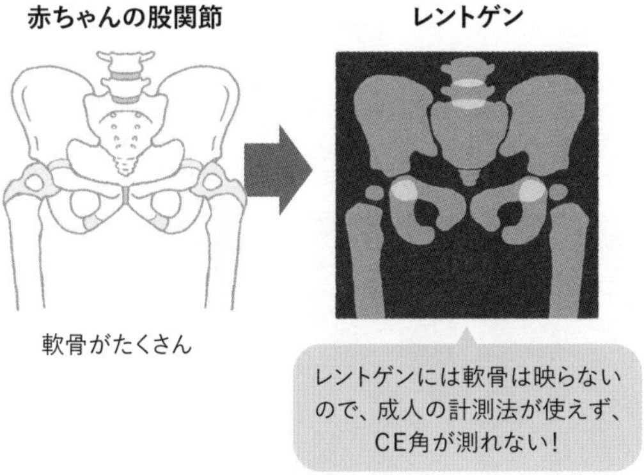

赤ちゃんの股関節
レントゲン
軟骨がたくさん
レントゲンには軟骨は映らないので、成人の計測法が使えず、CE角が測れない!

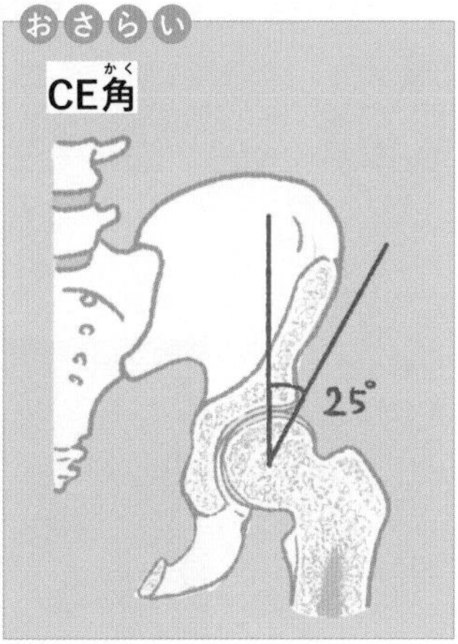

おさらい
CE角《かく》
25°

保存的治療　どんな治療法《ちりょうほう》があるの?

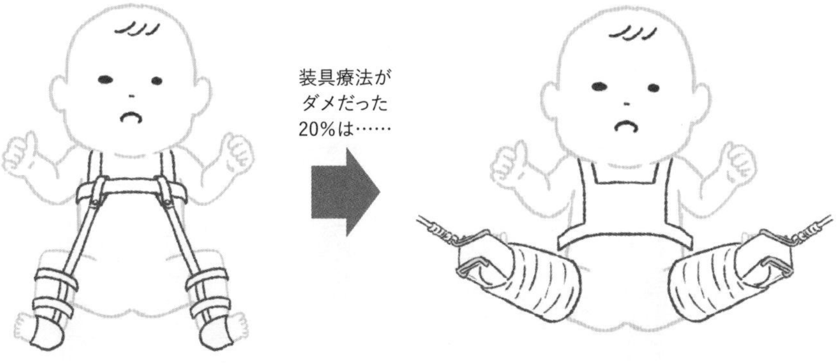

装具療法がダメだった20%は……

●リーメンビューゲル
装具療法（80%は治る）
数週間続ければ、脱臼が整復される。

●オーバーヘッド・トラクション
入院牽引療法（装具で治らなかった患者の80%が治る）

乳幼児のX線画像

赤《あか》ちゃん用《よう》の診断方法《しんだんほうほう》は?

●シェントン線とカルベ線(形で診察)

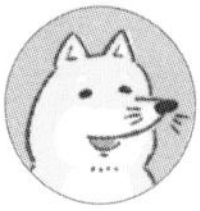

シェントン線とカルベ線は
なにをみているんだろう?

これは大腿骨頭が臼蓋にきちんと入っていて
脱臼していないかをみているよ。

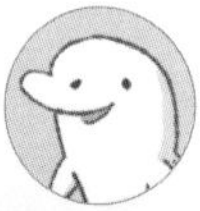

カルベ線
ココがきれいな
カーブなら正常。

シェントン線
ココがきれいな
カーブなら正常。

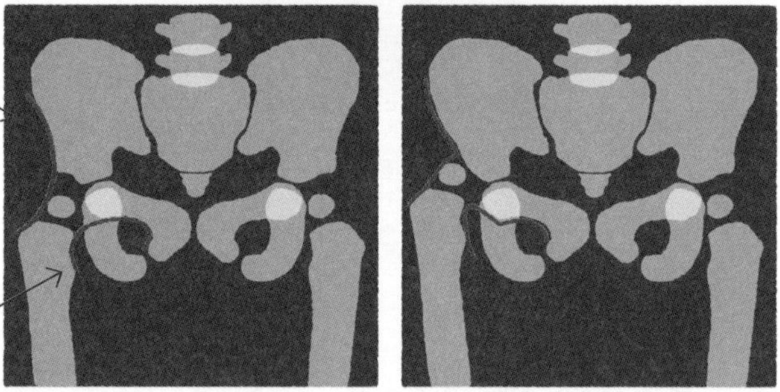

形が崩れていれば股関節形成不全を
疑う。

●寛骨臼蓋接線(角度で診察)

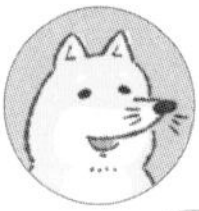

寛骨臼蓋接線は
なにをみているんだろう?

これは臼蓋の骨の発育が正常であるかどうかをみているよ。
みているものは違うのに両方とも股関節臼蓋形成不全でみられるんだ。

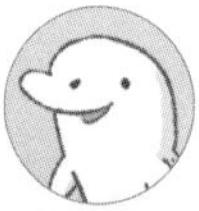

寛骨臼蓋接線《かんこつきゅうがいせっせん》
ココの角度が
25° 以下なら正常。

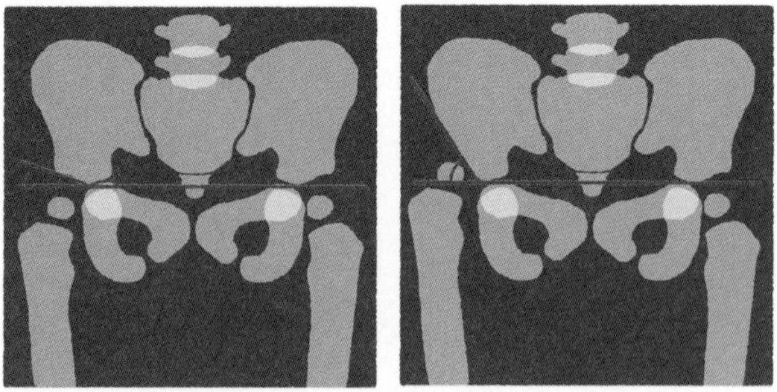

25° 以上なら股関節形成不全を疑う。

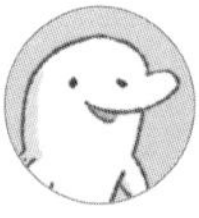

脱臼ではカーブに段差ができてしまう。

疾患 大人《おとな》の臼蓋形成不全《きゅうがいけいせいふぜん》

原因 ➡不明。日本人では成人男性の1～2%、成人女性の2～7%に発症する。

症状 ➡股関節痛。

診断 ➡診察、X線検査、MRI。

治療 ➡前期から初期には臼蓋形成術、寛骨臼回転骨切り術など。進行期や末期で変形性関節症にまでなれば人工股関節置換術が行われる。

画像診断 どうやって診断《しんだん》するの？

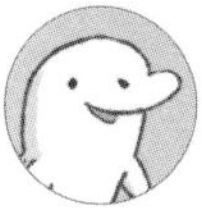

大人の臼蓋形成不全症では、
臼蓋の被覆率（かぶり）の減少と、大腿骨頸部の前捻角の
増加があり、それをSharp角やCE角で評価するよ。

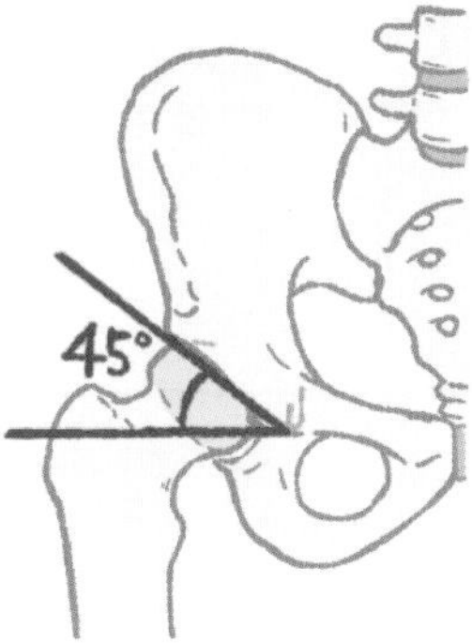

Sharp角が45° 以上
骨盤の傾斜

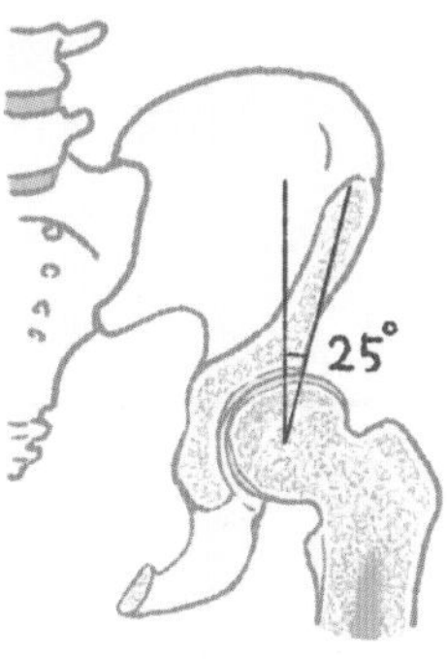

CE角が25° 以下
骨頭に対する
臼蓋の被覆率

両方とも四つ足動物で
みられる特徴だよ。

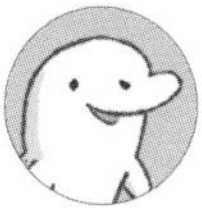

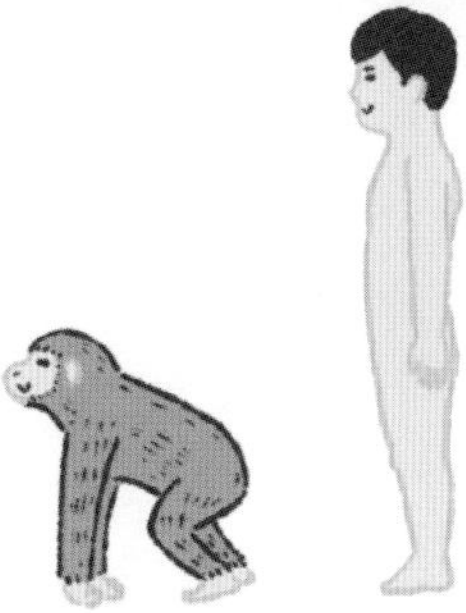

疾患 大腿骨頭《だいたいこっとう》すべり症《しょう》　小児《しょうに》の股関節疾患《こかんせつしっかん》③

原因 ➡ 不明であるが男児に多い（女児の2.5倍）。大腿骨頭の成長軟骨帯で骨がずれるために発症する。

症状 ➡ 股関節痛、外旋位での固定（ドレーマン徴候）。

診断 ➡ 診察、X線検査、MRI。

治療 ➡ 前期から初期には外転位免荷療法（装具）。骨のずれが大きくなりそうであれば、釘による骨接合術が行われる。

症状 どんな症状《しょうじょう》があるの？

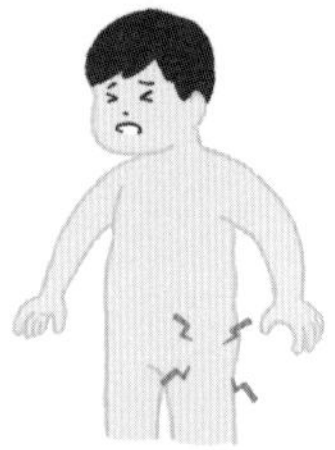

正常な股関節　　**大腿骨すべり症**

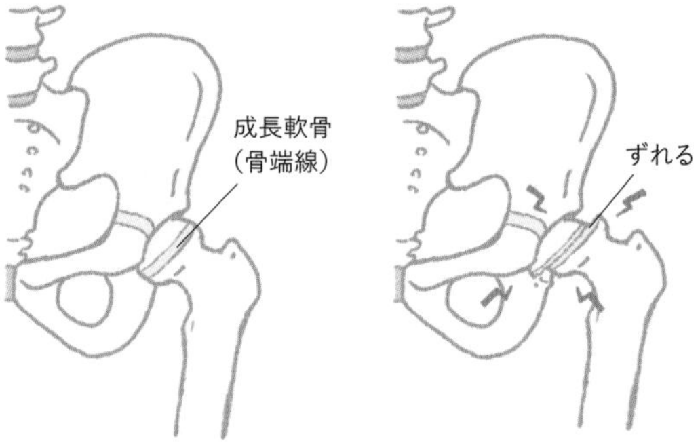

おさらい 骨の成長

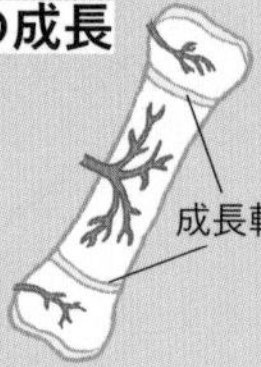

成長軟骨帯の幅が広がり骨は長くなる。

好発 どんな人《ひと》がなりやすいの？

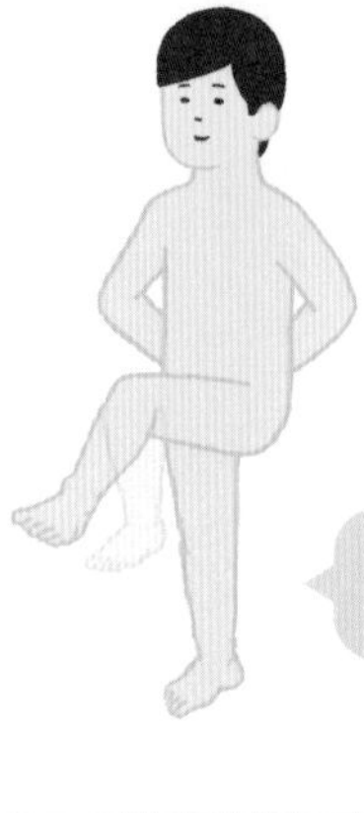

外旋の動きは
コレ！

ドレーマン徴候といって男児に多いよ。
股関節が変形し
外旋のまま固まってしまう！

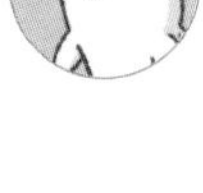

治療　どんな治療法《ちりょうほう》があるの？

外転位免荷装具
骨頭に体重がかからないようにする。

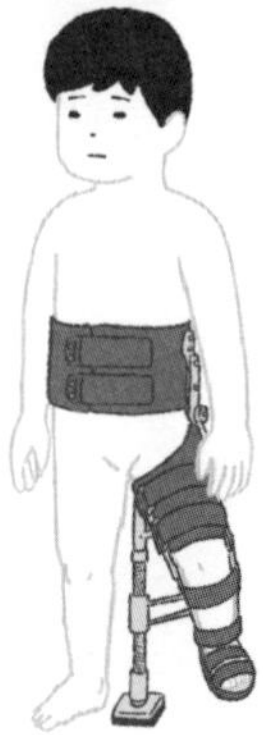

骨接合術
ずれた部分を釘で固定する手術をする。

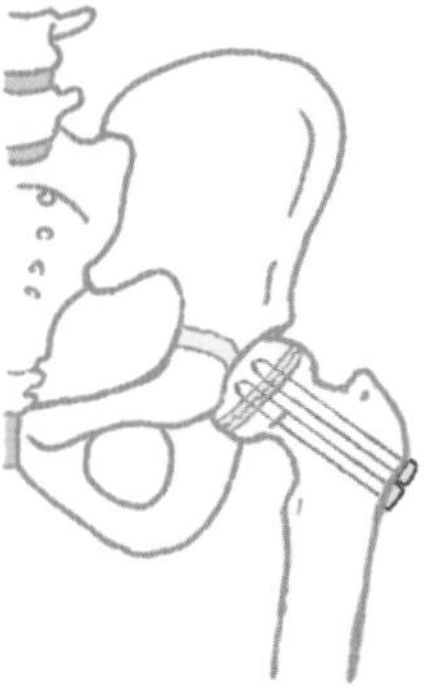

診察　股関節《こかんせつ》の疾患《しっかん》にはどんな診察法《しんさつほう》があるの？

パトリックテスト
痛みが、股関節が原因なのかどうかを調べるテスト。

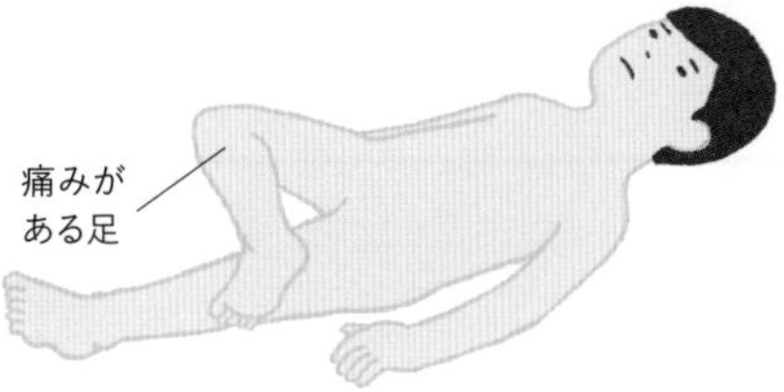

①痛みがある足を上記のように曲げる。

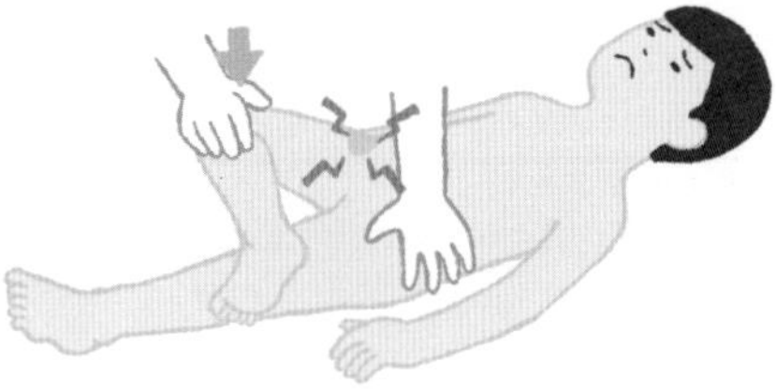

②上から押したとき、股関節に痛みが出れば陽性。

トーマステスト
股関節のスジ（筋肉や靭帯）が固まっているかどうか（股関節の拘縮）を調べるテスト。

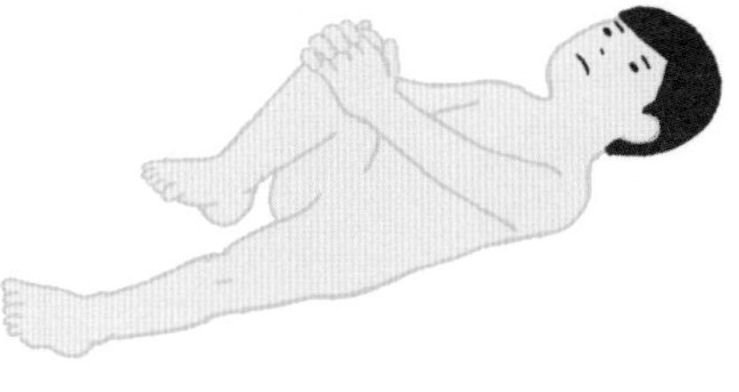

①片膝を抱える。

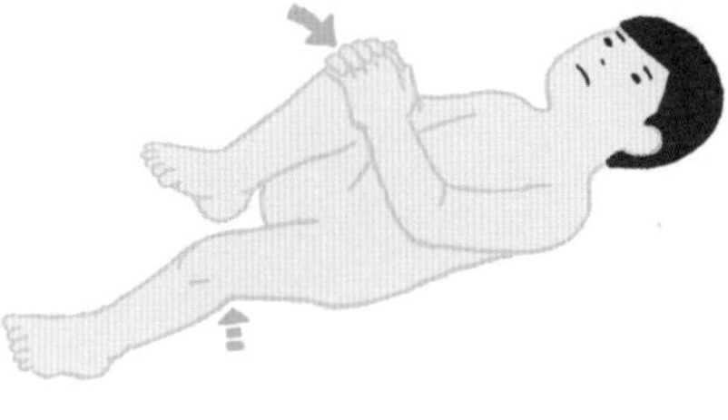

②抱えた膝を体に近づけたとき、
患側の膝が浮けば陽性。

●Ober《オーベル》テスト

大腿筋膜張筋や腸脛靭帯が固まっているかどうか（拘縮）を調べるテスト。

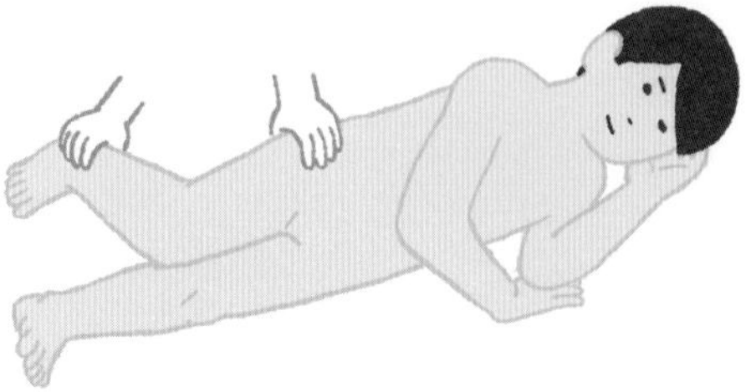

①上記のように横になって膝を曲げる。

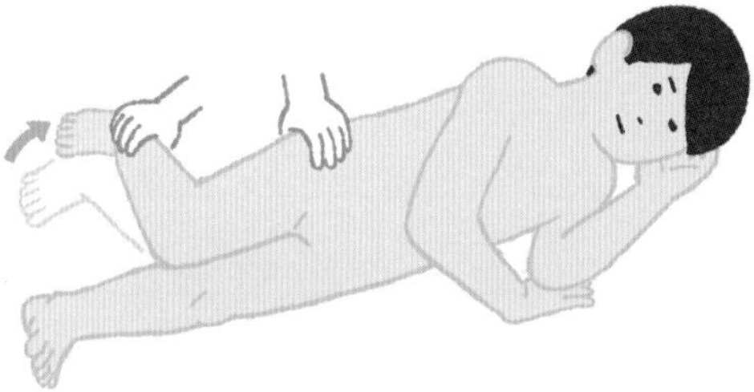

②股関節を伸展させようとしたとき
うまく曲がらなければ陽性。
股関節前面がつっぱるため。

●Elly《エリー》テスト

大腿直筋が固まっているかどうか（拘縮）を調べるテスト。

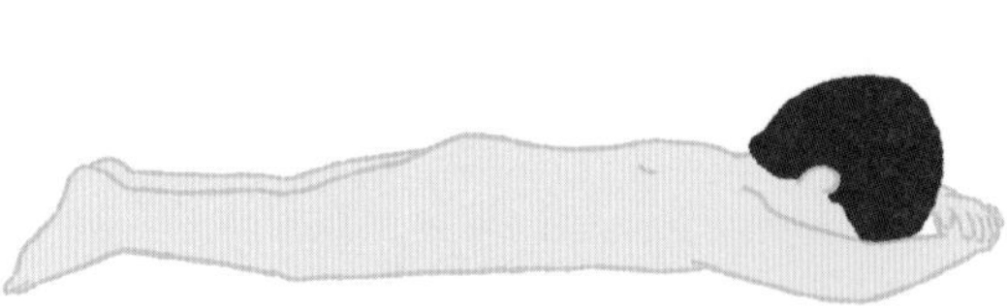

①うつ伏せになる。

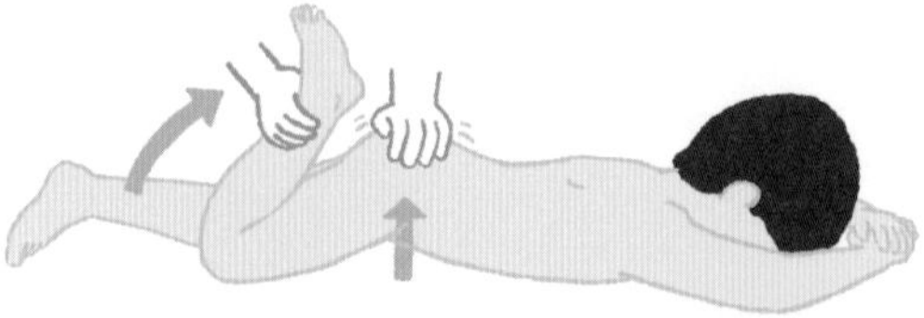

②膝を屈曲させたとき、お尻が上がれば陽性。
股関節前面がつっぱるため。

CHAPTER 7

膝

そもそも
膝関節ってどんなもの？

**膝関節はどんな役割があるの？
その役割を果たすために
どんな形である必要があり、
どんな構造になっているんだろう。**

膝を曲げる
とき、骨は
どう動くの？

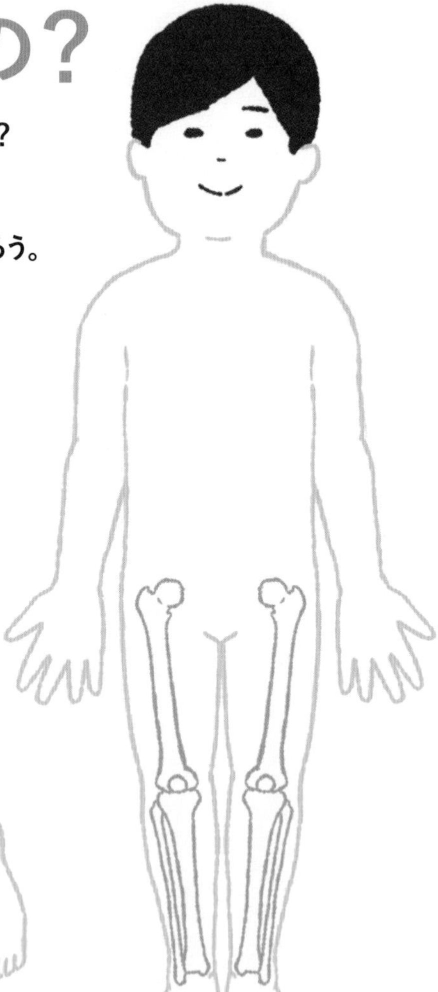

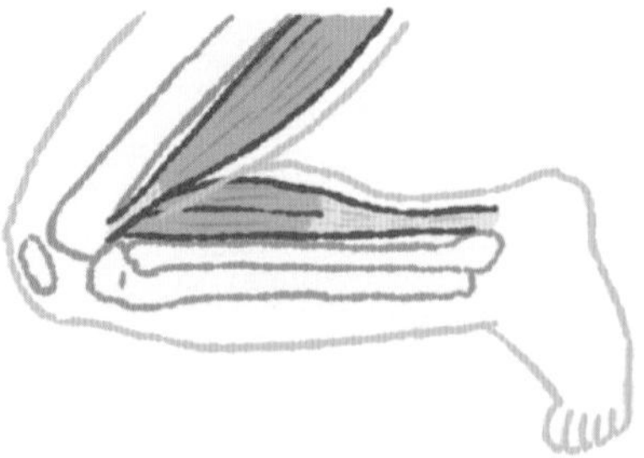

靭帯はどんな動きを制限しているの?

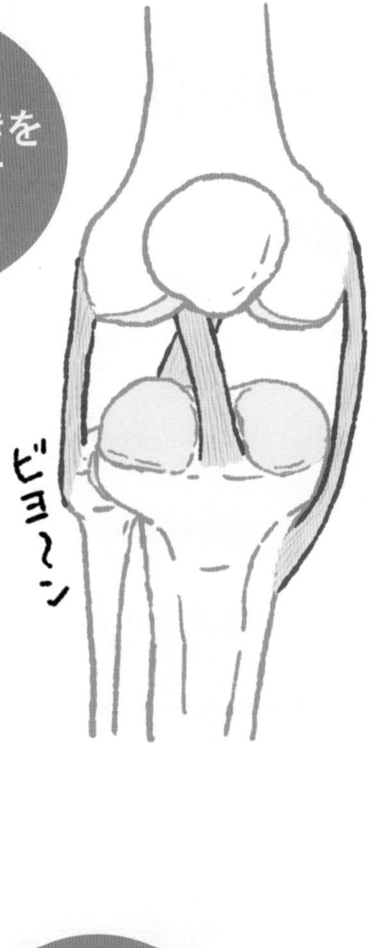

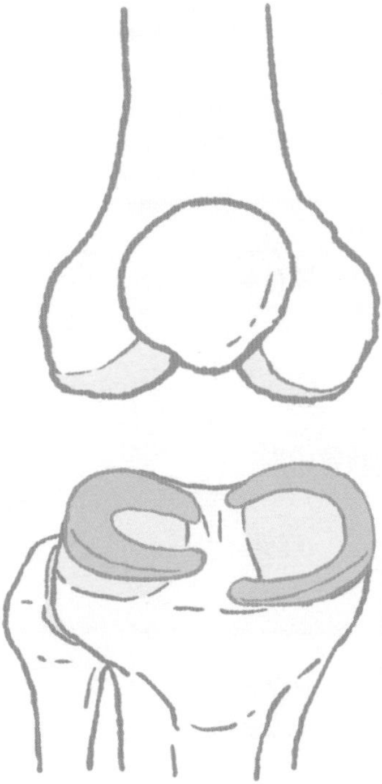

半月板はなぜ必要なの?

膝関節《ひざかんせつ》の骨解剖《こつかいぼう》

膝関節《ひざかんせつ》はどんな構造《こうぞう》をしているの？

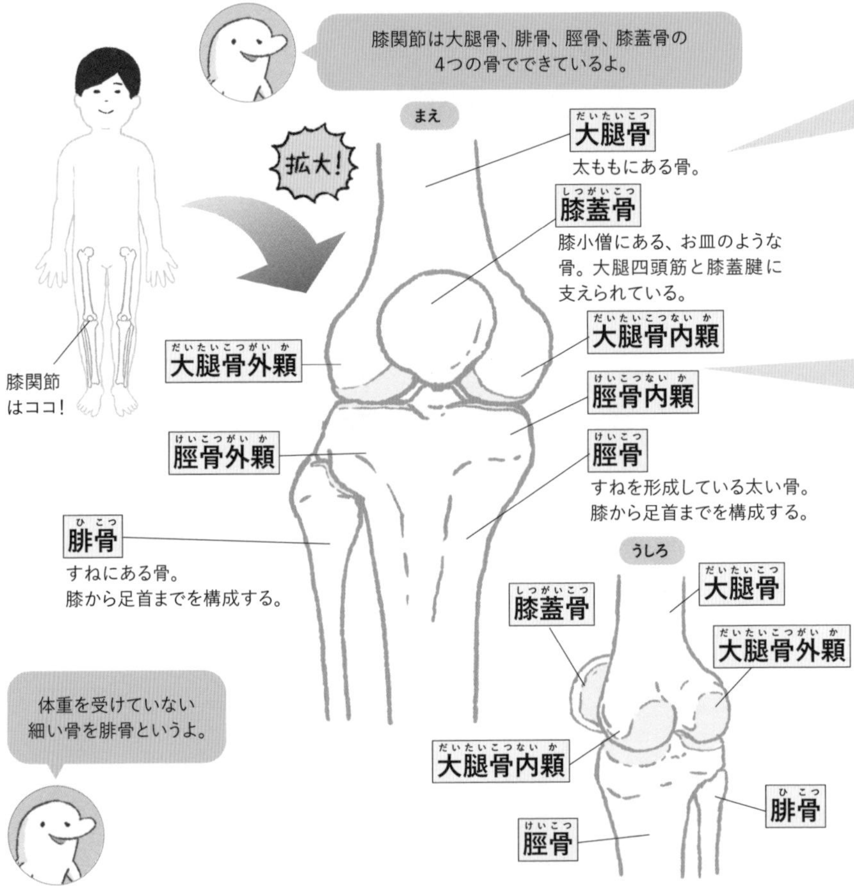

CHECK

■膝関節は大腿骨、脛骨が主役で、膝蓋骨、腓骨は脇役で構成されている。

膝関節 ➡ 屈伸が主であるが、ほぼ蝶番関節の動きと似ているが正確には違う。
大腿骨の外旋と少しの後方への移動（ロールバック）を伴っている。

脛骨の高原部 ➡ 脛骨の骨端は平坦になっており、この上を円柱形の大腿骨が転がる。

クローズ
アップ

膝蓋骨《しつがいこつ》

大腿四頭筋の腱の裏にくっついている。膝蓋骨は、膝立をするときに膝の関節を守り、膝蓋腱を守るためにある。

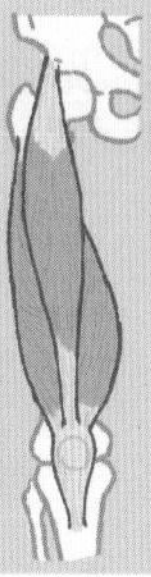

クローズ
アップ

脛骨《けいこつ》の高原部《こうげんぶ》

脛骨の関節面は平坦になっている。
膝の体重を受ける部分で、
大腿骨は内外顆を一つの大きな
円柱と見立てることができ、
高原の上を円柱の柱が
転がる形をしている。

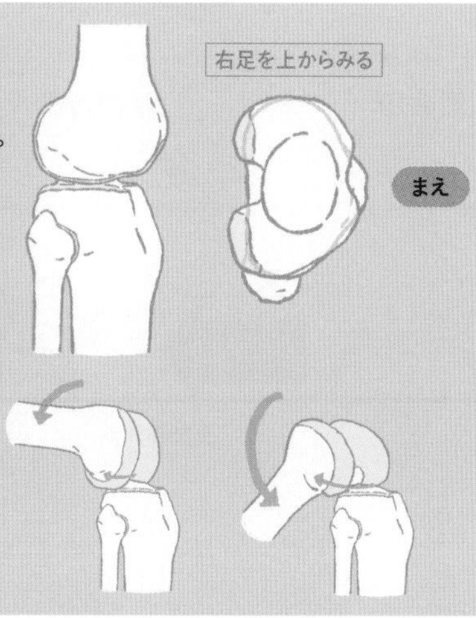

そもそも
Q&A

なんで前腕やすねは骨が2本ついているの？

人間に限らず、大体の動物の前腕やすねは腕や脚1本に対して2本の骨が繋がっている。これは腕や脚が回内・回外するためには骨が必ず2本必要だからなんだ。前腕では回内・回外の動きが必要だが、脚は歩行の際に膝を屈伸するだけでいいので、実は骨が2本ある必要がなくなってきている。

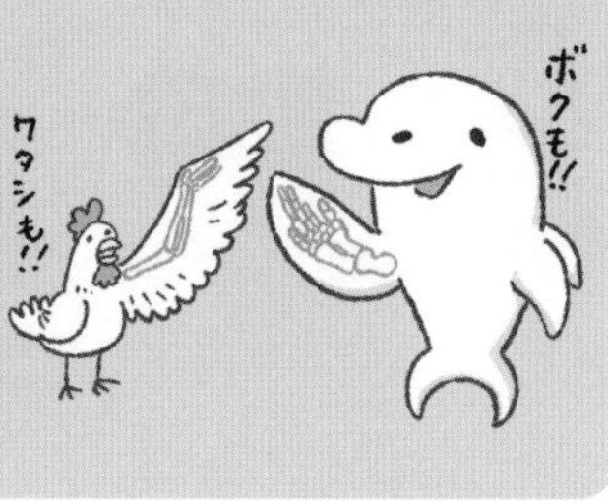

膝関節《ひざかんせつ》の動《うご》き

膝関節《ひざかんせつ》はどの方向《ほうこう》にどれくらい動《うご》くの？

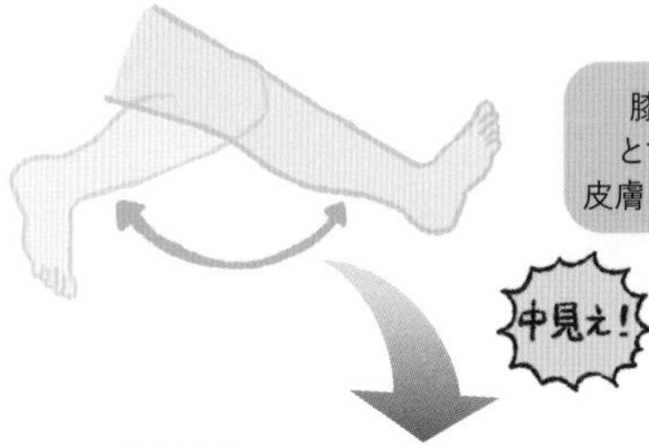

膝関節の動きは屈伸のみできる。
とても見た目は単純な動きだけど、
皮膚の下の骨の動きがユニークなんだ。

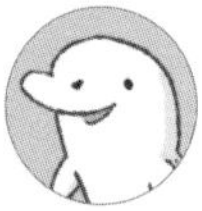

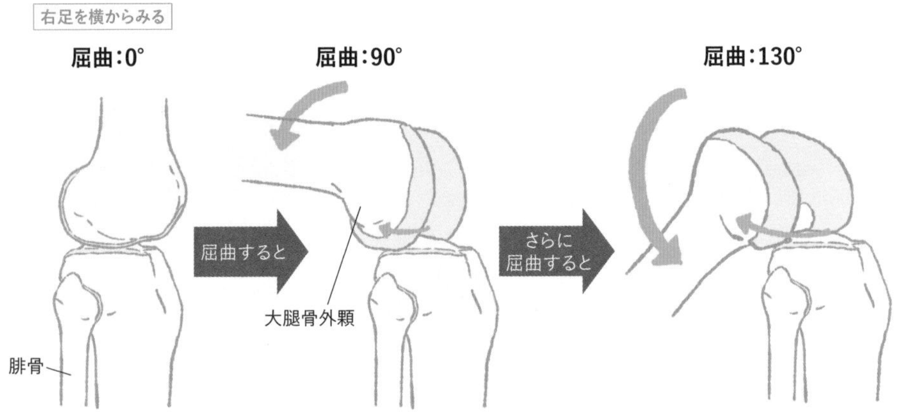

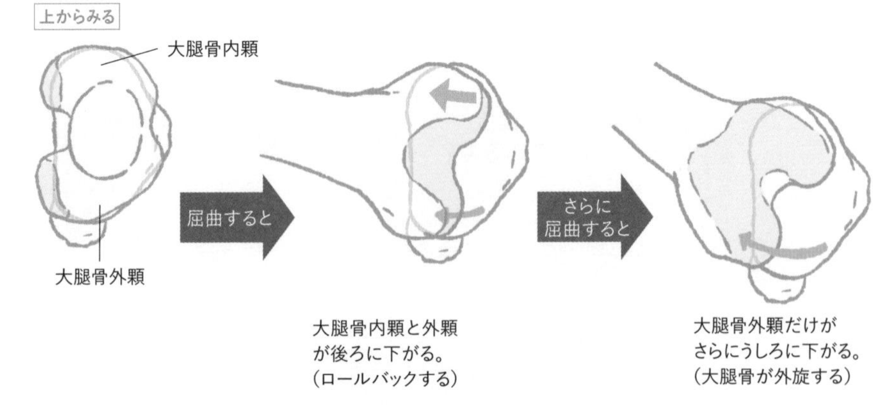

大腿骨内顆と外顆
が後ろに下がる。
（ロールバックする）

大腿骨外顆だけが
さらにうしろに下がる。
（大腿骨が外旋する）

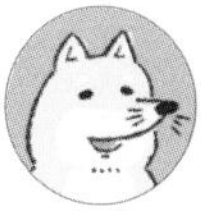

大腿骨のロールバックってなに?

大腿骨は屈曲に合わせて、うしろに下がる。
この動きを「大腿骨のロールバック」という。
屈曲に合わせて、大腿骨がうしろに下がるとも言える。

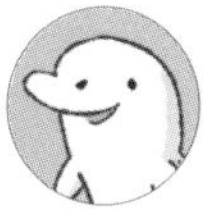

動きが蝶番関節に似ているね。

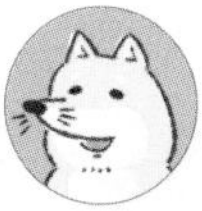

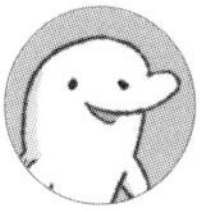

正確には少しねじられながら曲がるので
蝶番関節の動きとは違うよ。
膝関節は、蝶番関節の動きに
大腿骨が後ろにずれながら
外旋する動きが
追加されているのが特徴だよ。

おさらい

蝶番関節《ちょうばんかんせつ》

指関節など、関節の動きがドアの動きに似ている関節。

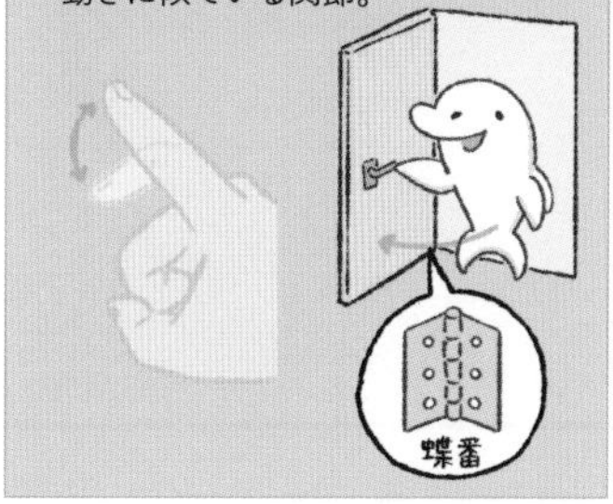

そもそも Q&A

膝関節《ひざかんせつ》にかかる力と必要な角度ってなに?

日常生活の動作で膝関節に必要な屈曲の角度と膝関節にかかる力の大きさをみてみよう。

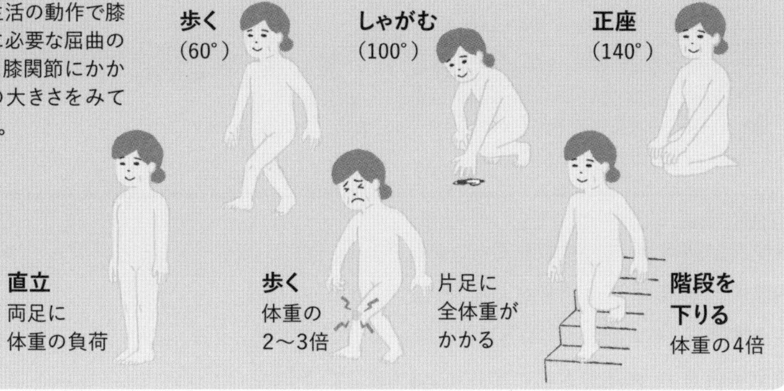

膝関節《ひざかんせつ》の靭帯《じんたい》

膝《ひざ》の靭帯《じんたい》ってどうやって くっついているの？

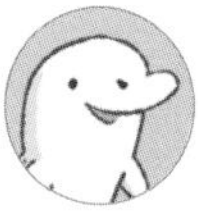

膝は曲げたり伸ばしたりの動きをするけれど、
それ以外の動きをしにくくするために4つの靭帯があるよ。
右膝を前からみてみよう。

外側側副靭帯《がいそくそくふくじんたい》
膝が左右にぐらつかないようにしている。

内側側副靭帯《ないそくそくふくじんたい》
膝が左右にぐらつかないようにしている。

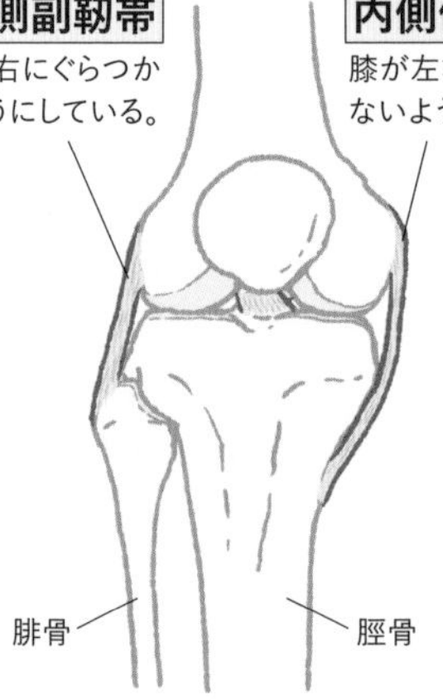

腓骨
脛骨

膝関節を離してみる。

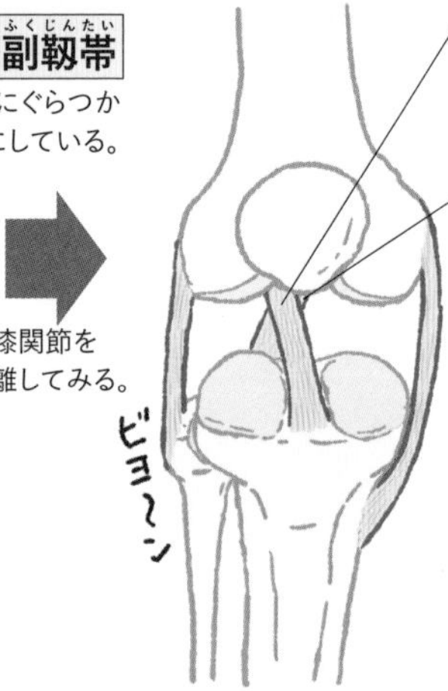

ビヨ〜ン

前十《ぜんじゅう》字《じ》靭帯《じんたい》
大腿骨がうしろにずれないようにしている。

後十《こうじゅう》字《じ》靭帯《じんたい》
大腿骨が前にずれないようにしている。

前と後ろで
交差しているから
「十字」なんだね。

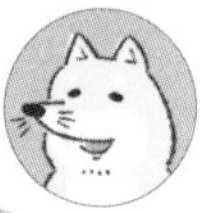

おさらい

靭帯

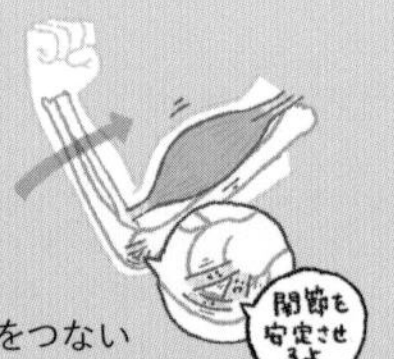

関節を安定させるよ

骨と骨をつないで、関節がぐらつかないように固定し、それ以外の動きをスムーズにさせる。

よくスポーツ選手が靭帯を
切って手術するのは、
前十字靭帯と
後十字靭帯の2つだよ。

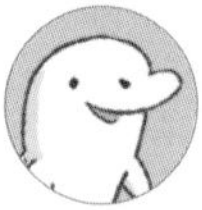

うしろ

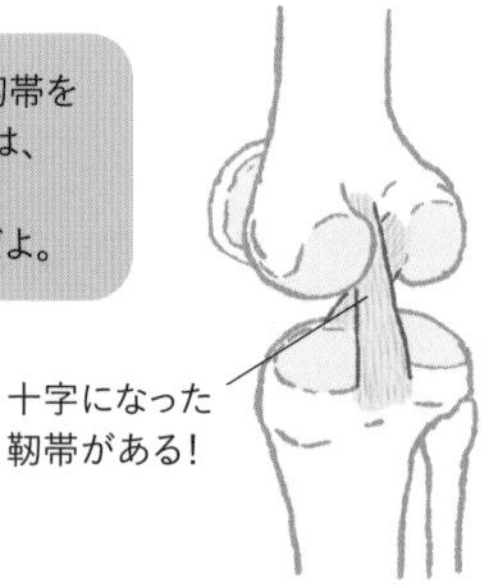

十字になった
靭帯がある！

CHECK

外側側副靭帯 ➡ 膝が内側にぐらつかないようにしている。

内側側副靭帯 ➡ 膝が外側にぐらつかないようにしている。

前十字靭帯 ➡ 大腿骨がうしろにずれないようにしている。

後十字靭帯 ➡ 大腿骨が前にずれないようにしている。

クローズアップ

内側《ないそく》&外側側副靭帯《がいそくそくふくじんたい》ってなに？

内側&外側側副靭帯があるから大腿骨が左右にぐらつかず安定する。

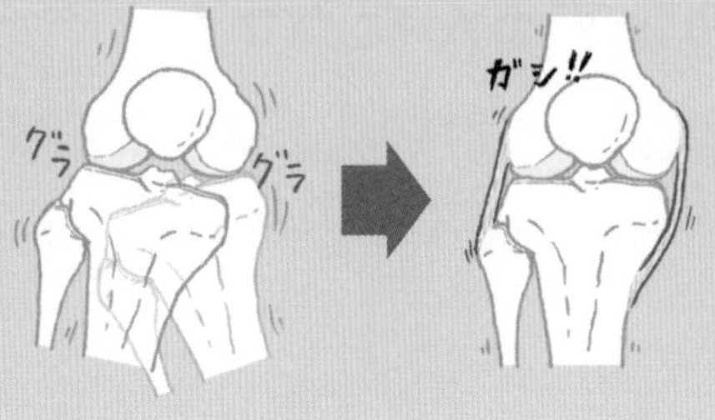

グラ
グラ
ガシ!!

4つの靭帯が膝は屈曲と伸展以外の動きをできないようにしている！

クローズアップ

前《ぜん》&後十字靭帯《こうじゅうじじんたい》ってなに？

前&後十字靭帯があるから膝が前後方向にズレない。

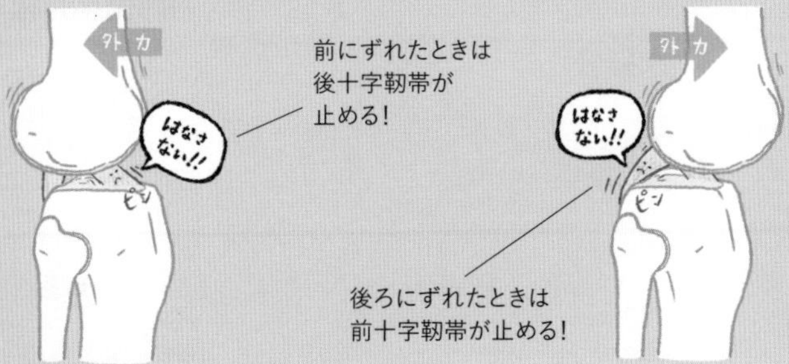

外力
はなさない!!
ピン
前にずれたときは
後十字靭帯が
止める！
外力
はなさない!!
ピン
後ろにずれたときは
前十字靭帯が止める！

膝関節が屈曲したときの前&後十字靭帯

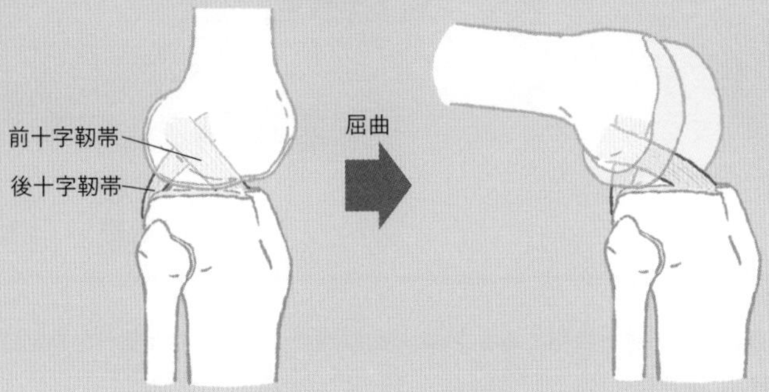

前十字靭帯
後十字靭帯
屈曲

十字靭帯は、上下のずれを防ぎつつ、屈曲と伸展がスムーズにできるようにもサポートしている。屈伸でも前&後十字靭帯の長さは変わらない！

半月板《はんげつばん》の基本構造《きほんこうぞう》

半月板《はんげつばん》はどんな形《かたち》で、どんな役割《やくわり》をするんだろう？

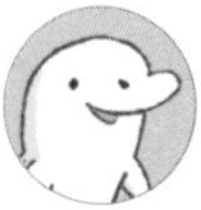

骨の一番端は軟骨の帽子をかぶっているんだけど、膝関節だけは特に体重がかかるので、体重を支えるクッションとして半月板という軟骨があるよ。半月板がなぜその形でなければいけないのかみてみよう。

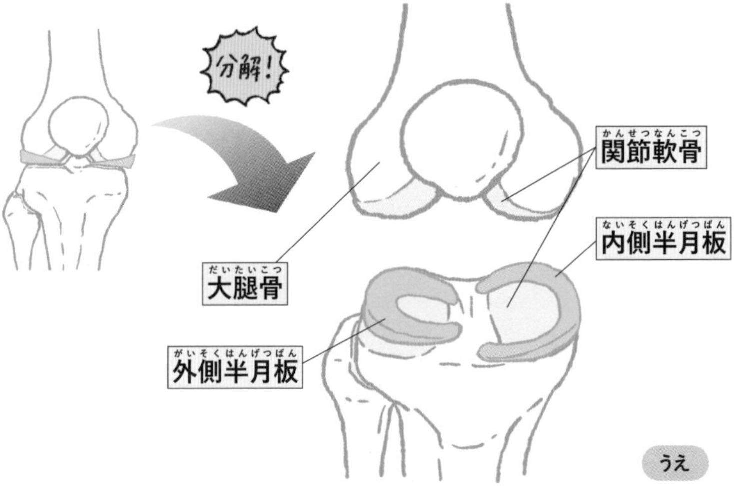

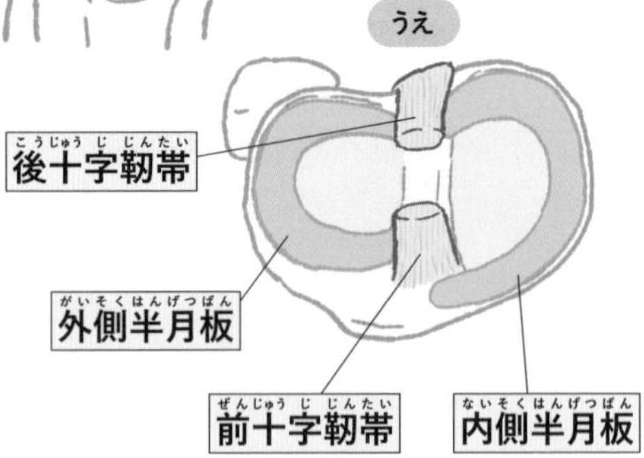

内外2つある大腿骨の端（球形）を脛骨の高原部の上に固定しておくのにちょうどよい形をしているね。

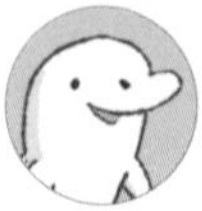

CHECK

■半月板は膝関節の外側と内側にある。脛骨の高原部の上に球形の大腿骨を固定している。

半月板の素材 ➡ 線維軟骨。

半月板の役割 ➡ クッションのように、膝にかかる荷重を分散したり、衝撃を吸収する。

半月板の形 ➡ 三日月のような形をしている。

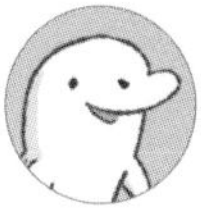

約1割の人は生まれつき、外側半月板が
満月の形をしている（円板状半月板）。
円板状半月板は体重の負荷を
1点で受けてしまうので、割れたりしやすく、
それを戻すために本来の三日月型にする
部分切除の手術をする人もいるよ。

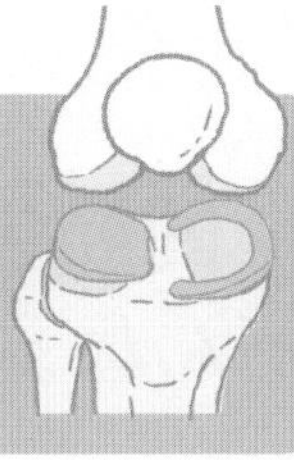

もし、半月板がないと…

一部に体重がかかりすぎて、軟骨がすぐダメになる。

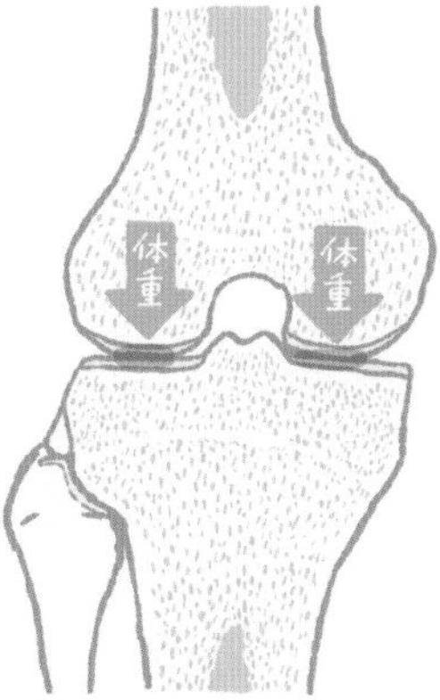

でも、半月板があるから…

半月板が体重の負荷を分散する！

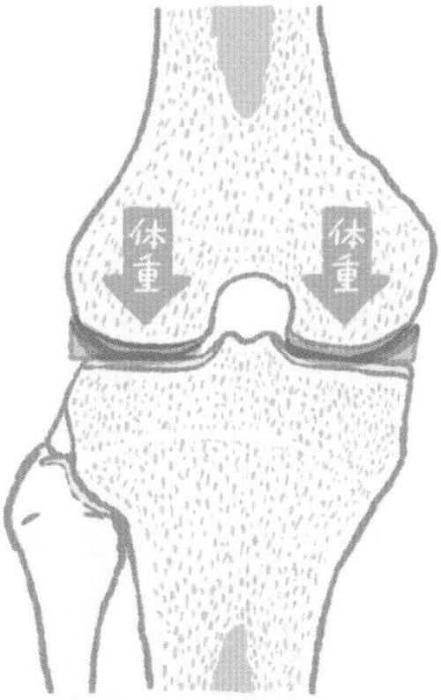

**膝だけにある
半月板が体重を
支えるクッション
として働いている！**

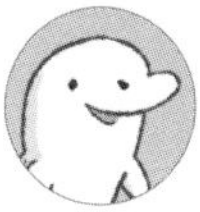

膝関節が屈曲したとき、半月板は大腿骨外顆のロールバック
（膝を曲げるに従って大腿骨が後方へ移動）に合わせて動く！

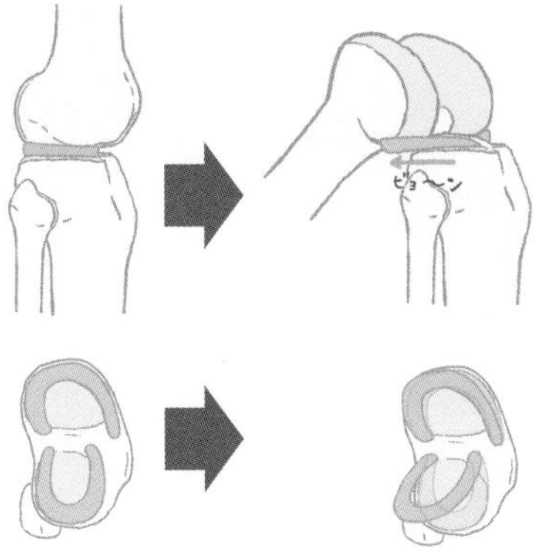

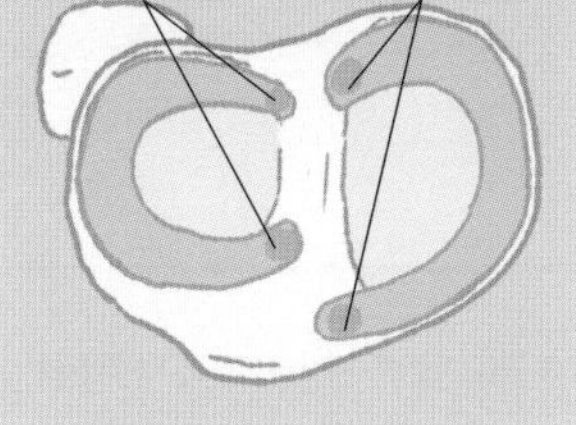

半月板は●の部分以外は
骨にくっついていないよ。

関節包《かんせつほう》と4つの靭帯《じんたい》と半月板《はんげつばん》

関節包《かんせつほう》と靭帯《じんたい》と半月板《はんげつばん》は どんなふうに収《おさ》まっているの？

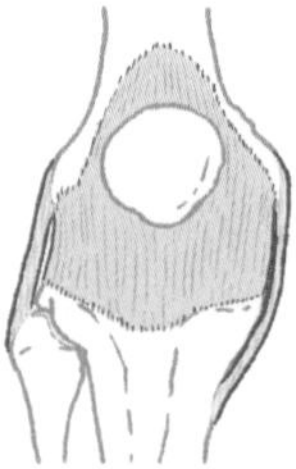

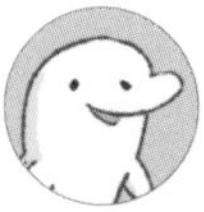

関節包と靭帯と半月板がどのように皮膚の下に収まっているのかみてみよう。

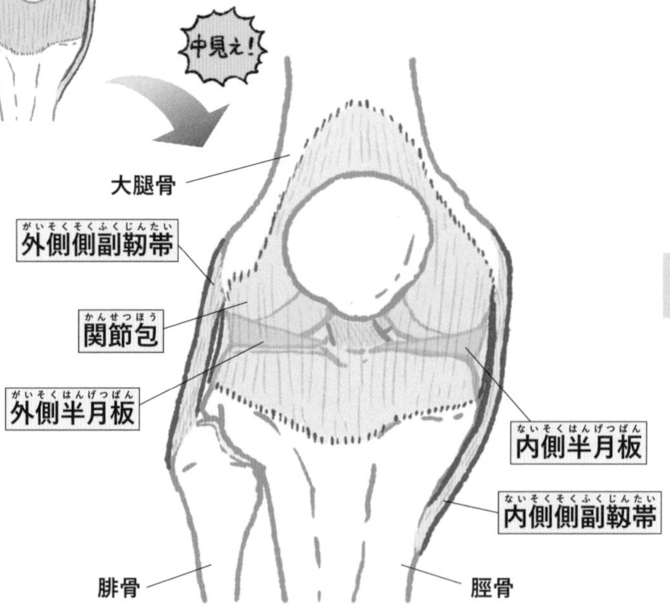

膝関節を割ってみる！

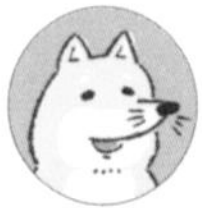

半月板と前・後十字靭帯は、関節包の中にある!!

CHECK

■関節包の内部には両側の骨端と半月板と前・後十字靭帯がある。

半月板 ➡ 大腿骨と脛骨の間にある線維軟骨。

前・後十字靭帯 ➡ 脛骨と大腿骨をつなげる。

関節包の外側の表面 ➡ 脚の内側には内側側副靭帯、脚の外側には外側側副靭帯がある。

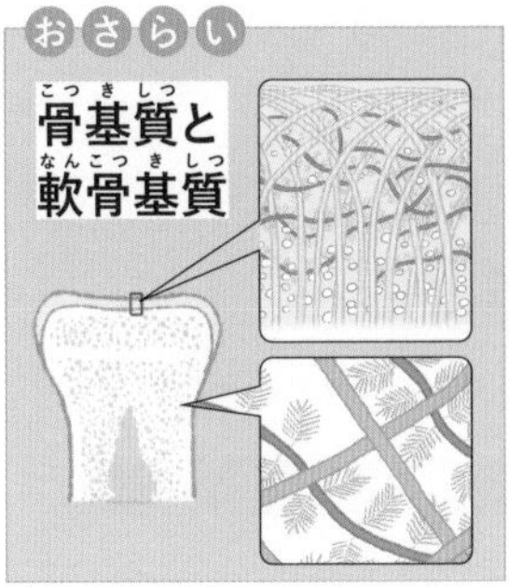

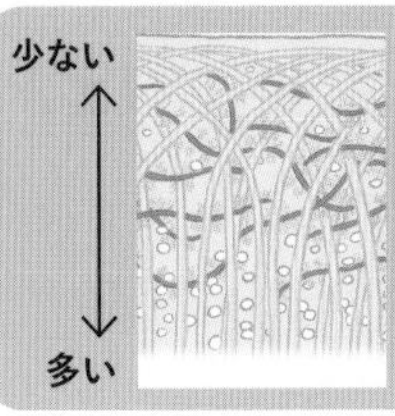

軟骨細胞は関節表面より少し離れたところに住んでいる。関節表面の近くにはほとんどいないので、軟骨が損傷してもほとんど修復しない。

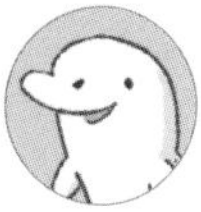

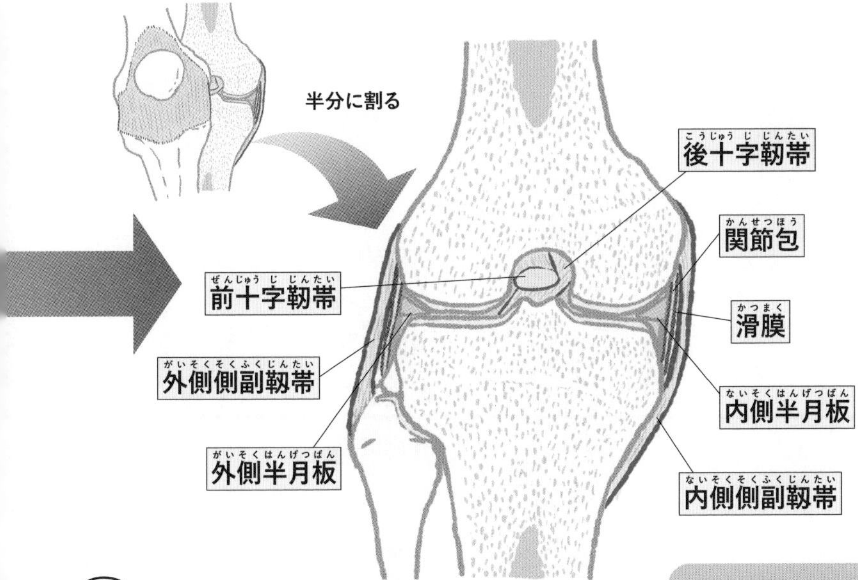

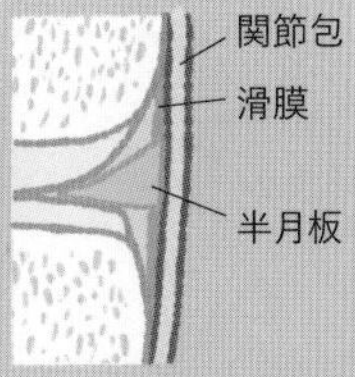

半月板は、滑膜にくっついている！

そもそもQ&A

なんで十字靭帯《じゅうじじんたい》は回復しないの？

通常、靭帯は切れても安静にしていれば回復するけど、十字靭帯は関節包の中に独立した形であるので、十分な血液が足りず、回復できない。

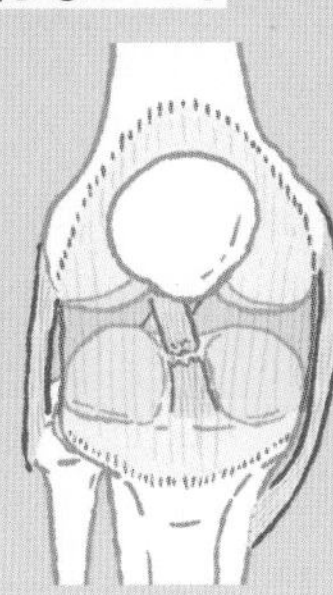

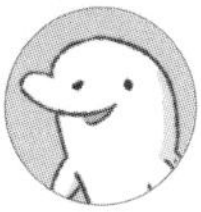

膝《ひざ》を動《うご》かす筋肉《きんにく》

膝《ひざ》を動《うご》かす筋肉《きんにく》はどれ？

①膝の伸展
動かせる角度：0°

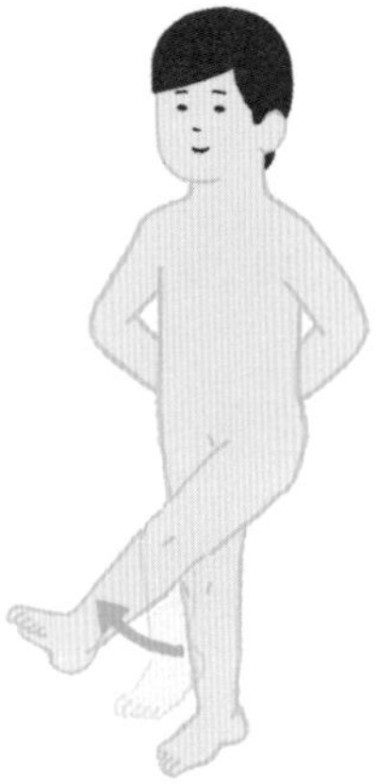

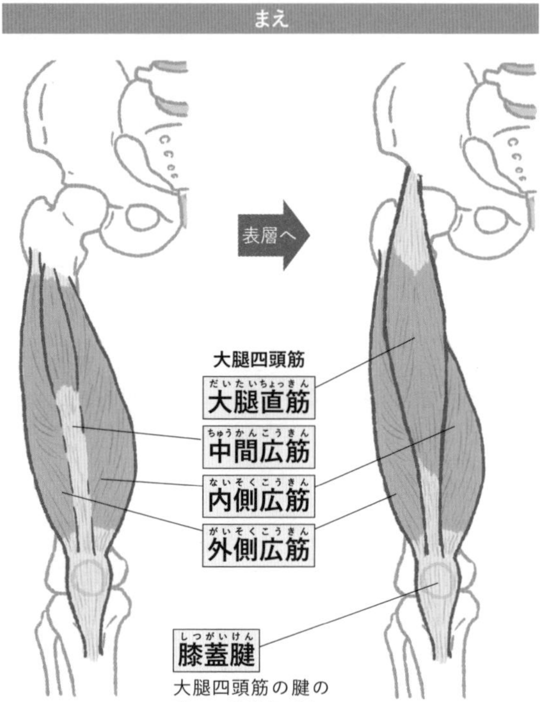

大腿四頭筋の腱の裏には膝蓋骨がくっついている。この腱を膝蓋腱という。

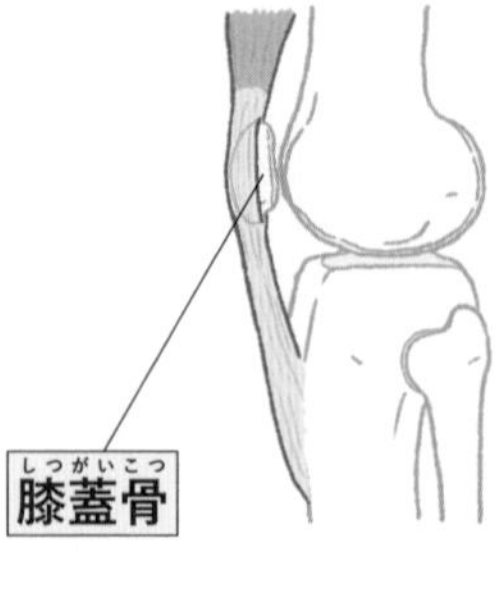

太ももの前側にある大腿四頭筋が伸展で使う筋肉。
太もも裏にあるハムストリングスが屈曲で使う筋肉。

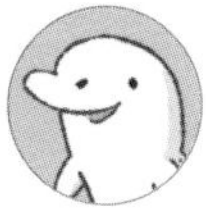

②膝の屈曲
動かせる角度:130°

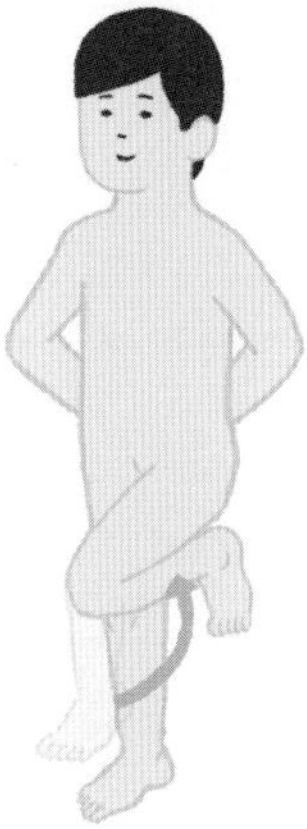

うしろ

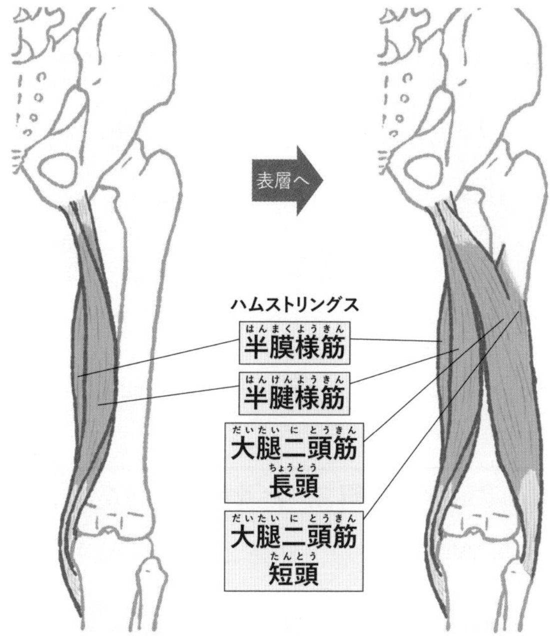

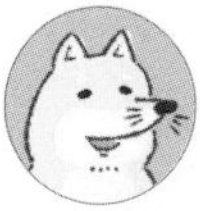

膝はもっと曲がらないの?

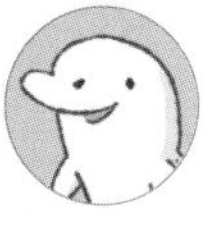

膝の後ろには大きな筋肉があるので、
130°くらいしか曲げられない。

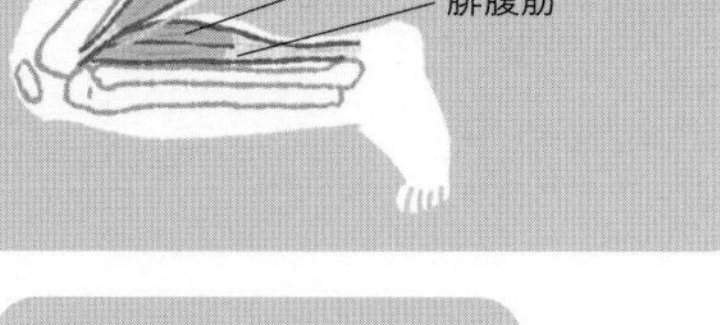

Memo

半膜様筋・半腱様筋の2つを内側ハムストリングス、大腿二頭筋 長頭・短頭の2つを外側ハムストリングスというよ。

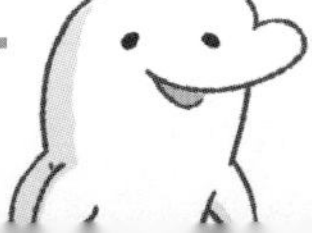

次から疾患をみていこう。

疾患 変形性膝関節症《へんけいせいしつかんせつしょう》

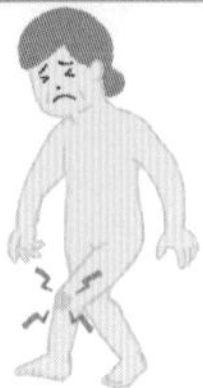

原因 ➡主には膝関節の老化。

症状 ➡膝関節痛、場合により膝関節の伸展屈曲制限。

診断・治療 ➡軽症の場合はリハビリ、投薬、注射(ヒアルロン酸など)、湿布、サポーター、足底板などの装具。重症の場合は高位脛骨骨切り術や人工膝関節置換術。

メモ ➡痛みを持つ患者は1000万人、変形のある人すべてでは3000万人と言われている。

病態 どこにどんな異常《いじょう》が起《お》きる?

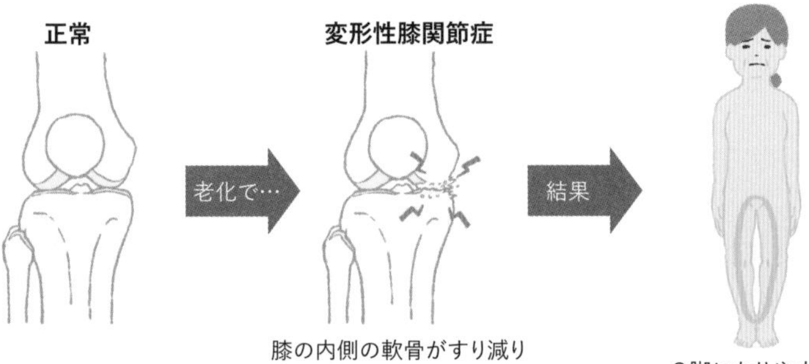

膝の内側の軟骨がすり減り
骨が変形する

O脚になりやすい!

性別および発症年齢 誰《だれ》に、どれくらいの頻度《ひんど》で起《お》きるの?

●変形性膝関節症の男女別・年齢別のグラフをみてみよう

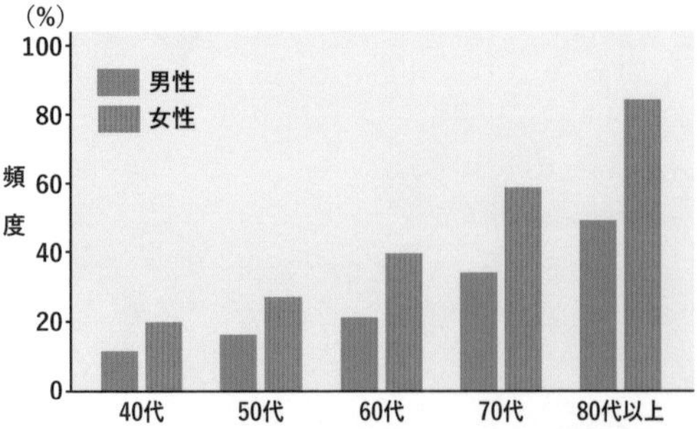

出典:大森豪、古賀良生ほか、変形性膝関節症に対する疫学的縦断調査

おさらい

なぜ骨《ほね》がもろくなる?

女性は閉経後、エストロゲンが減り、破骨細胞が元気に活動して骨がもろくなる。

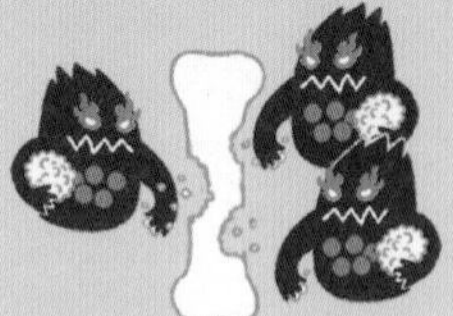

グラフでわかること

80代以上の女性だと8割以上、男性も5割近くが発症。年齢が高くなるほど頻度も上がる。

患者さんは1000万人(病院に通う人の数)!
女性の方が男性よりなりやすいんだ。
閉経とも関係があるよ。

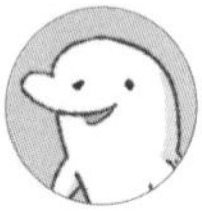

症状 どんな症状《しょうじょう》が起《お》こるの？

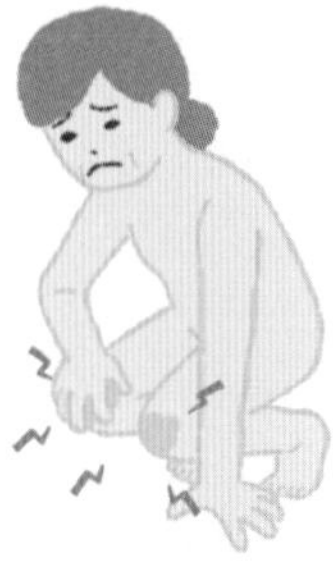

可動域制限
膝の曲げ伸ばしがつらい。

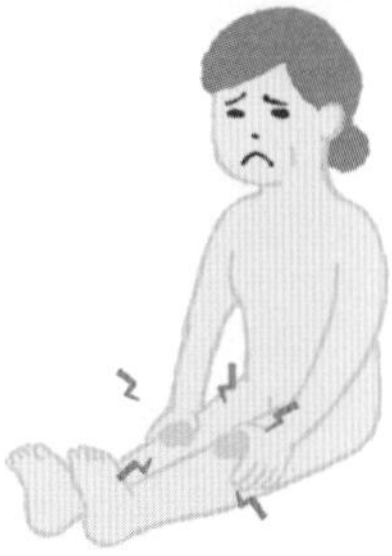

関節腫脹
膝が腫れる（水がたまる）。

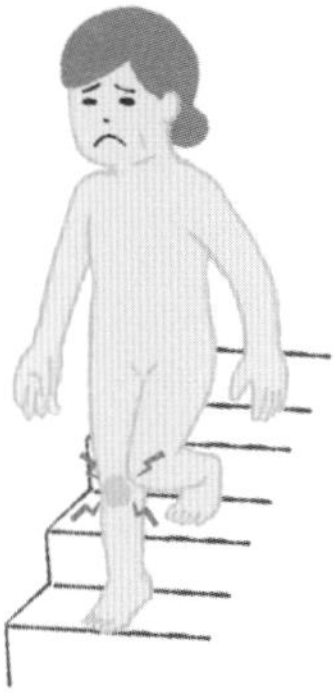

動作時痛
膝を動かすと痛む。特に階段を下りるときに痛む。

そもそもQ&A

水がたまるって何？

滑膜が炎症を起こして、関節液をたくさん作った状態。

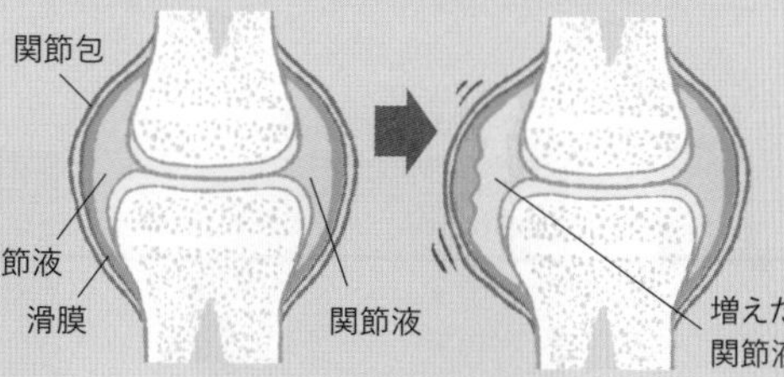

おさらい

日常《にちじょう》の動《うご》きでの膝《ひざ》を曲《ま》げる角度《かくど》と膝《ひざ》の負荷《ふか》

●角度

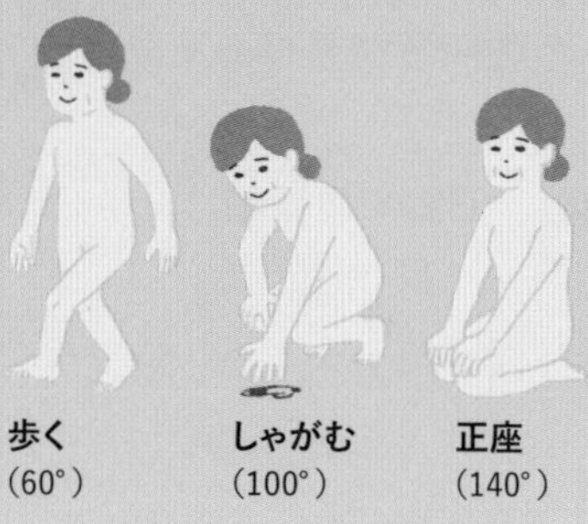

歩く
（60°）

しゃがむ
（100°）

正座
（140°）

●負荷

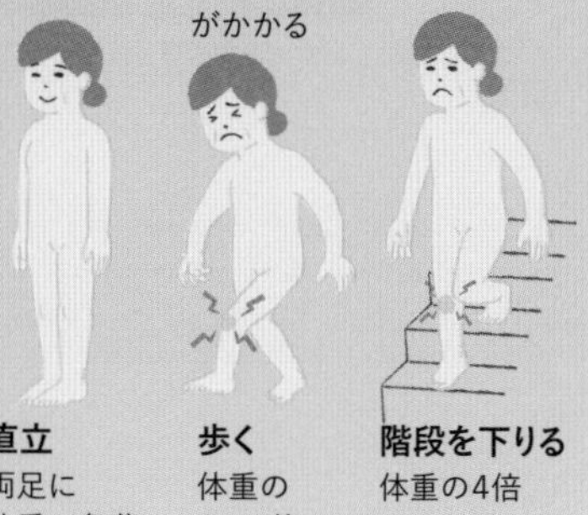

片足に全体重がかかる

直立
両足に体重の負荷

歩く
体重の2〜3倍

階段を下りる
体重の4倍

X線画像診断　レントゲンではどんなふうに見《み》えるの？

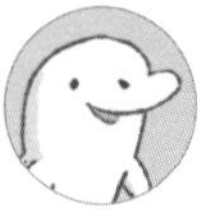

代表的なレントゲンでの診断をみてみよう。

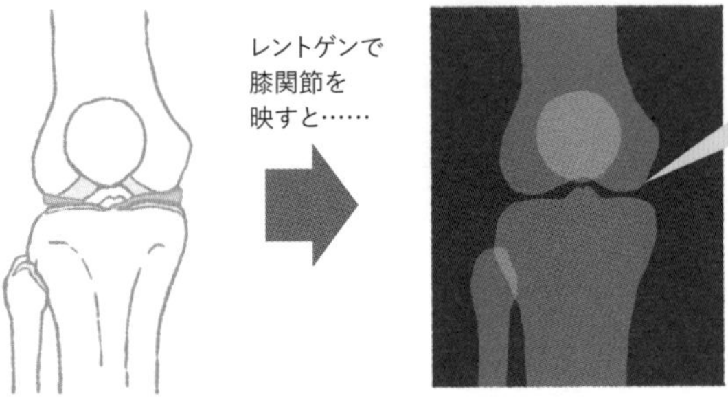

レントゲンでは
軟骨や靭帯、半月板は
映らないので
骨同士が浮いて見える！

この隙間（関節裂隙）で、
関節軟骨のすり減り
具合がわかる！

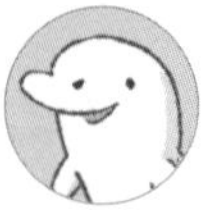

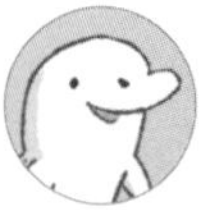

変形性膝関節症はこうみえる！

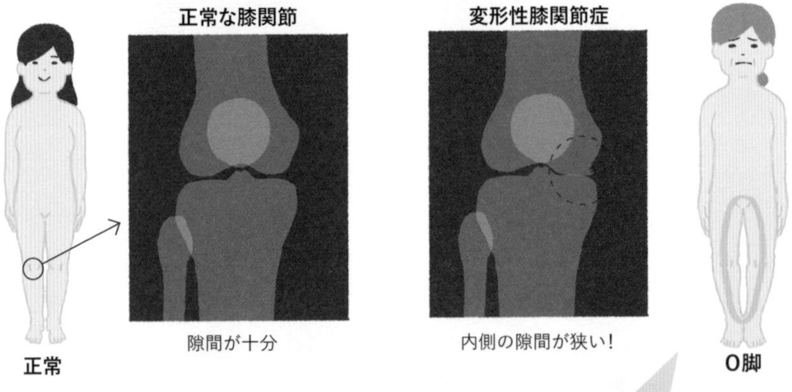

膝はもともと内側に体重がかかりやすい形。
だから9割の人が内側の軟骨がすり減り、
O脚になる。内側型変形性膝関節症というよ。

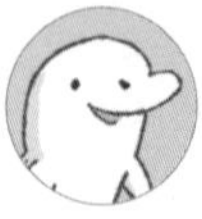

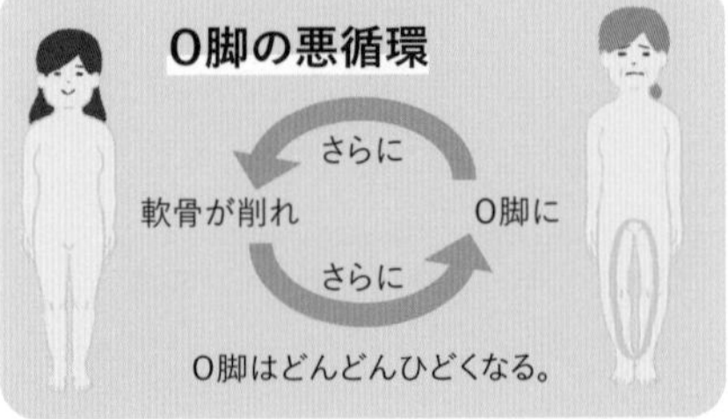

どうやって0脚《きゃく》の重症《じゅうしょう》度《ど》を診断《しんだん》するの?

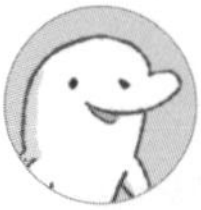

ミクリッツ線をチェック!
大腿骨頭の中心と足関節の中心を結んだ線。
体重の重心がどこに一番かかっているかをみている。

正常な膝関節　　**変形性膝関節症**

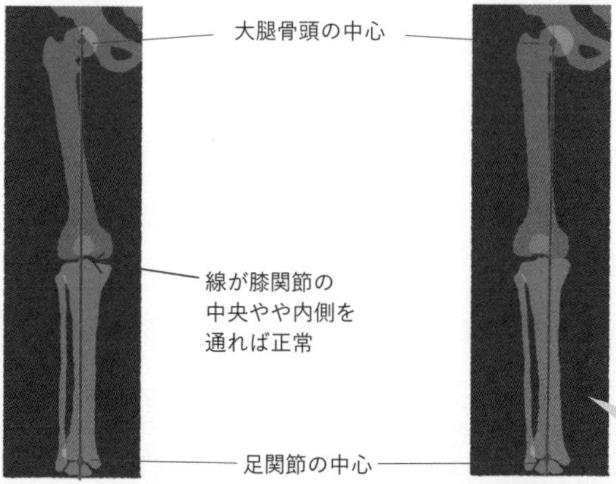

線が膝関節の完全に
内側を通っている!

ミクリッツ線でわかること

ミクリッツ線は、体重が
一番かかる場所（重心）
がわかる!
左の写真なら……

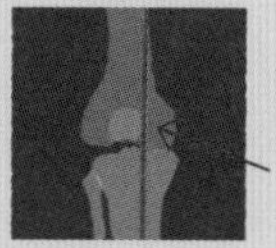

ここに一番負荷がかかる

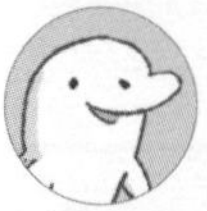

FTAをチェック!
大腿骨の真ん中を通る線と脛骨の真ん中を通る線が作る角度。
O脚かどうかをみている。

正常な膝関節　　**変形性膝関節症**

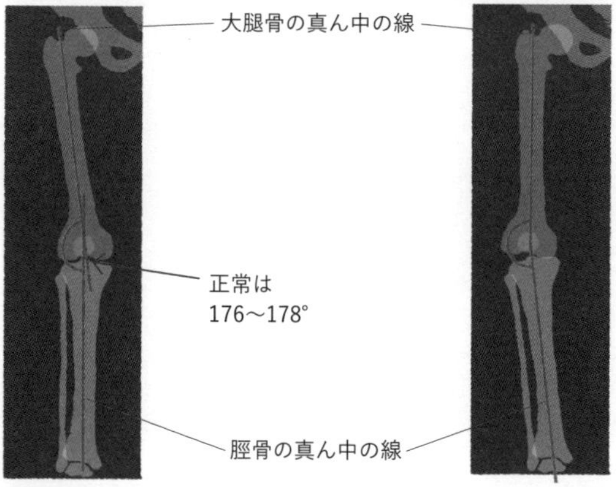

180°を超えると
O脚!

FTAって?
Femur…大腿骨という意味
Tibia…脛骨という意味
Angle…角度という意味
大腿骨と脛骨の角度という
意味!

ミクリッツ線とFTAは
同じものを別の方法で
評価しているんだよ!

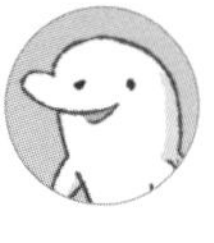

Memo
まれに内外の軟骨が均等にすり減る人がいる。その場合、ミクリッツ線は正常。

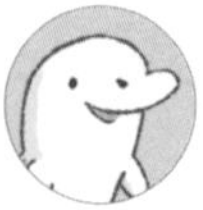

K-L (Kellgren《ケルグレン》-Lawrense《ローレンス》) 分類
軟骨のすり減り具合と骨の変化をグレード分けしたもの。

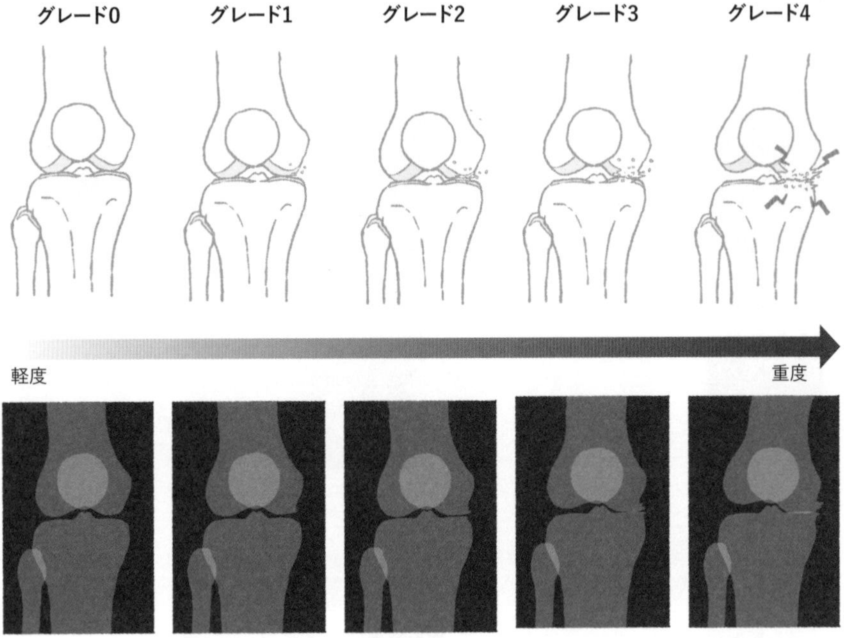

正常。

わずかな骨棘や
軟骨下骨硬化。

軟骨の隙間が少
しせばまる。
(25%以下程度)

・軟骨の隙間が
半分以上せばまる。
(50～70%程度)
・骨棘ができる。
・軟骨下骨硬化。

・軟骨の隙間が
すごくせばまる。
(75%以上程度)
・はげしい骨の
変形。

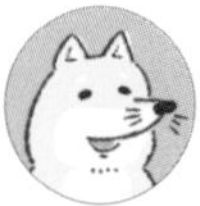

何のためにこんな分類が必要なの？

分類によって治療法が変わってくるからだよ。

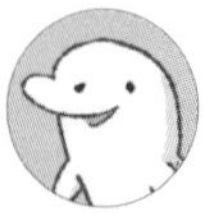

治療 どんな治療法《ちりょうほう》があるの？

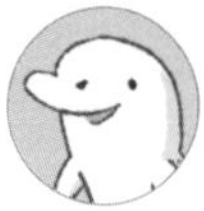

治療は、主に薬物療法、装具療法、手術療法の3種類があるよ。

●薬物療法（軽症の場合）

痛みをおさえる目的

外用薬（塗り薬・貼り薬） 炎症をおさえる薬。 湿布など。 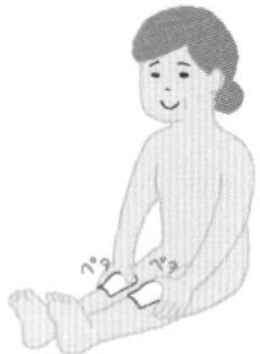	**坐薬** 炎症をおさえる薬。 おしりから入れるので、 胃が荒れない。 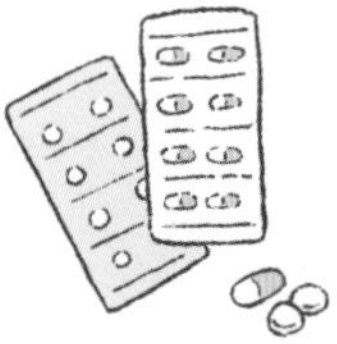
内服薬（飲み薬） 炎症をおさえる薬。 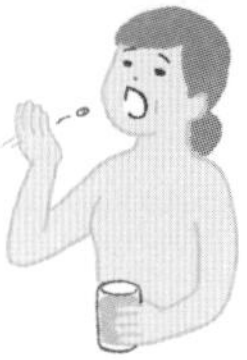	**注射** 局所麻酔や関節内に 薬剤を注入する。 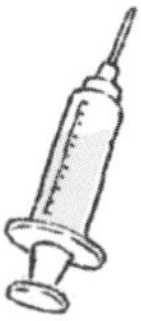

クローズアップ

注射の中身は？

①局所麻酔
関節内注入の注射がとても痛いので麻酔をする。

②関節内注入
・ヒアルロン酸
軟骨の一部の成分を注入して膝の痛みを和らげ、軟骨の修復を促す。

・ステロイド剤
強力に炎症をおさえる。

①局所麻酔をしてから

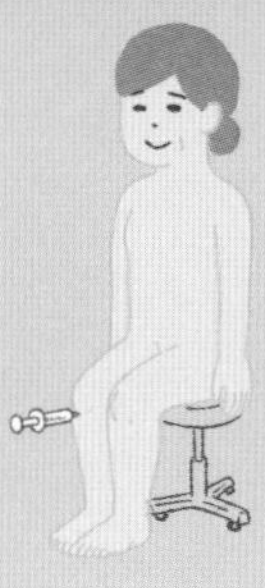

②関節内注入

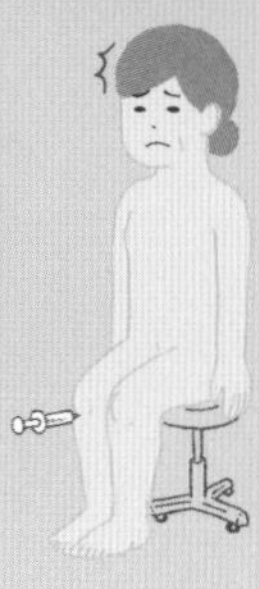

ステロイド剤は使いすぎると、骨をもろくしてしまう副作用がある。

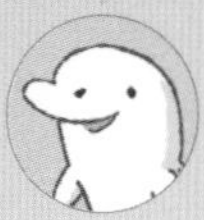

膝関節の装具療法

膝《ひざ》の装具《そうぐ》はなにを目的《もくてき》にするの？

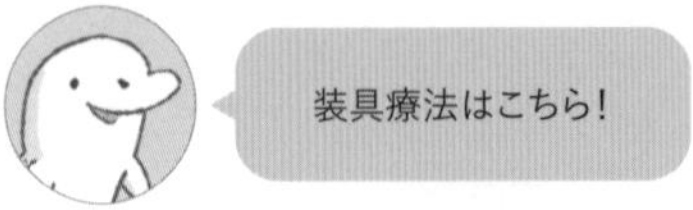
装具療法はこちら！

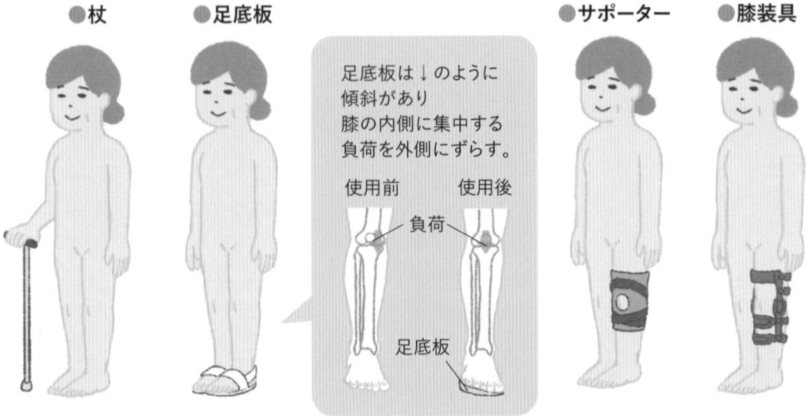
●杖
●足底板
足底板は↓のように
傾斜があり
膝の内側に集中する
負荷を外側にずらす。
使用前
使用後
負荷
足底板
●サポーター
●膝装具

リハビリ

リハビリテーションはどんなことをするの？

●温熱療法
（ホットパック）
温めると血流が良くなって痛みが和らぐ。

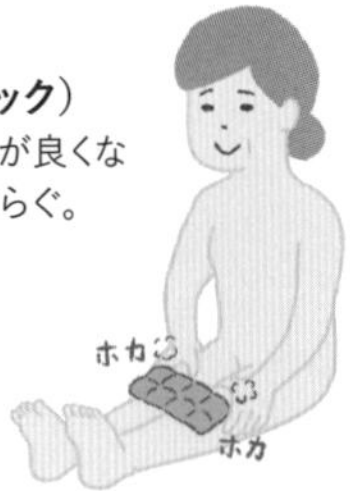
ホカ
ホカ

温泉にも
温熱療法と同じ
効果があるよ。

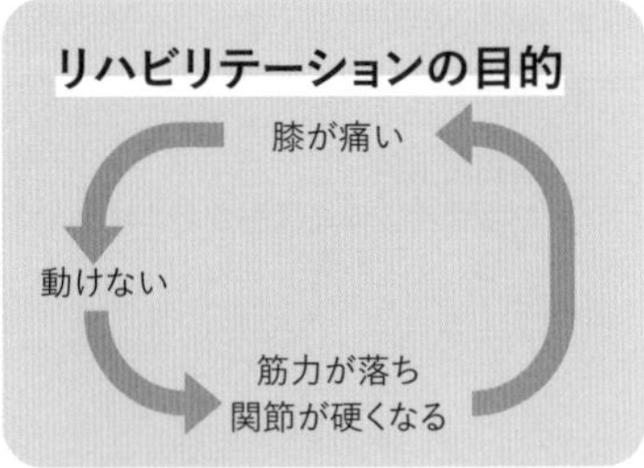
リハビリテーションの目的
膝が痛い
動けない
筋力が落ち
関節が硬くなる

●筋力訓練
膝の周りの筋力をアップさせると、膝が安定して膝の痛みもやや和らぐ。筋力低下を防ぐ。

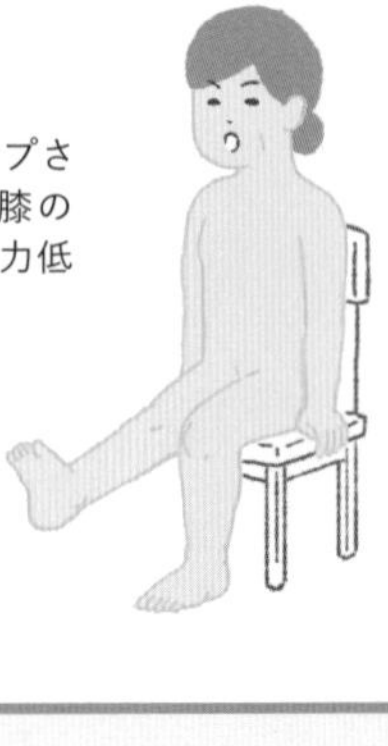

●可動域訓練
軟骨がすり減ると、関節が硬くなるので、それを防ぐ。

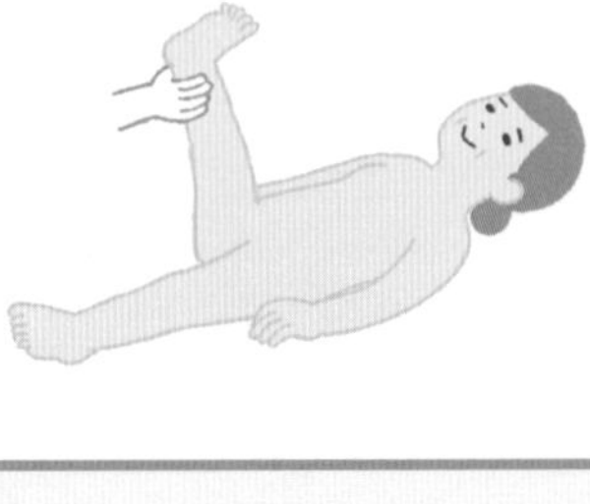

手術 重症《じゅうしょう》な場合《ばあい》、どんな手術《しゅじゅつ》をするの？

●HTO (High《ハイ》 Tibial《ティビアル》 Osteotomy《アスティオトミィ》): 高位脛骨骨切り術

O脚の骨をX脚気味にする手術。
O脚の骨の軟骨の内側がなくなってしまっているのに対し、外側の軟骨がすり減っていないので、外側の軟骨に全体重がかかるようにX脚気味にする。

①脛骨を切る。 ②切った部分を開き、人工骨を差し込む。 ③釘やプレートなどで留める。

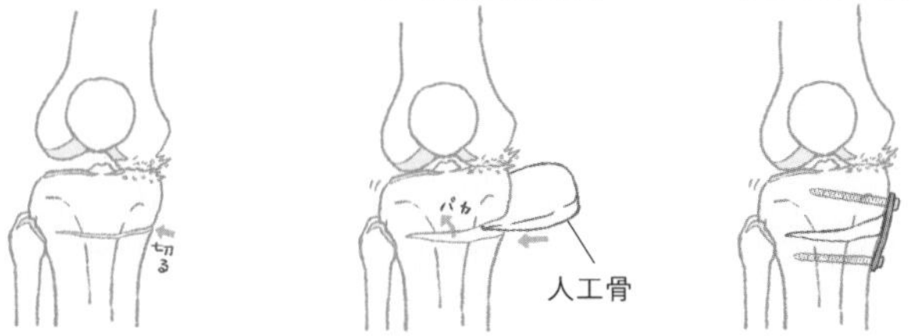

●他の高位脛骨骨切り術①（Closing《クロージング》 wedge《ウェッジ》 Osteotomy《アスティオトミィ》）

①腓骨と脛骨の一部を切る。 ②切った部分をくっつける。 ③釘などで留める。

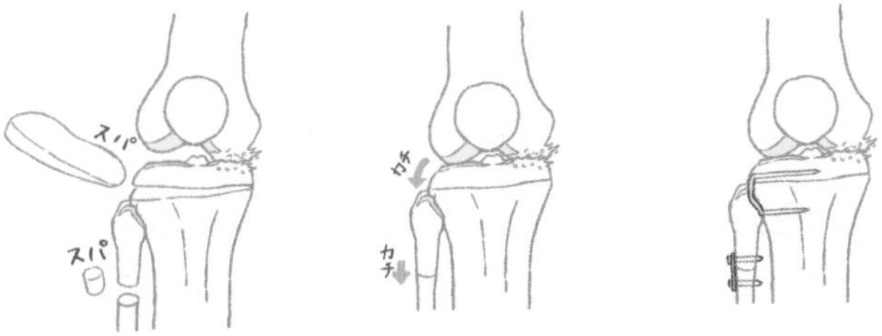

デメリット
膝蓋腱がゆるみ筋力が低下する。

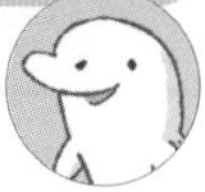

●他の高位脛骨骨切り術②（Dome《ドーム》 shaped《シェイプド》 Osteotomy《アスティオトミィ》）

①腓骨の一部を切って脛骨を↓のように切る。 ②切った部分を回転させ、腓骨はくっつける。 ③腓骨を釘などで留め、創外固定する。

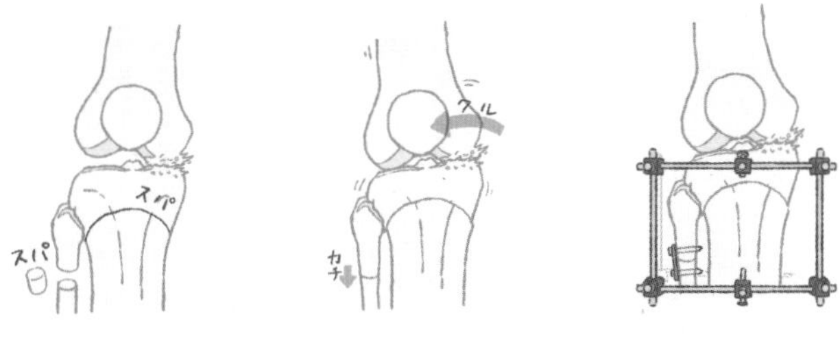

デメリット
創外固定が2ヶ月必要。

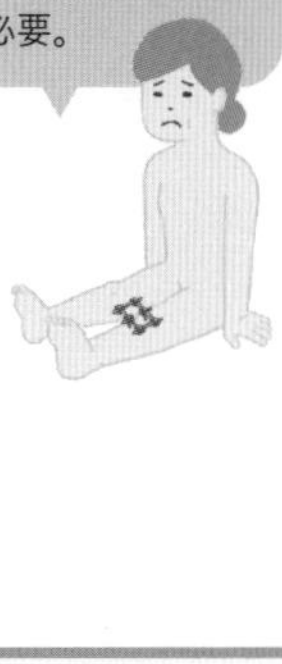

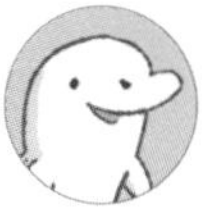

O脚がひどい人や、内側型変形性膝関節症の人に行う。

膝人工関節置換術

膝《ひざ》人工《じんこう》関節《かんせつ》置換術《ちかんじゅつ》ってどうやるの?

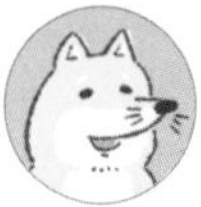

手術ではどんなものを体に入れるの?

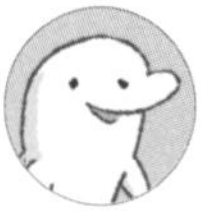

コンポーネント

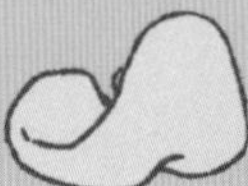

金属でできていて関節の代わりになるよ。

ポリエチレンインサート

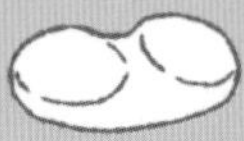

ポリエチレンでできていてマウスピース（クッション）のような役割をするよ。

●手術をみてみよう!

①骨の表面を削り金属のかぶせ物をはめる

②間にクッションを入れる（ポリエチレンインサート）

③くっつける!

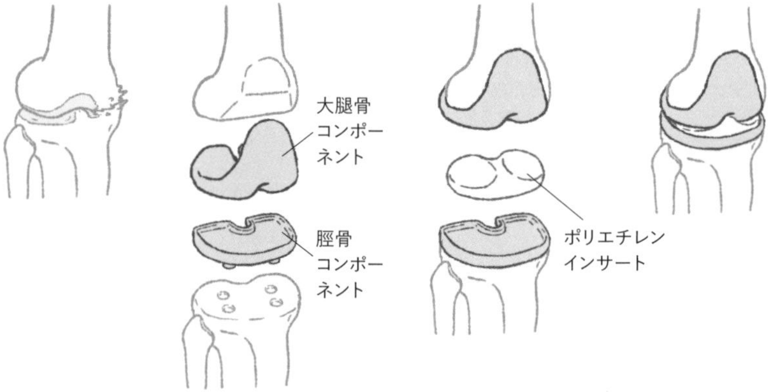

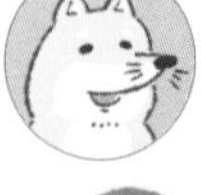

術後はどんな経過を辿るの?

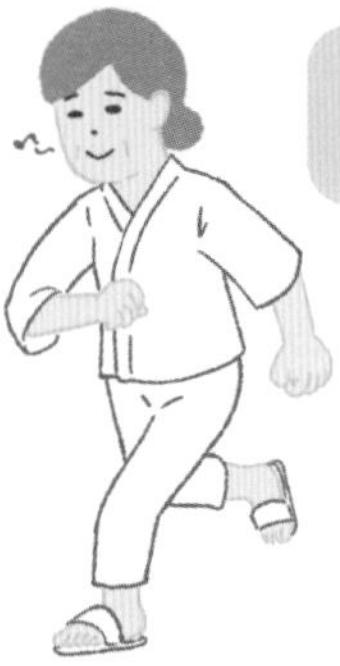

年間14万件以上行われる!
世界で約300万件以上!

膝の屈曲が
120°程度に制限される。

術後次の日から
歩くことができる。

そもそもQ&A

人工関節《じんこうかんせつ》は寿命があるの?

ポリエチレンが摩耗してしまったり、金属コンポーネントが骨からゆるんで取れてしまったりすることもある。8割強は15年以上もつが2割弱の人は再手術が必要。どういう人が2割に当たるのか、どうすれば人工関節が長持ちするのかは不明。

疾患

半月板損傷《はんげつばんそんしょう》

原因 ➡スポーツや先天的なことも。スポーツで半月板が割れる等の傷害が生じる、または円盤状半月板のような半月板の奇形により損傷が簡単に起きてしまうケースもある。

症状 ➡膝関節痛、膝関節伸展屈曲での引っかかり感。

診断・治療 ➡診察、MRI。軽症の場合はリハビリ、投薬、注射（ヒアルロン酸など）、シップ、サポーターなど。重症の場合は半月板部分切除術または半月板縫合術が行われる。

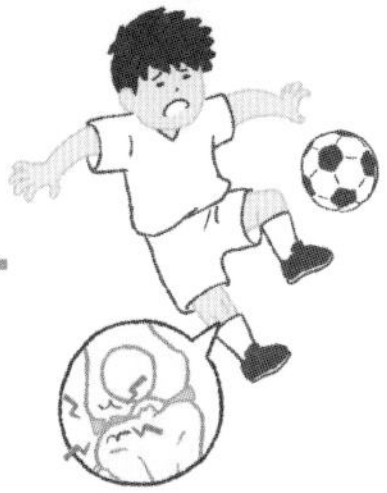

診察

どんな徒《と》手《しゅ》検《けん》査《さ》方《ほう》法《ほう》があるの？

●マックマレーテスト

膝を屈伸させながら、足を内外旋する。
痛みが出れば、陽性。

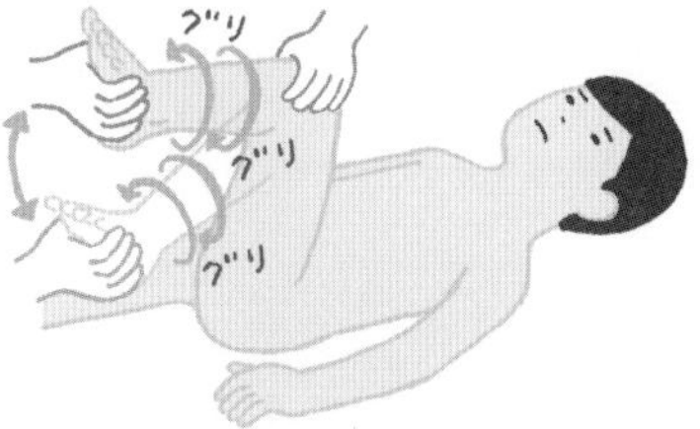

●アプレーテスト

膝を下に押しながら、足を内外旋する。
痛みが出れば、陽性 。

脛骨をひねって
半月板の損傷部分に
歪みを起こす。

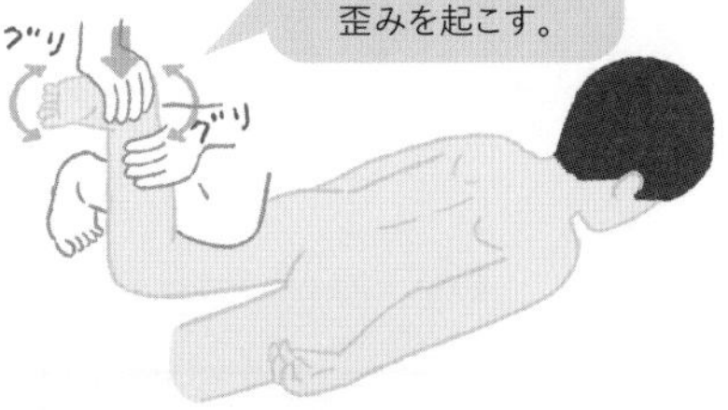

この動作を何度もしているうちに、
断裂した半月板断端がたまたま引っかかって痛みが出る。

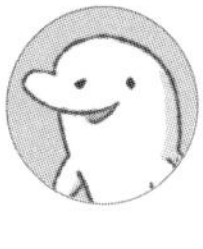

そもそもQ&A

なんで症状が出るの？

膝を曲げると、大腿骨と半月板は脛骨の上を大きく動く。

合わせて足を内外旋すると、半月板の割れた部分に引っかかって痛みが出る。

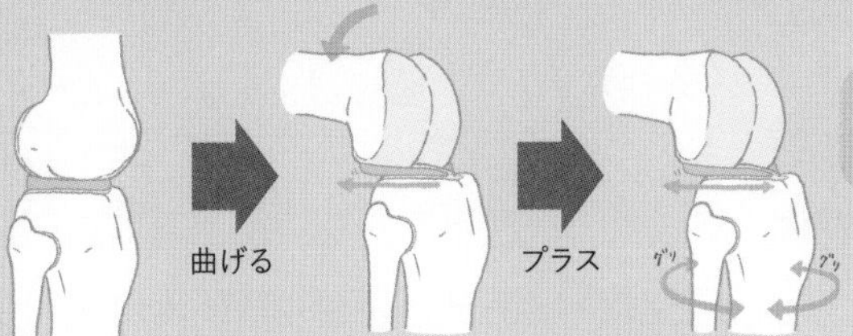

でもMRIの方が
正確にわかるよ。

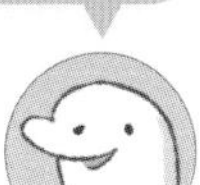

手術

どんな治《ち》療《りょう》法《ほう》があるの？

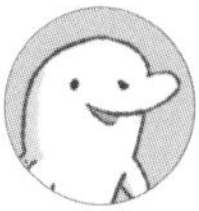

半月板の手術をみてみよう。
割れた部分を取り除くよ。

断裂部分が
外縁か内縁かをみる

外縁のこの部分には
血流がある（3分の1）

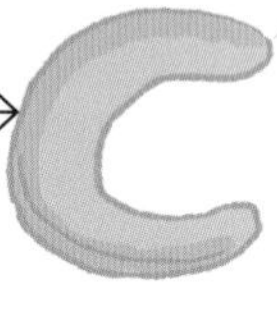

他の部分には
血流がない（3分の2）

この部分の損傷なら
自然治癒するので縫う
（半月板縫合術）

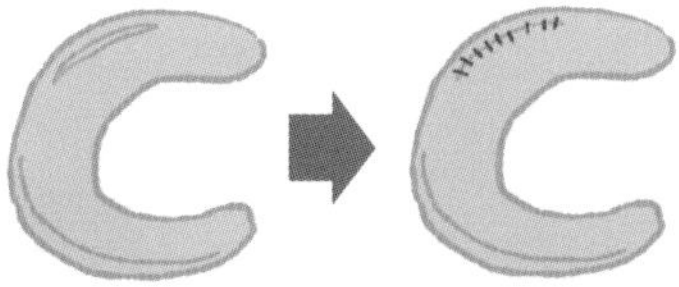

血流のない部分の損傷なら
自然治癒しないので切る。
（半月板切除術）

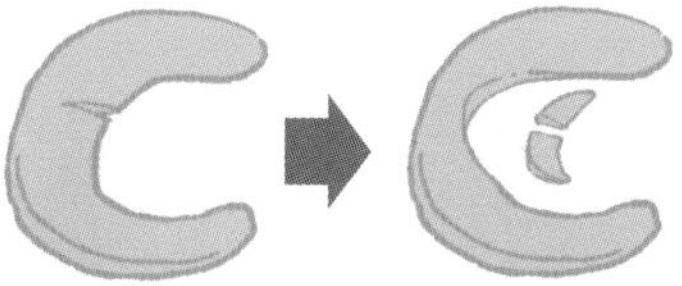

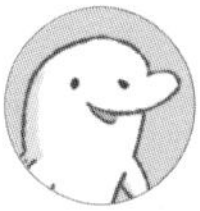

他のいろいろな半月板損傷を見てみよう。

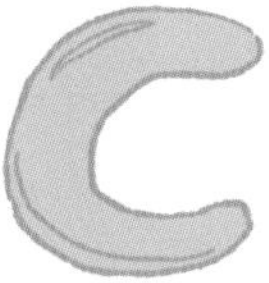

横断裂

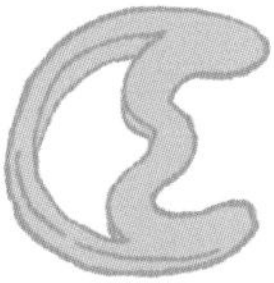

バケツ柄状断裂

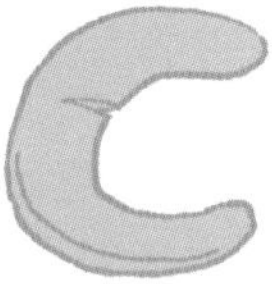

縦断裂

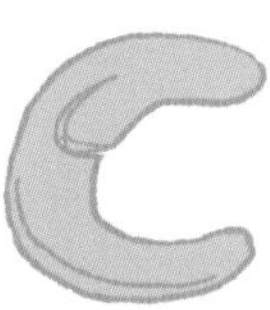

フラップ状断裂

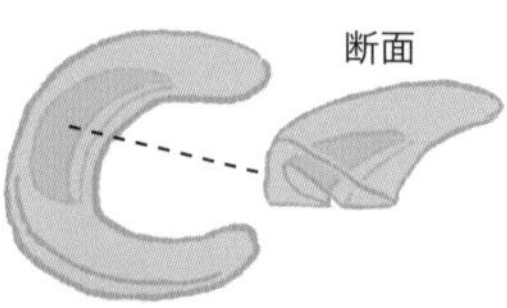

水平断裂

少し違うけど……
半月板の奇形に円
板状半月がある。

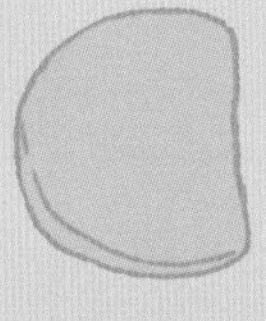

円板状半月板断裂

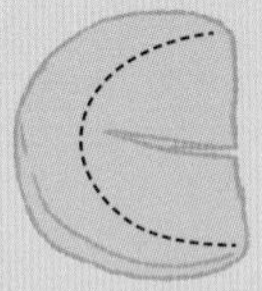

手術では点線を
切除するよ。

手術の仕方は割れた部分で判断するよ。

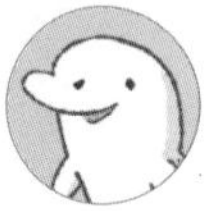

疾患 前十字靭帯断裂《ぜんじゅうじじんたいだんれつ》

原因 ➡ひねり動作などで膝に起きるといわれている。

症状 ➡膝関節痛、膝運動時の不安定感。

診断・治療 ➡診察（前方引き出しテストなど）、MRI。軽症の場合は、保存的治療。重症の場合は、靭帯再建術（断裂した靭帯は修復してもくっつかないために、他から代用となる靭帯を用いる）が行われる。

メモ ➡代表的な膝関節のスポーツ障害。

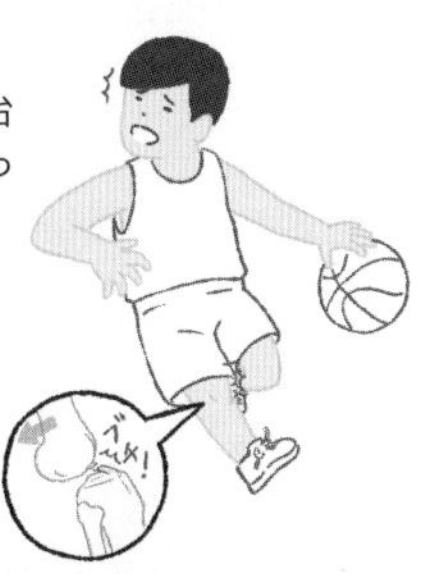

病態 どんな困《こま》りごとがある？

おさらい

前十字靭帯の役割

大腿骨がうしろに（脛骨が前に）ずれたとき前十字靭帯が止める。

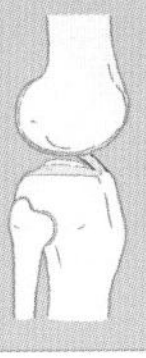

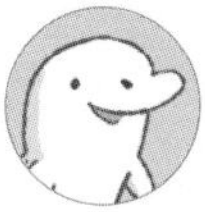

前十字靭帯が切れているので大腿骨が後ろにずれやすくなり脱臼する。

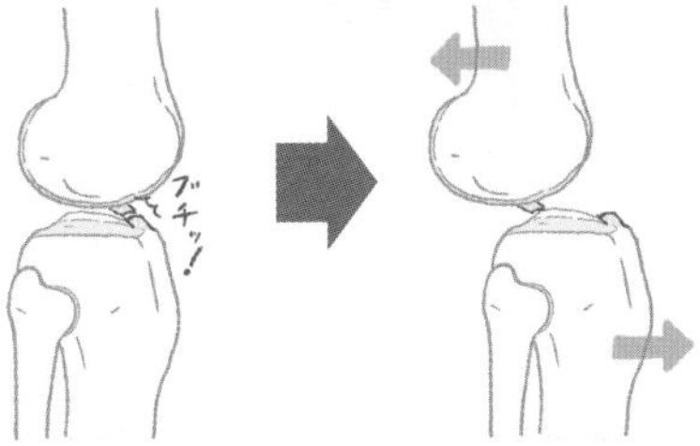

診察 どんな検査《けんさ》があるの？

●前方引き出しテスト

脛骨を前に引き出し、前十字靭帯が機能しているのか調べる。
引き出せれば、陽性。

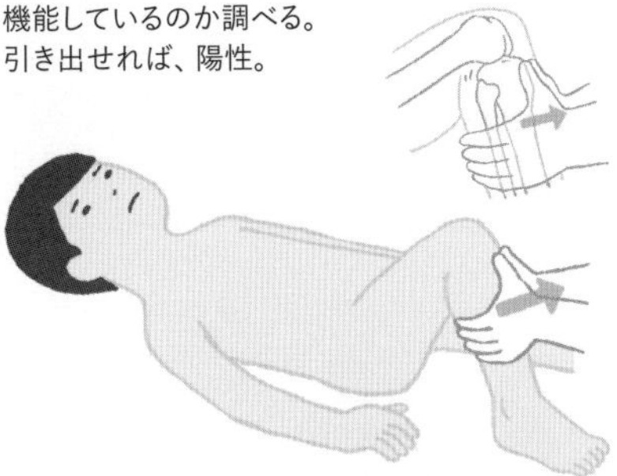

Memo

後十字靭帯断裂《こうじゅうじじんたいだんれつ》の検査は？

後方押し込みテスト

脛骨を後ろに押し出す。
押し出せれば、陽性。

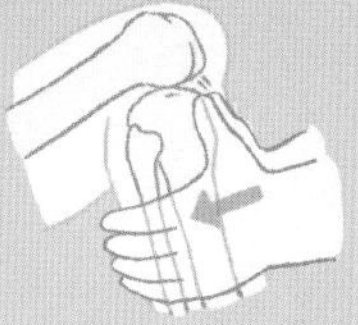

他にもLachman《ラックマン》テストやNテスト、Jerk《ジャーク》テストもある。
でもMRI の方が正確にわかるよ。

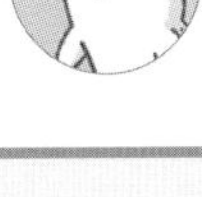

手術

なぜ、どんな手術《しゅじゅつ》をしないといけないの？

十字靭帯断裂は、断裂した靭帯は自然にはくっつかないので、他の筋肉の腱を持ってきて、十字靭帯の代わりにする。（膝十字靭帯再建術）

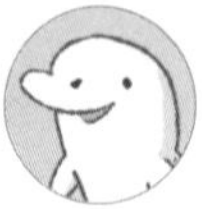

●膝十字靭帯再建術

十字靭帯断裂

①切れた靭帯を取り除き、それぞれの骨に穴をあける。

②他の筋肉から持ってきた腱を穴に通して固定する。

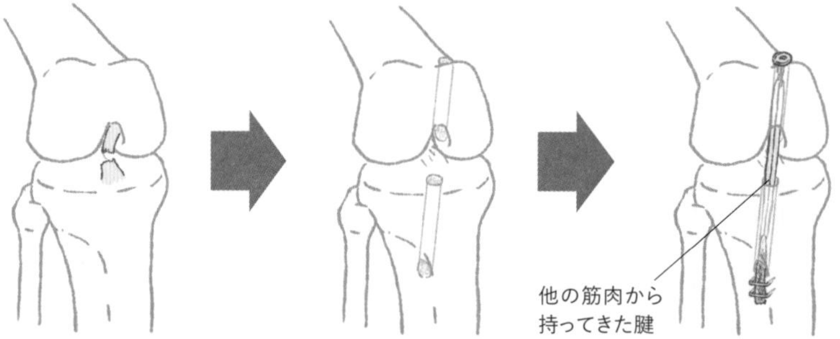

●膝十字靭帯再建術でよく使われる筋肉の腱

膝蓋腱の真ん中の
3分の1

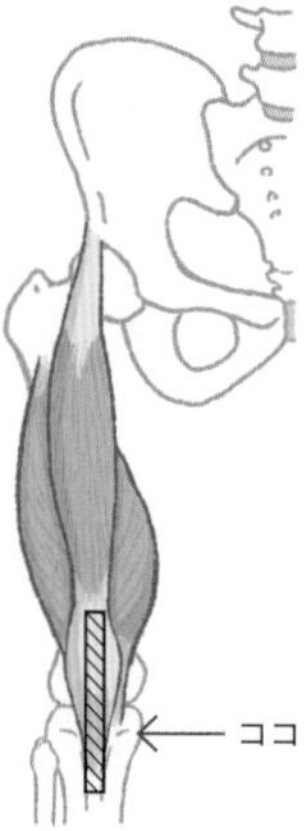

半腱様筋の
腱全部

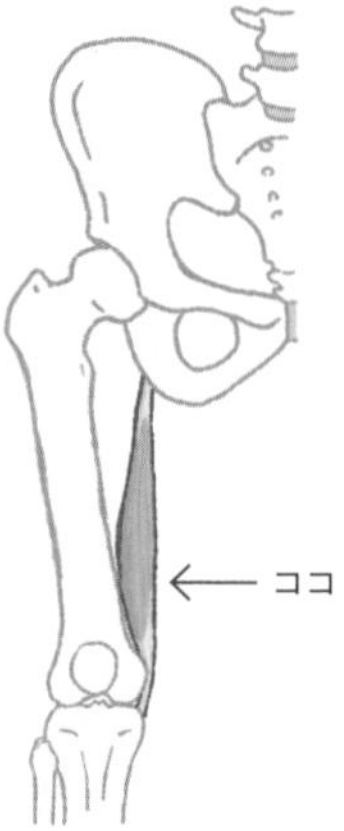

おさらい

十字靭帯《じゅうじじんたい》

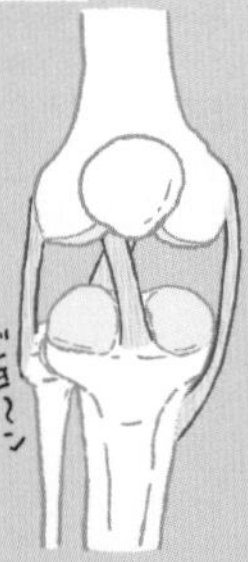

十字靭帯は、関節包の中にあるので、筋肉や膜などからの援護がなく、切れると十分な血液が足りず、修復されない。

疾患 膝内側《しつないそく》・外側側副靭帯損傷《がいそくそくふくじんたいそんしょう》

原因 ➡膝関節をひねったり捻挫したりして受傷する。

症状 ➡膝関節痛、場合により膝関節の不安定感。

診断・治療 ➡診察、X線検査、MRI。基本的には保存的治療でリハビリ、投薬、注射(ヒアルロン酸など)、シップ、サポーターなど。重症の場合、前後十字靭帯との合併では手術治療となる。

メモ ➡膝スポーツ障害で最も多い障害。

病態 どこに負荷《ふか》がかかると、どの靭帯《じんたい》が切《き》れるの？

内側側副靭帯損傷の場合

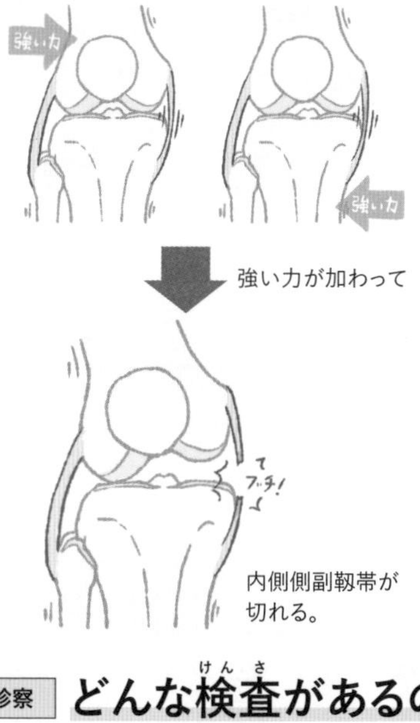
強い力
強い力
強い力が加わって
ブチ!
内側側副靭帯が切れる。

外側側副靭帯損傷の場合

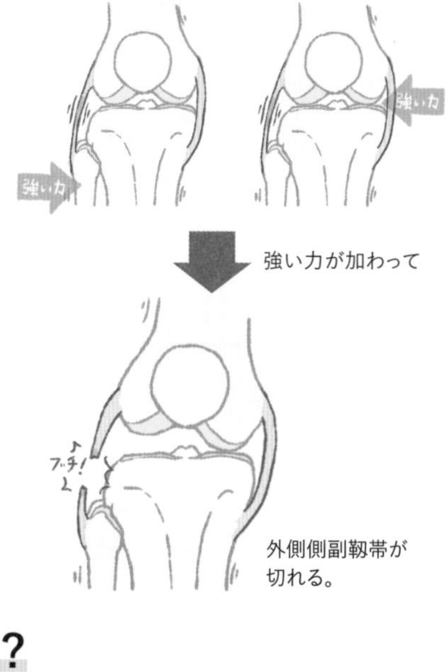
強い力
強い力
強い力が加わって
ブチ!
外側側副靭帯が切れる。

診察 どんな検査《けんさ》があるの？

●外反ストレステスト

足首を外に、膝の外側を内に押す。

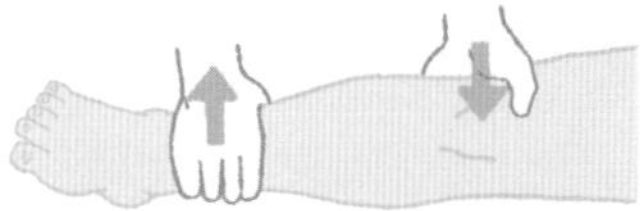

グラグラなら陽性。内側側副靭帯損傷の疑い。

●内反ストレステスト

足首を内に、膝の内側を外に押す。

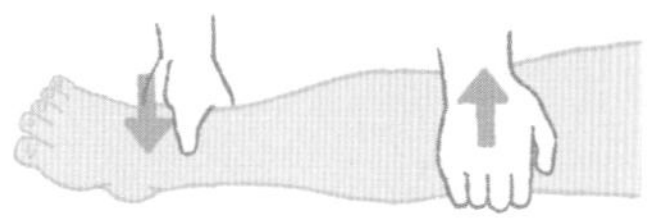

グラグラなら陽性。外側側副靭帯損傷の疑い。

疾患 オスグット病《びょう》

原因 ➡ 膝関節屈伸を過度に行うスポーツをしている若年者に発症しやすい。

症状 ➡ 膝関節痛、膝関節の脛骨粗面の膨隆。

診断・治療 ➡ 診察、X線検査、MRI。ほとんどの場合は保存的治療でスポーツの制限、リハビリ、投薬、装具などを行う。重症なら脛骨粗面の骨片の切除や固定を行う。

メモ ➡ 若年者に炎症が起きる。

病態 どんなときになりやすいの？

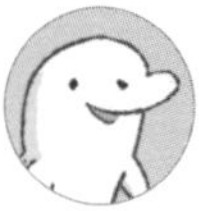

大腿四頭筋が繰り返し伸び縮みすることでなる。
ひどくなると手術が必要。

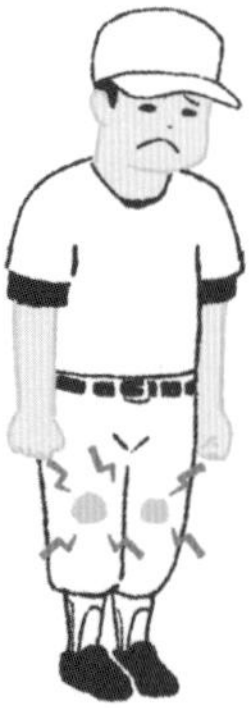

大腿四頭筋が伸縮を繰り返すうちに骨腱付着部が炎症する。

骨や軟骨の一部がはがれる。

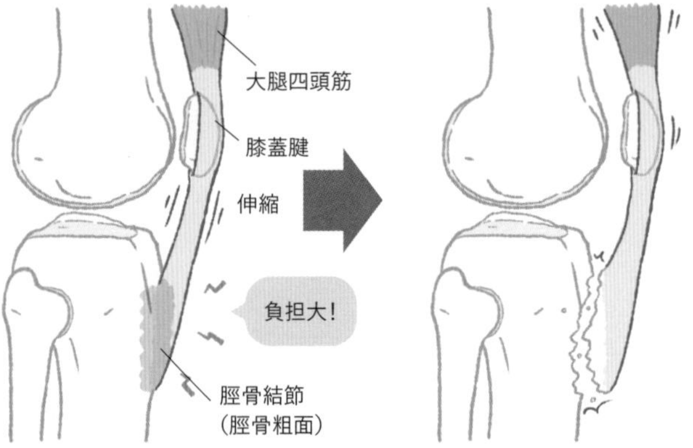

手術 どんな手術《しゅじゅつ》をするの？

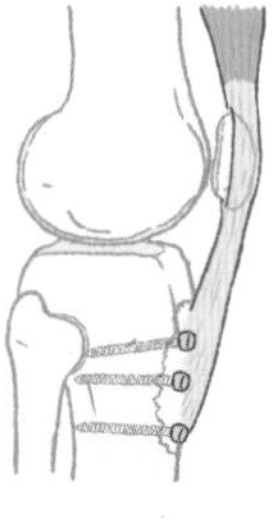

はがれた腱を骨にくっつける手術。
多いのは腱の端で骨片がくっついており、
その骨片を脛骨にスクリューで固定する。

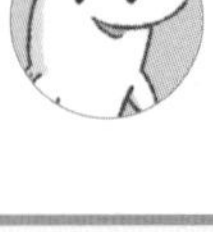

成長痛と言われるけど、スポーツのしすぎが原因で
体の成長とは、関係ないよ。

疾患 膝蓋骨骨折《しつがいこつこっせつ》

原因 ➡膝蓋骨に直達外力（損傷部位に直接作用する外力）がかかる。

症状 ➡膝関節痛、膝伸展不能。

診断 ➡診察、X線検査。

治療 ➡ほとんどの場合では観血的整復固定術が行われる。

メモ ➡膝前面から転落したりして受傷するケースが多い。

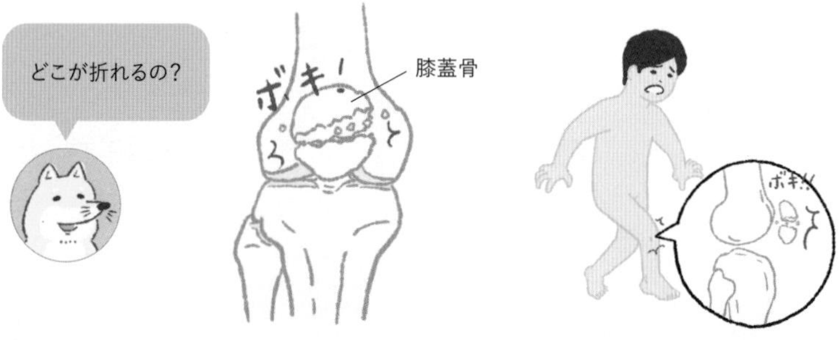
どこが折れるの?
ボキ!
膝蓋骨
ボキ!!

疾患 膝蓋腱微小断裂《しつがいけんびしょうだんれつ》（ジャンパー膝《ひざ》）

原因 ➡繰り返す膝の屈伸で膝蓋腱（膝蓋靭帯）に炎症が起きる。マラソン選手などで起きやすいスポーツ障害。

症状 ➡膝関節痛、膝伸展困難。

診断・治療 ➡診察。ほとんどの場合ではスポーツの制限。他にはリハビリ、投薬、装具などの保存的治療が行われる。

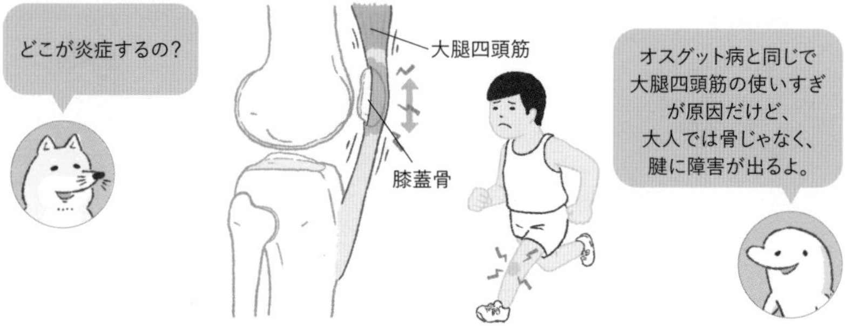
どこが炎症するの?
大腿四頭筋
膝蓋骨
オスグット病と同じで
大腿四頭筋の使いすぎ
が原因だけど、
大人では骨じゃなく、
腱に障害が出るよ。

疾患 鵞足炎《がそくえん》

原因 ➡繰り返す膝の屈曲で、鵞足と脛骨の骨腱接合部に引きはがし応力によって炎症が起きる。マラソン選手などで起きやすいスポーツ障害。

症状 ➡膝関節痛、膝屈曲困難。

診断・治療 ➡診察。ほとんどの場合ではスポーツの制限。他にはリハビリ、投薬、装具などの保存的治療が行われる。

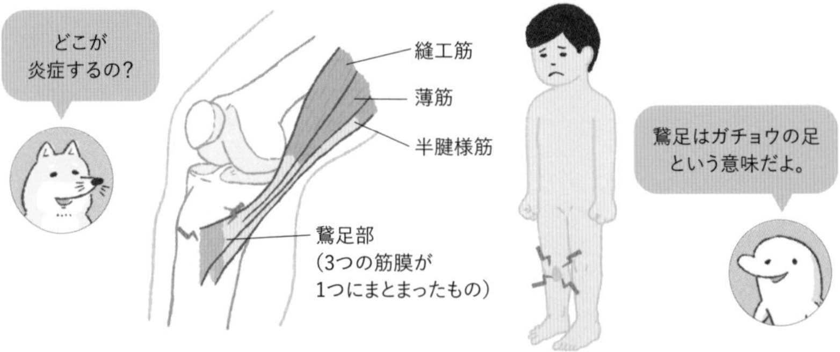
どこが炎症するの？
縫工筋
薄筋
半腱様筋
鵞足部
（3つの筋膜が1つにまとまったもの）
鵞足はガチョウの足という意味だよ。

疾患 腸脛靭帯炎《ちょうけいじんたいえん》

原因 ➡繰り返す膝の屈曲で、腸脛靭帯が大腿骨外顆とこすれあうことでそこに炎症が起きる。マラソン選手などで起きやすいスポーツ障害。

症状 ➡膝関節痛、膝屈伸困難。

診断・治療 ➡診察。ほとんどの場合ではスポーツの制限。他にはリハビリ、投薬、装具などの保存的治療が行われる。

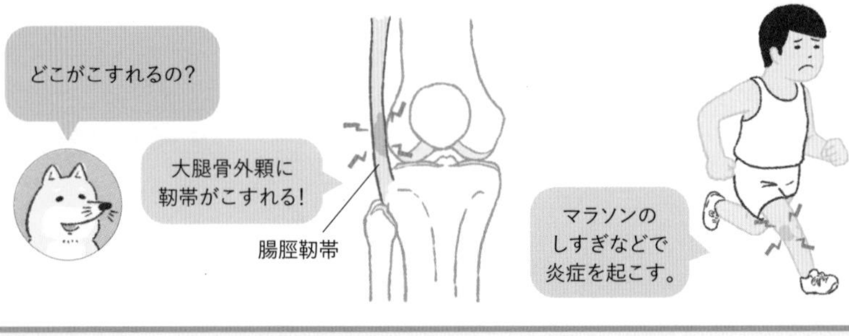
どこがこすれるの？
大腿骨外顆に靭帯がこすれる！
腸脛靭帯
マラソンのしすぎなどで炎症を起こす。

疾患 **脛骨高原骨折《けいこつこうげんこっせつ》**

原因 ➡脛骨高原に主に大腿骨外顆からの直達外力がかかって、縦方向に割れる。

症状 ➡膝関節痛、立位不能。

診断・治療 ➡X線画像診断。脛骨の骨転位が軽度の場合には、保存的治療（ギプスや装具、免荷）。重度の場合には、観血的整復固定術（釘やプレートで固定する）が行われる。

メモ ➡高所からの転落などで下肢に垂直方向の力がかかって生じる。

病因 なぜ骨折《こっせつ》するの？

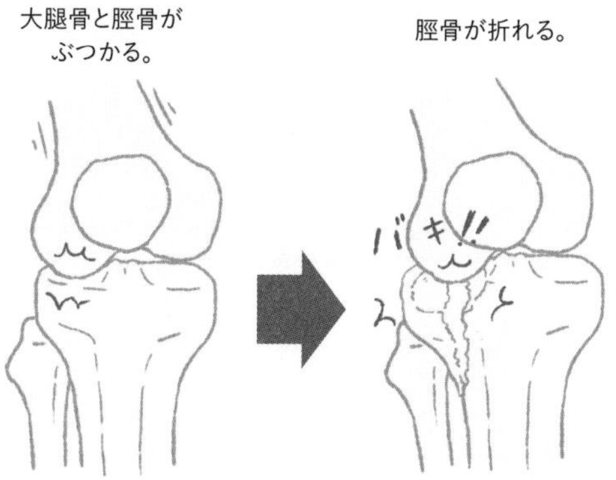
大腿骨と脛骨が
ぶつかる。
脛骨が折れる。
バキ!!

おさらい

脛骨の高原部

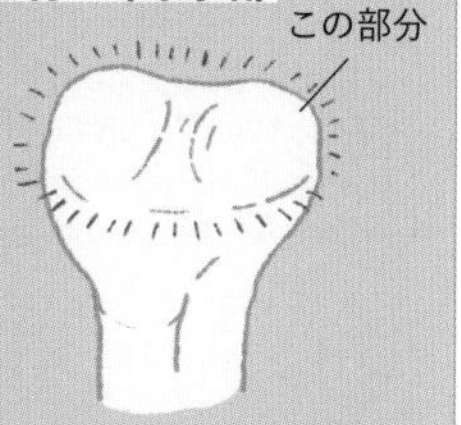
この部分

高原部とは平たんな場所のことをいう。

手術 どんな手術《しゅじゅつ》をするの？

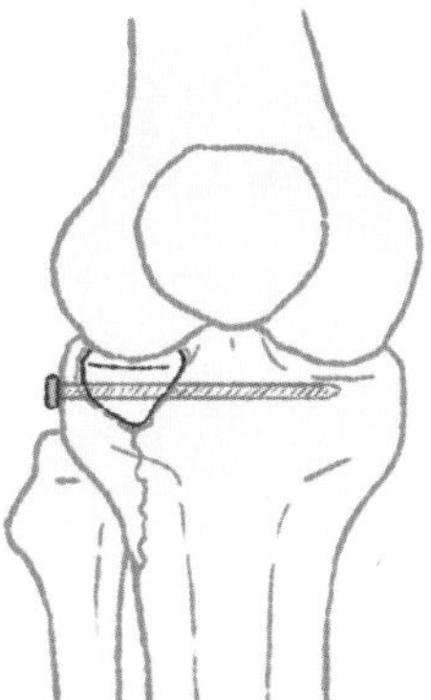

ぶつかったときに脛骨にもくぼみができてしまう。
くぼんだ脛骨を持ち上げて
すきまに人工骨などを埋めて固定するよ。

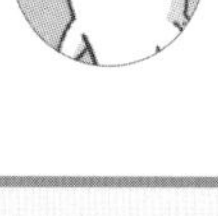

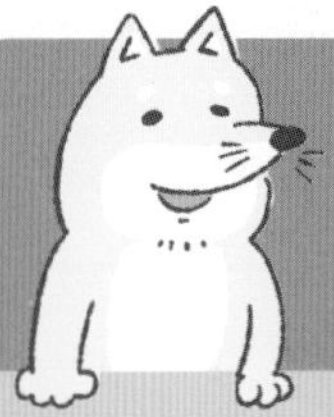

そもそもなんで?

教えて! 菅本先生!

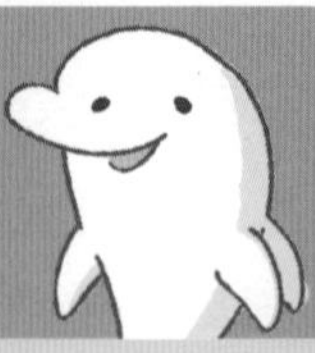

腓骨は細いのに、役に立っているの?

膝と足関節における腓骨の役目の違い

腓骨は脛骨の隣にある細い骨で、膝関節と足関節では、体重を受ける役目を全く果たしていません。しかし、膝関節では、外側側副靭帯などの靭帯や筋肉の付着部としての役割を果たし、足関節では関節を安定化させる役割も担っています。

正座はいつからやり始めたの?

奈良時代に伝わった座り方

正座は奈良時代に中国から伝わり、元禄、享保年間(江戸時代)頃に世間に広まったといわれています。庶民が身分の高い人の前でするものでしたが、茶道などの姿勢を大切にする文化や畳の普及なども大きな理由と考えられています。

膝の漢字の成り立ちを教えて?

「膝」は形成文字

膝(ひざ)は肘(ひじ)などとともに、折りたたんだ部分にできる襞(ひだ)に由来するといわれています。一方漢字のほうは、形声文字(意味を表す部分と音を表す部分を組み合わせて作られた文字)で「桼」はうるし(漆)の意味でしたが、発音が同じということで用いられ、その横に人間の筋肉を表す「月」が合わせられました。

Knee(膝)の英語の語源を教えて?

ゲルマン語由来の語

ゲルマン祖語のknewa、gonuが語源とされ、ともに gen-(曲げる)という意味が含まれています。まれにgが kに変わることがあるのですが、もとは同じものです。中世では、genuが knee「ひざ」の場所を表す一方で、「曲げる」という動作の意味でもあるのです。

CHAPTER 8

足

そもそも
足関節って どんなもの?

**足関節はどんな役割があるの?
その役割を果たすために
どんな形である必要があり、
どんな構造になっているんだろう。**

どこから
どこまでが
足なの?

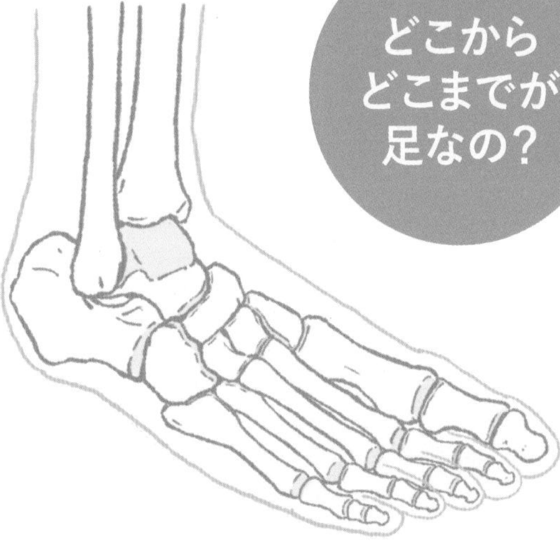

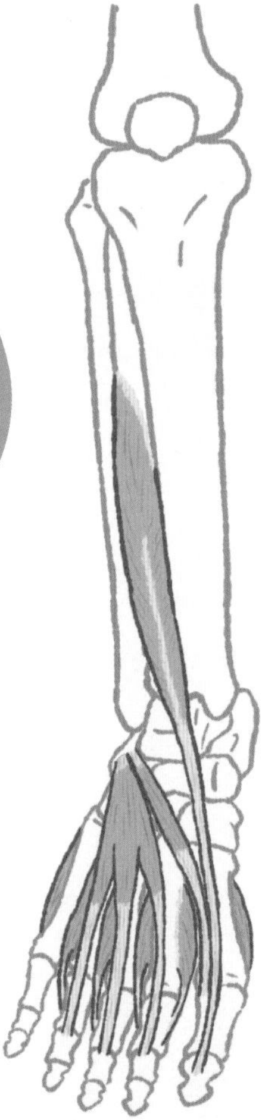

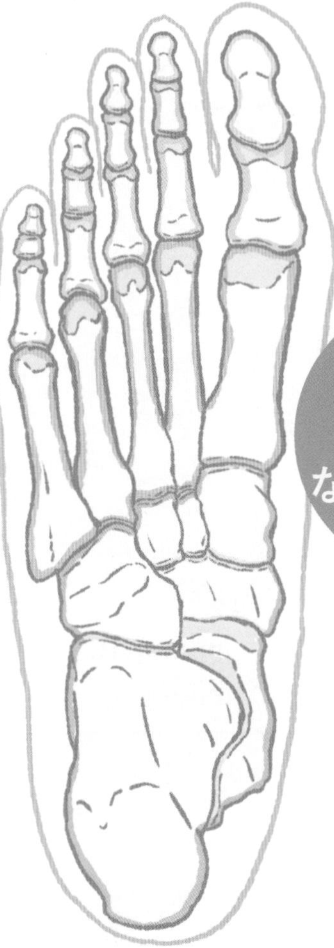

骨はなぜ
2段重ねに
なっているの？

なぜこんなに
多くの関節
があるの？

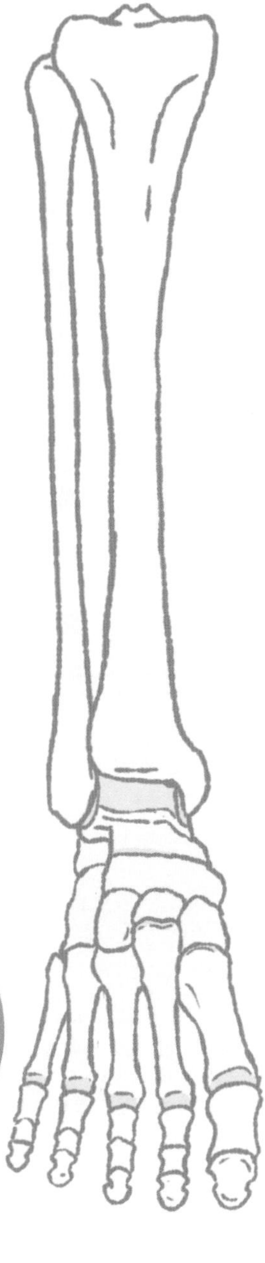

足《あし》の骨解剖《こつかいぼう》

足《あし》はどんな構造《こうぞう》をしているの？

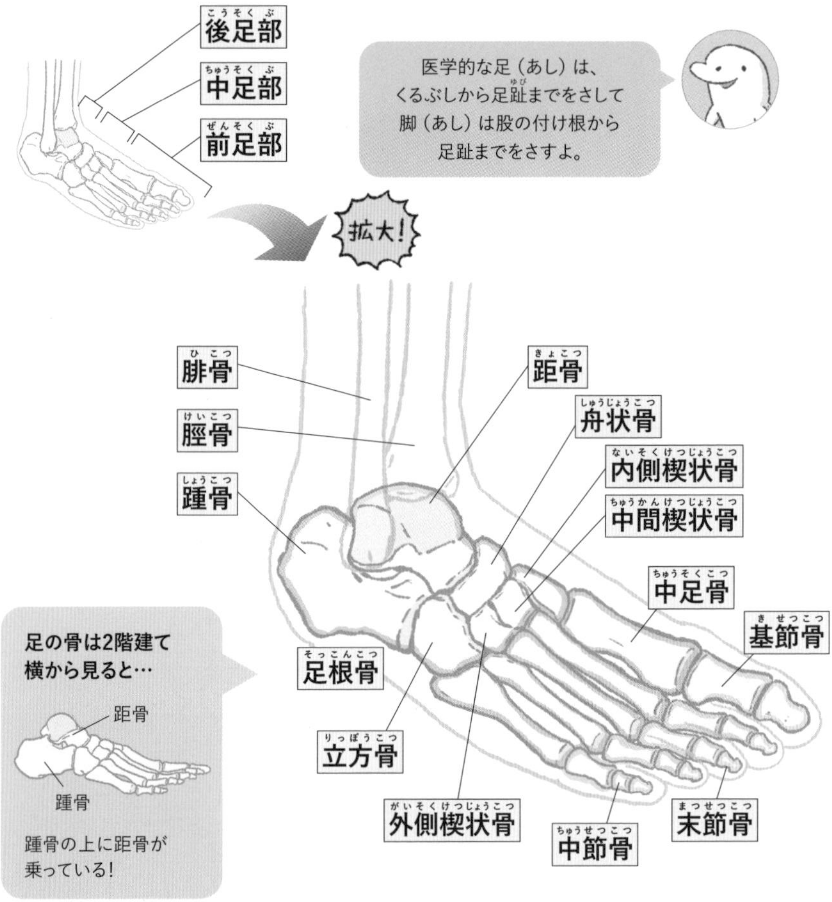

CHECK

■趾骨は全部で26個あり、役割によって前足部、中足部、後足部の3つに分けられる。

前足部 ➡ 中足骨とそれより先。

中足部 ➡ 舟状骨、立方骨、楔状骨。

後足部 ➡ 踵骨、距骨。距骨と踵骨は上下に並んでいる。前足部と中足部の骨は横に並んでいる。

足の甲側

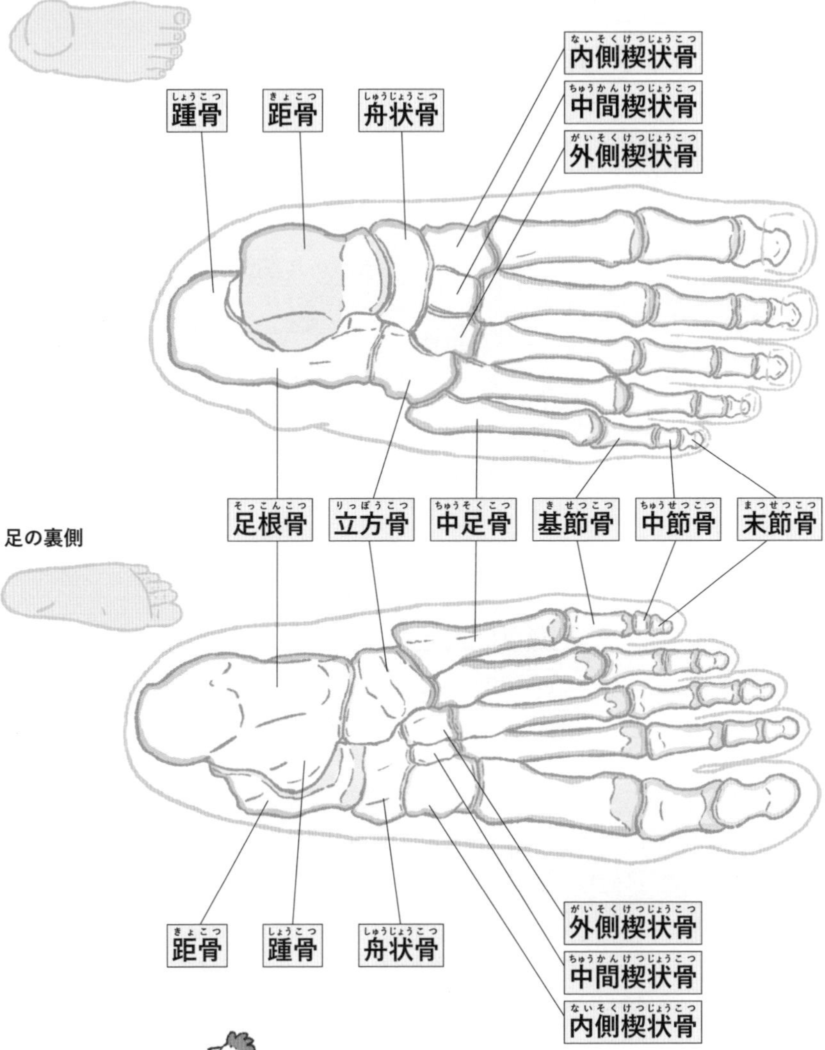

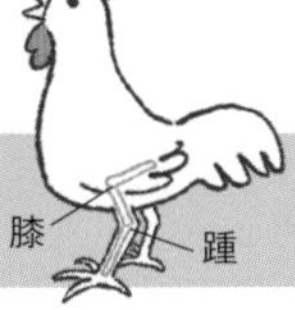

鳥の踵の位置は人間とはだいぶ違う。
鳥はずっとつま先立ちしている形だよ。

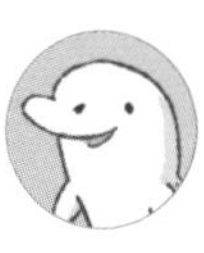

足《あし》の関節《かんせつ》と動《うご》き

足《あし》にはどんな関節《かんせつ》があって、どんな動《うご》きができる？

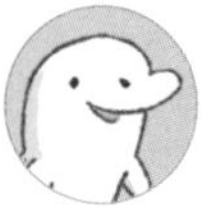

足も手と同じでたくさんの関節があるよ。
足首の動きと足趾の動きをそれぞれみてみよう。

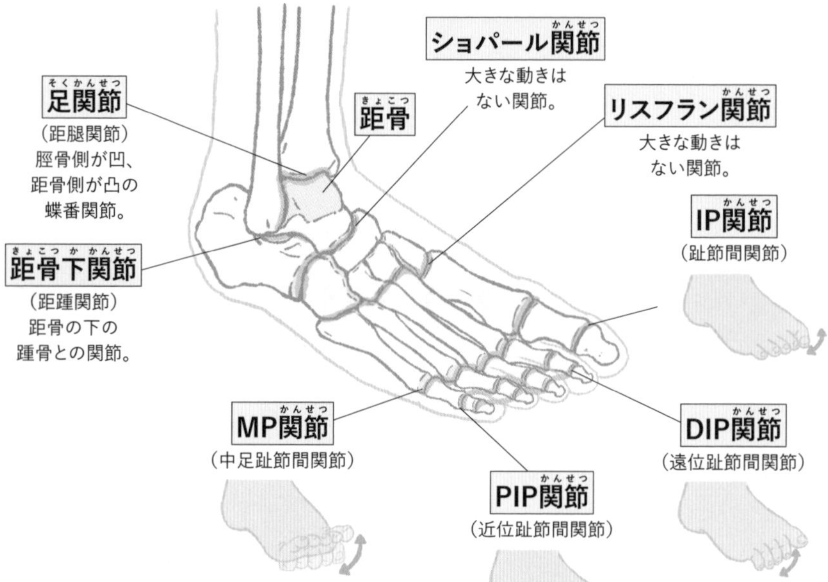

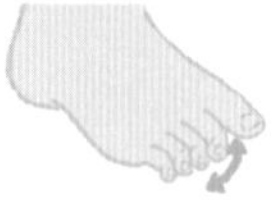

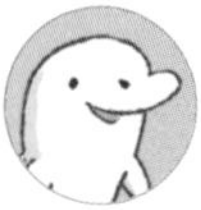

足関節（距腿関節）の動きは
底屈と背屈の2種類だよ。

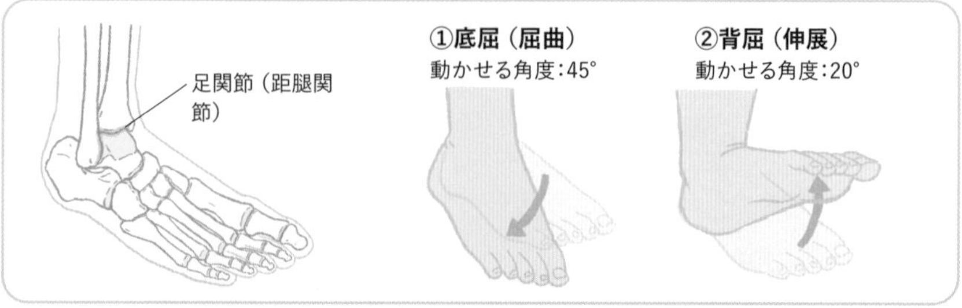

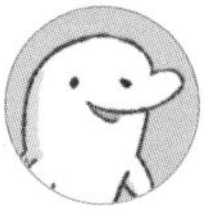

足の趾の関節はこれ!

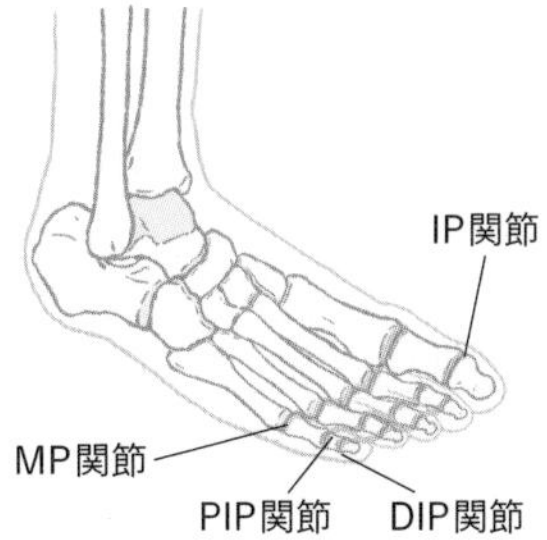

①IP関節の屈曲
動かせる角度:60°

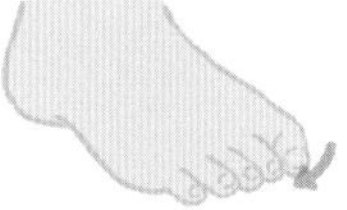

②IP関節の伸展
動かせる角度:0°

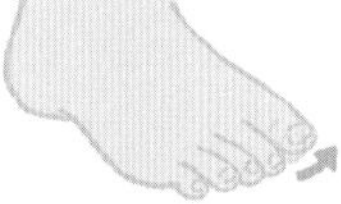

③DIP関節の屈曲
動かせる角度:50°

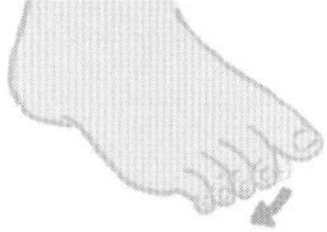

④DIP関節の伸展
動かせる角度:0°

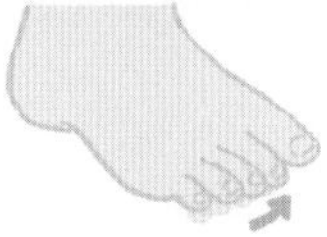

⑤PIP関節の屈曲
動かせる角度:35°

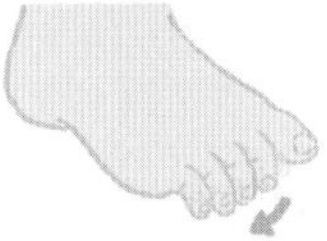

⑥PIP関節の伸展
動かせる角度:0°

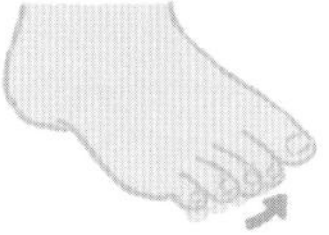

⑦MP関節の屈曲
動かせる角度:35°

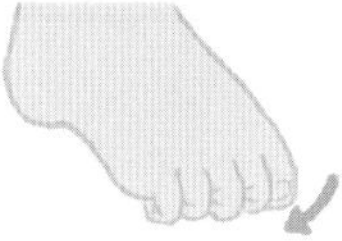

⑧MP関節の伸展
動かせる角度(母趾):60°
動かせる角度(他):40°

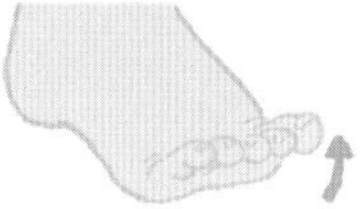

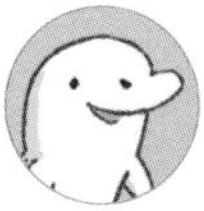

同じ足首でも、距骨下関節は、
回外、回内ができるよ。

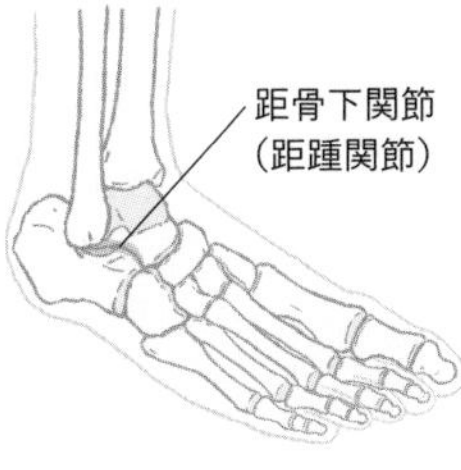

①回外
動かせる角度:20°

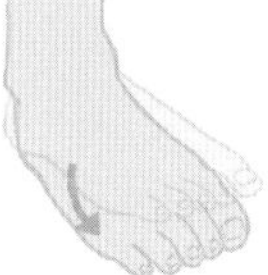

②回内
動かせる角度:20°

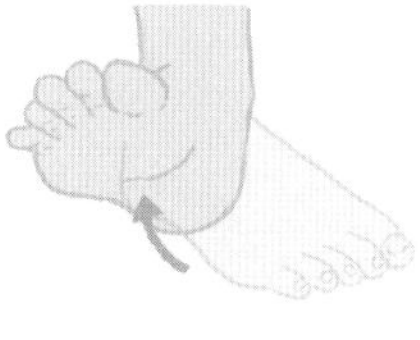

足《あし》に関係《かんけい》する筋肉《きんにく》

足《あし》を動《うご》かす筋肉《きんにく》はどれ？

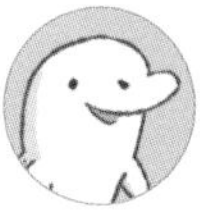

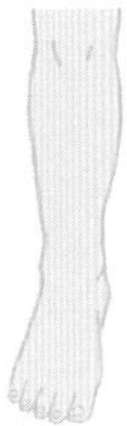

足の筋肉も手によく似ていて、たくさんの腱が活躍する。他にもいろいろな共通点があるよ。

まえ（すね&足の甲側）

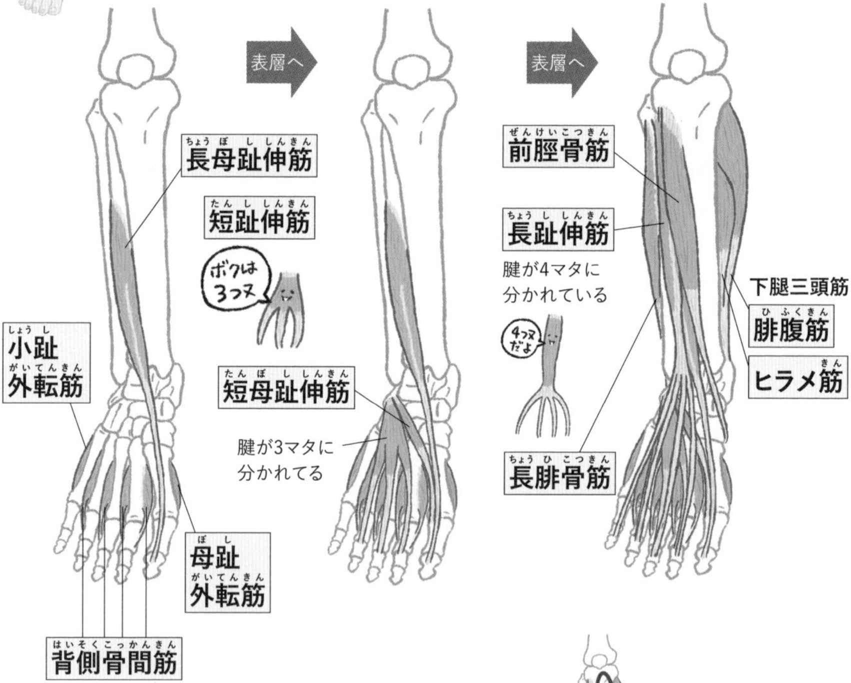

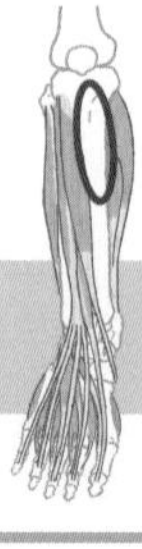

すねをぶつけると痛いのは
骨が筋肉に守られていない部分だからだよ。

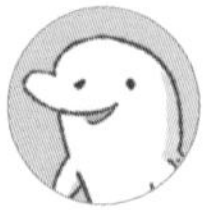

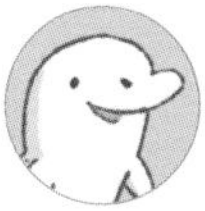

足のうしろ側（ふくらはぎと足裏）をみてみよう!

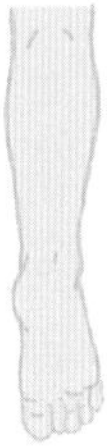

うしろ（ふくらはぎ&足のうら側）

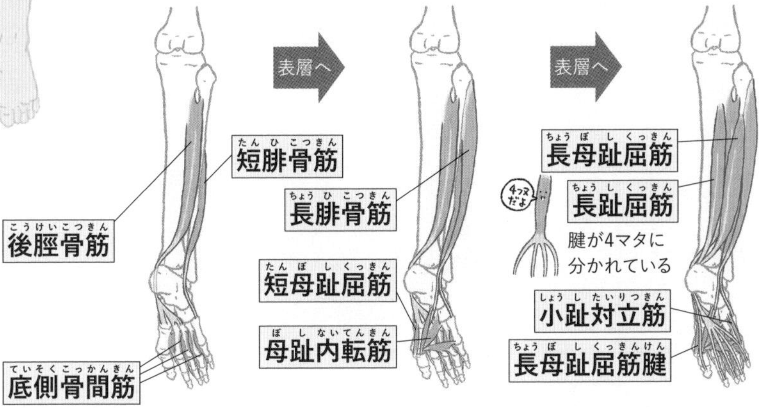

うしろ（ふくらはぎ&足のうら側）

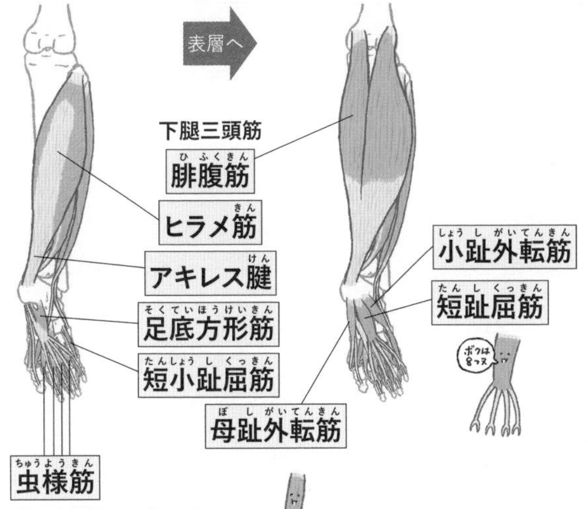

手の虫様筋と一緒で足の虫様筋も、腱（長趾屈筋）にくっついている!

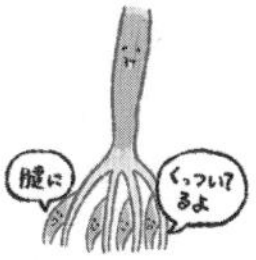

足のうら

足底筋膜《そくていきんまく》

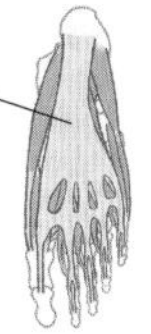

足の裏にある筋肉の上には足底筋膜という靭帯がある。

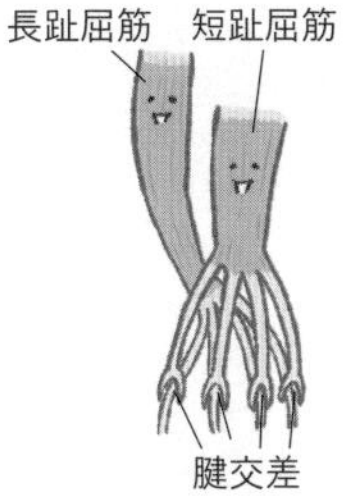

足にも腱交差

手では浅指屈筋と深指屈筋が腱交差してる。足では短趾屈筋と長趾屈筋が腱交差してる!

距腿関節《きょたいかんせつ》の動き

足首《あしくび》はどの方向《ほうこう》にどれくらい動《うご》くの？

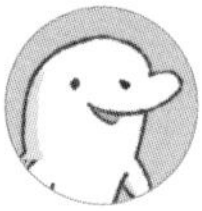

足関節（距腿関節）は底屈（屈曲）と背屈（伸展）のみができる関節だよ。

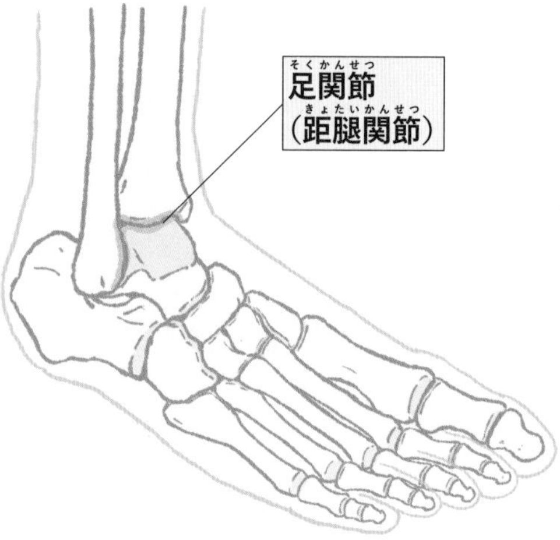

①底屈（屈曲）
動かせる角度：45°

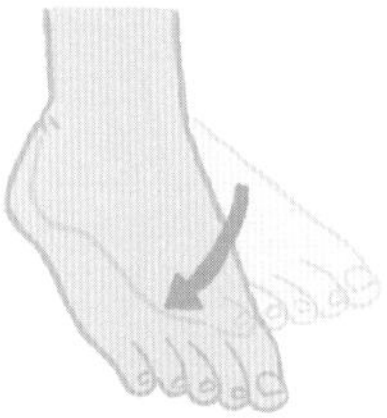

②背屈（伸展）
動かせる角度：20°

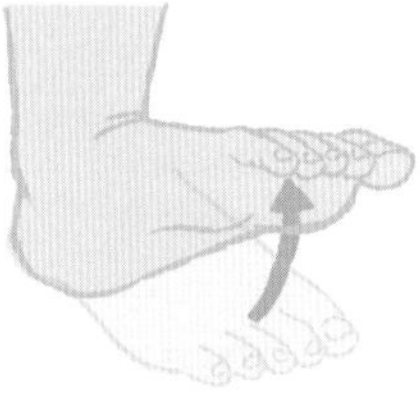

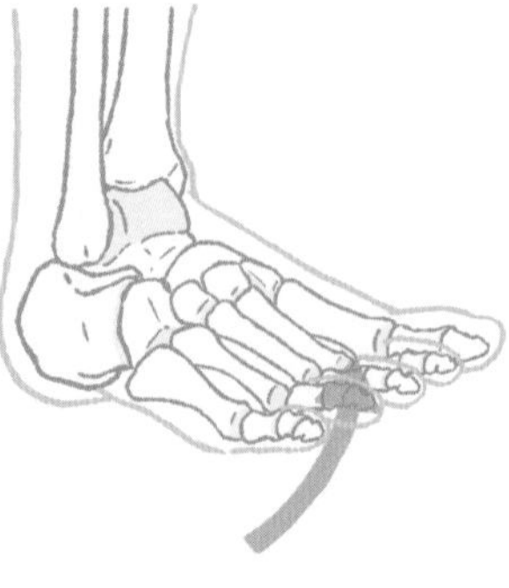

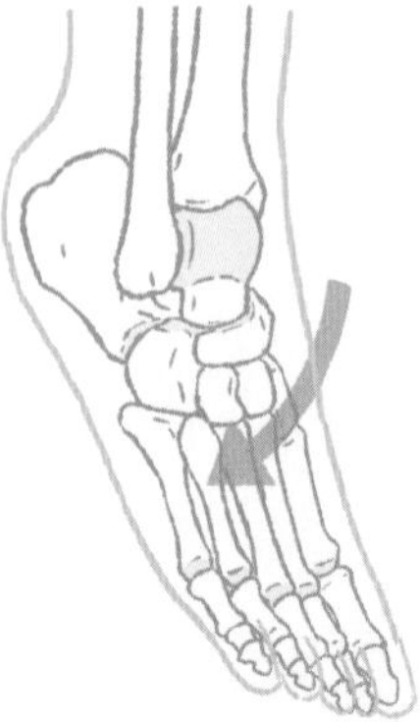

足関節《そくかんせつ》の底背屈《ていはいくつ》の動《うご》きと骨《ほね》

足関節《そくかんせつ》はどうして 底屈《ていくつ》、背屈《はいくつ》しやすいの？

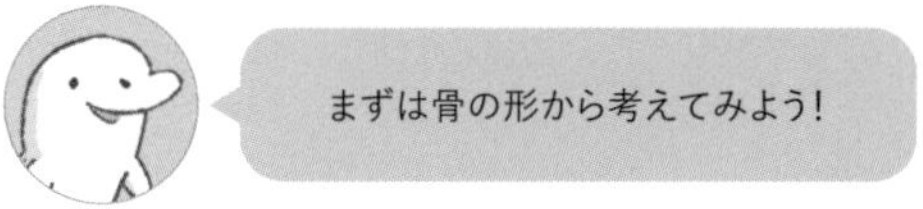

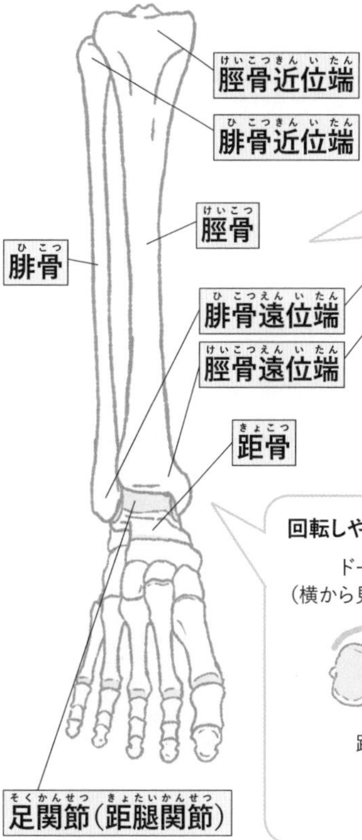

腓骨と脛骨の遠位端の形は？

脛骨と腓骨の遠位端のくぼみに
距骨がピタッとはまるから…

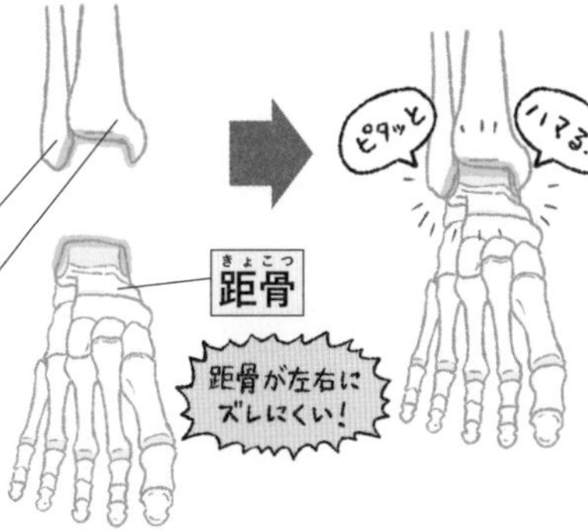

回転しやすい距骨の形

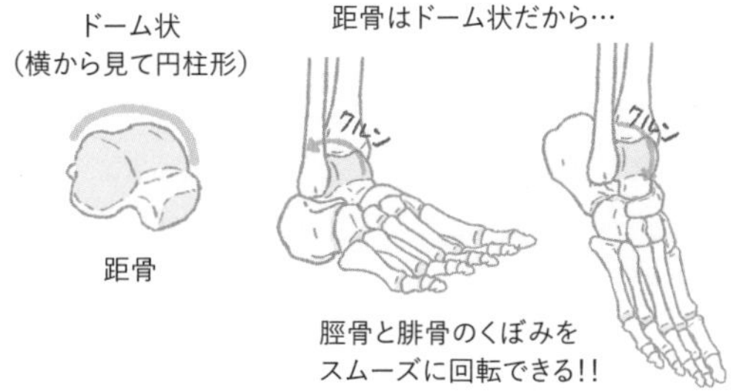

CHECK

■ 足関節（距腿関節）は底背屈のみが可能である。

距骨関節面 ➡ ドーム状をしていて底背屈をたやすくできるような形状をしている。

回内・回外運動 ➡ 主に距骨下関節（距踵関節）で行われている。

※2022年4月1日から回内回外運動と外返し・内返し運動は動きの名称が逆になるので要注意！
（これまでの回外は内返し、回内は外返しなど）

足関節《そくかんせつ》の底背屈《ていはいくつ》の動《うご》きと靭帯《じんたい》

足関節《そくかんせつ》の靭帯《じんたい》は どんな働《はたら》きをしているの？

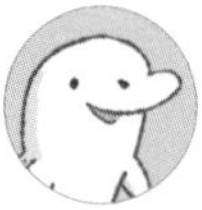

足関節は底背屈のみができる。底背屈の動きはしやすく、それ以外の動きをしにくくしている靭帯をみてみよう

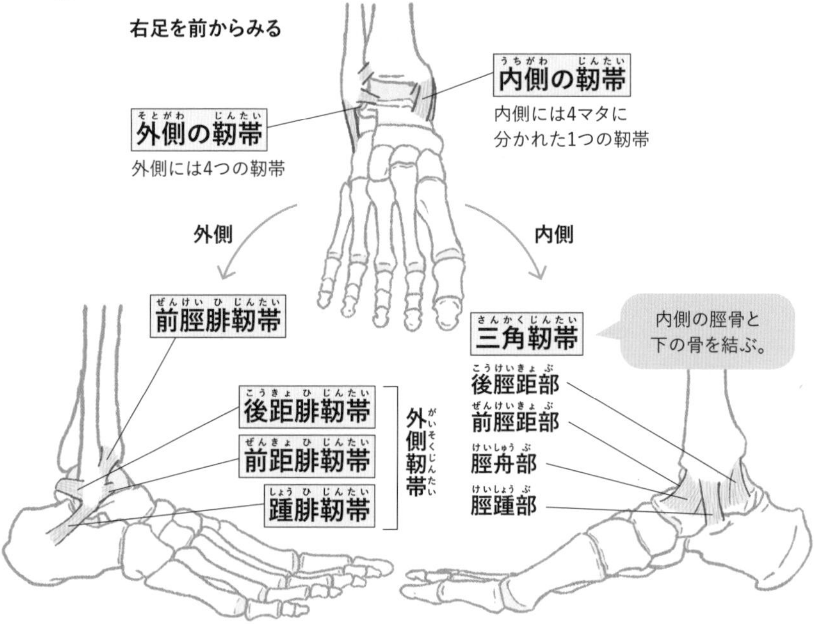

外側と内側に靭帯があるから

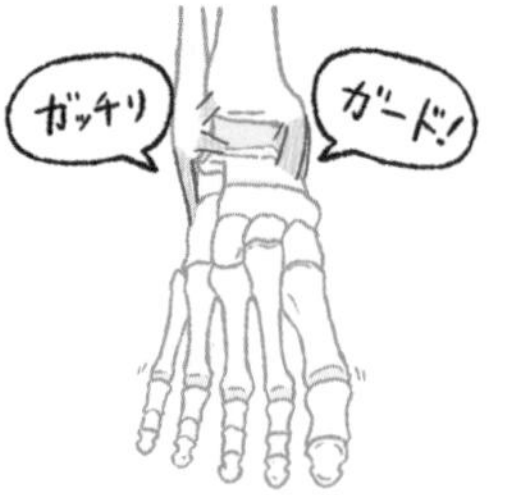

距骨がさらに左右にずれにくい。足関節では内返し・外返しが起こりにくい。

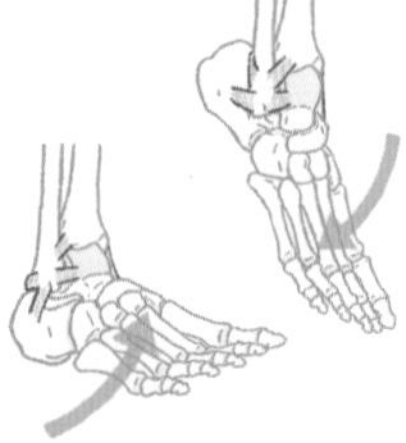

底屈と背屈がさらにスムーズにできる!!

前距腓靭帯は足首を外側に捻ってしまうと切れる靭帯で、スポーツ界でよく怪我をする場所として一番有名な靭帯。捻挫はほとんど外くるぶし側でしか起きない。

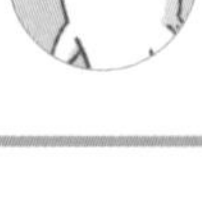

足首《あしくび》（足関節《そくかんせつ》）を動《うご》かす筋肉《きんにく》

底屈《ていくつ》・背屈《はいくつ》で動《うご》く筋肉《きんにく》は？

①底屈（屈曲）で動く筋肉

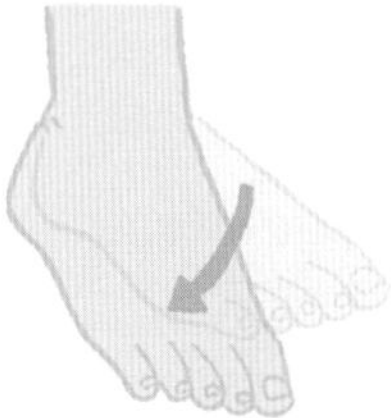

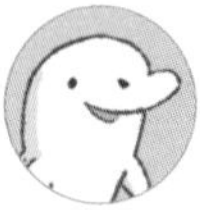

2段重ねで深層にヒラメ筋、表層には腓腹筋があるよ。

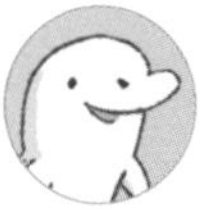

下腿三頭筋の腱をアキレス腱というよ。

②背屈（伸展）で動く筋肉

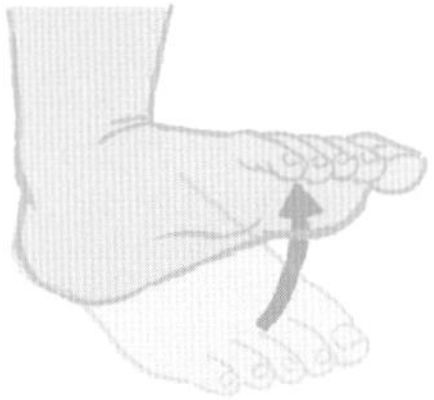

うしろ

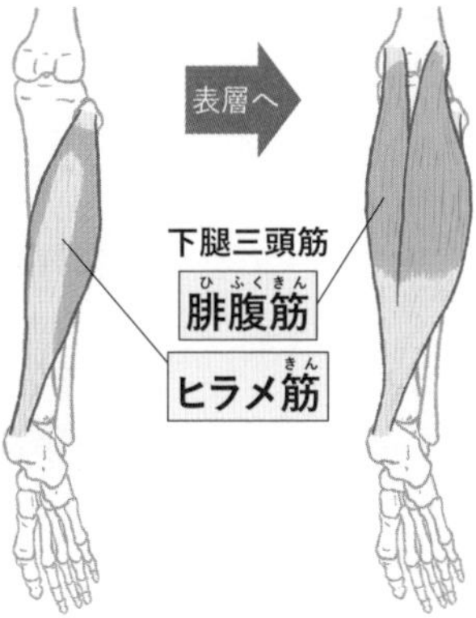

まえ

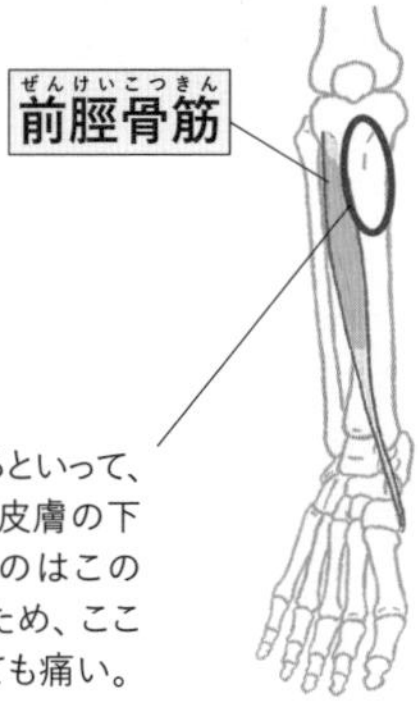

Memo

弁慶の泣きどころといって、人間の体の中で皮膚の下にすぐ骨があるのはこの部分だけ。そのため、ここをぶつけるととても痛い。

CHECK

■足関節は前脛骨筋のおかげで背屈でき、下腿三頭筋のおかげで底屈できる。

足関節の靭帯 ➡ 底背屈以外の動きができないように、次の2つの靭帯がある。

足関節の内側 ➡ 三角靭帯。

足関節の外側 ➡ 外側靭帯（特に前距腓靭帯が重要）。

距骨下関節《きょこつかかんせつ》の動《うご》き

距骨下関節《きょこつかかんせつ》は どんな動《うご》きができるんだろう？

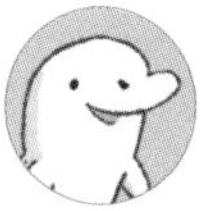

足の回内、回外の動きは距骨下関節で行われているよ。

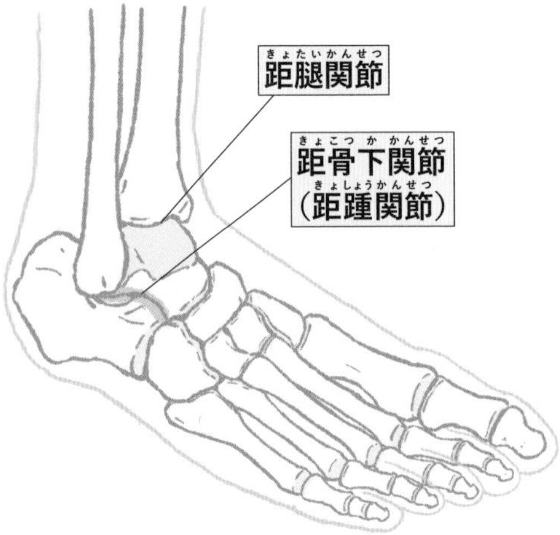

①回外
動かせる角度:20°

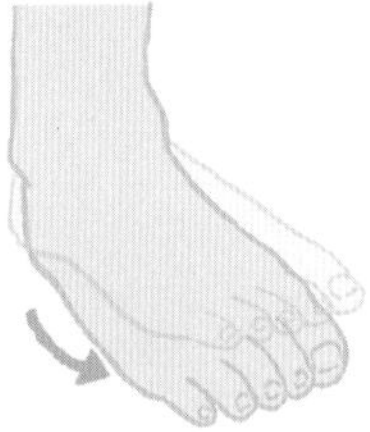

②回内
動かせる角度:20°

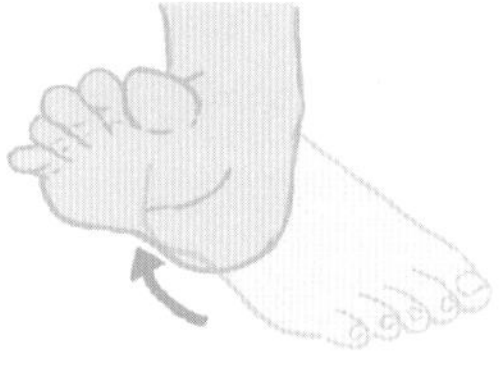

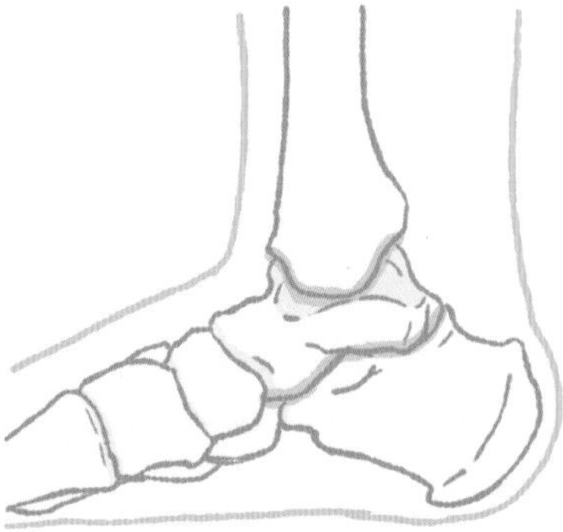

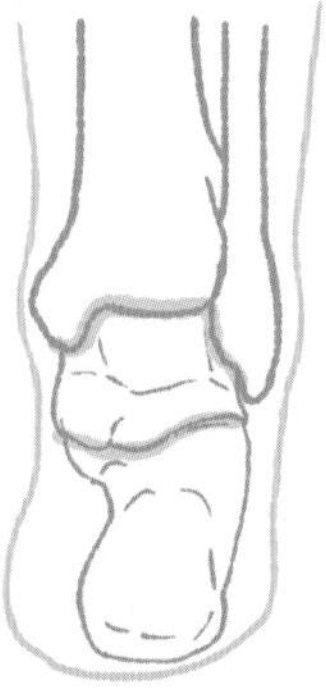

距骨下関節《きょこつかかんせつ》での足《あし》の回内《かいない》・回外運動《かいがいうんどう》

回内《かいない》・回外《かいがい》のとき骨《ほね》はどんなふうに動《うご》いているの？

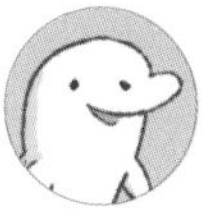

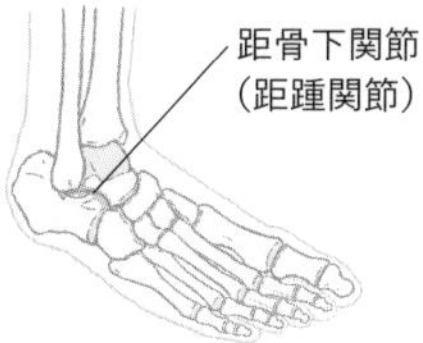

距骨下関節の運動軸

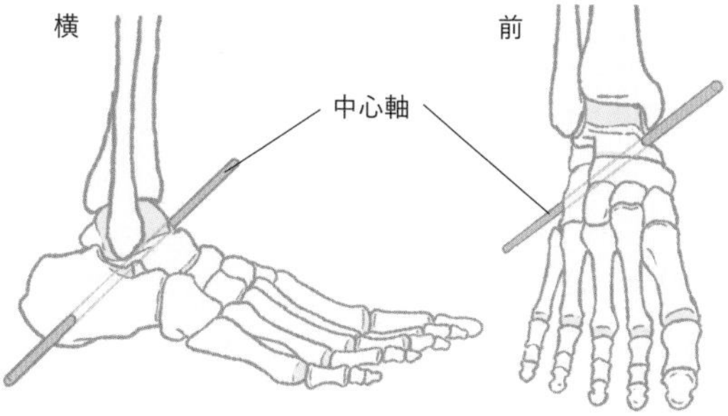

①回外

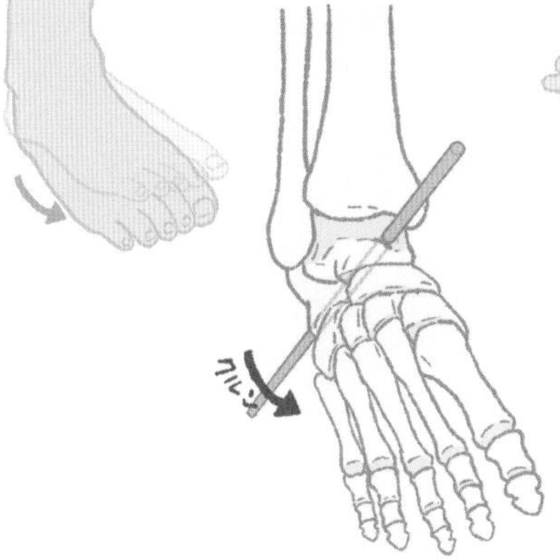

②回内

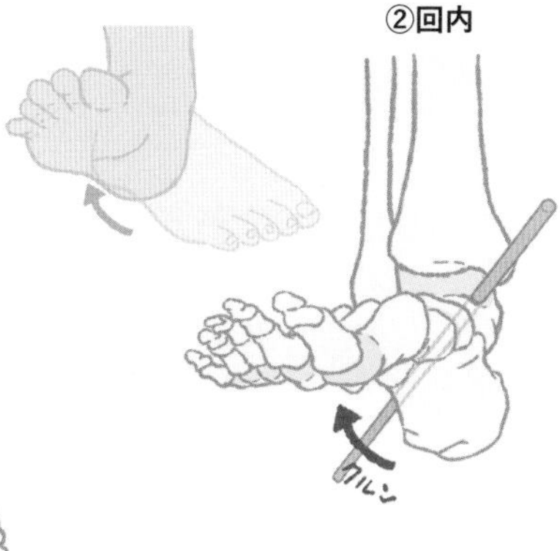

CHECK

■ 足の回内・回外運動は主に距骨下関節（距踵関節）で行われている。

足の回内・回外運動 ➡ 一つの軸周りを距骨と踵骨が動いている。

もう一《ひと》つの動《うご》き？「内返《うちがえ》し・外返《そとがえ》し」

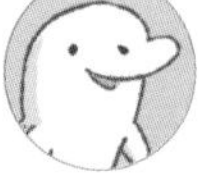

「足の内返し、外返し」は、少し前まで足の基本的な動きとされていたけど、最近になって複雑な動きであることがわかった！

外返しは底屈（屈曲）と回内の複合運動

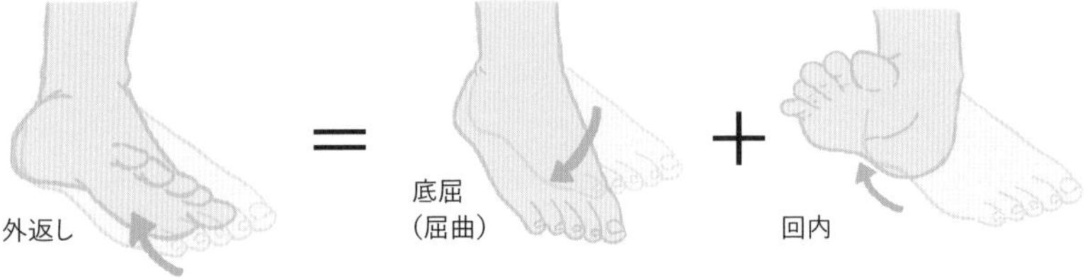

内返しは背屈（伸展）と回外の複合運動

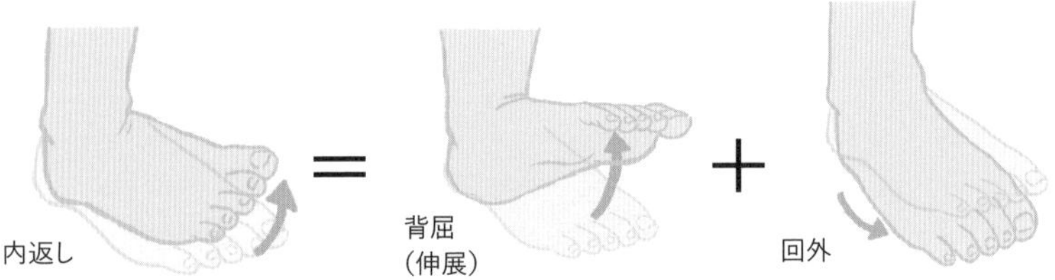

2022年3月31日まで		2022年4月1日から
回内	➡	外返し
回外	➡	内返し
外返し	➡	回内
内返し	➡	回外

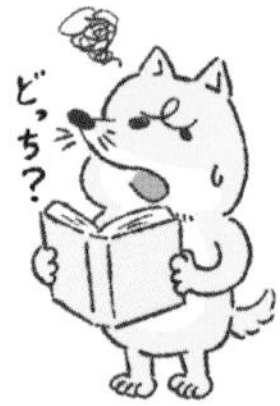

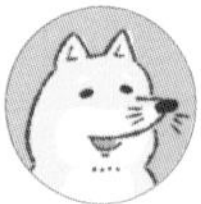

なんでこんなことになってるの？

昔は皮膚の上から、
骨の動きを想像していたけど、
今は最新技術のおかげで
骨の本当の動きが
わかるようになったんだ。
こうした間違いを直しながら
医学は進んでいるよ。

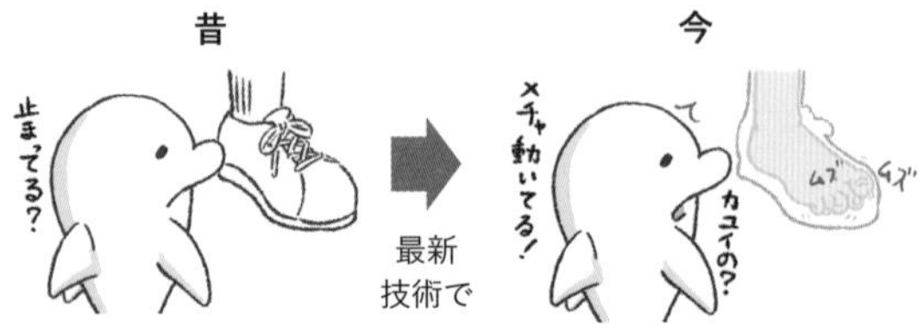

靴を見て、指の動きを判断。　靴の内部を見て、指の動きを判断。

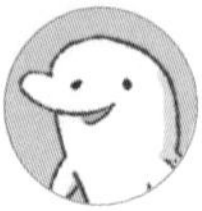

足首《あしくび》（距骨下関節《きょこつかかんせつ》）を動《うご》かす筋肉《きんにく》

回内《かいない》・回外《かいがい》で動《うご》く筋肉《きんにく》は？

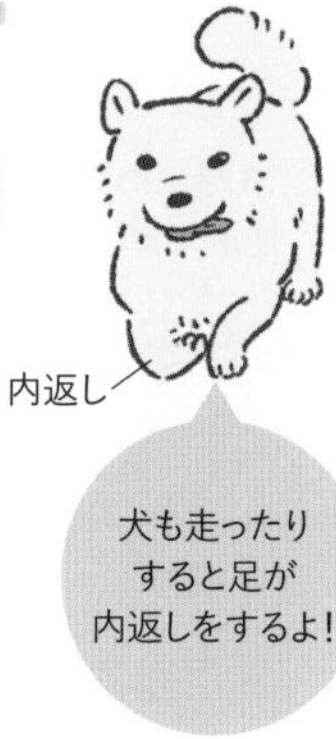

①回外で動く筋肉

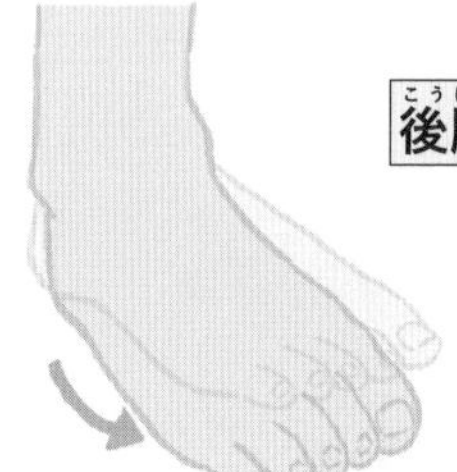

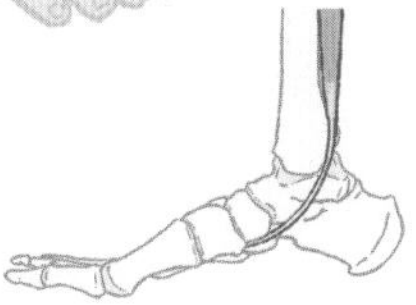

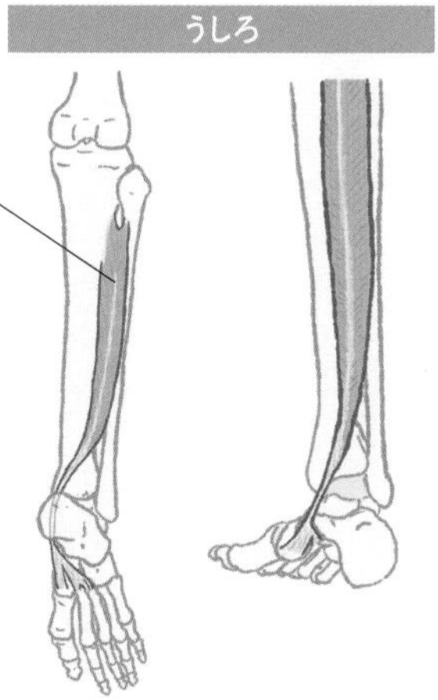

②回内で動く筋肉

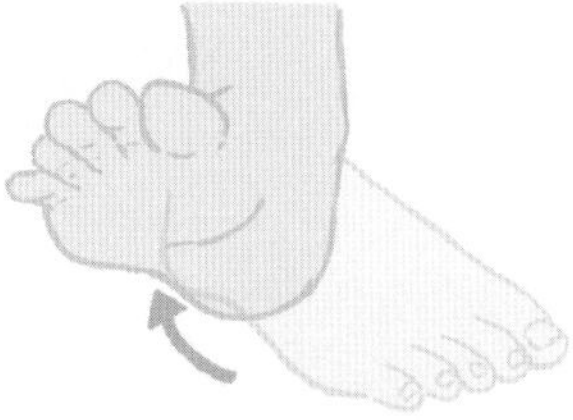

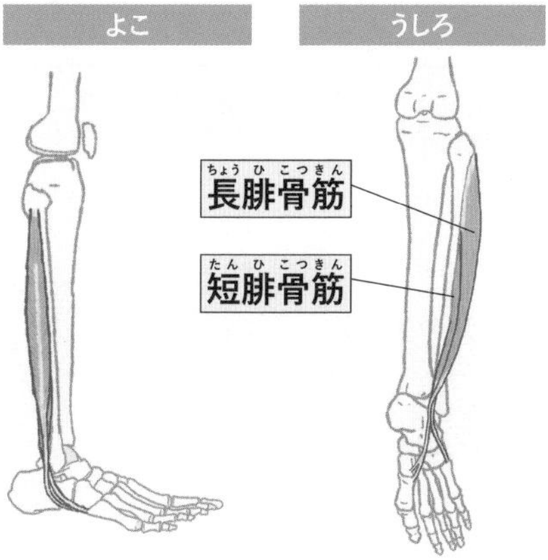

足の内返し・外返しは少し前まで足の基本的な動きとされていたけど、最近になって複雑な動きであることがわかった！

CHECK

回外に働く筋肉 ➡ 後脛骨筋。

回内に働く筋肉 ➡ 長腓骨筋、短腓骨筋。

内返しに働く筋肉 ➡ 後脛骨筋＋前脛骨筋。

外返しに働く筋肉 ➡ 長腓骨筋、短腓骨筋＋三頭筋。

足趾《そくし》を動《うご》かす筋肉《きんにく》

足《あし》の指《ゆび》が動《うご》くとき どの筋肉《きんにく》が使《つか》われているの？

①IP関節の屈曲で動く筋肉

うしろ

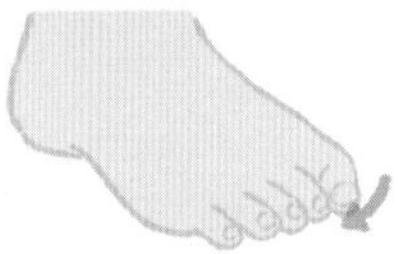

長《ちょう》母《ぼ》趾《し》屈筋《くっきん》

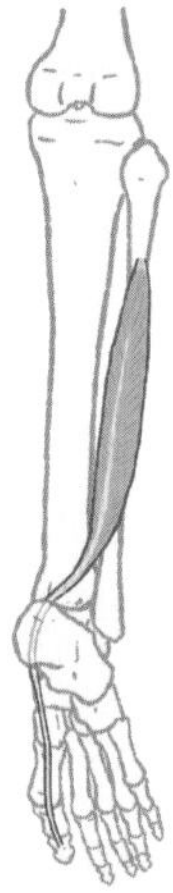

②IP関節の伸展で動く筋肉

まえ

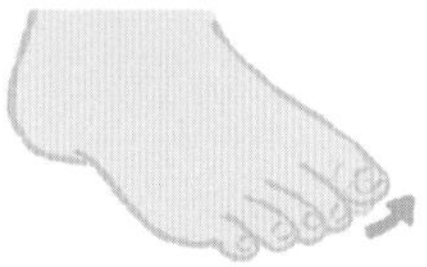

長《ちょう》母《ぼ》趾《し》伸筋《しんきん》

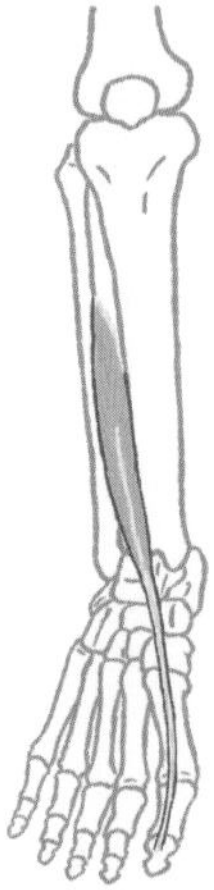

③DIP関節の屈曲で動く筋肉

うしろ

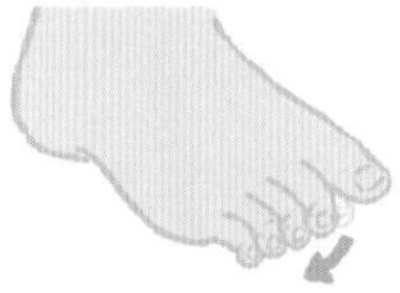

長《ちょう》趾《し》屈筋《くっきん》

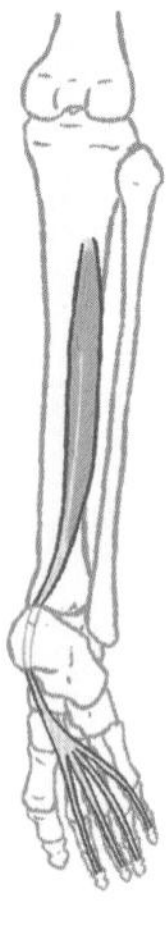

④DIP関節の伸展で動く筋肉

まえ

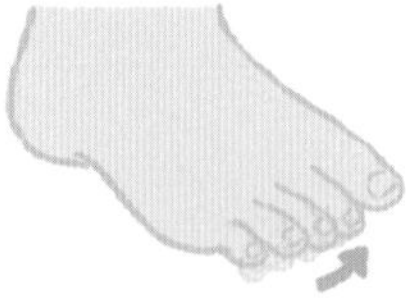

長《ちょう》趾《し》伸筋《しんきん》

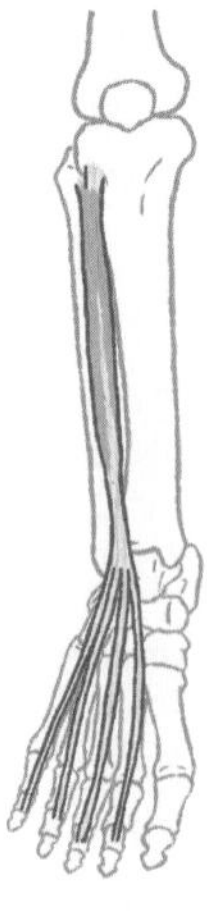

⑤PIP関節の
屈曲で動く筋肉

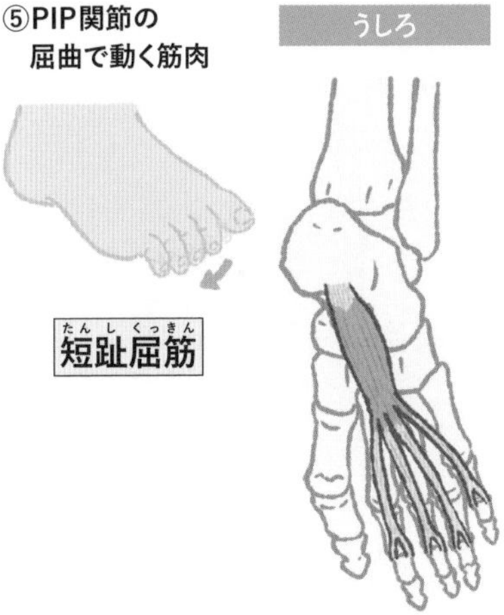

⑥PIP関節の
伸展で動く筋肉

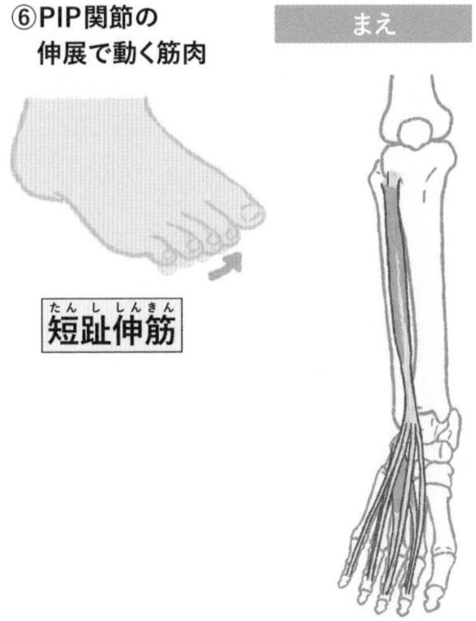

⑦MP関節の
屈曲で動く筋肉

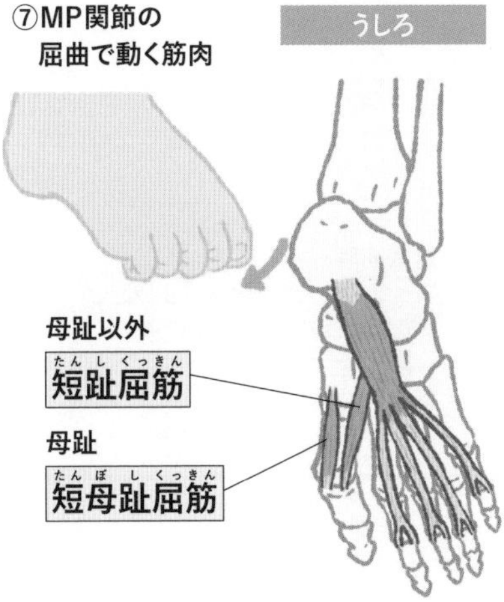

⑧MP関節の
伸展で動く筋肉

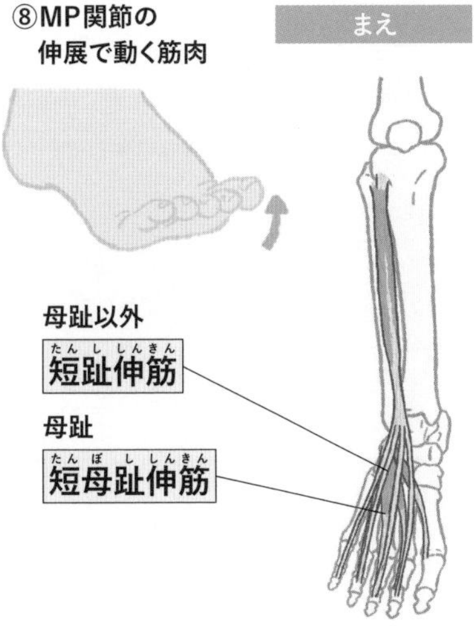

足底筋膜《そくていきんまく》と足《あし》のアーチ

どうしてアーチというの？

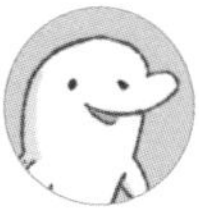
足の裏にある
筋肉の表面には
足底筋膜がある。
足のアーチを
作るためにあるよ。

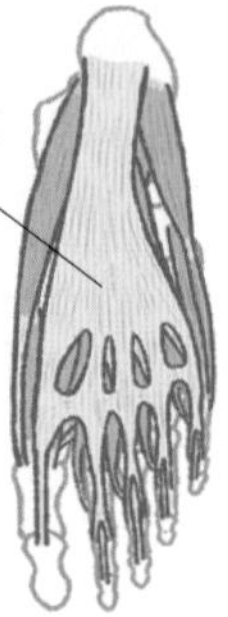
足底筋膜

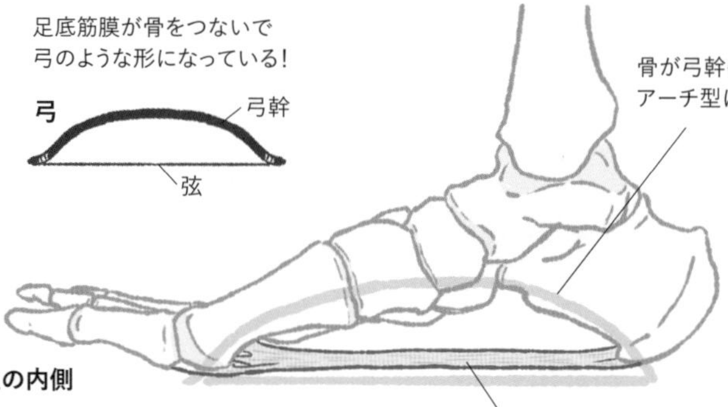
足底筋膜が骨をつないで
弓のような形になっている!
弓
弓幹
弦
骨が弓幹のように
アーチ型になっている。
足の内側

足底筋膜
平べったいと足が跳ねづらくなってしまうので、弓の弦のように骨をアーチ型にしている。

足底筋膜《そくていきんまく》
例えるなら
弓

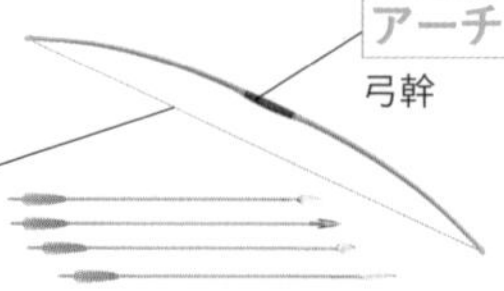
アーチ
弓幹
足底筋膜
弦

CHECK

■足はいくつもの骨がアーチ状になっている。

代表的なアーチ ➡ 横アーチ、内側縦アーチ、外側縦アーチ。

アーチの役割 ➡ 体重を支える、重心の移動サポート、着地時の衝撃の吸収・分散、足の踏み返し。

足底筋膜 ➡ 縦アーチを崩れないように支えている。

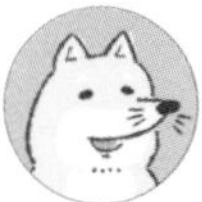

足のアーチはどっち側が大きいの？

アーチは外側より内側が大きい。
こどもの足はまだアーチができて
おらず、大人になっていくに
従ってアーチ状に形成される。

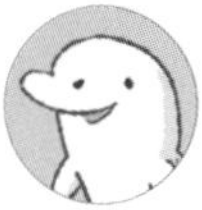

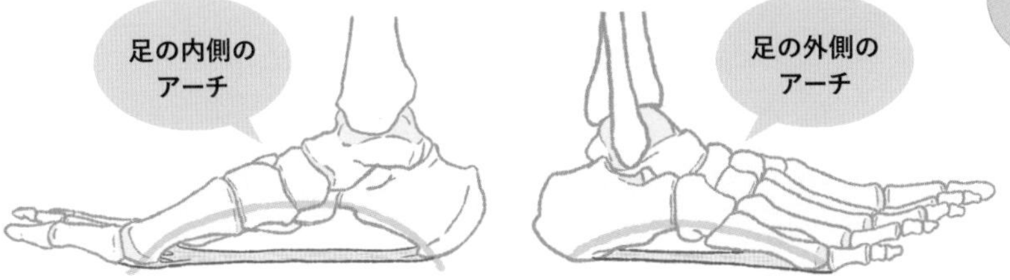

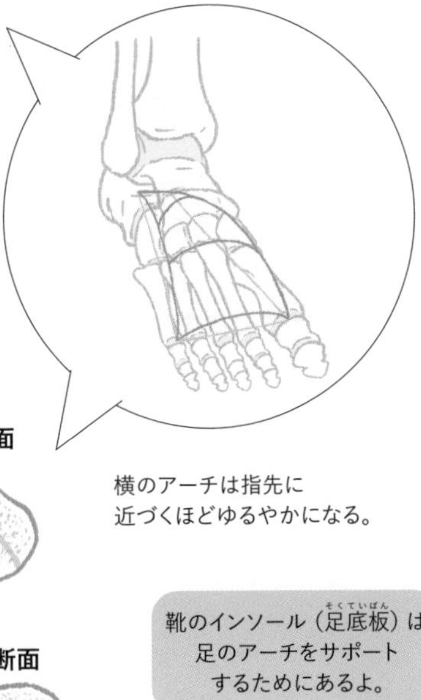

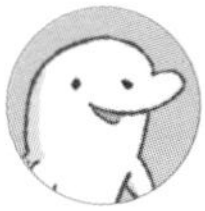

横のアーチをみるために
中足骨と足根骨の
断面をみてみよう。

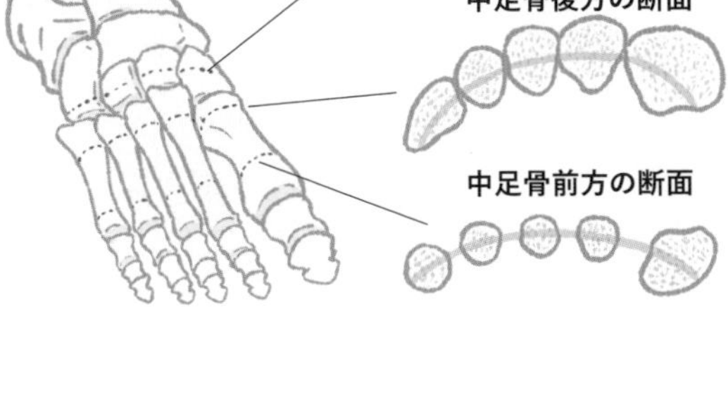

横のアーチは指先に
近づくほどゆるやかになる。

靴のインソール（足底板《そくていばん》）は
足のアーチをサポート
するためにあるよ。

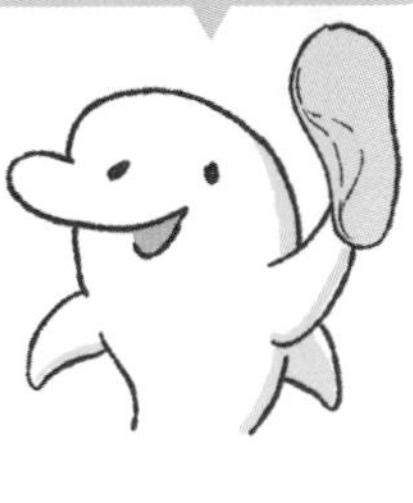

足底筋膜《そくていきんまく》と足《あし》のアーチの役割《やくわり》

歩《ある》くときにアーチが どんな役割《やくわり》をするの？

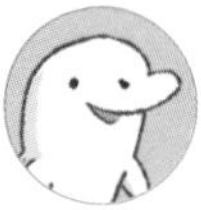

歩いているとき、皮膚の下はどんな動きになっているのかみてみよう。

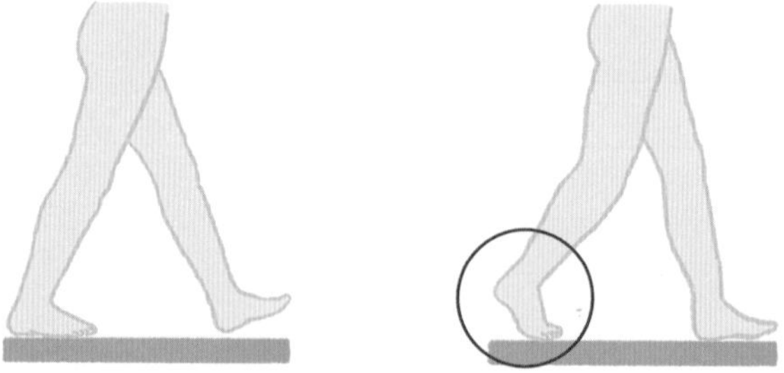

イメージしよう!

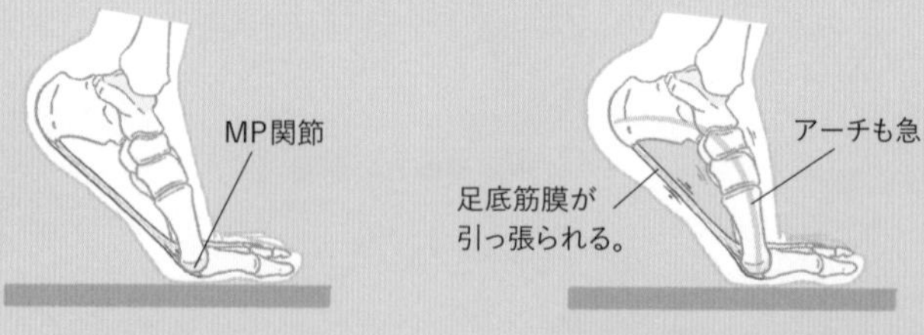
MP関節
アーチも急に
足底筋膜が
引っ張られる。

①歩行時に
MP関節が伸展する。

②足底筋膜が引っ張られて
足のアーチも急になる。

そもそもQ&A

足底筋膜《そくていきんまく》はどうやって負荷《ふか》を和《やわ》らげているの？

足に負荷がかかると各骨に負荷が分散し、足底筋膜は負荷を吸収する。

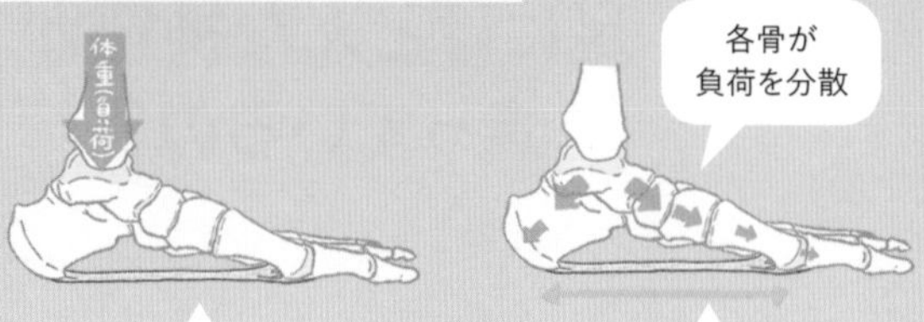

体重の負荷が足にかかる

足底筋膜は負荷を吸収

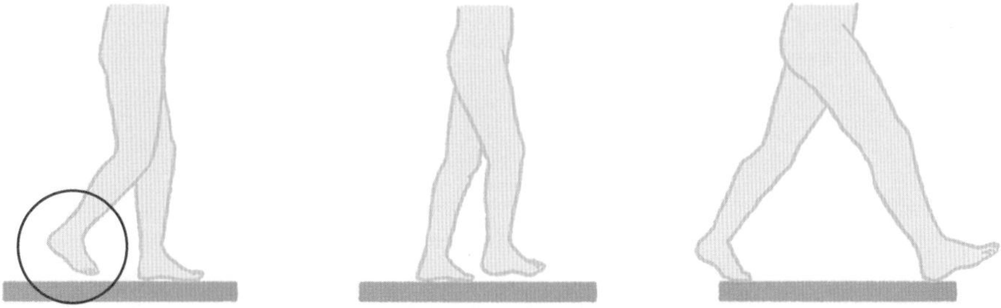

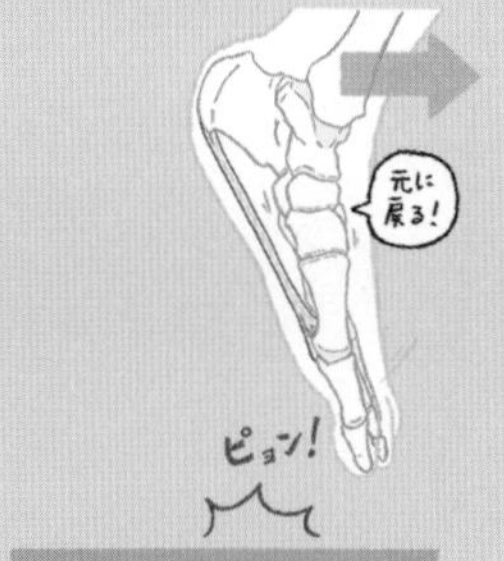

③アーチと足底筋膜が
元に戻ろうとして
バネの力が生じる。

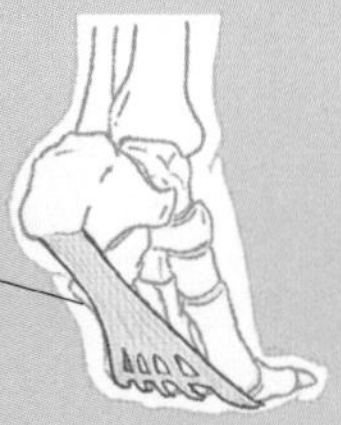

足底筋膜には歩行を助ける
バネの役割と体重の負荷を和らげる
クッションの役割があるよ

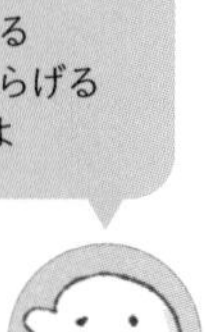

足《あし》にはどんな神経《しんけい》が走《はし》っているの？

坐骨神経《ざこつしんけい》

体の中でもっとも太く重要な神経。腓骨神経と脛骨神経の元となっている神経。第4・第5腰神経などから仙椎の前面を通り足まで伸びる。人体の中でもっとも大きい神経！

太ももの骨のうしろをほぼ垂直に足先に向かう。

腓骨神経《ひこつしんけい》

坐骨神経から分かれて膝の外側に回り込んで下腿（膝から足首までの部分）前面にあらわれる。

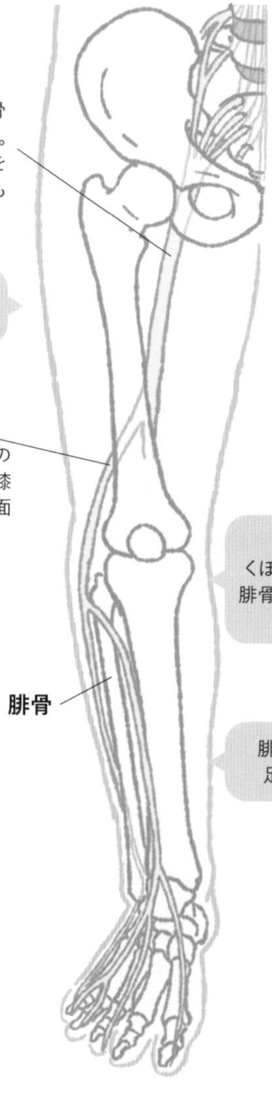

膝の後ろのくぼみ（膝窩）近位で腓骨神経と脛骨神経に分かれる。

腓骨に沿いながら足先まで伸びる！

知覚する場所（知覚神経）

足の甲　**足の裏**

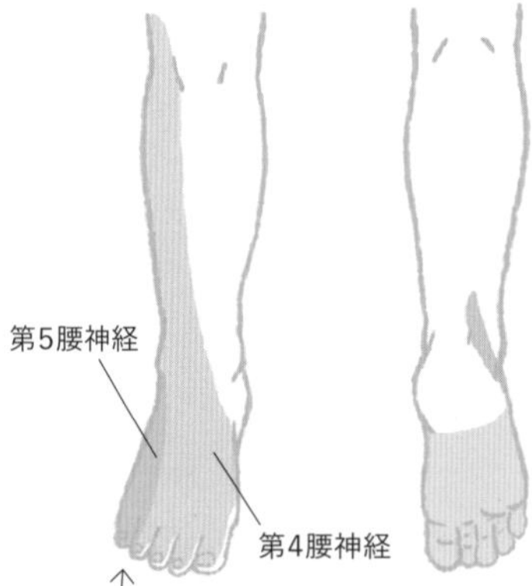

ココは腓骨神経と脛骨神経が合流している（腓腹神経）。

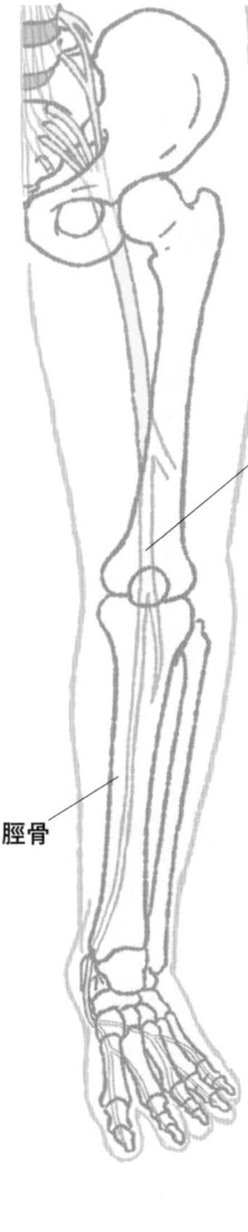

脛骨神経《けいこつしんけい》

坐骨神経から分離し、膝から下の後面のほとんどを支配する。

脛骨に沿いながら足先まで伸びる!

足首の内側に沿って足底に分布する。

おさらい

腰椎《ようつい》から出《で》る神経《しんけい》

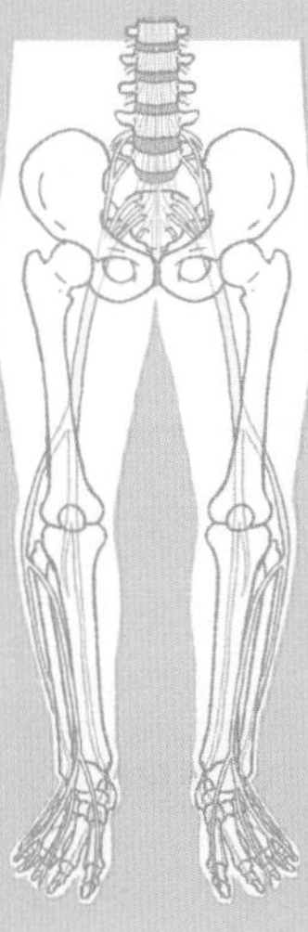

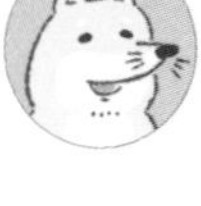

坐骨神経、腓骨神経、脛骨神経は体性神経。
体性神経には筋肉を動かす運動神経と
脳に感覚を伝える知覚神経があったよね。

足《あし》の血管《けっかん》

足《あし》にはどんな血管《けっかん》が走《はし》っているの？

血管の名前は、
走っている場所で変わるんだね。

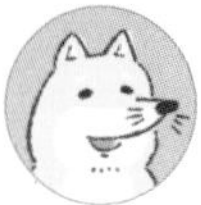

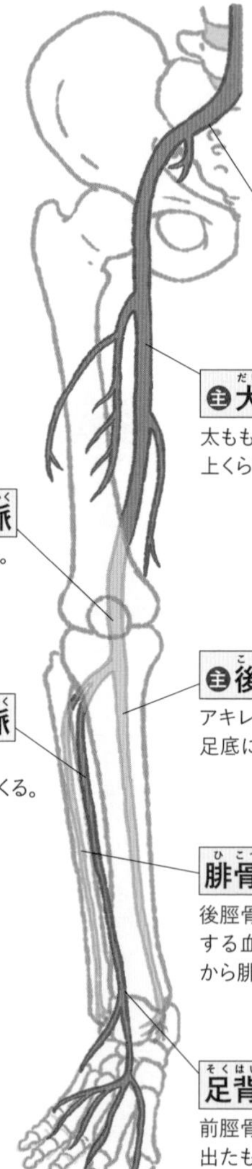
㊟総腸骨動脈《そうちょうこつどうみゃく》
膝関節の前を通る。
㊟大腿動脈《だいたいどうみゃく》
太ももの付け根から膝の上くらいまでを走る。
㊟膝窩動脈《しつかどうみゃく》
膝の後ろを走る。
㊟後脛骨動脈《こうけいこつどうみゃく》
アキレス腱に沿って足底に回る。
前脛骨動脈《ぜんけいこつどうみゃく》
脛骨と腓骨の間から前に出てくる。
腓骨動脈《ひこつどうみゃく》
後脛骨動脈から枝分かれする血管。膝の下くらいから腓骨に沿って、下る。
足背動脈《そくはいどうみゃく》
前脛骨動脈が足背に出たもの。

㊟このマークが
付いている動脈が
主流で、他は枝分かれ
した支流の動脈だよ。

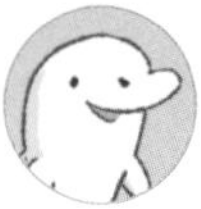

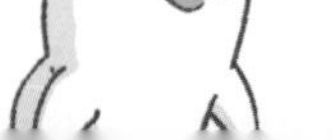

次から疾患をみていこう。

疾患 アキレス腱断裂《けんだんれつ》

原因 ➡足関節を底屈する際に下腿三頭筋が一気に収縮するが、その収縮力に堪えかねて端にあるアキレス腱が断裂する。思い切りジャンプした際などに発症する。

症状 ➡足底屈不能、立位不能。

診断・治療 ➡診察（トンプソンテスト）。多くはアキレス腱修復（縫合）術が行われる。

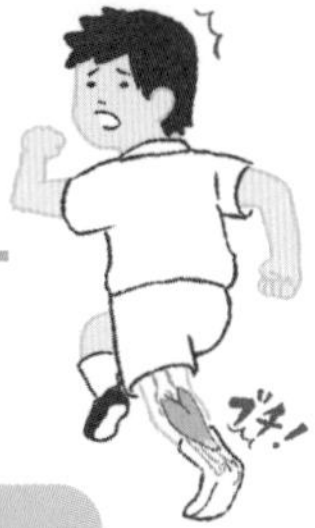

病態 どこになにが起《お》きるの？

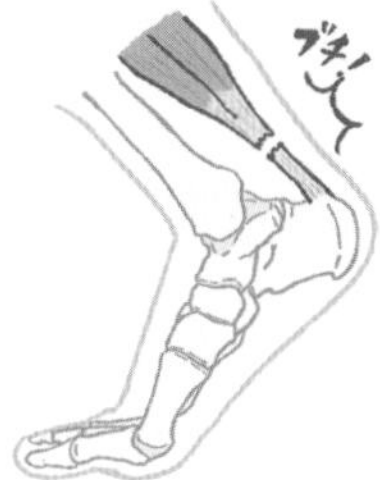

下腿三頭筋の腱（アキレス腱）が切れて、足首が下に蹴れなくなる。

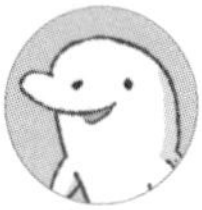

診察 どんな検査《けんさ》をするの？

●トンプソンテスト
ふくらはぎをつまむ。

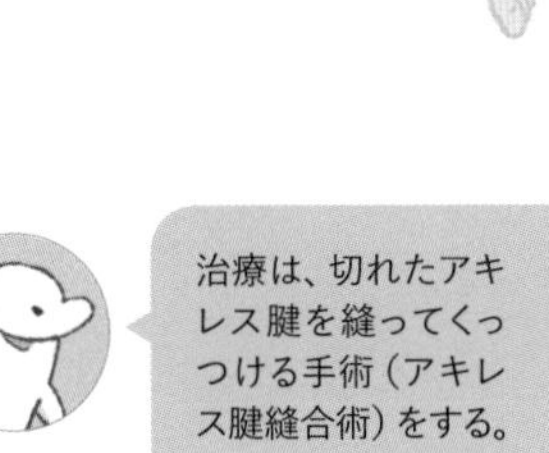

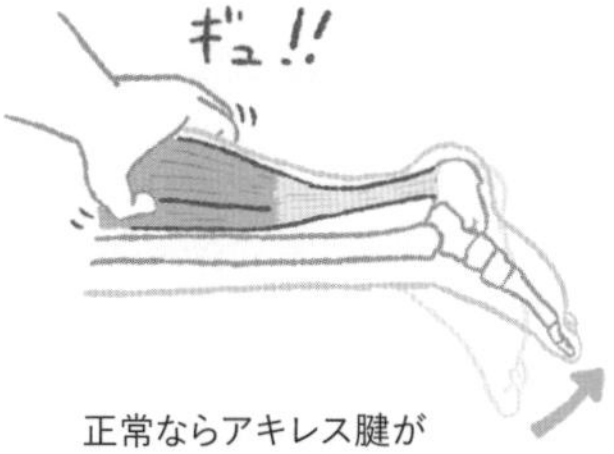

正常ならアキレス腱が引っ張られ、背屈する。

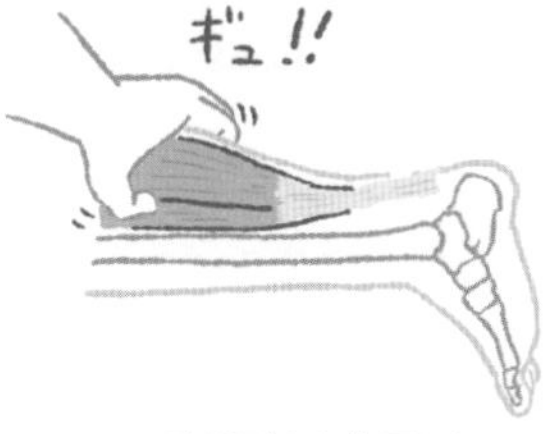

アキレス腱断裂なら背屈しない。

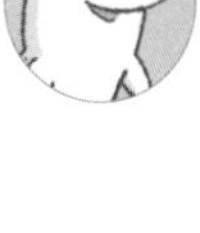

治療は、切れたアキレス腱を縫ってくっつける手術（アキレス腱縫合術）をする。

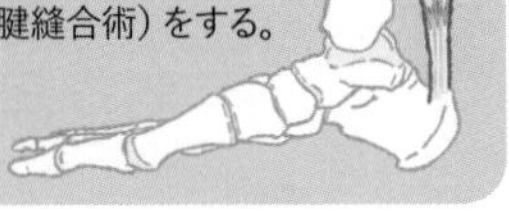

疾患 アキレス腱炎《けんえん》

原因 ➡ アキレス腱が踵骨に付着する部分で骨腱接合部の引きはがし応力によって炎症が起きる。スポーツ選手などが、足関節を絶えず動かし続けることで発症する。

症状 ➡ 足関節痛、歩行困難。

診断・治療 ➡ 診察。ほとんどの場合ではスポーツの制限。他にはリハビリ、投薬、装具などの保存的治療が行われる。

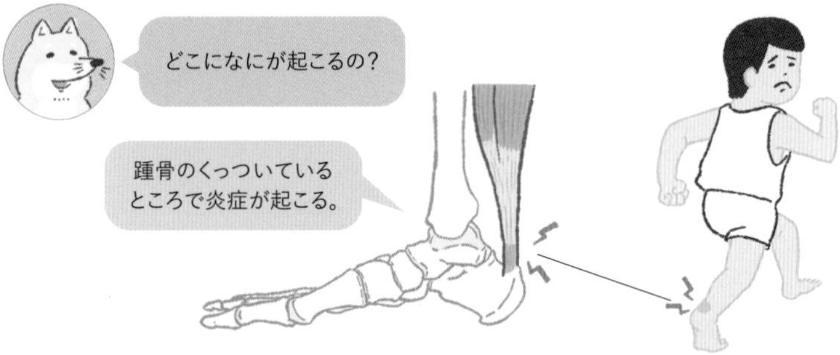
どこになにが起こるの？
踵骨のくっついている
ところで炎症が起こる。

疾患 足底筋膜炎《そくていきんまくえん》

原因 ➡ 足底筋膜が踵骨に付着する部分で、骨腱接合部の引きはがし応力によって炎症が起きる。スポーツ選手がランニング等で、足に負荷がかかり続けることで発症する。

症状 ➡ 足底部(踵骨付着部)痛、歩行困難。

診断・治療 ➡ 診察。ほとんどの場合では歩行の制限。他にはリハビリ、投薬、装具(足底板、クッション)などの保存的治療が行われる。

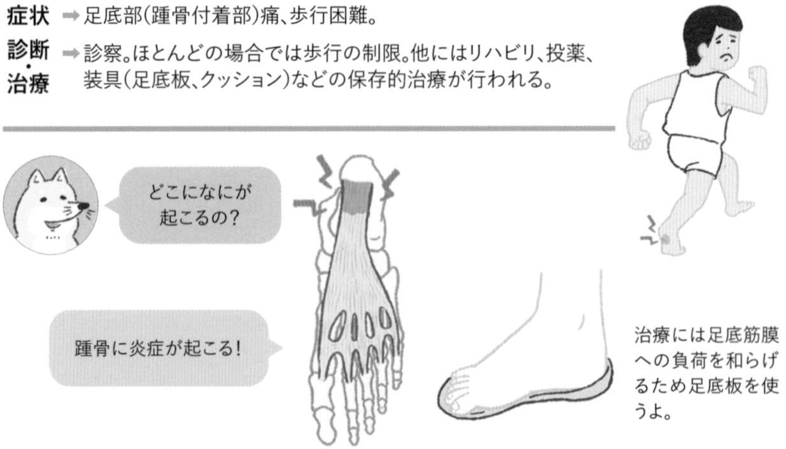
どこになにが
起こるの？
踵骨に炎症が起こる！
治療には足底筋膜
への負荷を和らげ
るため足底板を使
うよ。

疾患 足関節捻挫《そくかんせつねんざ》

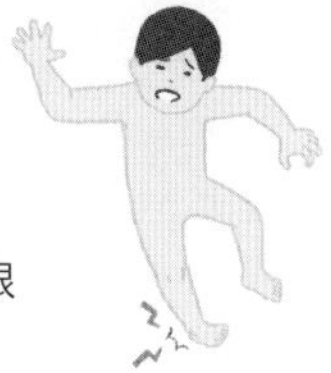

原因 ➡ 前距腓靭帯を主とする外側靭帯が断裂する。

症状 ➡ 足関節痛、歩行困難。

診断・治療 ➡ 診察、MRI。ほとんどの場合、歩行制限。他にはギプスや回外を制限する装具等の保存的治療が行われる。

メモ ➡ 足関節は多くの場合、回外を強いられるため、外くるぶし周囲が引き延ばされる。

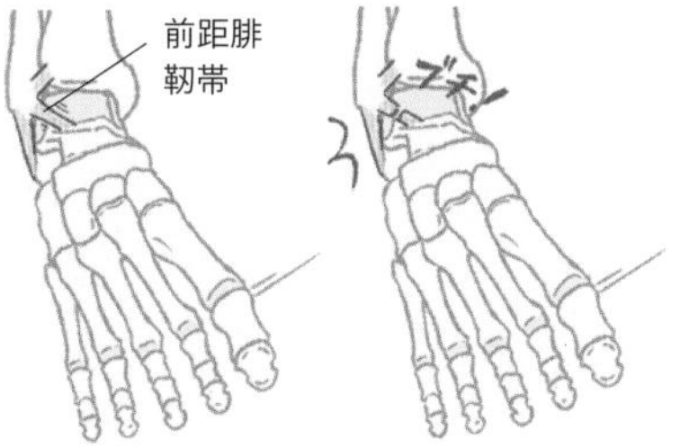
前距腓
靭帯
ブチ!

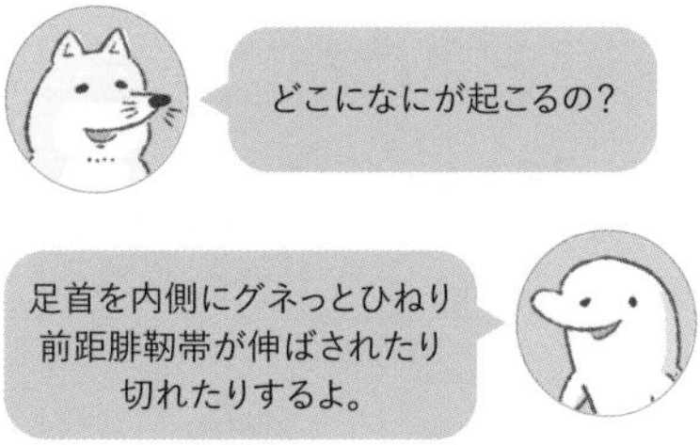
どこになにが起こるの?
足首を内側にグネっとひねり
前距腓靭帯が伸ばされたり
切れたりするよ。

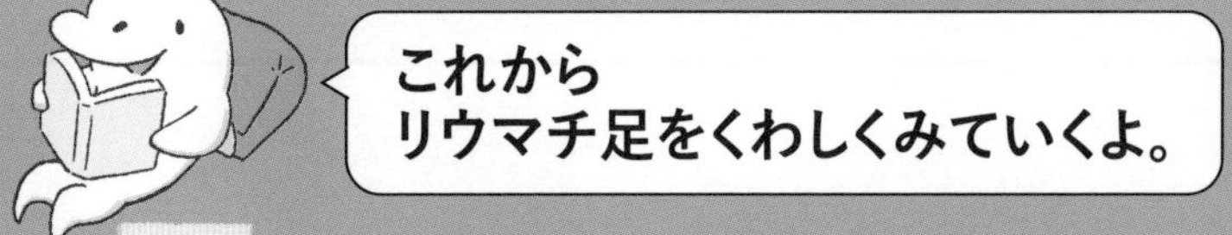
これから
リウマチ足をくわしくみていくよ。

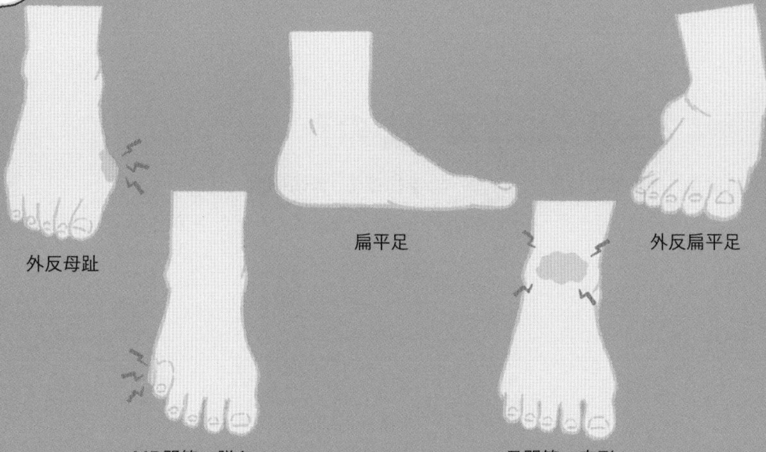
外反母趾
扁平足
外反扁平足
MP関節の脱臼
足関節の変形

疾患 **外反母趾《がいはんぼし》**

原因 ➡ 多くは不明であるが、関節リウマチなどの疾患が原因で起きることもある。

症状 ➡ 母趾関節痛、歩行困難。

診断・治療 ➡ 診察、X線。変形が軽度なら装具などの保存的治療。重度なら骨切り術などで変形を矯正する。

メモ ➡ 母趾が第2趾側に傾いてきた足を指す。

病態 どこになにが起《お》こるの？

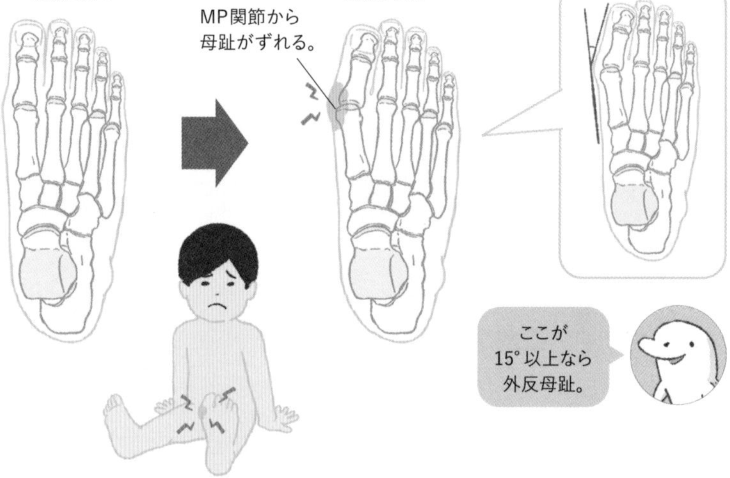

治療 どのように治療《ちりょう》するの？

装具療法（外反母趾装具）

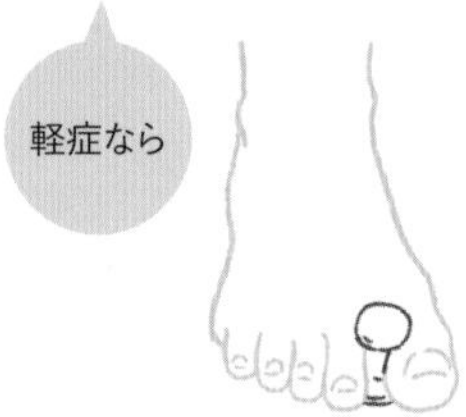

手術療法（骨切り術）

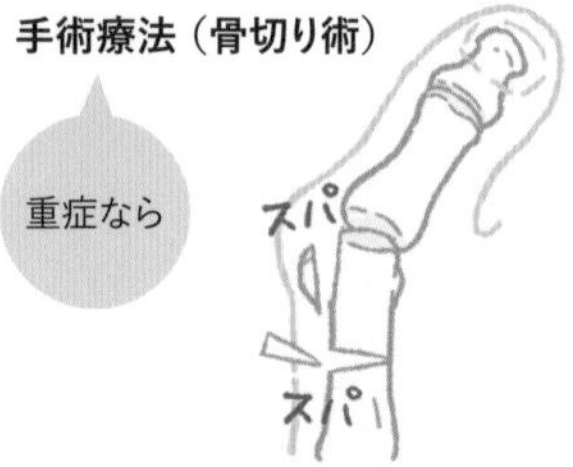

中足骨の内反骨切をする。楔《くさび》状に切り、形を整え、釘などで固定する。

疾患 扁平足《へんぺいそく》

原因 ➡ 多くは不明であるが、関節リウマチなどの疾患が原因で起きることもある。

症状 ➡ 足の縦アーチがなくなった状態の足を指す。歩行での易疲労感（疲れやすさ）。

診断・治療 ➡ 診察、X線。変形が軽度であれば装具（アーチサポート）などの保存的治療。まれではあるが、重度であれば骨切り術などで変形を矯正する。

病態 健康《けんこう》な人《ひと》となにが違《ちが》うの？

正常な足　　扁平足

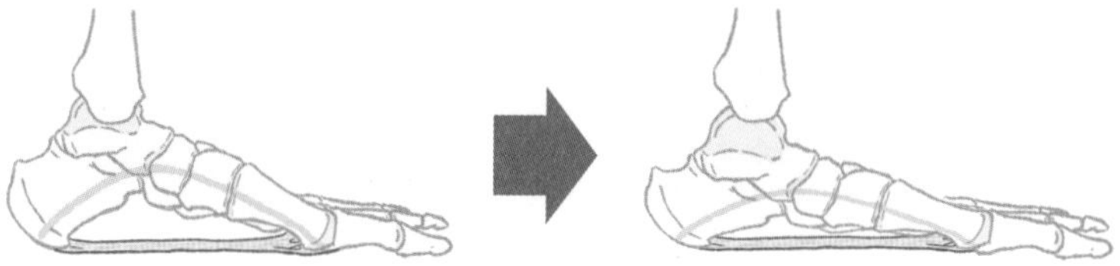

アーチが崩れた状態。足底筋膜が伸びた状態。

治療 どうやって治療《ちりょう》するの？

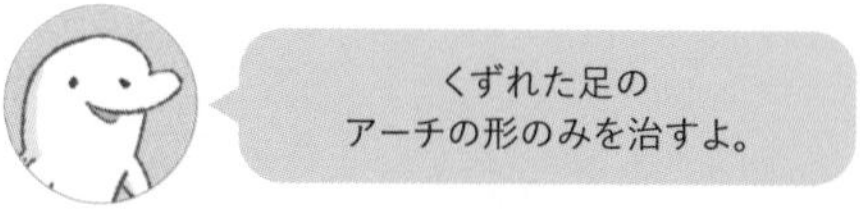
くずれた足の
アーチの形のみを治すよ。

おさらい

足のアーチ

足のアーチには、負荷を吸収するクッションの役割と歩行を助けるバネの役割がある。

装具療法
（アーチサポート）

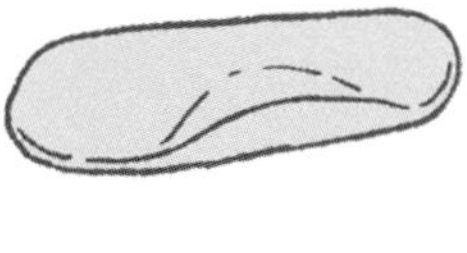

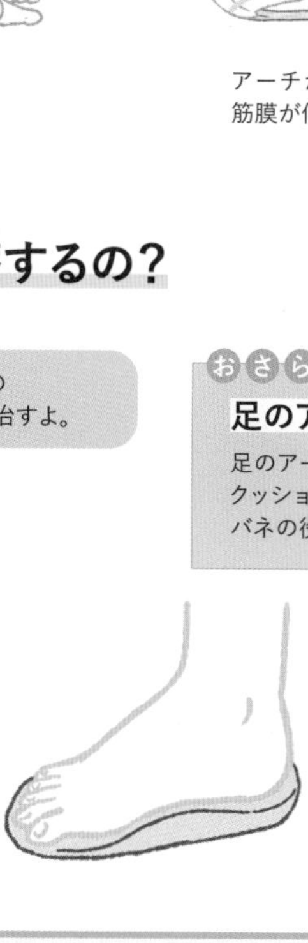

疾患 外反扁平足《がいはんへんぺいそく》

原因 ➡多くは不明であるが、関節リウマチなどの疾患が原因で起きることもある。

症状 ➡扁平足変形(足の縦アーチの減少)に加えて、後足部を構成する踵骨が距骨より外側方向に横ずれする状態。歩行での易疲労(疲れやすさ)。

診断・治療 ➡診察、X線。変形が軽度であれば装具などの保存的治療。重度であれば矯正後、固定術が行われる。

病態 健康《けんこう》な人《ひと》となにが違《ちが》うの?

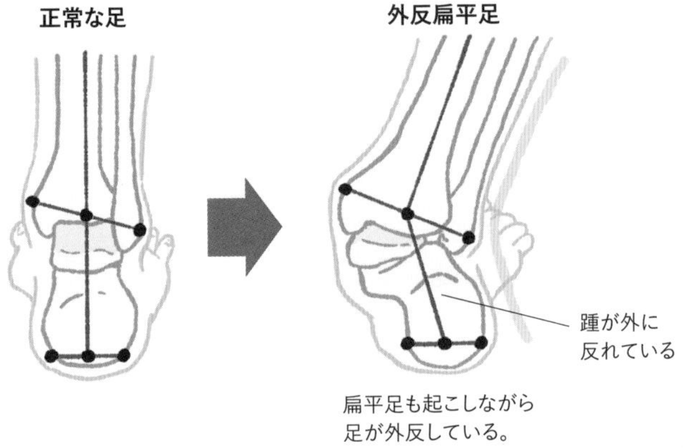
正常な足
外反扁平足
踵が外に
反れている
扁平足も起こしながら
足が外反している。

病因 外反扁平足《がいはんへんぺいそく》ってどうやって発症《はっしょう》するの?

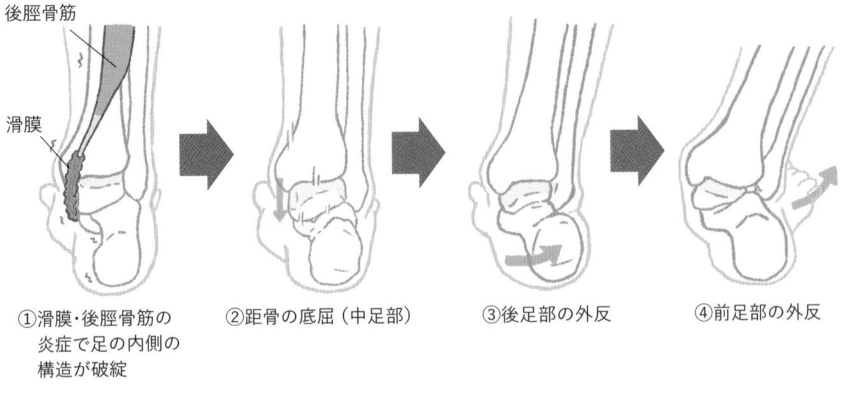
後脛骨筋
滑膜
①滑膜・後脛骨筋の
炎症で足の内側の
構造が破綻
②距骨の底屈 (中足部)
③後足部の外反
④前足部の外反

手術

どうやって治《ち》療《りょう》するの?

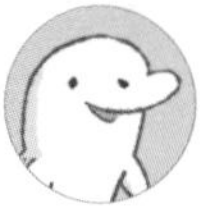

くずれた足のアーチを正しいアーチ状に組み直し、
釘で骨と骨を固定するよ。

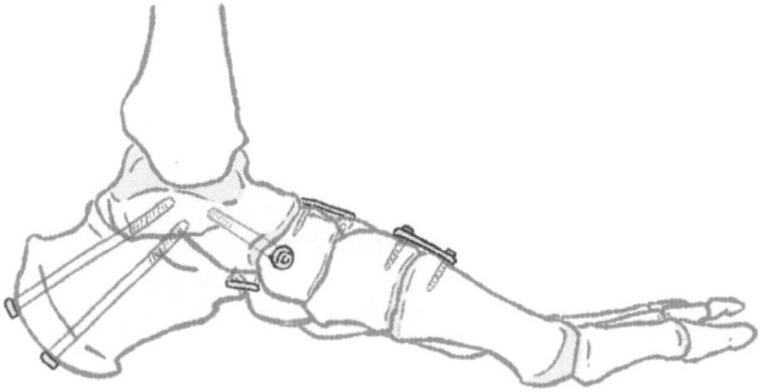

おさらい

足の骨

足はたくさんの小さな骨が微妙に動きながら足を動かしている。骨同士を釘で固定しても、微妙にしか動いていないのであまり問題にならない。

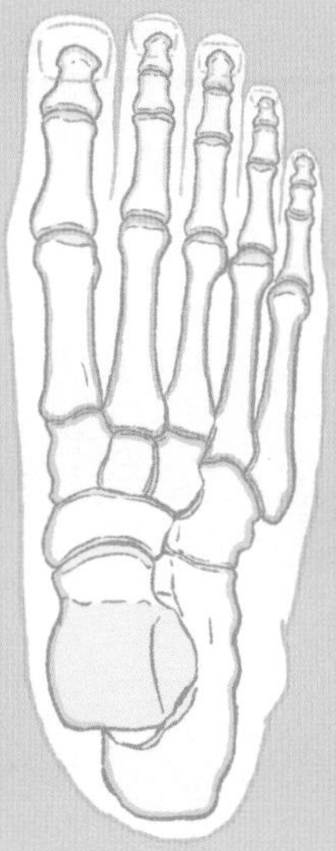

疾患 MP関節脱臼《エムピーかんせつだっきゅう》

原因 ➡関節リウマチでは第2～5趾のMP関節がずれる(中節骨基部は背側に、基節骨頭部は底側に脱臼する)ことが多い。

症状 ➡足底部の胼胝(タコ)、それによる歩行時痛。

診断 ➡診察、X線。

治療 ➡変形が軽度であれば足底板などの装具での保存的治療。重度であれば中足骨頭切除術などの脱臼整復術が行われる。

病態 MP関節《かんせつ》の脱臼《だっきゅう》ってなに?

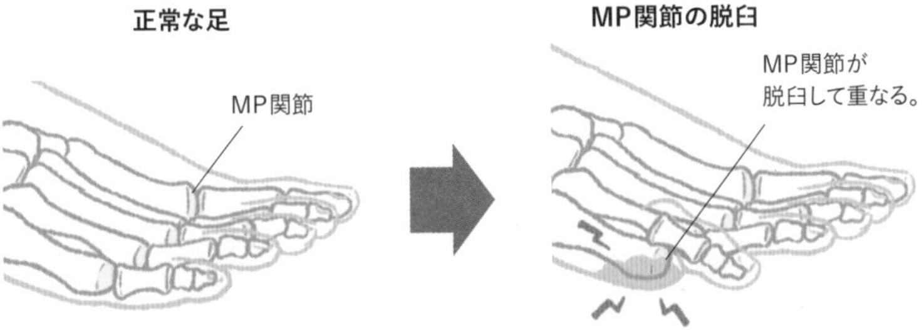
正常な足
MP関節
MP関節の脱臼
MP関節が
脱臼して重なる。

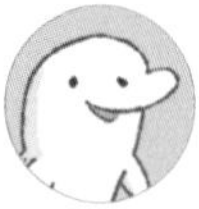

MP関節が脱臼して重なってしまう。中足骨頭の圧迫で足底に胼胝（タコ）ができ、靴を履いたときに痛い。

手術 どんな治療法《ちりょうほう》があるの?

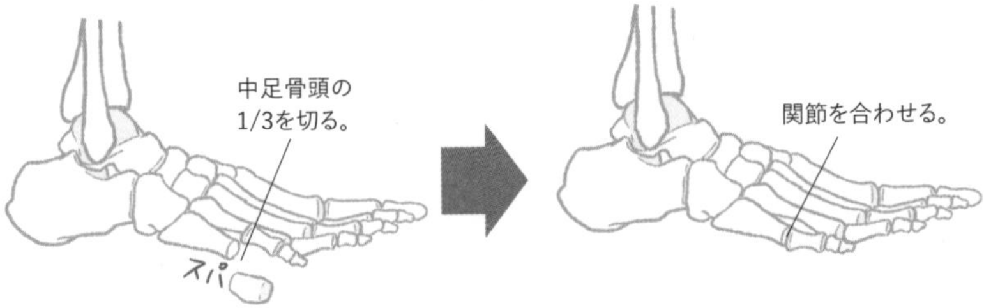
中足骨頭の
1/3を切る。
スパ
関節を合わせる。

MP関節が脱臼するときは、必ず中足骨が下に、末節骨が上にずれるよ。
中足骨頭の1/3を切り、関節を整復させることで、足底への圧迫をなくす。

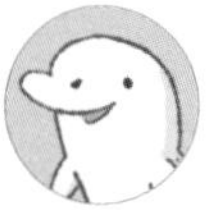

疾患 足関節《あしかんせつ》の変形《へんけい》

原因 ➡関節リウマチなどの外反母趾に合併することが多い。
症状 ➡第5趾の変形部の痛み。
診断 ➡診察、X線。
治療 ➡原則は装具などの保存的治療が行われる。
メモ ➡頻度は多くない。第5趾が第4趾側に傾いてきた状態を指す。

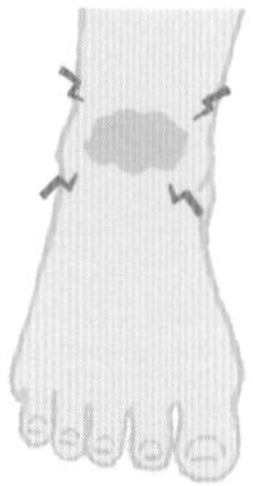

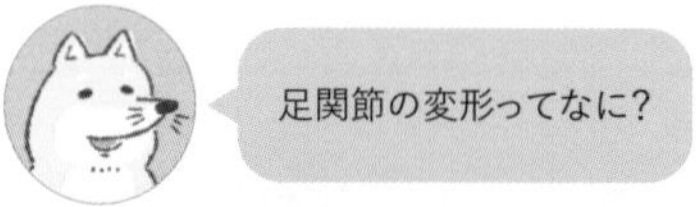
足関節の変形ってなに？

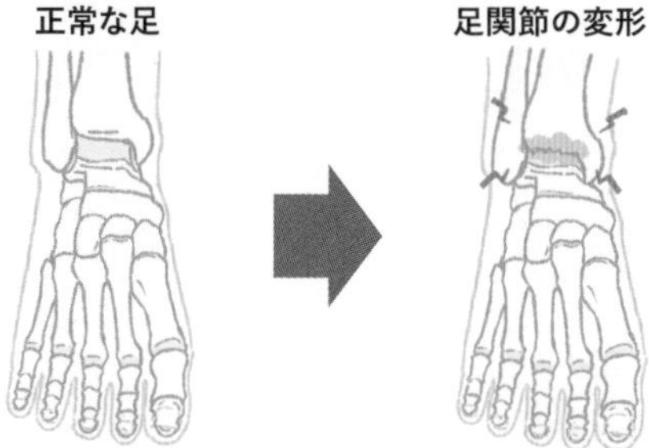
正常な足
足関節の変形

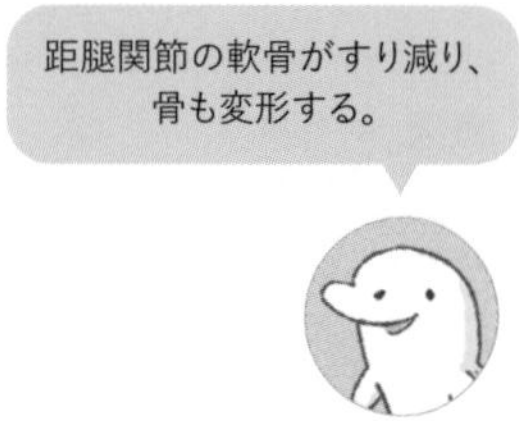
距腿関節の軟骨がすり減り、
骨も変形する。

手術 足関節《あしかんせつ》の変形《へんけい》にはどんな治療法《ちりょうほう》があるの？

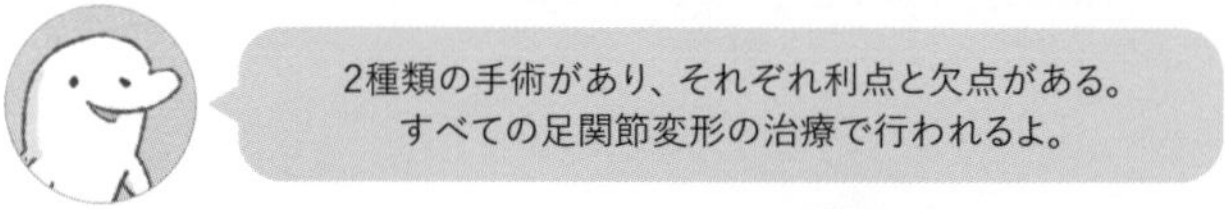
2種類の手術があり、それぞれ利点と欠点がある。
すべての足関節変形の治療で行われるよ。

1.足関節固定術

釘で距腿関節を固定する。

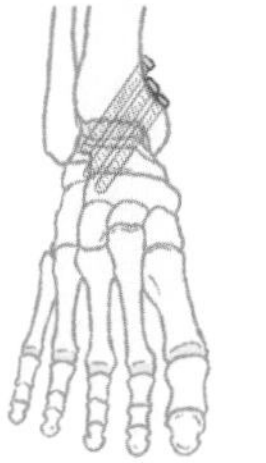

利点：固定されると一生もの。
欠点：足関節が動かなくなる。
（ただし歩行はできる）

2.人工関節置換術

①傷んだ部分を切除。

②切除した部分を
人工関節にする。

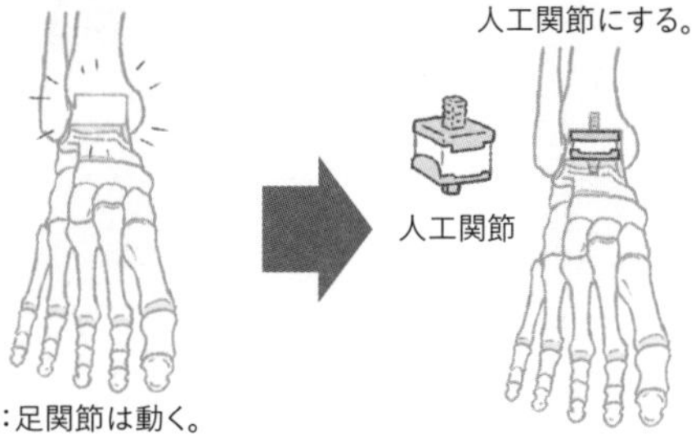
人工関節

利点：足関節は動く。
欠点：10年余りしか持たない。何度もできる手術ではない。

疾患 踵骨骨折《しょうこつこっせつ》

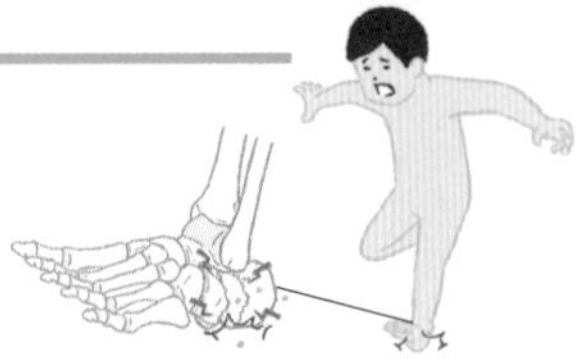

原因 ➡外傷。

症状 ➡歩行不能。

診断 ➡診察、X線。

治療 ➡変形が軽度ならギプスや装具などの保存的治療。
重度なら矯正後、固定術が行われる。

メモ ➡高所からの転落で踵から落下し、踵を思い切りぶつけたために起きる外傷。

疾患 足関節骨折《そくかんせつこっせつ》

原因 ➡外傷。

症状 ➡歩行不能。

診断・治療 ➡診察、X線。変形が軽度であればギプスや装具などの保存的治療。重度であれば釘やプレートによる骨折部接合術が行われる。

メモ ➡足関節をひねった際に靭帯を損傷する場合が多いが、骨折する場合もある。

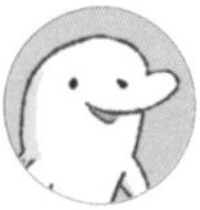

足首をひねったときは骨折するか、
または靭帯断裂があるんだよ。

こうひねれば……

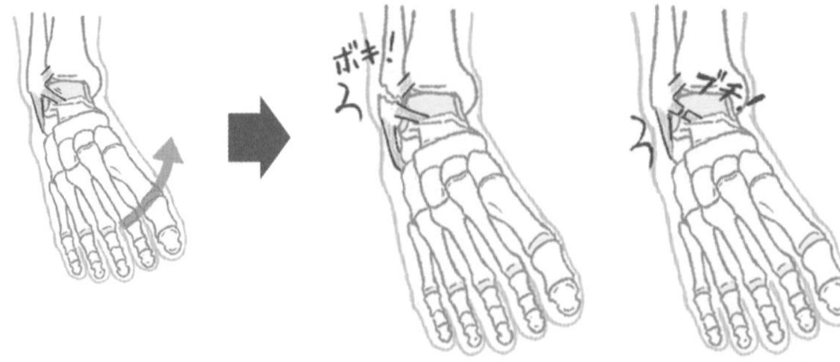

骨折　　靭帯断裂

疾患 骨端症《こったんしょう》

原因 ➡成長軟骨帯より遠位の骨端に生じる壊死である。

症状 ➡その部分の痛みなど。

診断 ➡診察。X線。

治療 ➡基本的には保存的治療が行われる。

メモ ➡小児の体の骨の様々な場所に生じる。固有名詞がついているので覚えよう。

様々な骨端症 代表的《だいひょうてき》な骨端症《こったんしょう》は?

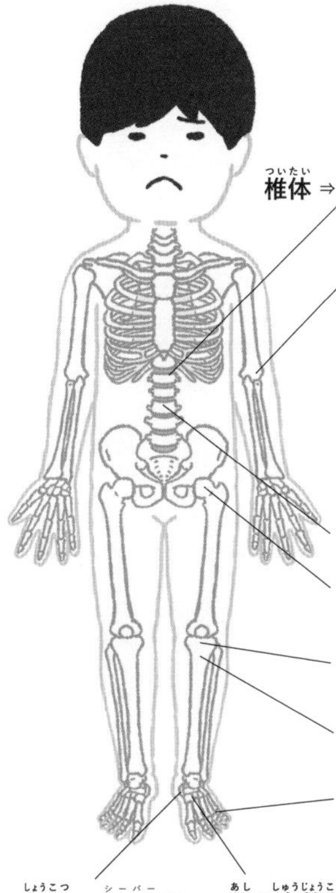

Memo

こどもの骨とは関係ない骨端症

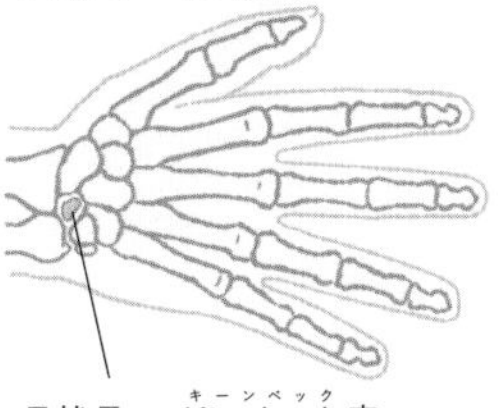

月状骨 ⇒ Kienbock《キーンベック》病
大工さんなど、手先を激しく使う人がなる。

疾患 Lauge-Hansen《ローグハンセン》の分類《ぶんるい》

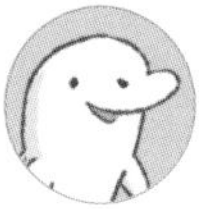

足首のひねり方でどこが骨折するかを
まとめたものだよ。

①Supination-external rotation

Supination（足関節が外返しした状態で）-external rotation（距骨が外転する）

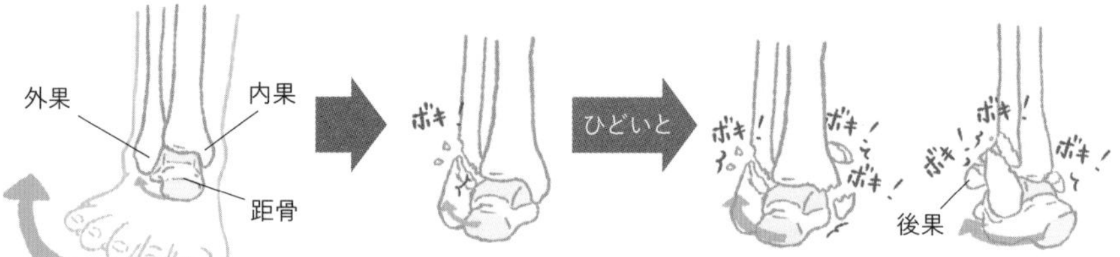

外果がらせん骨折。

内果と後果も骨折
（三果骨折・Cotton骨折）。

②Pronation-external rotation

Pronation（足関節が内返しした状態で）-external rotation（距骨が外転する）

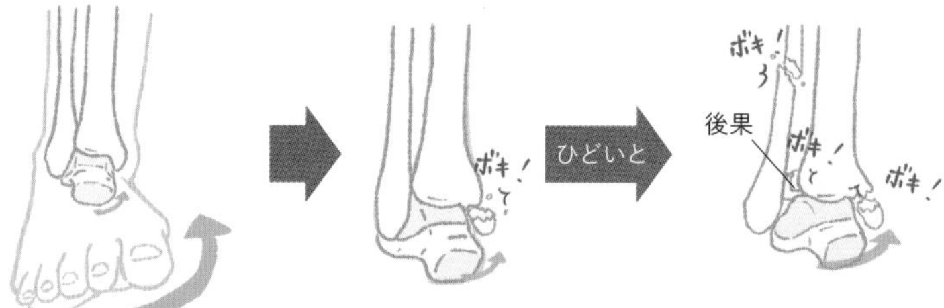

内果が横骨折。

腓骨が外果の上部分でらせん骨折。
後果骨折することもある。

③Pronation-adduction

Pronation（足関節が内返しした状態で）-adduction（距骨が内転する）

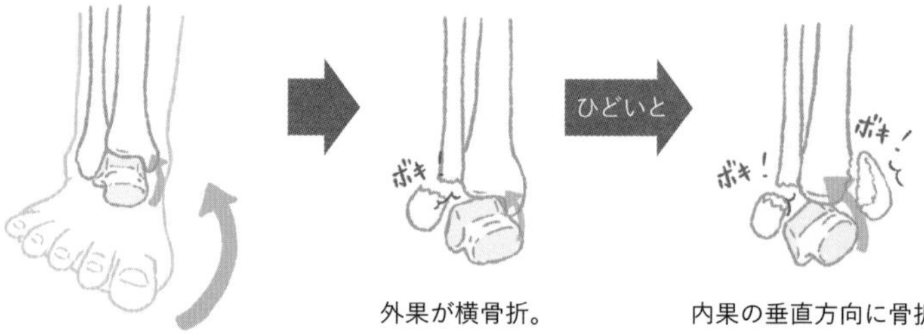

外果が横骨折。

内果の垂直方向に骨折。

④Pronation-adduction

Pronation（足関節が内返しした状態で）-adduction（距骨が内転する）

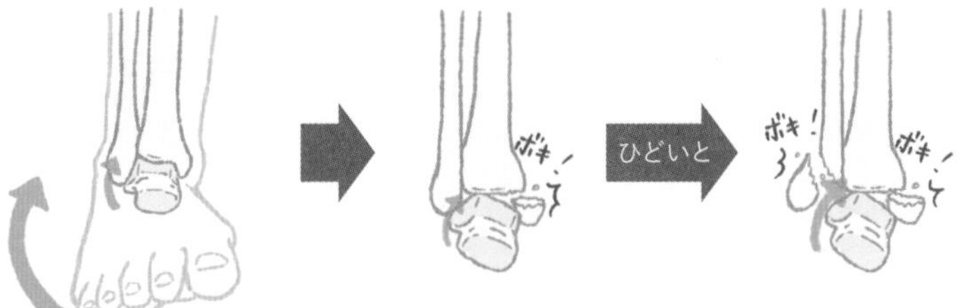
ボキ！
ひどいと
ボキ！
ボキ！

内果が横骨折。　外果に斜骨折。

●回外の骨折

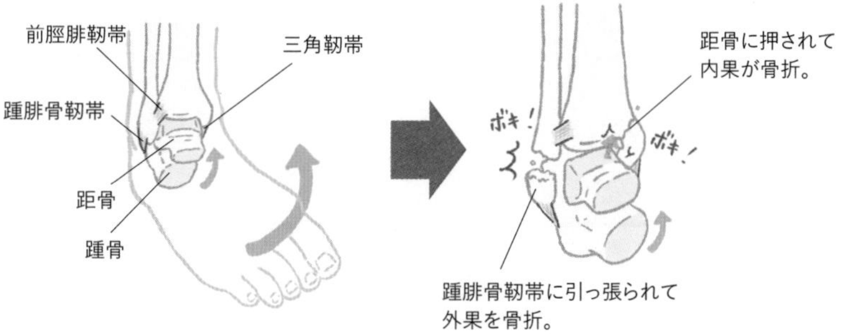
前脛腓靭帯
三角靭帯
踵腓骨靭帯
距骨
踵骨
ボキ！
距骨に押されて
内果が骨折。
ボキ！
踵腓骨靭帯に引っ張られて
外果を骨折。

●回内の骨折

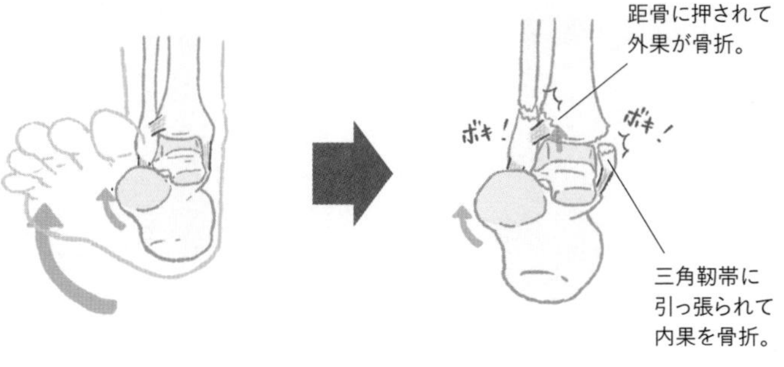
距骨に押されて
外果が骨折。
ボキ！
ボキ！
三角靭帯に
引っ張られて
内果を骨折。

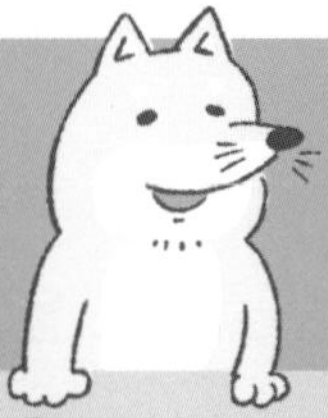

そもそもなんで？

教えて！菅本先生！

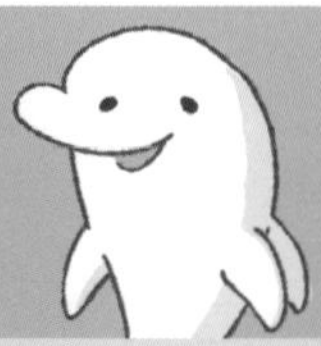

バレーダンサーはつま先で立っているのに、なぜ足が痛くならないの？

痛みが出るのはつま先ではない

バレエダンサーは足のつま先で立つことが多く、長母趾屈筋腱（足の親指を曲げる筋肉）を酷使しています。その際に足首を構成する距骨の後に隠れるようにある三角骨（普通の人にはない骨）が邪魔をして、痛みを引き起こすことがあります。

鳥の細い足を見ると、膝が人間とは逆方向に曲がっているようにみえるのはなぜ？

鳥の足関節と膝関節

鳥類の膝は一見人間とは逆方向（うしろ）に曲がっているようにみえます。しかし、実はそこは足関節なので、逆方向に曲がって見える場所は踵です。そのため、逆方向ではなく人間と同じ方向に曲がっていることになります。鳥の膝は羽の奥に隠れていて、直接みにくいのですが、鳥は人間とは違って、いつもつま先立ちで立っているのです。

靴下は、いつ頃日本に伝わったの？

5世紀頃、中国から伝わった

現在残っている最も古い靴下は、4世紀から5世紀の頃にエジプトで厚手の毛糸で編まれたものです。日本では5世紀頃、襪（しとうず）と呼ばれる、絹などを縫い合わせて作った足袋の原型ともいえる履物が、中国から伝わったといわれています。

靴を履くようになったのは、いつ頃からなの？

起源3000年前の最古の靴

最古の靴は紀元前3000年頃のシュメール文明の遺跡（現在のイラク）から発見されたと言われ、その頃には人類は靴を履いていたと考えられます。ちなみに、日本に様式の靴が伝わったのは、江戸時代末期から明治時代初期で、最初に洋式の靴を履いたのは、明治維新に活躍した坂本竜馬だと言われています。

動画学習について

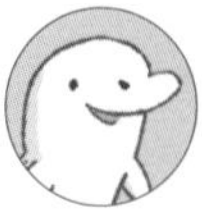

もっと人体の動きを詳しく学びたい人は、菅本先生が
チームラボボディ社と開発した人体アプリを使うのもおすすめだよ。

このアプリは世界で初めて3D高精度モーショングラフィックにより
「生きた人間の動き」を全方位から再現したものです。
皮膚の下で、関節はどう動いているのか、
筋肉はどう収縮しているのかをみることができますよ。

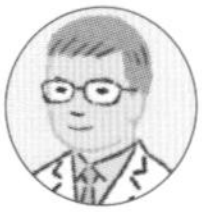

人体の全臓器がみたい人はこちら!

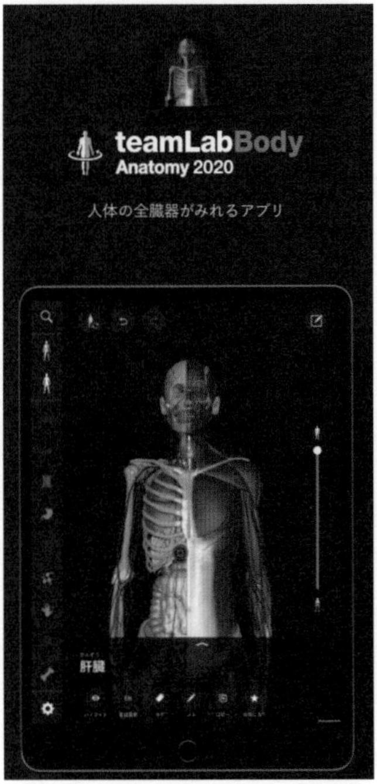

骨関節の動きがみたい人はこちら!

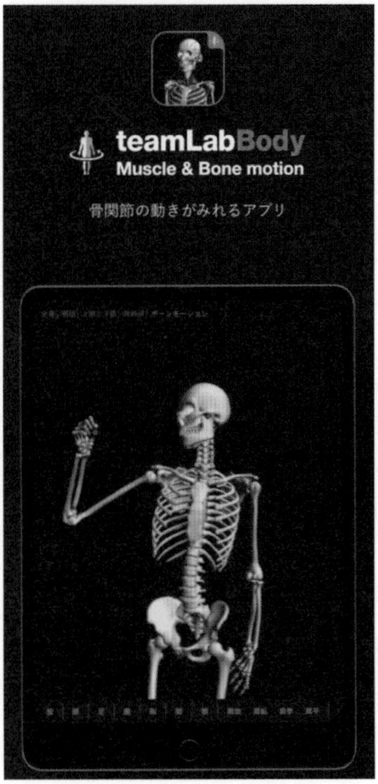

おわりに

この本を読んでいただきありがとうございます。楽しみながら体のしくみを理解していただけましたでしょうか?

人体はつくづく合理的に作られていると思います。

私は大学では整形外科医師として腰痛や膝関節痛の患者さんに対して全力で治療をしようと日々努力していました。しかし、腰を動かして痛みが出るのはどうしてなんだろう?　という本当に素朴な疑問が湧き起こるようになりました。日々私たちが診断に用いているX線画像はいわば骨の影絵にすぎません。一方でCTやMRI装置では動きを知ることはできません。それが障壁となって治療に難渋していたのです。

それを解く手掛かりとして自前のコンピュータ解析ソフトを作成することで解決することができました。あるX線で得られる画像はいわば骨の影絵ですが、その影絵ができる位置に骨をセットさせたときしか同じ影絵はできないのです。その原理を応用してX線画像情報をコンピュータに逆算させて骨の3次元位置を求めることができるようになりました。他にもいくつかの方法を開発したのですが、最終的にはあらゆる骨関節の3次元の動きが初めて観察できるようになったのです。これができてからは世界中から研究者が集まり様々な関節の解析ができるようになり、それを発展させることで筋肉の動きや様々な疾患を持った患者さんの解析もできるようになりました。

解剖学書ではもともと動きのない献体が用いられていたので、その解析結果は我々の解析とは必ずしも一致していませんが、私たちの最新の知見をなるべく盛り込んだつもりです。ぜひご堪能あれ！

これまで医学の教科書の執筆しか経験がありませんでしたが、突然永岡書店の遠藤英理子さんからご依頼があり療法士国家試験向けにイラスト満載の本を制作する運びとなりました。イラストレーターはウェブでの一般公募で横山次郎さんにお願いすることになりました。お二人の大変なご尽力で『そもそも人体』ができあがりましたが、この場をお借りして御礼を申し上げます。

また研究面でコンピュータ解析ソフト作成にご尽力をいただきました山崎隆治先生、中尾良二さん、それを用いて全身の関節の解析を行ってくれた研究者および研究協力者（順不同、敬称省略）には敬意を表します。

村瀬剛、冨田哲也、森友寿夫、坂井孝司、後藤晃、渡邉哲、椚座康夫、坂浦博伸、石井崇大、糸原明信、佐原亘、岡久仁洋、藤井隆太郎、御勢真一、岩橋武彦、玉城雅史、服部高子、天野大、有光小百合、川島邦彦、小石逸人、長本行隆、野田和王、三宅潤一、二井数馬、山中酉佳倫、秋山慶輔、栗田正浩、小柳淳一朗、牧野孝洋、吉田清志、片岡利行、岩本圭史、大森信介、清水憲政、杉浦剛、藤森孝人、大浦圭一郎、芝野康司、松尾知彦、松尾庸平、川西洋平、佐々木央子、橘優太、信貴厚生、浜野大輔、阿部真悟、宮村聡、石橋輝哉、太田陽香、Hongbo Liu、杜大江、張秉文（中国）、Eugene Kim、申東善、金田宙志、長井敏樹、豊島幸夫、大森康司、新井伸征、木井雄一郎、岩下哲、藤澤幸隆、伊丹康夫、三幡輝久、福本貴彦、伊能良紀、粕渕賢志、老後隆志、高橋秀郎、河野賢一、清水信幸（亡）

最後になりますが、執筆にあたり助言と応援をしてくれた妻、育子には最大の感謝をしたいと思います。

［参考資料］

①アプリ　teamLabBody 3D human anatomy（チームラボボディ社）
②アプリ　teamLabBody 3D motion anatomy（チームラボボディ社）
③電子図書（キンドル）　人体3次元運動学　（チームラボボディ社）
④標準整形外科学　（医学書院）

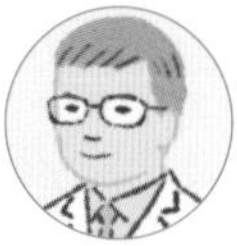

［著者］

菅本一臣

医学博士。大阪大学大学院医学系研究科運動器バイオマテリアル寄附講座教授。整形外科医。専門領域はバイオメカニクス、リハビリテーション。整形外科疾患の治療過程で、生きた人間の関節の三次元的な動きを解析する手法を開発。人間が自分の意思で動かした関節の動きが従来の医学教科書に記載されている献体を用いた動きとは異なることを明らかにした。2013年、世界で初めて、生きた人間の動き・形態を再現した3D人体解剖学アプリ「teamLabBody」をチームラボボディ社と共同開発し、医療業界に革命を起こす。医療を学ぶ学生をはじめ、整形外科医・理学療法士・作業療法士・鍼灸師・柔道整復師・トレーナーなどの医療関係者のみならず、人体に興味を持つ一般の方からも熱烈な支持を集める。現在は大阪大学医学部附属病院での整形外科医としてテレビ出演や全国各地での講演、ベンチャー企業での活動など多方面で活躍している。

［イラスト］

横山次郎

1983年ドイツ生まれの大阪育ち。大阪を中心に関西で活動を行っている。固定のタッチを持つことなく、打ち合わせと修正を重ねながらお客様と共にイラストを作成していくスタイルをとる。

STAFF

医学イラスト　竹熊ゴオル
デザイン　金井久幸（TwoThree）
撮影　大崎聡
校正　西進社、遠藤葉子
編集協力　浅井貴仁（ヱディットリアル株式會社）

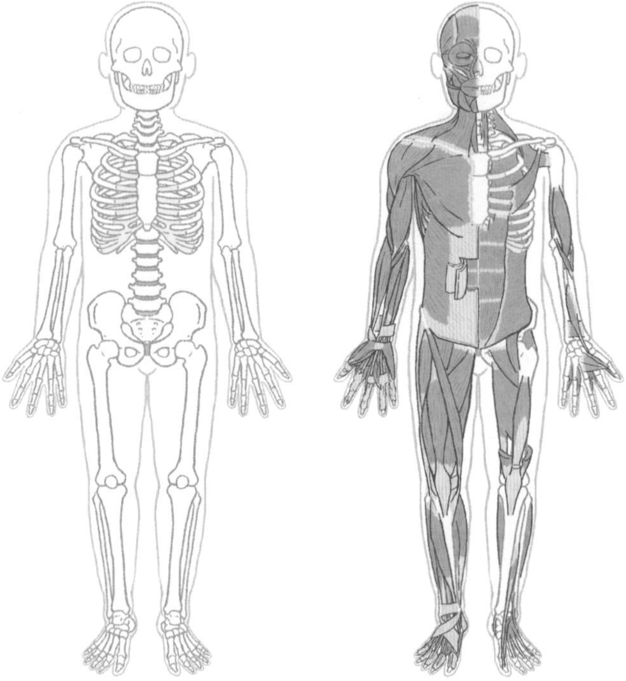

体のすごい原理をまるごとイラスト図解

そもそも人体 運動器

2022年3月10日　第1刷発行

著者　菅本一臣
発行者　永岡純一
発行所　株式会社永岡書店
〒176-8518　東京都練馬区豊玉上1-7-14
03-3992-5155（代表）03-3992-7191（編集）
DTP　編集室クルー
印刷・製本　クループリンティング

ISBN 978-4-522-43844-2　C0047
落丁本・乱丁本はお取り替えいたします。